DICTIONNAIRE

DE

MÉDECINE, DE CHIRURGIE

ET D'HYGIÈNE

VÉTÉRINAIRES:

PAR

M. HURTREL D'ARBOVAL,

Membre correspondant de la société royale et centrale d'agriculture, de la Société médicale d'émulation, de la Société de médecine pratique, de la Société française de statistique universelle de Paris, de la Société d'agriculture, de botanique de Paris, de l'Académie impériale et royale des chirurgiens-dentistes de Florence, de la Société royale d'agriculture, et de l'Académie royale des sciences de Lille, etc.; membre des Sociétés d'Agriculture de Douai, Arras, Amiens, Rouen, Mâcon, Béziers, etc.; des Sociétés d'Agriculture de Dunkerque, Versailles, Châlons-sur-Marne, la Rochelle, Tours, Strasbourg, Lyon, Perpignan, Montpellier, etc., etc.

SECONDE ÉDITION,

ENTIÈREMENT REFONDUE.

TOME SIXIÈME.

À PARIS,

CHEZ J.-B. BAILLIÈRE,

LIBRAIRE DE L'ACADÉMIE ROYALE DE MÉDECINE,
RUE DE L'ÉCOLE DE MÉDECINE, 17.

À LONDRES, MÊME MAISON, 219, REGENT STREET.

À LYON, chez Ch. SAVY. | À BRUXELLES, chez J. B. TIRCHER.

1839

Tg 3
4
A.

DICTIONNAIRE

DE

MÉDECINE, DE CHIRURGIE

ET D'HYGIÈNE

VÉTÉRINAIRES.

VI.

(S — ZOOTOMIE.)

DICTIONNAIRE

DE

MÉDECINE, DE CHIRURGIE

ET D'HYGIENE

VÉTÉRINAIRES,

PAR

M. HURTREL D'ARBOVAL,

Membre correspondant de la Société royale et centrale d'agriculture, de la Société médicale d'émulation, de la Société de médecine pratique, de la Société française de statistique universelle de Paris ; de la Société d'agriculture et de botanique de Gand, de l'Académie impériale et royale des Géorgophiles de Florence ; de la Société royale d'agriculture et de l'Académie royale des sciences de Turin ; des Académies de Lille, Arras, Amiens, Rouen, Mâcon, Dijon, etc., des Sociétés d'agriculture de Douay, Versailles, Châlons-sur-Marne, La Rochelle, Tours, Strasbourg, Lyon, Perpignan, Montpellier, etc., etc.

SECONDE ÉDITION,

ENTIÈREMENT REFONDUE.

TOME SIXIÈME.

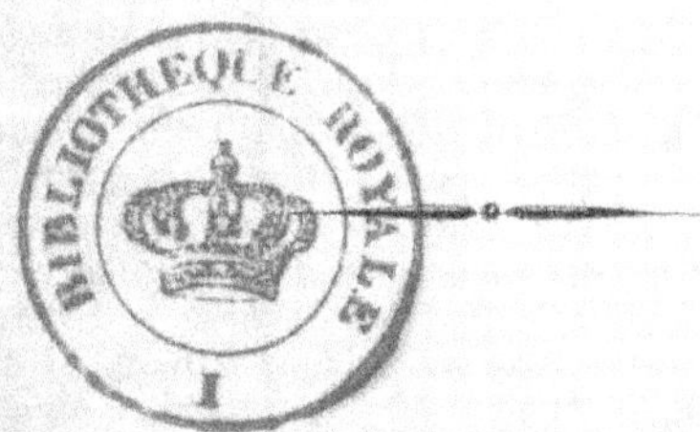

PARIS,

CHEZ J.-B. BAILLIÈRE,

LIBRAIRE DE L'ACADÉMIE ROYALE DE MÉDECINE ;

RUE DE L'ÉCOLE DE MÉDECINE, N° 17 ;

LONDRES, CHEZ H. BAILLIÈRE, 219 REGENT STREET.

A BRUXELLES, CHEZ J.-B. TIRCHER. — A LYON, CHEZ CH. SAVY.

1839.

DICTIONNAIRE

de

MÉDECINE, DE CHIRURGIE

et d'hygiène

VÉTÉRINAIRES,

par

M. HURTREL D'ARBOVAL,

ANCONNE & ANTON,
continuateur.

TOME NEUVIÈME.

DICTIONNAIRE
DE MÉDECINE, DE CHIRURGIE

ET

D'HYGIÈNE VÉTÉRINAIRES.

S.

SQUIRRHE. Produit morbide , tissu accidentel , qu'on rencontre chez tous les animaux domestiques , principalement le
cheval, le chien et le porc. On l'a confondu pendant long-temps
avec l'induration du tissu cellulaire ; cependant il présente des
caractères qui permettent de l'en distinguer assez aisément. Il
forme des tumeurs arrondies ou ovoïdes , inégales , bosselées,
anfractueuses , quelquefois néanmoins unies , luisantes , demi-
transparentes , dont la consistance varie depuis celle de la
couenne de lard , avec laquelle il a beaucoup d'analogie pour
l'aspect , jusqu'à une dureté voisine de celle des cartilages ,
ordinairement divisée en masses subdivisées elles-mêmes en
lobules réunis par un tissu cellulaire très-serré , et dont la
forme très-variable offre quelquefois une sorte de régularité et
un aspect qui se rapproche de celui des alvéoles de l'abeille.
Dans l'état de ramollissement , cette matière prend graduellement la consistance et l'aspect d'une gelée ou d'un sirop , dont
la transparence est quelquefois troublée par une teinte grisâtre sale , ou par un peu de sang. Cette matière morbifique présente , soit dans l'état de crudité , soit dans celui de ramollissement , plusieurs différences , dont quelques unes constituent
des variétés et peut-être même des espèces différentes. Le
squirrhe se montre quelquefois seul , plus souvent juxtaposé ,
ou mélangé confusément avec l'encéphaloïde , dans les tumeurs cancéreuses , et même avec les tubercules et les méla-
noses; mais jamais il ne passe à l'état cérébriforme. Cependant on appelle généralement squirrhe toute tumeur dure ,
mobile , circonscrite , égale , rénitente , et peu ou point douloureuse au toucher ; car les caractères que nous venons de
relater , d'après Laënnec , ne peuvent être reconnus qu'à l'aide
de la dissection , par conséquent après la mort , ou tout au
plus après une extirpation.

Sous ce dernier point de vue, toutes les parties du corps peuvent être affectées du squirrhe ; mais il attaque plus particulièrement le cordon testiculaire à la suite de la castration, les testicules, les mamelles et les ganglions lymphatiques ; on le voit quelquefois à la joue, dans les bêtes bovines. Il est quelquefois fort petit, comme quand il affecte un seul ganglion, ou d'un volume médiocre, comme on l'observe ordinairement à la mamelle, au cordon testiculaire et aux testicules ; d'autres fois il est très-volumineux. Tantôt, après son premier développement, la tumeur ne fait pas de progrès, tantôt elle s'accroît pendant un certain temps, en causant quelque douleur, et reste stationnaire.

Les causes occasionelles qu'on peut considérer comme susceptibles de donner lieu au développement du squirrhe, sont les topiques dits répercussifs, appliqués inconsidérément sur les organes glanduleux enflammés, les violences extérieures, telles que les contusions médiocres, les frottemens ou compressions long-temps et fréquemment réitérés, et les applications irritantes. Le squirrhe peut aussi résulter d'une œdème, d'un phlegmon qui se termine par induration, d'une inflammation lente et faible, etc. On le voit encore paraître aux blessures, lorsque l'animal a été auparavant épuisé par des fatigues considérables, ou nourri de mauvais alimens, et lorsqu'on l'a tenu dans une extrême inaction, dans un terrain marécageux.

L'art ne fournit aucun moyen de rétablir l'état normal quand l'organisation est aussi fortement altérée qu'elle l'est dans le squirrhe ancien ou très-avancé ; mais lorsque le squirrhe est dans son commencement, dans son premier période, que la désorganisation n'est encore que peu avancée dans la partie, que celle-ci jouit encore de quelque sensibilité, et qu'elle est traversée par un assez grand nombre de vaisseaux, on ne rencontre pas toujours la même difficulté, la même opiniâtreté, et une terminaison favorable n'est pas décidément impossible. Quand cette terminaison est possible, elle peut se faire par résolution ou par suppuration ; encore faut-il pour cela que l'action vitale soit portée à un haut degré d'exaltation dans la partie.

On doit donc, dans ce cas, provoquer, par tous les moyens possibles, le développement de l'inflammation, et avoir recours aux irritans locaux les plus énergiques et les plus actifs. On a proposé les frictions spiritueuses, les linimens camphrés, la poudre de charbon, la ciguë, les savonneux, l'onguent mercuriel, les topiques composés des substances les plus irritantes ; le plus souvent l'application de ces moyens reste sans effet. Il en est de même des purgatifs, même réitérés à petites doses, des eaux minérales gazeuses, etc. Mais on a cru remarquer que, dans plusieurs circonstances, les vésicatoires pouvaient être employés avec avantage, en les composant assez actifs pour qu'ils ne se bornent pas à irriter la peau, à en faire même suppurer la surface, mais de façon à provoquer une inflammation vive et profonde ; cela ne suffisant pas ordinairement, on est obligé de réitérer à plusieurs reprises l'application des vésicatoires. L'inflammation qu'ils déterminent se calme ensuite par les émolliens. Quand la résolution doit s'opérer, on le reconnaît à ce que la tumeur diminue de volume ; on continue alors le même moyen, et on le répète, surtout si l'on observe la même diminution progressive.

Mais on a reproché au vésicatoire, quand il est employé avec une grande activité, d'attaquer la peau, de la désorganiser, et même de déterminer la chute de larges eschares, qui laissent ensuite de grandes cicatrices difformes ; cela est malheureusement vrai, et c'est pourquoi on a voulu voir, avant de recourir à ce moyen, si quelques autres, qui ne présenteraient pas les mêmes inconvéniens, ne pourraient pas suffire. On a pensé au feu, comme moyen stimulant et irritant ; peut-être que, appliqué assez fortement, il pourrait quelquefois être employé avec succès ; on pourrait même en réitérer sans inconvénient l'application, en varier même le mode, et à chaque fois l'inflammation qui serait suscitée par cet agent puissant devrait être calmée ; on verrait si la tumeur, auparavant chronique, demeure ou revient dans le même état, si elle perd ou non de son volume, si elle ne paraît pas avoir quelque tendance à la guérison, et si, à force de répéter l'application du feu, on ne finirait pas par arriver à la résoudre. On pourrait encore essayer d'obtenir le dégorgement des tissus squirrheux, par l'application locale permanente d'une dissolution de sous-carbonate de potasse dans l'eau, à la dose d'environ une demi-once par litre de liquide, dissolution qu'on pourrait étendre davantage au moins, suivant le plus ou le moins de sensibilité du sujet et l'état de la partie malade ; on recouvrirait ensuite celle-ci d'un bandage matelassé. Ne pourrait-on pas aussi, en pareille circonstance, espérer quelque avantage de l'emploi du deutochlorure de mercure (sublimé corrosif), réduit en poudre et étendu dans une substance agglutinante telle que la térébenthine, capable de retenir cet agent sur la partie ? Ce moyen pourrait déterminer des effet analogues à ceux qui sont produits par le vésicatoire ; mais il est présumable que l'inflammation résultant de son application ne serait pas aussi profonde.

Quel que soit le moyen mis en usage, si l'on était assez heureux pour en obtenir une diminution notable dans la tumeur, pour la réduire même à un petit volume, il conviendrait sûrement de l'ouvrir alors ; peut-être découvrirait-on un foyer pu-

rulent, et, en outre de celui-ci , une espèce de noyau autour
duquel les tissus se seraient engorgés. Ce noyau peut ne pas
disparaître par résolution, comme le reste de la tumeur, parce
que c'est là que l'engorgement s'est formé primitivement , et
que les changemens de texture sont plus grands. En ouvrant ,
la matière, quelle qu'elle soit, s'écoule; mais comme l'abcès est
ancien, ses parois, pour cette raison , ont pu devenir une sorte
d'appareil sécrétoire; et s'il en est ainsi, l'abcès fermé doit se
renouveler. Il serait donc à propos, pour éviter un fâcheux résultat , de détruire cette production anormale accidentelle par
la cautérisation; ce serait le moyen d'obtenir une plaie simple,
qui, en suppurant, pourrait compléter le dégorgement des tissus et mener à la guérison.

Mais si le squirrhe est trop ancien , si l'on a laissé à ses progrès le temps de suivre leur cours, il arrive une époque où tous
les moyens du genre des précédens restent sans efficacité ; l'a-
blation , opérée selon l'art , est alors le seul procédé que l'on
puisse mettre en usage, si la tumeur est située dans une partie
sur laquelle l'opération ne présente pas de danger. Dans la
chienne, par exemple, le squirrhe des mamelles n'est pas très-
difficile à opérer, vu que la peau du ventre de ces femelles est
pendante et isole la tumeur. Mais l'opération est beaucoup
plus difficile dans la jument, et présente plus de danger; il n'est
même pas toujours prudent de la tenter , d'autant moins que la
cavale qui est atteinte de la maladie peut souvent continuer de
travailler encore long-temps, sans que cela nuise d'une manière
bien sensible aux services qu'on est dans le cas d'exiger
d'elle.

STAPHYLOME. On a donné ce nom à des proéminences qui
s'élèvent de la surface du globe de l'œil, soit de la cornée, soit
de la sclérotique.

Le *staphylôme de la cornée* consiste en une saillie plus ou
moins grande de la cornée transparente , qui , ordinairement
amincie, très-rarement épaissie, est devenue opaque , inégale,
et arrondie ou conique. Cette altération paraît résulter de ce
que l'humeur aqueuse surabondante pousse en avant; les abcès
de la cornée peuvent aussi y disposer. Dans les observations
que nous avons été à portée de faire sur le cheval , il nous a
paru que la cornée staphylomateuse , s'amincissant de plus en
plus à son centre, finit par se rompre à la plus légère ophthalmie; alors l'humeur aqueuse s'écoule, se renouvelle , et, après
quelques alternatives, une vive inflammation procure la suppuration et même la fonte de l'œil, suivant ce que nous avons observé quelquefois. Dans le traitement que nous avons suivi ,
nous avons eu la précaution de préserver l'œil malade de l'atteinte des corps extérieurs, et d'employer les moyens à l'aide
desquels on peut espérer de diminuer ou de faire cesser l'in-

flammation chronique interne du globe oculaire, qui accompagne ordinairement le staphylôme de la cornée; mais, nous devons le dire, aucun des moyens thérapeutiques que nous avons employés n'a réussi, et c'est pourquoi nous ne croyons pas devoir en offrir ici le détail. Nous avons bien eu l'idée d'exciser la sommité de la tumeur, et de vider ainsi l'œil des humeurs liquides qu'il contient, mais nous avons craint de hâter par là l'atrophie de l'organe, sans autre avantage peut-être que celui d'abréger les douleurs que doit ressentir l'animal.

Le *staphylôme de la sclérotique* consiste en une saillie irrégulière de quelque point de la surface du globe oculaire, recouverte par la sclérotique amincie et devenue transparente. Cette altération, partagée par la choroïde, peut accompagner le staphylôme de la cornée, et être occasionée par une contusion, une blessure, résultant trop souvent d'un coup de fouet ou de toute autre violence extérieure. Quand le staphylôme de la cornée existe seul, on doit le combattre par l'emploi des antiphlogistiques et des calmans ; quand il est joint au staphylôme de la cornée, il a tout le danger et toutes les suites de ce dernier état.

STASE. Séjour prolongé, stagnation d'une humeur, et le plus ordinairement du sang, dans un organe quelconque.

STÉATOME. Tumeur enkystée, indolente, mobile, sans changement de couleur à la peau, qui contient une matière analogue à du suif, sous le point de vue de la consistance. Des stéatômes se développent fréquemment, chez le cheval, l'âne et le mulet, au poitrail, au bord supérieur de l'encolure, partout où les harnais exercent une pression habituelle. On les extirpe, ou on les incise, après quoi on les vide et on les cautérise. *Voyez* KYSTE.

STERCORALES (pelotes). On appelle ainsi des masses plus ou moins volumineuses, formées de débris d'alimens, qui s'accumulent dans le gros intestin, s'y pelotonnent et se recouvrent de mucus. Ces pelottes sont des espèces de bezoards ou de calculs intestinaux. Leur présence détermine la manifestation d'une série de symptômes que nous avons décrits à l'article COLIQUE, et quelquefois des accidens bien plus graves encore, dont un exemple est cité à l'article RUPTURE DES INTESTINS.

STHÉNIE. Excès de force, d'action et de stimulation, d'excitation, des tissus vivans. *Voyez* IRRITABILITÉ.

STHÉNIQUE. Qui se trouve dans l'état de sthénie, ou de surexcitation.

STOMATITE. Inflammation de la bouche. *Voyez* APHTHES et MUQUEUSE (fièvre).

STOMATO-PHARYNGITE. Inflammation simultanée de la bouche, du voile du palais et du pharynx. *Voyez* ANGINE.

STRABISME. Action de loucher. Ce défaut de parallélisme

entre les axes des rayons visuels , qui fait que les deux yeux ne regardent pas en même temps le même objet, ne se rencontre pas dans les animaux; nous ne croyons pas du moins qu'on l'ait observé chez eux.

STRANGULATION. Suffocation produite par toute cause externe ou interne , inhérente ou étrangère à l'organisation , qui intercepte la respiration , en comprimant ou rétrécissant les voies aériennes. *Voyez* ASPHYXIE et SUFFOCATION.

STRANGURIE. Gène ou difficulté du cours de l'urine, qui ne peut sortir que goutte à goutte , avec douleur et sentiment de cuisson et de tenesme au col de la vessie. Ces deux derniers caractères sont inappréciables chez les animaux.

STRIE. Se dit des filets de sang qui peuvent se rencontrer , en certains cas, dans le produit de la suppuration ou de l'exsudation des organes enflammés.

STRONGLE. Genre de vers intestinaux dont les espèces se trouvent dans tous les animaux domestiques. Ses caractères sont: un corps allongé, cylindrique, élastique, obtus antérieurement, offrant une bouche orbiculaire , ciliée ou papilleuse , atténuée postérieurement, et terminée , dans les mâles seulement, par une bouche lobée, d'où sort un filet servant à la génération. Les vers de ce genre, dont la couleur est blanche ou rougeâtre et la peau transparente , ont les organes de la génération distincts dans les deux sexes, et vivent dans les intestins et les autres organes. Rudolphi rapporte trente-quatre espèces à ce genre; mais celles qui appartiennent aux animaux domestiques doivent seules nous arrêter; ce sont les suivantes :

Le *strongle du cheval* est long de deux pouces ; sa bouche est entourée de cils épais et droits , et une espèce de bourse à trois lobes termine la queue dans les individus présumés mâles. La bourse des femelles est obtuse. Cette espèce se rencontre souvent en abondance dans le gros intestin du cheval , de l'âne et du mulet ; elle y est répandue, et très-rarement en paquets.

Le *strongle géant* (*ascaris visceralis* de quelques auteurs , *ascaride lombrical* de Chabert) est beaucoup plus long et plus gros que le précédent ; sa couleur est souvent du plus beau rouge; sa tête, obtuse, est environnée de six papilles; la bourse, dans le mâle, n'est pas lobée; elle est arrondie dans la femelle. On le trouve dans les reins du chien , du cheval et du taureau , rarement dans les intestins ou les autres viscères. Il s'en rencontre quelques variétés assez marquantes dans les intestins de la brebis, du bœuf, etc. Chabert dit en avoir trouvé dans le ventricule du chien.

Le *strongle rayonné* (ou *radié*) offre une tête obtuse , la bourse des mâles bilobée, ses lobes inégaux et arrondis ; la queue des femelle est subulée. On rencontre ce ver dans les intestins du bœuf.

Le *strongle dentelé*, de onze à quinze millimètres (cinq à sept lignes) de long, a la tête obtuse, armée de petits crochets recourbés; la bourse du mâle à trois lobes; la queue des femelles est en queue d'alêne. On trouve ce ver dans les intestins du cochon.

Le *strongle contourné*, de la même longueur que le précédent, et qui réside dans l'estomac et les intestins du cochon, présente trois nœuds à la tête et quatre lobes à la bourse des mâles, qui est comprimée; la queue des femelles est pointue et recourbée.

Ces vers font beaucoup souffrir les animaux, qui perdent l'appétit, maigrissent, et meurent quelquefois. Ils sont souvent implantés avec tant de force sur la membrane muqueuse, quand ils s'y rencontrent, qu'on les casse plutôt que de les en détacher; cependant ils sortent naturellement avec les excrémens. On emploie contre eux l'huile empyreumatique et les purgatifs. *Voyez* VERS.

STUPEUR. Engourdissement des organes des sens et de ceux du mouvement.

SUB-INFLAMMATION. Ce mot, d'une signification assez vague en médecine humaine, et presque inusité en médecine vétérinaire, sert à désigner un état intermédiaire entre la simple congestion sanguine et l'inflammation proprement dite, qui n'est plus déjà l'un, sans cependant être encore l'autre, en un mot une inflammation naissante. Quelquefois aussi, il exprime une inflammation légère, ou qui n'est pas franche, une phlegmasie de tissus doués d'une vitalité peu prononcée, une inflammation qui marche avec lenteur, sans s'accompagner des caractères distinctifs du phlegmon, si ce n'est la tuméfaction, ou tout au moins l'intumescence. On a dit aussi que la sub-inflammation était l'inflammation des vaisseaux dans lesquels n'abonde pas la partie rouge du sang. C'est un être purement nominal, et qui ne se rattache qu'à des idées entièrement hypothétiques.

SUCCUSSION. Mode d'exploration de la poitrine, quelquefois, mais rarement, employé chez l'homme, qui consiste à lui imprimer des secousses brusques et rapides dans l'espoir de provoquer la manifestation d'un bruit de fluctuation dénotant la présence d'un liquide qu'on croit être renfermé dans cette cavité. M. Delafond a plusieurs fois, chez des animaux, essayé la succussion de la poitrine pour s'assurer de la présence de liquides épanchés dont il avait constaté l'existence par l'auscultation et la percussion; jamais il n'a pu obtenir d'elle aucun résultat satisfaisant.

SUEUR. Produit liquide de la perspiration cutanée augmentée, qui humecte les poils des animaux et coule à la surface de leur peau dans certaines circonstances, lorsqu'ils ont trop

chaud , lors de vives douleurs , de quelque mouvement contraint , de quelque exercice violent ou forcé , dans le cours
ou à la fin de certaines maladies. On croit généralement que
le chien ne sue point , et que la quantité de salive qu'il perd
quand il halète supplée chez lui au produit augmenté de la
transpiration. Il est certain que l'âne sue très-difficilement , et
que si le mulet transpire un peu plus que l'âne , il sue beaucoup moins que le cheval. L'âne ne sue jamais que dans l'état
de maladie ; le cheval, au contraire, est fort sujet à suer, même
dans l'état de santé , soit généralement , soit d'une partie ou
plusieurs parties du corps. Lorsqu'il travaille , c'est ordinairement sous la selle ou sous les harnais que la sueur commence ; il est certains de ces animaux qui y sont sujets au
moindre exercice qu'ils font , et même dans le repos et l'inaction , à une température un peu élevée. La plupart de ces chevaux ont trop d'embonpoint et servent trop peu. La sueur est
surtout nuisible aux ruminans , et particulièrement aux bêtes
à laine , lesquelles ont ensuite toutes les peines du monde à
sécher leur toison , qui ne sèche qu'au grand air , quand le
temps est favorable. Cependant on a , dans la plupart des exploitations rurales , la mauvaise coutume de loger les troupeaux dans les bergeries , où les animaux suent aussi bien l'hiver que l'été : ce n'est pas le froid et les injures de l'air qui
leur font mal , ils ne craignent que la chaleur. La sueur est le
plus souvent supprimée dans les maladies aiguës, et augmentée
dans les chroniques, à de nombreuses exceptions près ; elle est
froide et partielle à l'instant de l'agonie ; alors elle se rassemble en gouttelettes , sous lesquelles la peau n'est froide qu'au
bout d'un certain temps après leur formation. Une sueur générale , modérément chaude et sans odeur , est pour l'ordinaire
d'un bon augure ; une sueur partielle indique quelquefois le
siége du mal ; mais celle qui est fétide est d'un mauvais augure,
à moins qu'elle ne paraisse après la diminution notable des
premiers symptômes. Quand on croit devoir provoquer la
sueur chez les animaux , il n'y a rien de préférable aux breuvages aromatiques, administrés aussi chauds que possible, une
épaisse litière , un local d'une température un peu élevée , et
des couvertures de laine , soit simples , soit garnies de paille
molle ou de laine cardée. Quand il importe , au contraire , de
modérer la sueur, il n'y a d'autre moyen que de supprimer les
couvertures d'écurie, et d'aérer le local de manière à ce que la
température en soit un peu abaissée. Ces moyens simples sont
sans danger , et l'on ne pourrait en dire autant des substances
médicamenteuses dont on voudrait faire usage à l'intérieur,
dans l'intention de faire cesser l'excès de transpiration qui occasione la sueur.

SUFFOCATION. Difficulté extrême de respirer, état d'un animal qui est sur le point de perdre la respiration. *Voyez* DYSPNÉE. Ce mot est aussi synonyme d'ASPHYXIE.

SUFFUSION. Épanchement de sang dans le tissu de la peau ou d'une membrane muqueuse. *Voyez* ECCHYMOSE.

SUINTEMENT. Transsudation d'un liquide à la surface d'une plaie ou d'un ulcère.

SUPERFÉTATION. Sans entrer dans l'examen de toutes les discussions qu'a soulevées la question de la superfétation, et qui sont loin encore d'être closes, nous rapporterons simplement, en les donnant pour ce qu'ils sont, les deux faits suivans.

Le premier a été publié par M. Castex, d'abord en 1826, puis de nouveau en 1838, et les deux fois exactement dans les mêmes termes. Une jument fut saillie par un baudet, puis par un cheval. Pendant la gestation, on ne remarqua rien d'extraordinaire ; seulement, dans les derniers mois, le ventre acquit un volume énorme. Elle mit bas d'abord un mâle, qui ne vécut que vingt-quatre heures, puis, au bout de quelques instans, une grosse pouliche morte depuis très-peu de temps.

Le second, inséré dans le Journal analytique, concerne une brebis qui, ayant été fecondée, éprouva, l'année suivante, au terme normal de la gestation, les douleurs de la parturition, qui cessèrent sans que cette dernière eût lieu. Depuis lors, l'animal recouvra toute sa santé ; le fœtus était descendu davantage dans la cavité abdominale, et on pouvait aisément le sentir. La brebis fut de nouveau fecondée, et l'année d'ensuite le travail de la parturition se déclara, mais cessa, comme la première fois, sans avoir eu de résultat. La bête mourut au bout de quelque temps. On trouva dans la corne droite un agneau parfaitement développé, et dans la corne gauche un autre non moins bien conformé. L'orifice de la matrice était induré. On voit que ce dernier fait est fort incomplet, puisqu'il ne dit rien de l'état comparatif des deux fœtus.

SUPERPURGATION. Purgation excessive causée par des purgatifs trop énergiques eu égard à la disposition de l'animal. Elle se reconnaît à des évacuations trop abondantes, trop nombreuses, qui jettent les animaux dans un grand abattement. L'entérite et la gastro-entérite en sont les suites fréquentes, et l'animal peut en périr. Le traitement doit se rapprocher plus particulièrement de celui des phlegmasies intestinales, et varier en raison de l'intensité des accidens qui se sont manifestés.

SUPPRESSION D'URINE, *suspension de la sécrétion rénale*. La suppression d'urine diffère beaucoup de la rétention. Dans la première, les reins n'accomplissent plus leurs fonctions, et rien n'arrive à la vessie ; dans la seconde, celle-ci reçoit continuellement, mais ne peut se débarrasser des liquides qui y affluent. Il est possible cependant que les reins continuent de sé-

créter , sans que l'urine parvienne à la vessie , les artères se
trouvant obstruées ; mais le cas doit être infiniment rare , puisqu'il supposerait un même état pathologique à droite et à gauche. En général , la suppression d'urine dépend d'une phlegmasie du rein , et on la reconnaît d'une part à l'absence des
signes de la rétention , de l'autre à la présence de ceux qui annoncent la néphrite.

SUPPURATION , formation du pus , son expulsion au dehors.
La suppuration , l'un des modes possibles de terminaison des
inflammations , est toujours le résultat d'une phlegmasie élevée
à un degré de force intermédiaire entre l'état chronique et le
plus haut degré de violence. Le pus peut être renfermé dans
une poche , et alors il constitue ce qu'on appelle un abcès , ou
disséminé et en quelque sorte infiltré dans un tissu , ou enfin
épanché à la surface d'une membrane , d'une plaie. On ignore
ce qui se passe dans le travail même de la suppuration , quoique nous ne manquions pas d'hypothèses à l'aide desquelles on
a tenté de l'expliquer.

SUR-DENT. *Voyez* **DENTS** (maladies des).

SURDITÉ. Perte plus ou moins complète de l'ouïe ou de la
faculté d'entendre , effet d'une inflammation aiguë ou chronique de l'oreille interne ; d'une paralysie de la partie nerveuse
de cet organe ou du cerveau ; d'un obstacle mécanique quelconque apporté à la transmission des sons ; de l'occlusion du
conduit auditif ; de la rupture , du relâchement ou de l'épaississement du tympan , etc. On voit aussi la surdité survenir
dans le cours ou au déclin de diverses affections aiguës, et particulièrement du typhus. Elle peut être de naissance ou accidentelle , et dépendre , dans ce dernier cas , de la vieillesse de
l'animal. Il est souvent difficile de reconnaître la nature et le
siège de la lésion dont la surdité est un symptôme , à cause de
la longueur de la conque cartilagineuse externe, de la situation
et de la disposition des parties qui constituent l'oreille.

Lorsque la surdité est complète , les sons les plus aigus ne
sont plus perçus , et ne font pas mouvoir les oreilles de l'animal ; il ne dirige point sa tête vers l'endroit d'où partent les
ondes sonores ; il est insensible à la voix de son maître et au
bruit du fouet. Lorsque la surdité n'est pas complète , un bruit
violent fait encore mouvoir les oreilles , et l'animal tourne la
tête du côté où le bruit se fait entendre.

La surdité permanente augmente avec le temps , soit qu'elle
soit le résultat des progrès de l'âge , soit qu'elle soit la suite
d'une maladie de l'oreille interne. Lorsqu'elle est liée à une
maladie inflammatoire, comme au typhus, sa durée est indéter-
minée ; des alternatives d'amélioration et d'exacerbation peuvent
avoir lieu pendant son cours ; elle peut se terminer heureusement, demeurer stationnaire, ou faire de continuels progrès.

Cette infirmité est jusqu'à présent réputée incurable dans les animaux.

SUREXCITATION. Accroissement de l'action vitale, qui dépasse les bornes de l'état physiologique ou habituel, et menace, pour peu qu'il continue, de donner lieu à l'inflammation. Cet état, tantôt purement local, tantôt aussi général, est caractérisé par une énergie plus grande de tous les organes. On le voit quelquefois se terminer par une hémorrhagie, qui peut en être considérée comme la crise ; mais le plus souvent il est le prélude d'une maladie aiguë, à moins qu'on ne se soit attaché à le combattre lui-même par des moyens antiphlogistiques proportionnés à son degré d'intensité.

SUR-OS. Ou nomme ainsi une tumeur osseuse développée à la surface de l'os grand métacarpien du cheval (os du canon), des os carpiens (os du genou) et petits métacarpiens (styloïdes, péronés), ou, chez les bœufs, à celle de la mâchoire postérieure, et qui dépend de l'os même, auquel elle est très-adhérente et paraît sur-ajoutée, comme un os nouveau. Quand elle est à côté du boulet, elle prend le nom d'*osselet ;* si elle est d'une forme oblongue, allongée, et située entre les deux tendons et le grand métacarpien, ou composée de deux ou davantage de petits sur-os accumulés, pour ainsi dire, les uns sur les autres, elle se nomme *fusée ;* le nom de sur-os proprement dit reste pour désigner la tumeur qui occupe la partie supérieure ou moyenne du grand métacarpien. Cette dernière se distingue encore en *sur-os simple*, *double* ou *chevillé*, *nerveux*, et *près l'articulation*. Le *sur-os simple* est celui qui occupe la partie latérale du grand métacarpien, plus communément la surface interne que l'externe ; il n'offre rien de véritablement dangereux ; il est, par sa position, dans le cas de ne nuire en rien aux services du cheval ; il le tare, en diminue la valeur commerciale, mais non la valeur intrinsèque. Le *sur-os double* ou *chevillé* représente deux sur-os, l'un à la partie latérale interne du même os, l'autre à la partie latérale externe, et placés tellement vis-à-vis l'un de l'autre, qu'on dirait le grand métacarpien traversé par une cheville osseuse : celui-là est un peu plus à craindre que l'autre. C'est par corruption qu'on appelle *sur-os nerveux* celui ou ceux qui sont situés près ou contre les tendons, c'est au moins *tendineux* qu'il faudrait dire ; ils rendent le jeu des tendons difficile et douloureux, par le passage brusque de ces mêmes tendons sur la tumeur osseuse ; ils font par conséquent boiter le cheval. Les sur-os près du genou, qui sont les moins communs, et les osselets près du boulet, peuvent nuire beaucoup au service de l'animal, en s'étendant insensiblement jusque dans l'articulation même, parce qu'alors ils en gênent ou en empêchent le mouvement ; c'est ce qu'il est aisé de concevoir. Si l'exostose est placée dans l'endroit même sur lequel doit glisser la tête de l'os, le mouvement de l'articulation est diminué, parce qu'il prescrit aux tubérosités des surfaces articulaires de ces os des bornes trop étroites; si elle est éloignée de cet endroit, la capsule a plus de part à la contrainte du mouvement, en ce que cette membrane ligamenteuse, qui fournit une enveloppe à l'exostose, se trouve tiraillée dès qu'il faut qu'elle prête pour la facilité de l'action de la partie. La fusée ne fait boiter le cheval que lorsqu'elle attaque les petits métacarpiens, parce qu'alors, quand elle grossit, ces deux os resserrent les tendons qui sont logés entre eux.

Au reste, ces différentes dénominations, admises par nombre d'auteurs, ne conduisent à rien de solide pour le diagnostic et la pratique; elles surchargent la mémoire, multiplient les êtres et les noms sans nécessité, et ne modifient en rien une lésion qui est toujours une seule et même, et qui provient des mêmes causes. Il serait plus simple de supprimer toutes ces variétés, de n'admettre qu'un sur-os, et de dire qu'il n'est nuisible qu'autant qu'il affecte des parties nécessaires aux mouvemens, telles que les articulations, ou qu'il se trouve établi sous des tendons ou des muscles dont il embarrasse ou empêche l'action.

Il faudrait aussi, selon nous, rayer des causes des sur-os celles qui sont dites internes, sur la réalité desquelles on ne peut acquérir aucune donnée certaine, et renoncer franchement à toutes ces idées à juste titre délaissées de lymphe épaisse, de lymphe en stagnation dans les endroits où elle rencontre le plus d'obstacles à sa circulation, etc. Les causes les plus ordinaires de ces productions osseuses anormales sont toutes les violences extérieures sur les os dont il s'agit, à travers les parties molles qui les recouvrent, comme une blessure voisine de l'articulation du genou ou du boulet; celles que se fait l'animal en tombant, surtout si cela arrive souvent; les coups et les heurts que les chevaux se donnent eux-mêmes dans les pâturages, contre les troncs d'arbres, contre des souches, ou qu'ils reçoivent par des coups de pied des autres chevaux. C'est peut-être pourquoi les sur-os sont assez communs et se trouvent plus fréquemment parmi les jeunes chevaux que dans les vieux. Ils se dissipent quelquefois avec l'âge. Il en est d'ailleurs qui naissent sans lésion physique connue, et par conséquent sans cause appréciable.

Dans tous les cas, il est rare qu'une douleur locale, quelque légère qu'elle soit, ne précède pas le développement des sur-os, dont les progrès se font au surplus d'une manière insensible. Celui qui retient plus particulièrement ce nom, ne dépasse guère en étendue les dimensions d'une pièce de vingt sous, dont assez ordinairement il affecte aussi la forme circulaire. Il est d'autant plus facile à reconnaître qu'il attaque un os superficiellement situé ; une fois parvenu au volume qu'il doit avoir, il reste stationnaire, et ne fait plus de progrès ; plus il est ancien et moins il est susceptible de guérison.

D'anciens maréchaux prétendaient faire disparaître les sur-os avec de fréquentes frictions de salive long-temps continuées ; s'ils ont réussi quelquefois, c'est qu'ils avaient affaire à de jeunes chevaux chez lesquels ces lésions se seraient effacées spontanément ; car nous ne croyons pas la salive susceptible d'aucune médication résolutive dans ce cas. Une autre pratique tout aussi surannée, est celle de battre violemment la partie jusqu'à la ramollir, à ce qu'on prétend, puis d'y appliquer les vésicatoires les plus actifs, des substances caustiques, et en dernière analyse le cautère actuel ; ou bien, après l'avoir bien battue, d'enfoncer dans un bâton un clou dont la pointe déborde de deux à trois millimètres (une ligne environ), de piquer le sur-os avec cette pointe, en dix ou douze endroits, puis d'y appliquer du pain chaud et imbibé d'alcool ou de quelque autre liqueur spiritueuse. Mais ces moyens ont seulement pour effet de susciter une inflammation peu susceptible de s'étendre à une végétation osseuse où l'action vitale est encore moins développée qu'aux os sains, à cause de l'abondance de phosphate calcaire qui en forme la base, et qui rend souvent inutile l'application des topiques les plus actifs. D'ailleurs de tels moyens, en développant quelquefois dans les parties molles tous les phénomènes d'une irritation inflammatoire très-intense, peuvent même entraîner quelques délabremens, et, par là, d'un petit mal en faire un grand. Si le sur-os est douloureux, il convient d'employer des cataplasmes faits avec la farine de graine de lin bouillie dans une décoction de morelle ou de jusquiame ; quand toute phlegmasie est dissipée, on peut tenter les substances résolutives, telles que l'emplâtre de *vigo* avec addition de mercure, les frictions mercurielles, les linimens ammoniacaux, etc. ; mais on n'obtient ordinairement que la disparition de la tuméfaction accessoire au sur-os, et celui-ci demeure presque constamment dans le même état ; le feu même, appliqué méthodiquement, y fait rarement quelque chose. Ainsi, quand la tumeur osseuse est indolente, et n'apporte aucune gêne dans le mouvement de la partie, il vaut mieux l'abandonner à elle-même. Dans des circonstances contraires, nous n'avons d'autres moyens à proposer que ceux qui sont exposés à l'article *exostose*. *Voyez* ce mot ; *voyez* aussi FUSÉE, OSSELETS.

M. Sewell, après avoir long-temps observé l'inefficacité du feu, des cautères, du broiement et des vésicatoires, employa, pendant plusieurs années, les sétons avec succès ; mais il finit par donner la préférence à une opération appelée par lui périostéotomie sous-cutanée, ou division du périoste sous la peau, sans incision externe correspondante. Il a pratiqué cette opération à la face externe des membres antérieurs et postérieurs, à la face interne de l'avant-bras, à la crête du tibia, à l'os du paturon, et jamais il n'en est résulté d'autres traces qu'une très-petite cicatrice à l'endroit où l'instrument avait été introduit. Dans les cas chroniques, il est rarement nécessaire de préparer la partie, et il suffit de la lotionner quelque temps avec de l'eau froide; mais, quand l'inflammation est aiguë, accompagnée de tuméfaction, d'adhérence à la peau, on doit d'abord calmer ces accidens par des saignées locales, des fomentations, des cataplasmes et un purgatif. On commence l'opération en soulevant la peau entre les doigts et la paume de la main gauche, et on fait, avec un bistouri, une lancette, ou des ciseaux, une ouverture ayant assez de largeur pour admettre un bistouri particulier en forme de sonde, appelé périostéotome, qu'on passe sous la peau, dans toute la longueur de l'ossification, et avec lequel, en le retirant, on incise le périoste épaissi jusqu'à l'os. Les animaux paraissent éprouver fort peu de douleur. Si la boiterie date de loin, on peut passer un petit séton, qu'on ne laisse en place que pendant quelques jours. Cette opération entraîne une légère inflammation, qui survient le jour suivant. On fomente alors la partie, et l'on donne un léger exercice. Le neuvième ou dixième jour l'animal est capable de travailler; la tuméfaction diminue, et souvent la matière osseuse est entièrement absorbée.

Il est à remarquer que M. Sewell conseille la périostéotomie surtout dans les cas de périostoses développées à la suite de contusions sur des parties osseuses non couvertes de muscles. Mais ces tumeurs déterminent assez rarement une boiterie qui persiste au-delà du temps nécessaire pour amener la cicatrisation des plaies dont ordinairement elles sont accompagnées. C'est donc dans le seul cas de sur-os à la face postérieure de l'os du canon qu'il y aurait avantage à pouvoir la mettre en pratique, quand cette tuméfaction devient assez forte pour gêner le mouvement du tendon. Reste à savoir si elle serait applicable, et en général à déterminer quelle est l'époque précise du mal à laquelle elle convient, car bien évidemment c'est contre une périostose seule, et non contre une véritable exostose, qu'on peut la diriger.

SUSPENDRE. Action d'élever un cheval plus ou moins de terre, à volonté, soit dans le travail pour le ferrer lorsqu'il est difficile, soit d'une autre manière, pour lui faire subir une opération douloureuse, soit enfin pour le soulager dans les maladies longues de quelqu'un des membres locomoteurs, qui l'empêchent de se coucher.

Pour suspendre le cheval dans le travail, on fixe les soupentes aux crochets de la traverse carrée de cette machine, on les passe sous le ventre de l'animal, et l'on met les anneaux des autres extrémités dans les crochets du rouleau; alors, en tournant celui-ci, les soupentes s'enveloppent sur cette pièce, et enlèvent le cheval.

C'est moins dans le cas d'une opération à faire que dans celui de maladies longues et très-douloureuses des membres, par l'exemple de fractures, qui empêchent les animaux de se coucher, que l'on a imaginé de suspendre ceux-ci.

Beaucoup d'habitans de la campagne se contentent, à cet effet, d'attacher quatre traits de corde aux solives du dessus des écuries ou étables non planchéiées, et d'en nouer les extrémités pendantes aux quatre coins d'un drap plié en carré long, qu'on a passé sous le ventre de l'animal, après l'avoir bien garni de litière.

Il est préférable de fixer la large bande formée par les doubles du drap à une barre pliée horisontalement de chaque côté du corps du cheval ou du bœuf, et un peu plus élevée que le dos, et de bien garnir cette espèce de suspensoir de coussins remplis de balle d'avoine, de manière à le matelasser et à le rendre commode. Cet appareil doit embrasser le thorax, l'abdomen, et s'étendre jusqu'auprès du fourreau ou des mamelles, et, pour le perfectionner, on y ajoute une large bande de grosse toile, qui embrasse le poitrail, et une autre qui appuie sur les fesses en manière de reculement, et qui vient se rattacher de chaque côté à celle placée au poitrail, qui doit en outre être fixée inférieurement à la pièce principale, en passant sous cette partie, entre les deux jambes. Cette précaution, peu usitée, a pour avantage d'empêcher l'animal de glisser et de se trouver sur un plan incliné, ce qui ne pourrait que le gêner.

D'autres se servent d'une planche traversant sous la poitrine, clouée à plat sur des pieux, recouverte de paillassons ou coussins, et d'une hauteur moyenne, telle que, sans soulever l'animal, elle lui permette seulement de s'apesantir dessus par intervalles. Quelquefois l'animal appuie aussi la tête dans la mangeoire, surtout lorsque le mal est à l'un des membres postérieurs.

Autrement on fixe des crochets de fer dans un mur, à la hauteur du dos du cheval : on enfonce deux poteaux en terre, à quelque distance du mur, et à six pieds l'un de l'autre; on appuie dessus une solive tenue à mortaise, et portant deux crochets de fer à la même hauteur que ceux du mur, ou mieux l'on y ajuste un treuil. On fixe les sangles aux crochets du mur; on place l'animal : on lui met sous le ventre et à la poitrine un ou deux sacs remplis de paille ou de foin; on accroche et l'on tend les sangles; on en ajuste aussi en avant du poitrail et en arrière de la croupe, pour empêcher l'animal de tomber en avant ou en arrière.

M. Delaguette modifie ce dernier procédé de la manière suivante : il place sous la poitrine un sac ou autre toile forte ployée en double, présentant une longueur convenable et une largeur de cinquante centimètres ; une corde fixée à chaque extrémité s'attache aux barres ou perches horisontales du haut d'un travail. Pour soutenir le train de derrière, il prend deux sacs à avoine, introduit dedans un peu de paille longue, puis les ploie, suivant leur longueur, en forme de rouleaux ; il attache une corde à chaque extrémité, passe ces sacs entre les cuisses, et fait remonter les extrémités de chacun, l'une vers la hanche, l'autre vers la fesse ; les cordes se fixent aux barres horisontales du travail : on les éloigne on les rapproche l'une de l'autre suivant la nécessité. Dans quelques cas résultant de la taille du cheval, du peu de hauteur donnée au travail, ou de son trop de largeur, on est obligé de rapprocher l'une de l'autre les cordes des côtés opposés.

Une attention indispensable est celle de ne point enlever, ni même soulever l'animal ; celui qu'on est obligé de suspendre doit demeurer soutenu seulement dans sa situation ordinaire. Autrement, ou si l'animal fatigué s'abandonnait sur le suspensoire et demeurait dans cette position, les parois du ventre et les viscères abdominaux se trouveraient comprimés, par suite irrités, enflammés, et il en résulterait de graves inconvéniens, des accidens tels que la mort pourrait même s'ensuivre, ainsi que nous avons eu plusieurs fois occasion de l'observer. Ainsi, lorsqu'on voit un cheval trop fatigué se laisser aller et rester porté sur le suspensoire, il importe de le dégager tout doucement, de le laisser se coucher, de lui en faciliter même les moyens à l'aide de toutes les précautions convenables, de l'assujétir ensuite couché s'il ne reste pas tranquille, sauf à le relever et à le suspendre de nouveau dès qu'il indique le besoin d'être debout. De bonnes poulies fixées aux solives du plancher supérieur sont fort commodes pour éviter les grandes secousses et les chutes que l'animal pourrait faire.

SUSPENSION. *Voyez* SUSPENDRE.

SUTURE. Opération qui a pour but de rapprocher, de réunir, et de maintenir en contact, à l'aide d'une sorte de couture ou d'un procédé analogue, les bords saignans des solutions de continuité récentes faites aux parties molles, jusqu'à ce que le travail organique en ait achevé la réunion ; on la pratique encore pour maintenir un appareil de pansement, et pour fermer une ouverture accidentelle, afin d'empêcher la sortie de quelque viscère.

Les sutures se font au moyen d'aiguilles, dont les unes ont un manche et les autres n'en ont pas. Parmi les premières, les

unes sont tranchantes sur les côtés, et les autres ne le sont
point. Il est encore nécessaire de se servir d'un fil convenable,
et quelquefois de se pourvoir de brochettes en bois ou en fer.

Les procédés d'exécution sont très-nombreux, et ont fait
donner aux sutures différens noms. Les principales sortes de
suture en usage dans la chirurgie vétérinaire sont : la *suture des
pelletiers*, la *suture à points passés*, la *suture à points séparés*,
la *suture à anse*, la *suture enchevillée*, la *suture entortillée*, la
suture à bourdonnets, et la *suture en* T. Ces différens modes de
suture sont applicables à divers cas particuliers.

La *suture des pelletiers*, ainsi nommée parce que les pelletiers en font usage dans la préparation des fourrures, n'est
autre chose que le *surjet* des couturières. Pour la pratiquer, on
affronte les bords de la plaie, dont on tient un des angles, et
dont on confie l'autre à un aide ; on les perce tous deux obliquement avec une aiguille ronde et droite, armée d'un fil
simple, qu'on tire jusqu'à ce qu'il n'en reste plus qu'un bout
long de dix à treize ou quatorze centimètres (trois à quatre
pouces) ; on pique de nouveau du même côté et à la même
distance de la solution de continuité, de manière à faire passer
chaque fois le fil par dessus les deux bords. On continue ainsi
jusqu'à ce que l'on soit arrivé vers l'angle opposé, où on laisse
un bout de fil de même longueur que le premier. De cette façon, on implante toujours l'aiguille du même côté, les points
sont contigus, et le fil décrit une spirale. Il n'y a plus qu'à en
réunir et fixer les deux bouts au dehors de la plaie. Cette suture est employée pour opérer la réunion dans le relèvement
des paupières, le rapprochement des oreilles, la castration
des jeunes truies ; elle n'est applicable qu'autant que la plaie
n'est pas trop profonde, sans quoi elle opposerait trop de résistance.

La *suture à points passés* ou *faufilée* était autrefois très en
usage dans les plaies faites à l'intestin. On pourrait s'en servir
dans l'opération de l'*œsophagotomie*. Pour la faire, on dispose
les choses comme pour la suture précédente ; seulement on
implante l'aiguille d'un côté à l'autre des lèvres de la plaie, et,
au lieu de ramener le fil par dessus leurs bords libres, on re-
plonge l'aiguille du côté par où elle est sortie, de manière
qu'elle sorte par la lèvre par laquelle elle était entrée, et ainsi
de suite. Cette suture irrite moins les tissus, et lorsque la cicatrisation est opérée, on peut retirer les fils. Elle a été remplacée par le procédé suivant, dû au docteur Jobert. On lave
les bords de la plaie, on renverse ces bords en dedans,
à l'aide d'une aiguille de longueur et d'épaisseur moyennes,
qu'on introduit armée d'un fil, à deux lignes de la plaie, pour
la faire ressortir à une ligne environ, toujours du même côté ;
on la fait ensuite passer par dessus la division, pour gagner

l'autre bord , dans lequel elle pénètre à une ligne , pour en ressortir à deux ; de cette manière on opère en même temps le renversement et l'adossement ; une fois le renversement opéré , s'il y a inflammation , les extrémités du fil sont tortillées ensemble , ce qui suffit pour les maintenir en contact , et ces fils sont retenus au dehors à l'aide d'un morceau de diachylon gommé ; s'il n'y a pas d'inflammation , on noue les fils sur les bords mêmes de la division , et on les coupe au ras de l'intestin, que l'on réduit dans le ventre. Le nombre des points de suture n'a rien de fixe ; il faut en mettre assez pour que les intervalles ne laissent pas échapper les excrémens , et que la membrane muqueuse ne fasse point hernie.

La *suture à points séparés* , dite encore *simple* ou *entrecoupée* , est usitée pour la réunion des plaies récentes ordinaires ; on l'emploie aussi dans les plaies à lambeaux , dans les grands délabremens, et pour soutenir l'étoupade dans les très-grandes plaies. Il est nécessaire d'avoir l'aiguille dite à suture , c'est-à-dire une aiguille ou verge d'acier courbe et parfaitement circulaire , tranchante sur les côtés , aiguë à sa pointe , et percée vers sa tête d'une ouverture oblongue en forme de mortaise. Cette aiguille , confectionnée de manière à causer le moins de dilacération possible , doit être enfilée d'un ruban fait avec plusieurs brins de fil ciré ; elle doit en outre être un peu aplatie vers la pointe , et tenue de telle sorte, que le pouce presse sur sa concavité , tandis que l'index et le médius sont appliqués sur sa convexité. Les fils sont plus ou moins nombreux , suivant le besoin. Pour pratiquer cette suture, on passe à travers les lèvres de la plaie , au moyen de l'aiguille dont il s'agit , autant d'anses de fil qu'on juge nécessaire d'après l'étendue de la solution de continuité , la première implantation du corps introducteur du fil se faisant de dehors en dedans de l'une des lèvres de la division , et la seconde de dedans en dehors de l'autre lèvre ; on ramène ensuite les deux bouts en contact , et on les arrête ensemble , par dessus un plumasseau d'étoupes , à l'aide d'un nœud ou d'une rosette. Si la plaie est étendue , on pratique plusieurs point semblables , d'autant plus rapprochés , que les lèvres présentent plus de résistance ; il faut , dans ce cas , en placer toujours un au centre et les autres dans les intervalles. Quant au lieu de l'implantation de l'aiguille , il doit toujours être d'autant plus éloigné du bord libre de la plaie , que les parois de celle-ci sont plus épaisses et la force d'écartement plus grande.

La *suture à anse* , qui ressemble beaucoup à la précédente , pourrait convenir pour réunir les plaies de l'intestin , si on le jugeait à propos. Pour la pratiquer, on affronte les lèvres de la plaie ; on prend autant d'aiguilles à coudre ordinaires, armées chacune d'un fil non ciré , qu'on se propose de faire de points de suture ; on traverse sans obliquité les lèvres de la plaie , et on tire les fils jusqu'à leur partie moyenne ; on ôte les aiguilles, on rassemble et on noue tous les fils qui correspondent au même côté de la solution de continuité ; on en fait autant pour le côté opposé ; on réunit les deux endosses qu'ils forment , et on les tourne l'un sur l'autre , de telle sorte qu'ils n'en fassent plus qu'un seul , qu'on fixe au dehors.

La *suture enchevillée* est spécialement usitée pour la réunion des plaies pénétrantes de l'abdomen , toutes les fois qu'une certaine force de résistance est jugée nécessaire. Pour la pratiquer, il faut d'abord avoir deux chevilles , d'une longueur proportionnée à celle de la plaie ; elles doivent être en bois , assez fortes pour ne pas se casser et résister aux efforts des lèvres de la solution de continuité ; on les entoure d'étoupes ; on passe ensuite , à l'aide de l'aiguille à suture , un certain nombre de fils cirés , pliés en deux , de manière à former , vers l'une de leurs extrémités , une anse qu'on fait correspondre à la lèvre de la plaie la plus déclive ; on passe dans toutes ces anses l'une des deux chevilles ; on écarte ensuite les deux chefs de chaque fil qui correspondent à la lèvre opposée , et on place dans leur intervalle la seconde cheville , sur laquelle on les noue , à l'aide d'un nœud ou d'une rosette.

La *suture entortillée* , autrefois en usage pour les plaies de l'abdomen , n'est plus guère usitée que pour fermer les saignées. Pour y procéder, on met en contact les lèvres de la division , et on les traverse avec une épingle , qu'on laisse dans leur épaisseur , mais de manière que sa partie moyenne seule y demeure engagée , tandis que ses extrémités restent libres. Après cela , on fixe l'épingle à l'aide d'une mèche de crins tordue et un peu humectée de salive , qu'on dirige circulairement de l'une à l'autre des extrémités de l'épingle , et qu'on fixe au moyen du nœud dont nous avons parlé à l'article de la saignée.

La *suture à bourdonnets* est celle que l'on pratique lorsqu'il s'agit de maintenir, au moyen d'une étoupade , un appareil de pansement dans une plaie , de manière à en maintenir les lèvres , et surtout à déterminer une compression. Pour la mettre en usage, on a des fils à une extrémité desquels est un petit bourdonnet ; leur nombre doit être double de celui des points de suture à faire ; on implante l'aiguille de dehors en dedans d'un côté, on en fait autant de l'autre ; on tire et on ramène les fils par dessus l'étoupade , et on les assemble par un nœud. On emploie cette suture dans certaines opérations , pour arrêter l'hémorrhagie.

La *suture en* T se pratique aujourd'hui rarement ; lorsqu'on en fait usage, c'est à la suite de l'opération de la trépanation , et dans les plaies cruciales et les incisions en T. Dans ce dernie, cas, on implante l'aiguille dans une des lèvres de la plaie, de dehors en dedans ; on attaque l'autre lèvre de dedans en dehors ; on opère sur la troisième lèvre de dehors en dedans, et pour terminer, on vient attaquer de nouveau la première de dedans en dehors. Les points ainsi passés ramènent dans le plus grand rapprochement possible les lèvres de la p'aie. Pour arrêter le fil, on réunit, en les tordant un peu, les deux bouts par un nœud ; l'attention qu'on doit avoir, c'est que les fils ne passent pas entre les lèvres de la solution de continuité.

On a aussi, par abus, désigné sous le nom de *suture sèche*, la réunion qu'on obtient à l'aide de bandages contentifs ou de bandelettes agglutinatives. L'autre prend alors, par opposition, le nom de *suture sanglante*.

SYMPATHIE. Rapport qui existe entre deux ou plusieurs organes éloignés l'un de l'autre, dépendance d'action des organes les uns avec les autres. Toute action organique qui n'a point lieu dans la partie sur laquelle agit directement la cause morbifique, mérite le nom de sympathie. Parmi les sympathies qui s'accomplissent dans l'état de maladie, les unes ont lieu de proche en proche, et les autres se manifestent, sans marche successive apparente, à une distance plus ou moins grande de l'organe primitivement affecté ; elles dépendent de plusieurs conditions et rarement d'une seule ; elles offrent des actions organiques intermédiaires que nous ignorons. Une erreur qu'il importe d'éviter, c'est celle de s'imaginer qu'il existe des sympathies entre des organes qui n'entretiennent entre eux aucune relation. Il faut aussi considérer qu'un organe sympathiquement affecté par un organe malade, est malade lui-même, que les phénomènes sympathiques sont tantôt plus et tantôt moins intenses que les phénomènes idiopathiques, et que c'est sur l'étude approfondie des sympathies qu'est fondée en partie la thérapeutique.

SYMPATHIQUE. Qui a rapport aux sympathies, qui dérive d'une sympathie. Les maladies sympathiques ne méritent pas moins d'attention que les idiopathiques, en ce qu'elles ajoutent au danger de ces dernières, qu'elles seules même rendent quelquefois dangereuses. Quand deux organes sont malades ensemble, il faut les traiter tous deux, du moins dans l'immense majorité des cas.

SYMPTOMATIQUE. Qui est relatif aux symptômes, basé sur les symptômes, ou constitue un symptôme. *Voyez* SYMPTÔME.

SYMPTOMATOLOGIE. Partie de la pathologie qui a pour objet la connaissance des phénomènes morbides appelés symptômes. *Voyez* SYMPTÔME.

SYMPTOME. Phénomène insolite qui se manifeste dans la conformation, la structure, la situation, les rapports et l'action des tissus et des organes, par suite d'une modification morbide.

Les symptômes ne sont pas toutes les qualités de l'état morbide de l'organisme, mais seulement celles que la situation de l'organe malade et de la partie plus spécialement affectée permet d'apercevoir. Jamais un seul symptôme ne suffit pour caractériser complétement une maladie; plusieurs même sont souvent encore équivoques. Souvent le symptôme idiopathique le plus décisif manque, tandis que le symptôme symphatique le plus équivoque est le plus saillant. La maladie continue fort souvent quand déjà les symptômes qui pourraient la faire reconnaître n'ont plus lieu. Un grand nombre de symptômes peuvent dépendre d'affections différentes et de différens organes.

Les symptômes ou les caractères appréciables, pendant la vie, des tissus ou des organes malades, sont actuellement distingués en *locaux, sympathiques* et *généraux;* les autres divisions que l'on a établies ne sont pas aussi importantes à étudier, et peut-être même serait-il possible de restreindre à deux les trois variétés que nous venons de désigner.

Les *symptômes locaux* sont ceux qui se manifestent dans le lieu même qu'occupe l'organe malade. Emanant le plus directement de celui-ci, ils sont, en général, les plus importans, ceux qui fournissent le plus de lumières au diagnostic et les principales indications thérapeutiques. Mais il n'est pas toujours facile de les distinguer des phénomènes sympathiques; il faut, pour y parvenir, toute la sagacité du vétérinaire, la lecture de bonnes monographies, et par dessus tout l'habitude de voir beaucoup d'animaux malades.

Les *symptômes sympathiques* sont ceux qui s'observent dans un organe plus ou moins éloigné de l'organe primitivement malade; ils dépendent de la souffrance de celui-ci, communiquée aux autres parties par le cerveau, le cordon rachidien et le trisplanchnique. Les phénomènes sympathiques, bien que sous la dépendance de la lésion primitive d'où ils émanent, indiquent-ils la souffrance réelle de chacun des organes auxquels ils correspondent? Nous le pensons; et ce qui nous paraît l'établir, c'est qu'il suffit de diminuer et de détruire celle-ci pour les voir s'affaiblir et disparaître.

Les *symptômes généraux* sont ceux qui se manifestent en même temps dans une grande étendue de l'organisme, et se représentent dans une foule d'affections différentes; ils n'appartiennent à aucune maladie en particulier, et sont communs à plusieurs; ils sont en petit nombre, et leur intensité est en raison de la gravité des maladies, sinon toujours, du moins fort souvent. Il serait plus exact de désigner ces symptômes sous le nom de *sympathiques* ou *secondaires;* c'est pourquoi nous avons indiqué la possibilité de réduire les symptômes à deux variétés.

Enfin, sous le nom d'épiphénomènes, on a désigné des

symptômes étrangers, et seulement annexés à la maladie ou à l'état maladif. *Voyez* ÉPIPHÉNOMÈNES.

Les symptômes sont des flambeaux qui éclairent, mais qu'il ne faut pas suivre aveuglément, sans quoi on s'exposerait à retomber dans la médecine des symptômes, à commettre des méprises, à rendre le traitement des maladies seulement palliatif, et à éloigner peut-être le danger sans le détruire. La seule manière de faire disparaître les symptômes est d'attaquer la source de la lésion d'où ils émanent et dont ils ne sont que les effets.

SYNCOPE. Perte subite du sentiment et du mouvement, avec refroidissement de tout le corps, sueur froide, et diminution ou suspension des battemens du cœur et du pouls. La syncope peut être provoquée chez l'homme par toute affection subite et violente d'un organe quelconque, et le siége de la cause prochaine des phénomènes principaux de cet état est l'encéphale. A l'égard du cœur, les douleurs vives ressenties vers cet organe, son état de dilatation, les obstacles opposés à l'impulsion qu'il communique au sang, la saignée, les hémorrhagies, telles sont les circonstances qui peuvent l'ocasioner. Ainsi, la syncope est toujours cérébrale, mais elle est primitivement ou cérébrale ou gastrique, selon le siége de l'impression, de la modification qui la détermine. Les poisons stupéfians, les miasmes agissent probablement sur le cœur avant d'exercer aucune influence sur le cerveau.

Il faut que la syncope soit bien rare chez les animaux, puisque, à une seule exception près, aucun auteur vétérinaire n'en a encore parlé. M. Rodet est jusqu'ici le seul qui ait publié des observations sur ce sujet ; ce que nous allons ajouter sur ce qui la concerne est extrait du mémoire que ce vétérinaire a publié.

La syncope du cheval, car c'est le seul animal sur lequel M. Rodet ait fait des observations, peut être complète ou incomplète. Dans le premier cas, on observe la perte subite *des forces*, de la connaissance et du mouvement, avec suspension du pouls (et sûrement des battemens du cœur), refroidissement du nez, des oreilles, des membres, et sueur froide de différentes parties du corps, telles que la base des oreilles, le pourtour des yeux, celui des narines, l'encolure, les flancs, etc.; l'animal chancelle pendant très-peu de temps, il est ensuite frappé d'un état de défaillance complète, tombe enfin comme privé de vie, et demeure quelque temps dans cet état. Dans la syncope incomplète, la défaillance et la sueur froide existent seules, avec une grande faiblesse du pouls; l'animal se trouve dans un état de malaise pénible à observer ; il chancelle quelques instans, ne tombe pas néanmoins, ou tout au moins, s'il tombe, il n'est pas aussi complètement privé de force et de mouvement, et il est ensuite plus ou moins promptement délivré de cet état fâcheux.

M. Rodet pense que la syncope est bien toujours cérébrale, mais qu'elle peut à la rigueur être considérée, dans le cheval, comme étant primitivement ou cardiaque, ou gastrique, etc., suivant le point de départ des impressions si diversifiées qui peuvent la déterminer. Il a beaucoup de faits relatifs à la syncope, où, dans le cheval, cet état n'a pas été la suite et l'effet d'une grande perte de sang; il se contente d'en citer deux dans son mémoire. Il a vu, dans ses campagnes militaires, ce même état être la suite de la privation trop long-temps prolongée des alimens, et attaquer les chevaux au moindre exercice, ou arriver aussi quelquefois dans les jeunes chevaux à la suite de longues fatigues ou pendant des marches forcées. Dans tous les autres cas où il a vu la syncope survenir dans le cheval, elle était la suite ou le produit de la soustraction d'une plus ou moins grande quantité de sang perdu dans une seule ou dans plusieurs saignées successives. Elle était fréquente dans les chevaux attaqués de fourbure en Espagne, et arrivait surtout en eux, non tout de suite après la saignée, mais au contraire pendant la longue durée des bains dans lesquels ces animaux étaient tenus immédiatement après la pratique des émissions. L'auteur dont nous continuons d'extraire le mémoire a vu aussi la syncope suivre quelquefois, 1° la pratique de la saigné dans les maladies inflammatoires de la poitrine qui ont régné en 1822 et 1823 sur les chevaux des hussards de la garde royale ; 2° dans les gastro-entérites qui ont régné comme épizootiquement sur les chevaux en 1825, et qui étaient si souvent compliquées de cardite, d'encéphalite, etc., ce qui ne l'empêcha pas de revenir sur les émissions sanguines aussi long-temps et aussi souvent que l'état de la maladie lui en fournissait d'ailleurs l'indication, sans que cela nuisit en rien ni à la promptitude de la guérison, ni au succès le plus complet dans le traitement de ces maladies; 3° dans quelques cas de saignées très-copieuses, et même répétées à d'assez courts intervalles, pour combattre plus efficacement des catarrhes suffoquans; 4° dans les chevaux gravement affectés de maladies aiguës du poumon, du cœur, des gros vaisseaux, de l'estomac, de la plèvre, du péricarde, etc. Dans tous les cas, dit M. Rodet, sa gravité ne peut être que relative, d'une part, à la violence plus ou moins grande de la douleur qui l'a déterminée, ou à la gravité de la maladie qui peut en être la cause première, et, d'une autre part, à la nature même de la cause qui l'a directement provoquée.

Quant au traitement préservatif et curatif, voici comment s'exprime l'auteur que nous citons:

Lorsqu'on est obligé de saigner assez fortement ou de répéter assez fréquemment la pratique de la saignée pour devoir craindre que la syncope en soit la suite, il convient, avant d'ouvrir la veine, de placer le cheval au grand air et d'avoir tout prêt un seau d'eau froide et pure, ou, mieux encore, légèrement acidulée, pour s'en servir au besoin ; ensuite de faire boire au cheval un peu de cette eau après qu'il a été saigné, et enfin de le laisser à l'air et de lui accorder, tout en l'attachant convenablement, une certaine liberté de mouvemens; de cette manière on préviendra presque toujours, sinon la défaillance, au moins une syncope complète.

Mais quand il arrive que, d'une manière imprévue, un cheval se trouve attaqué d'une simple défaillance, il suffit quelquefois de le mettre au grand air, si la chose est encore possible, et de lui faire boire quelques gorgées d'eau froide, comme de lui laver les yeux et les naseaux, pour le rétablir presque sur-le-champ, surtout si c'est à la suite d'une grande perte de sang; car si cette défaillance dépendait de la fatigue ou de l'inanition, le repos, dans le premier cas, quelque peu d'alimens bien ménagés, ou une boisson excitante, dans le second, seraient bien plus efficaces; mais si la syncope plus ou moins complète se continue quelques instans, on doit donner le plus d'air possible au sujet qui en est frappé, écarter de lui tout ce qui pourrait le gêner, ou contraindre les mouvemens des parois thoraciques, ou embarrasser le cours de la circulation, tant locale que générale; lui faire des aspersions d'eau froide sur la tête, lui placer près du nez des substances exhalant des vapeurs irritantes, ou même mettre quelques gouttes d'eau-de-vie camphrée, de vinaigre ou d'ammoniaque, dans les narines et dans la bouche; faire des frictions sur les membres, des piqûres à la peau, etc.; tels sont les seuls moyens qui peuvent convenir dans une syncope, état qu'il importe par conséquent beaucoup de ne pas confondre, ni avec l'apoplexie, puisque les secours qui conviennent à celle-ci sont bien différens, et que toute erreur à cet égard ne pourrait manquer d'être promptement funeste à la vie du sujet, ni avec l'asphyxie, car dans cette dernière les moyens à employer contre la syncope pourraient encore n'être pas suffisans.

SYNDROME. Série de symptômes appartenant à un état morbide.

SYNÉCHIE. Adhérence de l'iris avec la cornée transparente, le plus souvent à la suite d'une inflammation de la cornée ou des parties profondes de l'iris, ce que l'on reconnaît à l'obliquité du plan de celle-ci. La synéchie est incurable.

SYNOQUE, fièvre angéioténique ou inflammatoire. Les grands animaux domestiques sont sujets, comme l'homme, au groupe de symptômes appelés ainsi, et qui sont en général annoncés par l'élévation de la température du corps, la rougeur de la conjonctive et de la membrane palatine, le pouls fort développé, etc. Déjà Garsault a désigné sous le nom de *fièvres in-flammatoires* ce que, selon lui, les maréchaux appellent *maux de tête, mal de feu, mal d'Espagne*, sans rien définir, et qu'il considère comme des *fièvres continues très-dangereuses*, avec disposition inflammatoire au cerveau, venant souvent de l'infection de l'air dans les campemens, des mauvaises nourritures, d'un trop grand travail, etc. C'est pourquoi, dit-il, quand ces maladies prennent dans les armées, elles attaquent une grande quantité de chevaux à la fois; elles sont souvent si périlleuses, qu'au bout de vingt-quatre heures il n'est plus temps d'y remédier, si même quelquefois, à raison de l'inflammation, il y a moyen de sauver le cheval.

Vitet admet une fièvre de sept à quatorze jours, avec chaleur, qu'il nomme *fièvre inflammatoire*. Dès qu'elle commence, dit-il, à s'emparer d'un bœuf ou d'un cheval, les oreilles, les cornes et les tégumens sont froids, le pannicule charnu (muscle sous-cutané du thorax et de l'abdomen) est agité de tremblemens ; l'animal est inquiet, il se couche et se lève ; ensuite ses yeux deviennent rouges, enflammés et larmoyans ; les oreilles, les cornes et les tégumens prennent une chaleur considérable ; la langue et le palais sont secs et brûlans ; l'haleine est chaude et âcre; le malade porte la tête basse et les oreilles pendantes ; il perd l'appétit, il promène le foin dans sa bouche, il flaire la terre; le bœuf cesse de ruminer, la vache et la jument perdent leur lait; les excrémens du cheval sont secs, noirâtres et par petits pelotons; tantôt il fiente souvent et peu, tantôt il est constipé; le bœuf et le cheval urinent rarement, et quelquefois avec beaucoup de peine ; leur urine est rougeâtre, celle du cheval est ordinairement fort trouble ; la respiration est souvent difficile et accompagnée de soupirs, les forces musculaires diminuent tous les jours, et les forces vitales semblent s'accroître ; ordinairement le malade est plus fatigué la nuit que le jour, et souvent l'inflammation attaque, le troisième, le cinquième ou le septième jour, une partie interne ou externe du corps malade. Le poumon est de tous les viscères le plus exposé à cet accident; alors l'animal tousse fréquemment; il s'exhale des naseaux une odeur plus ou moins fétide, selon le temps de la maladie et l'intensité des symptômes: les tumeurs extérieures approchent du caractère du bubon, rarement de celui du charbon. Selon l'auteur que nous copions, la durée de cette espèce de fièvre n'a rien de fixe; si les symptômes sont violens, l'animal meurt le trois ou le cinq, ou la maladie se termine heureusement le sept; lorsque les symptômes marchent plus lentement, la maladie se termine le onze ou le quatorze. La fièvre inflammatoire affecte plus fréquemment les bœufs que les chevaux, elle arrive rarement en hiver, à moins que ces animaux ne soient surmenés, ou nourris avec des substances trop échauffantes. Les causes se réduisent aux exercices violens, aux chaleurs excessives de l'été, à la mauvaise qualité des eaux et des alimens, à la malpropreté des écuries et des animaux, à l'impureté de l'air, à la trop grande quantité d'animaux rassemblés dans une seule écurie privée de courans d'air, etc. Nous ne suivrons pas Vitet dans ses idées sur la matière fébrile qui sort par les voies urinaires ou par les conduits excréteurs de l'insensible transpiration, et qui forme une tumeur inflammatoire cutanée, non plus que dans les conséquences qu'il tire de ces circonstances.

Delabère-Blaine décrit la synoque sous le nom de *fièvre ordinaire*, et la croit composée de diathèse inflammatoire et d'une action spécifique ou disposition qui entretient la maladie et à la fin dégénère en débilité. Selon l'auteur anglais, les causes de cette fièvre sont peu connues ; les uns l'attribuent à un venin particulier, d'autres à un certain état des solides et des fluides ; quelquefois elle paraît être occasionée par le passage trop subit du chaud au froid, *et vice versa*. On peut juger de la maladie, moins par le frisson, qu'on ne peut que présumer, que par la perte de l'appétit et l'air languissant du cheval qui en est atteint. Il a les extrémités froides et le tronc chaud, ou les jambes et les oreilles chaudes et le corps froid. S'il prend la fièvre pendant qu'il est au vert, on le voit inquiet, parcourant la prairie d'un pas mal assuré, sans but déterminé, et portant la tête basse. S'il tombe malade à l'écurie, il change de position, et paraît inquiet, mal à son aise ; son pouls est en général plein, fréquent et dur ; la bouche est chaude, aride, souvent d'une odeur forte, particulièrement l'haleine ; et souvent la membrane interne du nez est plus rouge que de coutume ; les yeux sont languissans et quelquefois enflammés. Le cheval a des tressaillemens lorsqu'il s'assoupit, et son sommeil n'est pas régulier. Les sécrétions sont généralement diminuées ; la fiente est dure et réduite en petites masses ; l'urine rare et haute en couleur, et l'excrétion de la peau en moindre quantité ; la respiration est prompte ou plutôt accélérée. Tel est, selon Delabère-Blaine, le premier période de la maladie, qu'il croit quelquefois immédiatement remplacé par l'attaque de quelque organe particulier, tel que le cerveau, les poumons, les entrailles ou les reins. Dans ce cas, l'affection primitive cesse, devient secondaire et symptomatique ; mais quand le type de la fièvre se soutient, à mesure que la maladie avance, les symptômes deviennent plus irréguliers, et paraissent rarement les mêmes dans deux sujets, à cause de la diversité des constitutions individuelles, etc. Le pouls, dans le second période, reste dur, mais il devient moins plein et plus fréquent ; la peau acquiert de la moiteur, les urines sont un peu plus abondantes, et quelquefois il survient une diarrhée; l'insomnie augmente. Il est rare que la maladie se soutienne long-temps sur ce pied-là : ordinairement la dureté et la fréquence du pouls diminuent par degrés; la contenance du pouls annonce plus de vivacité; la faiblesse musculaire augmente; mais l'irritabilité diminue, et l'animal paraît être plus tranquille; les sécrétions reviennent peu à peu à leur état naturel, la bouche s'humecte, et la chaleur devient régulière et égale partout. C'est ainsi que s'opère la résolution, selon l'auteur anglais, que nous ne suivrons pas davantage que le précédent dans ses autres développemens, ce que nous disons nous paraissant devoir suffire pour donner une idée de sa manière de voir.

Volpi pense que, de toutes les fièvres, la synoque est celle à laquelle les animaux sont le plus exposés, qu'elle affecte surtout les solipèdes, et plus particulièrement les sujets jeunes, robustes et bien nourris. Il la dit caractérisée dans le cheval par une lassitude spontanée, la raideur des membres, la diminution de l'appétit ou l'inappétence, et le délire, qui, selon lui, est néanmoins plus rare que la stupeur. Quelques sujets éprouvent un frisson général; mais ordinairement tout le tronc est très-chaud, tandis que les oreilles et les membres sont froids; la bouche est chaude, souvent écumeuse; la soif est ardente et la respiration difficile; les flancs sont altérés, le pouls est constamment plein et vibrant, les yeux sont enflammés et larmoyans, la pituitaire est également enflammée; la peau est sèche, adhérente aux côtes, et le poil hérissé; quelquefois on observe une sueur générale; dans certains cas, la matière perspirable forme une espèce de nuage autour de l'animal; l'évacuation des urines est difficile; les crottins sont plus secs que dans l'état naturel; dans quelques cas cependant il y a diarrhée. Dans le bœuf, l'engorgement des vaisseaux sous-cutanés, l'échauboulure et la diarrhée sont plus fréquens que dans le cheval, et la rumination est suspendue. L'insolation, les fatigues excessives, les arrêts de transpiration, la respiration du gaz acide carbonique, telles sont, selon Volpi, les causes de la synoque, qui peut durer depuis un jusqu'à douze jours. Dans le cheval, elle se change souvent en péripneumonie.

On a aussi considéré la synoque comme consistant dans une irritation du système sanguin, caractérisée par la tension, la raideur, l'état vibrant de l'artère, la plénitude et la vigueur du pouls; on a répété qu'elle est plus commune dans les grandes espèces que dans les petites, et qu'elle est susceptible de dégénérer en fièvre adynamique ou putride, dégénérescence qui peut résulter naturellement de l'état où se trouve le sujet, ou d'un traitement peu convenable. On a dit encore qu'elle se manifeste surtout au printemps, qu'elle n'est pas intermittente, mais qu'elle présente quelquefois des rémissions, ou plutôt des redoublemens, qui se manifestent vers le soir. On l'a envisagée comme ordinairement sporadique, et rarement enzootique ou épizootique; cependant on a cru observer que, au commencement de la révolution française, elle a régné épizootiquement sur les chevaux des armées du Rhin, et même d'une manière assez meurtrière. Eu égard aux symptômes de la synoque sporadique, considérée dans l'invasion de la maladie, on a rassemblé, avec quelques modifications, beaucoup de phénomènes appréciables déjà indiqués par les auteurs, et l'on a dit ou plutôt redit : L'animal affecté éprouve un frisson général; il tremble, il est rassemblé; les oreilles, le chanfrein, la surface du corps et les membres sont froids; le poil est piqué, il n'est pas couché comme dans l'état naturel; la tête est basse; il y a inappétence, dégoût, soif ardente; l'artère est tendue, roulante; le pouls dur, fréquent, concentré, devenant de plus en plus fort, plus fréquent et plus prompt. La surface du corps s'échauffe dans le second période; le poil cesse d'être soulevé; les membranes apparentes se colorent, deviennent rouges, quelquefois d'une couleur foncée; l'inappétence et la soif persistent; il y a toujours tristesse, accablement; l'air expiré est chaud; la bouche est sèche, les urines sont rares; il y a constipation ou diarrhée, surtout diarrhée dans l'espèce du bœuf. Si la fièvre continue, à l'état de chaleur succède un état de moiteur de la peau; il survient des sueurs, souvent très-copieuses, et toujours plus ou moins odoriférantes. Quelquefois c'est par les urines que l'évacuation a lieu, et alors elles sont abondantes, colorées, épaisses. Dans l'espèce du bœuf et de la brebis, on ajoute aux symptômes qu'on vient d'indiquer la suspension de la rumination, quelquefois la dureté, le dessèchement et la couleur noire des excrémens; les urines évacuées difficilement et avec douleur, quelquefois rouges dans la vache; en outre diminution ou suppression du lait. La terminaison n'a lieu que du trois au cinq, ou du dix au quinze; mais quand elle passe le cinq, c'est que quelque organe particulier, presque toujours celui de la respiration, est attaqué. Dans l'épizootie précitée, aux symptômes ci-dessus se joignaient la difficulté de respirer, le battement des flancs, une toux sèche, quelquefois comme convulsive, ou bien il y avait affection vertigineuse. La maladie se terminait du troisième au cinquième jour, et l'issue en était heureuse ou funeste; si la mort devait avoir lieu, on remarquait un tremblement d'abord partiel et ensuite général; le pouls devenait intermittent, le corps se couvrait d'une sueur froide, et l'animal tombait mort. On a attribué cette maladie, réputée épizootique, à l'élévation de la température atmosphérique; c'est au mois de juillet et d'août qu'elle s'est déclarée. Considérée sous la forme sporadique, on assigne pour causes la jeunesse, l'âge adulte, le tempérament sanguin, le printemps, les alimens *échauffans*, et le travail forcé pendant les grandes chaleurs.

Enfin on a dit que la synoque peut aussi dégénérer en inflammation spéciale, c'est-à-dire se fixer plus particulièrement sur certains organes, sur certains appareils ; qu'alors la maladie se termine par une phlegmasie locale ; que les phénomènes primitifs sont remplacés par d'autres qui caractérisent l'affection secondaire. C'est même ce qu'on croit qui a lieu quand on considère la fourbure, ou au moins une variété de la fourbure, comme étant le résultat d'une fièvre générale inflammatoire. On admet alors qu'une pléthore sanguine, avec accélération de la circulation, un état de sur-excitation générale, précède la phlegmasie du réseau vasculaire situé sous l'ongle, ou au moins la favorise ; dans ce cas l'on dit, en termes vulgaires, que la *fourbure* est tombée dans les sabots. Nous avons vu que, suivant d'autres, la synoque qu'ils admettent, dégénérée en affection locale, peut aussi bien se changer en une affection inflammatoire, soit des poumons, soit de quelques parties musculaires, soit des organes digestifs, etc.

Si plusieurs traits des différens tableaux qui viennent d'être tracés se ressemblent, on ne peut se dissimuler qu'il y règne du vague et de la confusion. Or, pour commencer à s'entendre, et si l'on voulait continuer d'admettre une synoque générale, il faudrait bien se garder d'en isoler les inflammations, puisqu'on indique des congestions inflammatoires, dont on désigne même les caractères. La complication de la synoque avec les phlegmasies locales n'est sûrement pas douteuse ; mais la grande difficulté est de savoir en quoi celle-là peut différer de celles-ci. Quand on s'occupera de rallier les symptômes réunis sous le nom de synoque aux organes dans lesquels on les observe, n'oubliant pas qu'un organe en rapport de sympathie avec un organe malade est malade lui-même, on sera porté à penser que la fièvre inflammatoire est une irritation primitive ou sympathique d'une ou plusieurs parties de l'organisme, quelque peu marqués que puissent être les symptômes locaux par lesquels elle se manifeste, et quelle que soit la difficulté de la discerner au milieu des phénomènes sympathiques qu'elle occasione. De cette façon, et si l'on découvre plusieurs organes irrités fortement, il importe d'y donner beaucoup d'attention, afin de reconnaître le siége plus ou moins étendu de l'irritation, et de prévenir les complications. Il paraît certain que l'irritation du cœur a lieu dans la fièvre inflammatoire, quel que soit l'organe irrité primitivement, et que l'irritation gastrique, de l'encéphale ou d'autres organes, peut s'y joindre. D'après cette manière de voir, la synoque n'est plus qu'une inflammation plus ou moins étendue d'une ou de plusieurs parties quelconques, toujours vivement ressentie

par le cœur ; toutes les causes en sont stimulantes , et de nature à accélérer le mouvement circulatoire.

Relativement au traitement , presque tous les auteurs s'accordent sur un point , celui de la nécessité des émissions sanguines. Garsault ne trouve d'autre remède que de fréquentes
saignées , coup sur coup , force lavemens , beaucoup d'eau
blanche et une grande diète. Vitet aussi regarde la saignée
comme , de tous les remèdes. celui qui soulage le plus promptement le malade ; il pense que si , le troisième , le cinquième
ou le septième jour de la maladie , l'inflammation s'empare
d'un viscère , c'est souvent pour avoir manqué de réitérer la
saignée dans les premiers jours , ayant égard toutefois aux
forces , à l'âge , à la taille et à l'espèce de malade , à l'état de
son pouls , à l'intensité de la *chaleur* et des autres symptômes.
Il établit que , en général , on peut répéter la saignée cinq à
six fois dans l'espace de quarante-huit heures , pourvu qu'on
tire peu de sang à la fois , et qu'on peut même répéter une
autre saignée le troisième jour , si la *chaleur*, les inquiétudes ,
la difficulté de respirer , la fréquence et la dureté du pouls
subsistent toujours. Il prescrit les boissons blanches nitrées
pour le cheval , et acidulées pour le bœuf ; mais il a raison de
ne pas vouloir qu'on provoque l'excrétion de l'urine ou de la
sueur par des remèdes excitans. Nous ne saurions approuver
l'application réitérée qu'il conseille des vésicatoires sur le plat
des cuisses , lorsque la synoque menace d'affecter le cerveau ,
les poumons ou les viscères de l'abdomen , c'est-à-dire de se
localiser ; nous pensons que les émissions sanguines méritent
plus de confiance. Du reste , Vitet ordonne la diète , l'eau blanche , un peu de vert si la saison le permet ; il n'oublie pas les
lavemens émolliens , qui doivent être , selon lui , nitrés ou acidulés. Quant aux tumeurs inflammatoires de l'extérieur , dont
cet auteur a parlé , il veut qu'on se hâte de les faire venir à
suppuration , en appliquant dessus des maturatifs , si cependant elles sont ce qu'il appelle de *bonne qualité* ; car , si elles
offrent *un caractère de malignité bien évident* , l'extirpation
est , selon lui , le seul remède. Si la tumeur inflammatoire disparaît tout à coup , il prescrit d'appliquer les ventouses sur la
partie affectée. C'est de même la saignée que Delabère-Blaine
prescrit dans l'affection qui nous occupe ; il faut tirer au cheval trois ou quatre pintes de sang , selon sa taille , lui nettoyer
le gros intestin , et immédiatement après lui administrer un lavement. Nous ne saurions d'ailleurs approuver les purgatifs
qu'il indique ; mais il n'en est pas de même du renouvellement
de la saignée , qu'il conseille , si , dès le second jour , le cheval
ne se trouve pas mieux , qu'il soit au contraire échauffé , dé-
voré de la soif et inquiet , et que sa respiration soit considérablement accélérée , surtout si le premier sang extrait est

oouenneux. Le quinquina, le camphre et l'opium, auxquels
l'auteur anglais dit d'avoir recours s'il survient de la débilité,
un flux de ventre ou d'urine, des sueurs partielles, ne sauraient convenir. La prostration n'est ici que relative, les autres phénomènes ne sont que l'effet de l'irritation propagée à
la membrane muqueuse intestinale et des voies urinaires; dans
ces circonstances, les substances excitantes ne conviennent
pas. On doit dire la même chose d'une autre préparation également excitante indiquée encore par le même auteur, dans le
cas d'une grande insomnie, ou dans celui d'un assoupissement
considérable; Delabère-Blaine paraît jusqu'à un certain point
le sentir lui-même, puisqu'il recommande d'éviter toute potion
dite cordiale dans les intervalles de l'administration des autres
médicamens, et surtout dans le premier période de la maladie. La fièvre synoque étant, selon Volpi, toujours accompagnée de la diathèse du stimulus, ou, en d'autres termes, résultant constamment d'un excès de stimulation générale, le
but doit être d'enlever à l'organisme le stimulus surabondant.
Or, le sang étant le plus énergique de tous les stimulus, il faut
se hâter d'en diminuer la quantité par des saignées copieuses,
dont on seconde en outre les effets par l'usage des autres contre-stimulans, parmi lesquels l'auteur italien place comme préférables les purgatifs à fortes doses. On voit, par ce qui précède, que l'usage des saignées n'est pas nouveau dans les
maladies de cette nature, et l'on peut en dire autant des purgatifs; mais si l'on a quelquefois retiré des avantages de l'emploi de ce dernier moyen dans les circonstances dont il s'agit,
il ne faut pas s'abuser en les attribuant à une prétendue soustraction d'un stimulus dont l'existence sera toujours difficile à
démontrer : s'ils sont susceptibles d'amener quelque changement avantageux dans l'état du malade, ce ne peut être que
par l'effet d'une heureuse révulsion; encore faut-il, pour tenter celle-ci de cette manière, être bien sûr que la membrane
muqueuse gastro-intestinale n'est devenue le siége d'aucune
irritation. Cela est si vrai, que, au moyen de fortes doses d'a-
loès, on peut déterminer l'inflammation de cette membrane,
ce qui démontre que les cathartiques, à raison de leur action irritante directe, ne sont jamais indiqués quand la muqueuse digestive se trouve elle-même, ou déjà enflammée, ou
exposée à devenir enflammée.

Ce que l'on peut tirer des moyens thérapeutiques qui viennent d'être exposés, pour en faire l'application avec avantage
aux animaux affectés de synoque, c'est que, puisqu'il y a toujours exaltation de l'action vitale, il s'agit d'affaiblir, par conséquent d'employer les débilitans, les saignées répétées, la
diète sévère, les boissons tempérantes, légèrement nitrées ou
acidulées, les lavemens émolliens, les bains de même nature,

si l'espèce de l'animal le permet, du moins les bains de vapeur, dans le cas contraire. Il est certain que si le traitement n'était pas approprié à la nature de la maladie, que si, par exemple, au lieu des débilitans et des antiphlogistiques, on employait les excitans, on rendrait l'affection beaucoup plus grave, les symptômes deviendraient plus alarmans, et la terminaison serait ordinairement fâcheuse.

Un seule saignée peut suffire quand le mal est léger, peu étendu et sans danger ; mais, en général, on ne doit pas craindre de tirer trop de sang dans les irritations, et surtout les inflammations, qui se manifestent sous forme de fièvre inflammatoire, parce qu'une irritation de cette nature, même bornée à un organe, peut réagir sympathiquement sur le cœur, devenir très-redoutable, s'étendre à l'encéphale, etc. La saignée de la jugulaire doit être répétée jusqu'à ce que le pouls cède ; on doit en outre la réitérer sur les veines les plus apparentes de divers points où un ou plusieurs organes sont irrités à la fois ou successivement. En somme, le traitement de la synoque ne doit pas différer de celui de toute irritation assez intense pour donner lieu à des symptômes d'une vive réaction. C'est d'après les mêmes principes que doit être traitée la fièvre inflammatoire enzootique ou épizootique.

SYNOVITE. Inflammation des membranes synoviales. Ces membranes jouissant d'une plus grande vitalité que les membranes séreuses, à la classe desquelles on les rapporte, et d'ailleurs étant chargées d'un travail perpétuel, se trouvent, par ce double motif, beaucoup plus exposées qu'elles à s'enflammer. La phlegmasie peut atteindre aussi bien celles qui tapissent les articulations que celles qui enveloppent les tendons dans les coulisses où ils passent. Elle peut aussi se montrer sous le mode aigu ou sous le mode chronique.

Les violences extérieures, coups, heurts et chutes, les distensions forcées, les travaux pénibles, les plaies pénétrantes, et l'action d'un froid humide, sont les causes les plus ordinaires de cette maladie, toujours grave, dont le siége le plus fréquent est au jarret d'abord, puis à la rotule, au boulet, au second phalangien, au genou et à l'épaule. L'impossibilité dans laquelle sont les animaux de nous faire connaître ce qu'ils éprouvent par une peinture orale de leurs sensations, en rend le diagnostic difficile à établir. La douleur les fait bien boiter, mais souvent on ne découvre pas d'autre signe que la claudication, et celle-ci peut dépendre de tant de causes souvent obscures, qu'il est une foule de cas où l'on demeure dans la plus pénible incertitude. Aussi avons-nous dit, à l'article RHUMATISME, qu'il nous semblait qu'un grand nombre des affections désignées, chez les animaux, sous le nom de douleurs rhumatismales, n'étaient que des synovites plus ou moins apparentes, et nous avons même cité des cas dans lesquels il ne pouvait rester la moindre incertitude à cet égard. Le diagnostic ne commence à s'éclaircir que quand l'inflammation amène une sécrétion morbide dont l'accumulation produit une tumeur, une véritable hydropisie. Celle-ci porte le nom d'*hydrarthre* quand elle a son siége dans une articulation ; on l'appelle *molette*, *vessigon*, *capelet*, lorsqu'elle s'établit dans une gaine synoviale. Nous devons donc renvoyer à ces différens articles, pour éviter les répétitions. *Voyez* aussi ARTICULATIONS (maladies des).

SYNTHÈSE. Nom générique des opérations chirurgicales qui ont pour but de réunir les parties divisées, et de les maintenir réunies, ou de rapprocher celles qui sont éloignées. On a divisé la synthèse en *synthèse de continuité*, lorsqu'elle a pour objet la réunion des parties par continuité de tissu, comme les plaies ; et en *synthèse de contiguité*, quand son but est le rapprochement des parties qui ne doivent point adhérer ensemble, telle que la réduction des luxations et des hernies. Ces distinctions ne nous paraissent guère utiles : *Voyez* PLAIES.

SYPHILIS. Quelque avantageux qu'il puisse être de s'occuper d'une médecine générale, quelque désir qu'on ait d'avancer l'art vétérinaire en rapprochant les maladies des animaux de celles de l'homme, il est certaines limites qu'il n'est pas permis de dépasser. Il est certaines maladies qui changent de type en passant d'une espèce à l'autre : exemple, la clavelée, à laquelle on trouve tant d'identité avec la variole, bien qu'elle n'y ressemble que par sa marche et ses formes extérieures, et non par ses caractères essentiels ; bien que les expériences les mieux faites ne l'aient jamais développée sur l'homme, non plus que la petite-vérole sur les bêtes à laine. D'autres maladies sont particulières à telle ou telle espèce ; telle est la morve, qui jusqu'ici n'a point d'analogue connue dans aucune autre espèce d'animal que les solipèdes ; telle est aussi la syphilis, triste partage de l'espèce humaine. Cette affection, considérée comme spéciale, et toujours produite dans nos climats par une cause unique, n'est que la conséquence d'une exaltation locale de l'action vitale, dans laquelle on a réuni plusieurs maux attribués au coït. La syphilis est contagieuse, mais dans toute la rigueur de l'acception de ce terme seulement ; elle exige absolument, pour se transmettre, le commerce le plus intime entre l'homme et la femme, le contact le plus immédiat entre les organes génitaux des deux sexes, ou des parties qui sont en rapport de sympathie avec ces organes. Pour qu'elle soit transmissible de l'homme à la brute, il faut donc supposer le plus monstrueux commerce, cette œuvre charnelle et contre nature à laquelle les animaux mêmes se refusent entre eux ; car ce n'est qu'à force de subterfuges que l'industrie humaine parvient

quelquefois à les tromper sur ce point. Il faut aveugler l'âne
étalon, lui présenter une ânesse pour le mettre en état, et,
sans qu'il s'en aperçoive, y substituer une jument, qu'il ne
saillirait pas sans cette précaution; cependant aucun quadru-
pède, à volume égal, n'a reçu de la nature un appareil génital
aussi considérable, ni une ardeur aussi brûlante et aussi intré-
pide pour le plaisir. Il faut user de plus d'artifice encore pour
obtenir qu'un cheval couvre une ânesse; il faut souvent lui en
présenter quarante ou cinquante avant d'obtenir même un seul
saut, et il y en a qu'on ne peut tromper deux fois. Ce noble
animal se refuse absolument à saillir la vache, comme le taureau à saillir la jument; l'existence des jumarts est imaginaire;
ceux qu'on cite ne sont que des bardeaux à tête difforme ou
d'un aspect bizarre, c'est-à-dire des mulets issus de l'accouplement d'une ânesse et d'un cheval. Si la nature permet quelquefois ces unions extraordinaires, ce n'est jamais qu'entre des
animaux qui se ressemblent, que la domesticité a cessé de rendre ennemis et étrangers les uns aux autres, entre des animaux
dont les formes, l'organisation, le caractère et les habitudes
semblent déceler une origine commune. Mais la nature, invariable et uniforme dans ses vues conservatrices, interdit absolument ces écarts étranges entre espèces plus éloignées;
elle n'y a pas même attaché cet attrait indicible qui porte les
sexes à se rechercher, à se réunir. Ainsi, il n'y aurait que
l'homme capable d'enfreindre d'aussi sages lois; il n'y aurait
que le seul être raisonnable, parmi tous ceux qui couvrent la
surface du globe, qui pût donner au monde étonné d'aussi horribles exemples! Hélas! il faut malheureusement en convenir,
à la honte de notre espèce, il a existé de ces hommes corrom-
pus, avilis et dégradés jusqu'au point de descendre à la brute.
L'antiquité nous fait connaître les amours impures d'un jeune
Éphésien pour une ânesse, et l'on se rappelle, à la honte de
la superbe Rome, que les habitans se rabaissaient jusqu'à se
disputer une chèvre dont ils faisaient leur maîtresse. Mais
quand ce genre de débauche effrénée serait plus commun qu'il
ne l'est assurément, l'acte ignoble qui le constitue pourrait-il
donner lieu à la manifestation de la syphilis dans les animaux?
Il suffit de réfléchir un instant aux différences d'organisation,
spécialement marquées aux organes génitaux, aux modifications spéciales pour chaque espèce dans les tissus du même ordre, du même appareil, pour repousser cette épouvantable
hypothèse.

Nous ne voulons pas dissimuler que l'inflammation de la
membrane muqueuse du canal de l'urètre puisse avoir lieu
dans les animaux par suite des mêmes causes qui déterminent
celle de la vessie, ou par d'autres; que l'inflammation de la
membrane interne du vagin s'observe chez certaines femelles

domestiques, à la suite d'une parturition difficile ou d'une coïtation forcée ou trop répétée ; nous accordons même que cela
arrive souvent au chien et à la chienne, et qu'on a pu observer
sur le chien des phénomènes morbides qui ont pu faire prendre
le change, comme la blennorrhagie, les ulcères appelés chancres,
le phimosis, le paraphimosis et le gonflement des bourses ;
mais ces phénomènes morbides n'ont jamais produit dans les
brutes les accidens fâcheux qu'ils produisent dans l'espèce humaine ; il n'a jamais été bien prouvé qu'il fussent syphilitiques.
Si, dans le taureau et le cheval étalon, on a pris un écoulement involontaire de semence pour un écoulement vénérien,
on s'est trompé, la spermatorrhée n'est pas syphilitique, même
dans l'homme, et à plus forte raison dans les animaux. Les boutons à la verge du cheval, le gonflement des bourses, leur sensibilité et celle des épididymes, les champignons, les écoulemens par le canal de l'urètre, les ulcérations dites chancreuses
autour ou sur la tête du membre, les aphthes que, sous le
même nom d'ulcères chancreux, on assure avoir observés à la
bouche, etc., rien de tout cela ne nous paraît suffisant pour
caractériser la syphilis ; ce sont des accidens locaux, et rien
de plus ; nous en doutons d'autant moins, qu'on en rencontre
une partie même sur des chevaux hongres, et qu'il suffit quelquefois, pour les déterminer, d'abuser des substances dites
aphrodisiaques. Tel est ce qui est arrivé en 1800, 1801 et
1808, dans la vallée d'Azun et à Camalès, canton de Vic, département des Hautes-Pyrénées, où plus de quatre-vingts étalons, chevaux et baudets, ont succombé à une blennorrhagie
qui s'est manifestée à la suite de l'emploi inconsidéré de la
poudre de cantharides. Le docteur Jourdan cite aussi un vétérinaire qui rapporte le fait curieux d'un étalon chez lequel il
survint, après qu'on lui eut fait prendre des cantharides, une
inflammation du gland, bientôt suivie d'ulcérations qui se pro-
pagèrent aux parties génitales des jumens qu'on permit à cet
animal de saillir. En concluera-t-on un virus syphilitique ?
Nous ne voyons là qu'un écoulement aigu dont le canal de l'u-
rètre est devenu le siége à la suite de l'irritation, de l'inflammation de la membrane muqueuse qui le revêt. Cependant ce
mal s'est manifesté sur des jumens, et par contagion, puisqu'on le dit : on pourrait citer d'autres exemples semblables ;
mais ne sait-on pas, sans qu'il soit besoin de recourir à un principe virulent imaginaire, que plusieurs phlegmasies des membranes muqueuses sont susceptibles de se transmettre par le
contact de la membrane muqueuse de l'individu sain avec le
produit morbide irritant sécrété par la membrane muqueuse
du sujet malade ? Dans l'espèce humaine, les irritations et les
ulcérations de la bouche sont dans ce cas ; pourquoi ne pourrait-il pas en être de même des irritations et des ulcères des

parties génitales dans les animaux , genre d'altérations pathologiques qu'on voit naître, au surplus, sur des mâles entiers ,
alors même que les femelles qu'ils ont saillies n'étaient affectées de rien de semblable , mais sur lesquelles ils se sont fati-
gués en s'abandonnant sans mesure à des efforts trop répétés ou
trop long-temps continués.

Ce que nous venons de dire des membranes muqueuses en
général , peut s'appliquer particulièrement à la génito-urinaire
des animaux mâles et femelles, lorsque, enflammée à un certain degré, elle fournit une sécrétion qui , appliquée sur une
autre surface muqueuse saine , jouit de la propriété d'y exciter
une irritation , à la suite de laquelle se développe une phlegmasie plus ou moins intense, suivant l'énergie avec laquelle le
liquide morbide a agi, ou plutôt suivant la susceptibilité du tissu
qui l'a reçu. C'est le moment de faire remarquer que jusqu'ici
l'on a bien dit que ce qu'on veut appeler la syphilis dans les
animaux s'était communiqué du mâle à la femelle , mais qu'on
n'a pas encore avancé que ce genre d'affection se soit transmis
aux parties génitales du mâle par suite de leur contact avec les
parties génitales de la femelle, dans l'acte de la copulation ;
c'était cependant par là qu'il fallait commencer, et ce qu'il fallait
prouver avant de tirer une conclusion aussi décisive , à moins
d'admettre dans les animaux domestiques de nos climats une
production spontanée de la syphilis, et nous avons déjà fait voir
qu'une telle maladie ne se développe pas même spontanément
dans l'homme. Les mêmes argumens peuvent être opposés avec
avantage à ceux , d'ailleurs assez faibles et dénués de preuves
matérielles , par lesquels Roupp a voulu soutenir , comme son
confrère Mathoret , dans un mémoire manuscrit adressé au ministre de l'intérieur, par le chef du dépôt d'étalons d'Abbeville , que l'étalon le Vaillant , du dépôt de Lille , avait contracté la syphilis , par cela seul que ses organes génitaux présentaient en grande partie les phénomènes pathologiques que
nous avons fait connaître plus haut. On ne peut même donner
aucun renseignement positif sur les causes de cet accident, et l'a-
nimal était d'ailleurs affecté d'une entérocèle bien caractérisée,
que Roupp a reconnue , ce qui ne l'a pas empêché de prendre
l'état où se trouvait ce même animal pour une *chaudepisse tombée dans les bourses*. L'artiste vétérinaire de St-Quentin , appelé en premier lieu , a mieux vu , en attribuant la maladie du
membre à un excès d'ardeur pour la saillie , et en déclarant ne
prévoir aucune mauvaise suite. Le mémoire de Roupp, qui nous
a été communiqué par le marquis de Château-Vieux , alors
chef du dépôt d'Abbeville , nous a paru si insignifiant, que
nous n'en ferions aucune mention si l'on n'y avait attaché une
certaine importance ; ce n'est pas sans quelque surprise que
nous avons vu l'école d'Alfort, par l'organe de son directeur,

se prononcer, en ce cas, en faveur de l'opinion de Roupp, admettre, avec lui et Mathoret, une *gonorrhée évidemment virulente* à l'étalon le Vaillant, et approuver un traitement antisyphilitique, dont le deuto–chlorure de mercure (sublimé corrosif), à l'intérieur, figurait comme principal agent thérapeutique. Le directeur d'Alfort ne peut toutefois s'empêcher d'observer combien il importe de n'employer les remèdes violens qu'avec la plus grande circonspection; que ces remèdes ont le grave inconvénient de pallier la maladie principale et d'en faire naître de très-dangereuses; et qu'il a vu obtenir des résultats favorables par l'usage continué des topiques émolliens et des *rafraîchissemens* à l'intérieur. C'est rentrer dans les bonnes voies par une route indirecte.

Si déjà des médecins justement célèbres révoquent en doute la réalité d'un virus syphilitique dans l'espèce de l'homme; si déjà l'un d'eux s'est convaincu que l'admission de ce virus, comme celle de tous ceux qu'il a rejetés, est réprouvée par le bon sens et la connaissance approfondie des lois de la vie animale; si d'ailleurs il suffit de rapprocher l'histoire de cette phlegmasie de celle de toutes les autres inflammations, pour démontrer que sa marche n'a rien de spécifique, de simples vétérinaires, que de telles considérations n'auront pas frappés, parviendront-ils à nous persuader qu'une affection dont le principe matériel, *sui generis*, est constaté dans l'espèce humaine, c'est-à-dire dans l'espèce spécialement apte à en recevoir l'impression, puisse passer de l'homme aux animaux, et se propager ensuite chez ces derniers d'individu à individu? C'est perdre son temps que de s'occuper de réfuter de pareilles idées.

Dans le cours d'une longue pratique, nous n'avons pas été sans rencontrer des cas qu'on aurait pris, avec un peu de prévention, pour des cas de syphilis; nous avons particulièrement observé et traité, aux organes génitaux du cheval entier, des irritations, des inflammations, des paraphimosis, des écoulemens, des ulcérations, etc., nous avons même eu lieu de remarquer que la plegmasie des parties génitales était souvent opiniâtre, quelquefois susceptible d'occasioner le gonflement sympathique des ganglions lymphatiques inguinaux, même celui d'un ou des deux testicules; dans tout cela, nous n'avons pas eu l'idée de voir quelque chose de syphilitique. Eloignant tout traitement antivénérien, nous nous sommes contenté d'appliquer la méthode antiphlogistique, avec les modifications que les circonstances particulières ont indiquées, et nous n'avons pas eu à nous en repentir.

L'affection que l'on a prise pour la syphilis commence pour l'ordinaire, dans le cheval, du moins d'après ce que nous avons observé et les notes que nous avons prises de nos malades, par

une irritation inflammatoire à la tête du pénis, laquelle attaque la membrane qui le recouvre, gagne en remontant le long
du membre, et s'étend quelquefois jusqu'au prolongement de
cette membrane qui forme la tunique interne du fourreau.
Quand cette irritation n'est accompagnée d'aucune sécrétion
morbide, la partie est phlogosée, luisante et douloureuse;
lorsqu'il s'y joint une exsudation morbide, l'humeur qui enduit
habituellement le membre est plus abondante, plus consistante,
d'une odeur plus forte, plus pénétrante, et quelquefois fétide;
une sérosité blanchâtre vient dans certains cas s'y mêler; alors
assez souvent l'épiderme qui recouvre le pénis se détache par
petites plaques. L'irritation dont il s'agit peut encore occasioner un gonflement susceptible de donner lieu au phimosis ou
au paraphimosis; si elle ne s'établit que par petites places, ou
si elle est beaucoup plus intense en quelques points, elle présente de petites rougeurs circonscrites; une petite vésicule se
forme, se rompt, et un petit ulcère s'établit; c'est ce qu'on
appelle improprement chancres. Mais l'irritation inflammatoire
ne se borne pas toujours à la surface externe primitivement
affectée; elle s'étend quelquefois à la membrane de l'urètre,
qui est en rapport de sympathie avec celle du membre, et
elle peut y déterminer des sécrétions morbides plus ou moins
abondantes, desquelles résultent des écoulemens. Si cette irritation de l'urètre, ou urétrite, est susceptible de faire naître,
sur la membrane muqueuse du vagin d'une femelle saine de
même espèce avec laquelle la verge est mise en contact, une
irritation qui détermine une inflammation simple ou compliquée d'écoulement, d'ulcération, ou même à la rigueur d'excroissances, ces phénomènes n'ont rien d'étranger aux phlegmasies analogues qui dérivent des sources ordinaires; on ne
sait même rien de positif sur l'époque à laquelle la contagion,
en supposant qu'on l'admette, commence ou cesse. Ne pourrait-il se faire que l'écoulement ne soit contagieux qu'à raison
de la violence de l'inflammation, qu'il cesse de l'être dès qu'il
ne consiste plus qu'en un simple suintement de mucus filant
et clair, et qu'il le redevienne aussitôt que, l'inflammation s'exas-
pérant, il reprend l'aspect puriforme?

Ce que nous avons dit précédemment peut donner une idée
des causes de cette maladie toute locale; ajoutons seulement
que la malpropreté habituelle des parties génitales des animaux,
à l'égard de laquelle on ne prend aucun soin, les accidens divers auxquels elles sont quelquefois exposées, les corps étrangers qui s'introduisent dans le fourreau, le séjour prolongé de
l'humeur sébacée et de ses concrétions entre cette gaine et le
pénis, la propriété irritante qu'elle contracte en séjournant,
l'abus de la coïtation, l'injection d'une liqueur irritante dans
le canal de l'urètre, la présence dans son intérieur d'un rétré-

cissement ou d'un calcul ou autre corps étranger, sont des circonstances bien capables de provoquer l'inflammation des membranes dont il s'agit. Mais ces diverses causes, et toutes celles résultant d'une action sympathique qu'on pourrait y ajouter, n'agissent pas sur tous les individus au même point, et ceux qui en ressentent l'influence ne l'éprouvent pas au même degré; c'est ce qui fait que l'urétrite, dont elles sont susceptibles de provoquer le développement, peut être légère ou intense, passagère ou plus ou moins durable.

Le traitement qui nous réussit consiste en toniques émolliens, lorsqu'il n'y a pas d'exsudation séreuse; réfrigérans, dans le cas contraire; aidés d'eau blanche nitrée, de quelques breuvages et lavemens adoucissans et mucilagineux, et d'un régime diététique plus ou moins sévère, selon la circonstance. Nous y ajoutons les narcotiques en décoction ou en solution aqueuse, lorsque l'épiderme se soulève par plaques, afin de calmer, d'éteindre l'extrême irritabilité, et d'accélérer la guérison. Ces moyens simples suffisent même souvent pour obtenir la cicatrisation des ulcérations dites chancreuses; on est rarement obligé d'avoir recours à leur égard à l'eau phagédénique, et encore moins de les toucher avec quelque substance cathérétique ou caustique. Quand l'inflammation de la partie malade est très-intense et accompagnée de gonflement considérable du membre, il faut consulter les articles Phimosis et Paraphimosis; on y trouvera exposé le traitement que, dans ce cas, l'on doit suivre. Dans tous les cas, la prudence veut qu'on empêche les animaux dont les organes génitaux ne sont pas sains sous tous les rapports, de se livrer à la copulation jusqu'après leur entière guérison, soit entre eux, soit avec les individus de leur espèce dont la santé n'est pas altérée. *Voyez* URÉTRITE.

T.

TAC DU BOEUF. On appelle ainsi, dans certains pays, le charbon, et en Auvergne l'engorgemens inflammatoire des glandes parotides.

TAC DES BREBIS. *Voyez* GALE.

TACHE. Altération dans la couleur naturelle des diverses parties de l'extérieur du corps, symptôme des maladies dont ces parties sont affectées. *Voyez* ALBUGO, TAIE, LEUCOMA, CATARACTE, ECCHYMOSE.

TACHET. *Voyez* LOUVET.

TACON. Nom donné en Auvergne à l'engorgement des parotides du porc dû au charbon ou à un vice scrofuleux.

TÆNIA. Les tænia ont aussi été appelés *vers solitaires*, parce

que l'on a cru pendant long-temps que le ver de ce genre était
toujours seul dans l'économie vivante ; mais cette dernière dénomination ne doit plus être employée, depuis que les recherches des naturalistes, des médecins et des vétérinaires, ont
démontré que des individus ont recédé plusieurs tænia parfaitement reconnaissables. Chabert en a compté jusqu'à deux cent
vingt-sept dans un chien, quatre-vingt-onze dans un cheval,
dix-neuf dans un bœuf, douze dans un mouton, et il en a vu
rendre cent quinze à un chien. Le docteur Mérat a vu un jeune
chien de chasse en rendre d'énormes paquets pendant plus de
vingt jours ; à sa mort, arrivée par cette cause, les intestins en
étaient encore tout farcis.

Ces vers intestinaux sont aplatis, très-longs, articulés ; leur
tête tuberculeuse est placée à l'extrémité la plus ténue du corps,
et terminée antérieurement par une bouche en trompe, placée
au milieu de quatre suçoirs ; des crochets rétractiles entourent
parfois la bouche, en forme de couronne ; la queue est tronquée ; les organes reproducteurs sont sans distinction de sexe ;
on observe un ou deux pores à chaque articulation. Les espèces de ce genre sont, de tous les vers intestinaux, ceux qui
offrent la plus grande dimension en longueur ; néanmoins, on
n'en a jamais rencontré dans les animaux d'aussi longs que ceux
dont l'histoire de la médecine humaine fait mention. Leur longueur, dans nos animaux domestiques, varie d'ailleurs à l'infini, et les plus longs n'ont guère outrepassé six à sept mètres
(vingt pieds environ). Leur largeur est de même variable selon
l'espèce des animaux dans lesquels ils habitent. Chabert en a
trouvé, dans le cheval, qui avaient trois décimètres (un pouce)
de largeur ; le bœuf en renferme rarement d'aussi larges ; ceux
du mouton sont encore plus étroits, et ceux du chien le sont
quelquefois plus et quelquefois moins. La largeur de ces vers,
dans ces derniers animaux, est en général de deux à neuf millimètres (une à quatre lignes). Il en est dont les anneaux ont la
forme d'un carré allongé, et quelque ressemblance avec la
graine de courge, d'où leur est venu le nom de *cucurbitains*.
La tête est toujours la partie la plus petite et la plus ténue du
ver ; on ne peut souvent la distinguer qu'à l'aide du microscope.
Elle ressemble à un petit tubercule, et est placée à l'extrémité
du cou ; tantôt elle est de forme conique ou aplatie, tantôt
ronde ou carrée ; on y distingue quatre ouvertures, au centre
desquelles est une trompe destinée à absorber les liqueurs muqueuses de l'intestin. Les espèces munies d'une couronne de
crochets s'en servent, comme moyen irritant, pour déterminer
une plus grande sécrétion de liqueurs ; cependant, il est infiniment rare que l'intestin soit perforé. Mais ces crochets correspondent si solidement aux parois muqueuses, ils y adhèrent si
fortement, que le passage des matières alimentaires ne les ar-

rache jamais de leur lieu. La trompe centrale est toujours plus ou moins rétractile ; tantôt elle est nue, tantôt elle est entourée à sa base de crochets cartilagineux plus ou moins recourbés, plus ou moins grands, plus ou moins nombreux, suivant les espèces. Le cou est cette région du ver composée de petites articulations étroites, allongées, qui diminuent de largeur en allant vers la tête, tandis qu'elles s'élargissent et prennent plus d'épaisseur en allant vers le corps, dont la tête n'est distincte que par ce caractère. Le cou des jeunes tænias est très-long et très-délié ; mais, à mesure que le ver vieillit, il devient plus court, parce que les anneaux qui le composent se prononcent de plus en plus, et se rapprochent par là de ceux du corps. Le corps est la portion du tænia la plus longue, composée d'articulations les plus fortes, les plus larges, et dont l'organisation est la plus complète ; on distingue bien à chacune de celles-ci les pores ou papilles qui appartiennent à chaque entre-nœud, et qui sont tantôt placés symétriquement, tantôt comme distribués sans ordre. La queue, ou l'extrémité postérieure du tænia, forme ordinairement un anneau plat et tronqué, élevé sur ses parties latérales, en forme de deux crochets arrondis à leur sommité. Ces crochets sont munis tous deux de papilles ou stigmates analogues à ceux des articulations. Le bord de chaque articulation est légèrement concave vers la queue, et au contraire un peu convexe vers la tête. Le diamètre des articulations diminue en avançant vers la queue, mais moins que vers la tête, qui se distingue toujours de celle-là par sa forme tronquée et large, tandis que l'autre est petite et aiguë, en manière de tubercule. C'est à la queue qu'est situé l'anus, auquel vient se terminer un intestin qui traverse le ver dans toute sa longueur.

Ce ver a deux mouvemens, un latéral, pendant lequel il contracte d'un côté ses anneaux et les dilate de l'autre, et un autre, de haut en bas et de bas en haut, suivant la direction de son aplatissement. Ce sont de véritables ondulations, à la faveur desquelles les tænias exercent la locomotion. Dans les mouvemens qu'ils exécutent dans le corps des animaux chez lesquels ils vivent, ils forment parfois des nœuds sur leur longueur. Dans les individus extraits des cadavres ouverts chauds, on en a vu qui, au sortir du cadavre, se fixaient aux corps étrangers, par le moyen de leurs suçoirs, avec tant de force, qu'on les rompait plutôt que de leur faire lâcher prise. Ces entozoaires habitent ordinairement les intestins grêles ; leur tête est le plus souvent tournée vers la portion gastrique de l'intestin, et la queue vers celle qui répond à l'anus. Chabert a rencontré quelquefois dans l'estomac leur tête et une partie du cou, le reste de l'animal étant au-delà du pylore et étendu dans l'intestin. Tyson a vu, sur un chien, un tænia vivant, dont la queue était pendante dans le rectum , avoir la tête si profondément enfoncée dans les intestins grêles , qu'à peine il put la détacher avec l'ongle. La vie et l'organisation des tænias paraissent difficiles à détruire. Bosc prétend qu'ils ne sont jamais digérés dans les intestins où ils ont pris naissance ; ce qui pourrait venir de ce qu'ils ne vont point dans l'estomac. Chabert affirme , au contraire , que , dans les quadrupèdes , ils sont en partie digérés après avoir été tués par un médicament ou spontanément ; ce dernier paraît s'être assuré que les tænias du chien , ingérés par des canards , étaient réduits en pulpe alimentaire. Ne peut-on pas inférer de l'opinion de ces deux observateurs , que , si le ver vivant n'est pas susceptible d'être digéré , il peut l'être à l'état de mort ; ce qui expliquerait pourquoi , après un traitement convenable , les symptômes de la présence de ce parasite cessent quelquefois , alors même qu'on ne le voit point sortir avec les excrémens.

Aujourd'hui on partage les espèces de tænias en deux sections , suivant que la tête de ces animaux est ou non armée de crochets.

Le *tænia en scie*, *tænia serrata* , dont la tête, presque hémisphérique, porte une trompe obtuse, et surmonte un col plane, à articles très-courts ; les autres articles sont presque en coin, avec des angles très-aigus ; les pores latéraux sont alternes. On le trouve dans l'intestin grêle du chien.

Le *tænia à col épais*, *tænia crassicollis*, dont la tête, assez épaisse, est portée par un col très-court, et offre une trompe cylindrique, les premiers articles sont transversaux , les suivans cunéiformes, les derniers oblongs, et les pores marginaux alternes. Il habite l'intestin grêle du chat.

Parmi les seconds on remarque principalement :

Le *tænia élargi*, *tænia expansa*, à tête obtuse, sans col , dont les premiers articles sont très-courts, et les autres carrés , dont les pores latéraux sont opposés. L'intestin grêle du mouton est son domicile.

Le *tænia denticulé*, *tænia denticulata*, à tête tétragone, sans col , à articles très-courts , à pores marginaux opposés , à corps très-denté sur les bords. On le rencontre dans l'estomac et les intestins du bœuf.

Le *tænia plissé*, *tænia plicata*, à tête tétragone et très-saillante, à col et articles très-courts , avec les angles latéraux de ces derniers aigus. Il vit dans l'estomac du cheval.

Le *tænia perfolié*, *tænia perfoliata*, à tête tétragone , petite, bilobée postérieurement de chaque côté , et privée de col , à articles perfoliés. On le voit dans les intestins du cheval.

Le *tænia cucumérin*, *tænia cucumérina*, vulgairement *tænia du chien*, à tête obtuse, amincie antérieurement , à col grêle et un peu long, à articles elliptiques grands , allongés , avec des pores latéraux opposés. On le trouve dans les intestins grêles du chien.

Pour ne pas nous écarter de la marche suivie jusqu'ici dans la rédaction des articles qui concernent les différentes espèces de vers intestinaux, nous renvoyons l'histoire médicale du tænia à l'article VERS. *Voyez* ce mot.

TÆNIA GLOBULEUX. Le ver ainsi appelé par Chabert est un cysticerque pour Rudolphi.

TÆNIA LANCÉOLÉ. Ce ver, ainsi nommé par Chabert, et qui vit dans les sinus frontaux du chien, est le polystome denticulé de Rudolphi.

TAIE. Pellicule ou tache opaque sur la cornée lucide, empêchant l'animal qui en est affecté d'apercevoir les objets. Les taies sont la suite d'une inflammation ou d'une solution de continuité de la cornée. *Voyez* ALBUGO et LEUCOMA.

TAILLE (opération de la). *Voyez* CYSTOTOMIE.

TALONS (maladies des). Cette partie postérieure de l'extrémité inférieure du pied des monodactyles peut se trouver trop *haute, trop basse, faible, serrée, foulée.*

Il a déjà été question des *talons hauts* à l'article PIED CREUX ET A TALONS HAUTS.

Selon M. Girard la conformation des *talons bas* rend le cheval sujet à forger et à s'atteindre. Elle est d'autant plus préjudiciable qu'elle est portée à un degré plus élevé, et qu'elle est accompagnée d'une fourchette maigre. Dans ce dernier cas, dit M. Girard, les talons, étant faibles, appuient trop sur le sol, et sont sujets à être foulés. Bourgelat pensait au contraire que, dans les talons bas, la fourchette a communément trop de volume, est grasse, ou plutôt trop molle, fait souffrir nécessairement et le plus souvent boiter l'animal, parce que cette partie porte directement sur le sol. Il regardait ce défaut comme d'une conséquence encore plus grande dans les chevaux long-jointés, dont les fanons touchent jusqu'à terre, attendu la difficulté de restreindre le jeu des articulations du boulet et du paturon. M. Girard considère les talons bas comme un inconvénient assez grave, susceptible de donner lieu à des accidens encore plus fâcheux, et dans le cas d'exiger une ferrure qui garantisse les talons et les mette à l'abri des foulées. Un fer demi-couvert lui paraît le plus propre et même le seul capable de remplir ce but. Beaucoup de praticiens, dit-il, font lever des crampons aux fers de derrière ; comme le cheval qui a les talons bas est toujours long-jointé, cette ferrure relève bien les talons et corrige plus ou moins la difformité, mais elle fatigue considérablement les articulations, et concourt prodigieusement à la ruine du membre. Bourgelat veut qu'on pare le pied à l'ordinaire, sans toucher à la fourchette, toujours, selon lui, trop volumineuse en pareil cas;

qu'on abatte le peu de talon que l'on rencontre ; qu'on étampe
le fer le plus possible en pince , pour ne pas gêner les talons
délicats et faibles ; et qu'on relève le fer en pince , à l'effet de
contraindre cette partie, qui, tenue plus courte, attirera davantage le poids de la masse sur elle ; ce qui, selon lui, soula-
gera les talons, et permettra à la nourriture d'y affluer avec
plus d'aisance. Selon Lafosse, tout consiste, pour les talons
ainsi conformés , à ferrer court , à ne point parer , à avoir
soin que les éponges , très-minces, viennent finir aux quartiers,
et à faire en sorte que la fourchette porte entièrement et également à terre.

Les *talons* ne sont *faibles* que parce qu'ils sont flexibles et
trop petits ; ils peuvent alors fléchir et plier , soit que cela dépende naturellement de la qualité de la corne , soit que cela
résulte de quelque accident , de quelque lésion qui a en-
dommagé , usé ou diminué la force de la fourchette, ou d'une
suite de mauvaise ferrure. La distinction de *talon faible* et de
talon affaibli ne mérite aucune attention , le résultat étant le
même, quelle qu'en soit la cause. C'est aussi une ferrure propre
à soulager les talons qui est ici convenable ; on doit employer un
fer léger , à branche raccourcie et à planche , et ferrer de manière que le point d'appui soit établi sur la fourchette , si l'é-
tat de celle-ci le permet.

Les *talons serrés* sont généralement petits , contournés en
dedans et rapprochés l'un de l'autre. Quand cette altération
n'est pas naturelle , ou la suite d'une lésion locale quelconque ,
elle peut être due à l'ignorance du maréchal , qui ne laisse pas
assez de fourchette pour contenir les talons et les empêcher de
se resserrer , ou qui même les resserre lui-même en creusant ,
au lieu de parer à plat. Cette mauvaise méthode , par laquelle
il compte ouvrir les talons, a le grave inconvénient d'enlever totalement l'appui qui existait entre eux et la fourchette ,
et dès-lors les parois de l'ongle , en cet endroit , cessant d'être
gênées , contenues , et d'avoir un soutien , se jettent et se
portent en dedans , d'autant plus aisément qu'il est de la nature de la corne de tendre à se resserrer. Ce resserrement des
talons , quelle qu'en soit la cause , donne souvent lieu à l'en-
castelure ; comme celle-ci , celui qui ne résulte pas d'une maladie du pied se rencontre souvent dans les chevaux fins ; il
rend le pied peu propre à résister sur des terrains durs et ra-
boteux. Les pieds à talons serrés sont très-sujets à devenir
rampins ; ils ont souvent la fourchette maigre , et sont exposés
à être facilement serrés ou piqués. Tout cela a déjà été dit en
partie par Bourgelat , et en partie par M. Girard. Quant à la
ferrure convenable , voyez ce qui a été dit à l'article Encaste-
lure.

Selon M. Girard , les *talons foulés* constituent un genre parti-

culier de lésion, produite par une pression répétée et trop
long-temps continuée sur un terrain dur et pierreux; elle
survient quand le cheval est ferré de manière à marcher sur les
talons, et qu'il chemine sur le pavé ou sur des terrains durs
et caillouteux. Ainsi, en employant des éponges longues et
épaisses, en parant de manière à éloigner la fourchette de
terre, tout le poids de la masse du corps est appuyé sur les
éponges, et il écrase les talons, ce qui n'arriverait pas si la
fourchette portait à terre. Cette altération cause souvent beaucoup de douleurs, fait feindre ou boiter l'animal, se dissipe
le plus souvent sans accidens ultérieurs, et peut cependant
donner lieu à des javarts ou autres accidens plus ou moins
graves. Si le mal est de peu de conséquence, et n'a pas fait de
grands progrès, il exige de légers soins, et cède promptement
avec le repos, l'usage des substances émollientes ou grasses
que l'on applique sur la partie, et surtout en changeant le
mode de ferrure; s'il devient sérieux et compliqué, on le traite
suivant la nature des accidens qui se manifestent.

TALPA. *Voyez* MAL DE TAUPE.

TAMPONNEMENT. Action d'introduire des corps étrangers,
ordinairement des étoupes arrangées en bourdonnet ou en tampon, soit dans une plaie, soit dans une cavité naturelle, à l'effet
d'obstruer, pour faire cesser l'écoulement de certains liquides,
et notamment l'effusion du sang. La méthode d'appliquer ces
corps immédiatement aux vaisseaux ouverts ou aux surfaces
saignantes, et de les comprimer avec plus ou moins de force,
peut entraîner à sa suite l'irritation des tissus divisés, le développement de la douleur et de la phlogose, sans que les écoulemens sanguins en éprouvent un grand obstacle. C'est pourquoi
on préfère maintenant, toutes les fois qu'il est possible de la
pratiquer, la ligature des vaisseaux ou la cautérisation de leurs
orifices, même à cet autre mode de tamponnement qui consiste à boucher les cavités au fond desquelles les hémorrhagies
ont lieu, de manière à forcer le sang de s'y accumuler, de les
remplir, et d'y former des caillots susceptibles d'arrêter son
écoulement.

TAON (piqûre du). *Voyez* PIQÛRE.

TARE (la). *Voyez* POURRITURE.

TARSES. (les). *Voyez* CREVASSES.

TAUPE. *Voyez* MAL DE TAUPE.

TAXIS. Opération chirurgicale qui consiste à faire rentrer,
par une compression méthodique, les parties des viscères sor-
ties de leurs cavités et formant les hernies. C'est à la réduction
des hernies inguinales que cette opération s'applique plus spécialement. Nous avons déjà fait connaître, à l'article HER-
NIES, quelles sont les conditions exigibles pour qu'elle
réusssisse; nous n'avons donc plus à décrire ici que la ma-

nœuvre elle-même, telle qu'elle a été décrite par M. Girard.

On commence par explorer l'anneau inguinal, afin de s'assurer s'il est libre ou embarrassé. Lorsque l'animal, étant debout, se prête tranquillement à la manipulation, on introduit le bras huilé dans le rectum, qu'on a eu soin auparavant de vider, et on le fait parvenir jusqu'à l'anneau, tandis que l'autre main, introduite dans le fourreau, suit le cordon et remonte jusqu'à l'ouverture inférieure du conduit inguinal. Si ce dernier est libre, les doigts opposés des deux mains s'appliquent presque immédiatement l'un contre l'autre, tandis que, dans le cas contraire, lorsque la gaine est obstruée par le cordon, ils ne peuvent se rapprocher, ce qui démontre l'existence de la hernie. Quand l'animal est de forte taille, qu'il ne reste pas tranquille, et que la station rend la manœuvre difficile ou même impraticable, on l'abat sur le côté opposé à celui où existe la hernie, on fixe le membre comme pour l'opération de la castration, on tourne l'animal sur le dos, et on élève le train de derrière par quelques bottes de paille fortement serrées et placées en travers sous la croupe, pendant que d'autres bottes, mises en long contre les cuisses, contribuent à maintenir le malade sur le dos. Le plus souvent alors la réduction s'effectue d'elle-même; mais il y a des cas où elle exige qu'on allonge le scrotum, qui tend toujours à presser la tumeur herniaire contre l'anneau inguinal. Si elle ne s'opère pas, on repousse la tumeur avec la main placée dans le fourreau. On a conseillé de tirer l'anse d'intestin avec la main qui est enfoncée dans le rectum; mais c'est une manœuvre à laquelle il ne faut recourir que le moins possible, attendu qu'elle occasione des tiraillemens douloureux, qu'elle expose à confondre ou blesser le rectum avec les ongles, et que les douleurs qu'elle détermine peuvent solliciter l'animal à faire des efforts, qui augmenteraient le volume de la tumeur. La réduction opérée, ou quand elle est reconnue impossible, on se comporte comme nous l'avons dit à l'article HERNIE.

TEIGNE. Dans l'homme, on l'appelle ainsi une éruption de pustules chroniques qui fournissent un liquide visqueux prompt à se concréter, et qui se manifestent principalement au derme chevelu, parfois aussi à la face, très-rarement sur d'autres parties de la peau. Dans les animaux, ce mot a un sens différent et varié; il signifie une sorte de dartre qui affecte la tête des jeunes bêtes à laine, quelquefois même des bêtes à cornes, de laquelle nous avons fait mention à l'article NOIR MUSEAU, autre nom qu'elle porte également.

TÉIGNES. Ulcération fétide qui a son siége à la fourchette du cheval, dont le tissu est comme vermoulu. Quand cette dernière altération est parvenue à un certain période, elle cause à l'animal qui en est atteint une démangeaison vive, et répand une forte odeur de fromage pourri. Nous allons en dire quelques mots de plus.

Hors le cas de blessures accidentelles , la fourchette du pied du cheval devient rarement malade sans que, préalablement, le pied lui-même ne le soit. La fourchette est une partie naturellement destinée à la pression sur le sol ; or si , par un défaut de ferrure, cette pression n'a pas lieu, les talons manquent d'expansion, le sabot se contracte , et par là gêne la fourchette sensible , qui alors s'irrite et s'enflamme. Cette cause excitante détermine un accroissement morbifique dans la sécrétion de la corne ; quelquefois même le coussinet plantaire sécrète du pus, qui s'échappe entre les deux lames de la fourchette de corne. Nous ne saurions dire pourquoi l'on a donné à ce genre d'altération pathologique le nom de *teignes;* mais il est facile de s'apercevoir de la lésion à la fétidité particulière qui l'accompagne , ainsi qu'à la grande démangeaison qu'elle cause au cheval, ce qui l'oblige souvent et même sans cesse de frapper ou de battre du pied à terre. Lorsque l'affection est légère et peu avancée, elle ne fait pas grand mal, et ne porte pas un grand préjudice à l'animal ; mais elle peut , par ses progrès, gagner toute la surface de la fourchette de corne, pénétrer jusqu'à la fourchette de chair, et devenir la source de divers accidens graves. Alors la matière morbide sécrétée acquiert de l'âcreté , devient irritante, altère la corne , et finit par la faire tomber par morceaux ou en écailles. Le traitement consiste d'abord à éloigner la cause de la maladie , puis à tarir la source de l'écoulement morbide , en guérissant l'inflammation qui le détermine. Il convient ensuite de rétablir le pied proprement dit dans l'état où il doit être , autrement ce serait s'exposer à voir le mal se reproduire à la première occasion. Le talon restant haut, le pied demeure nécessairement dans un état de contraction qui empêche de compter sur la guérison , parce que la fourchette n'est plus dans un état de pression. D'un autre côté , si la fourchette est tendre et déjà presque *pourrie* , on ne peut la faire presser que par degrés, en parant un peu les talons tout les quatre à cinq jours, et ménageant en même temps une pression modérée au moyen d'une éclisse qui s'avance jusqu'à la pince , et d'une seconde qui croise la première et la soutienne des deux côtés. On doit mettre un peu d'étoupes entre ces éclisses et la fourchette. On ne court aucun risque en arrêtant le produit de la sécrétion morbide , ce qui peut s'opérer par l'application de l'onguent égyptiac ou autre du même genre. Quelquefois la teigne, puisqu'on l'appelle ainsi , dépend d'une altération causée par le séjour continuel du pied dans le fumier, ou dans une litière trop consommée, trop humide ; dans ce cas il suffit de supprimer la cause, de tenir les pieds très-proprement , et d'observer le traitement d'ailleurs prescrit. Au surplus, *voyez* les articles FOURCHETTE ÉCHAUFFÉE, POURRIE, et CRAPAUD.

TENDON-FÉRU. *Voyez* NERF-FERRURE.

TENDONS (maladies des). Les tendons sont des parties par lesquelles la plupart des muscles se terminent et s'attachent aux os que ces organes sont destinés à mouvoir. Jouissant de la vie à un faible degré, leurs propriétés vitales se bornant à la sensibilité qui préside à l'acte nutritif, les tendons sont sujets à un petit nombre de maladies ; cependant, quoique composés de fibres très-résistantes, quoique d'un tissu très-dense et très-serré, ils peuvent se détendre, ils peuvent d'ailleurs, comme la plupart des autres tissus, être meurtris, piqués, entamés, coupés, ou devenir le siége d'un engorgement. Ceux qui sont destinés à mouvoir les rayons inférieurs des membres étant les plus superficiels, sont aussi les plus exposés à l'action des violences extérieures, et ce sont ceux qui deviennent le plus généralement le siége de blessures, de contusions, de ruptures, d'engorgemens, de distensions, etc. Parmi ces accidens, l'*inflammation*, l'*engorgement*, les *distensions*, les *contusions*, la *rétraction*, les *piqûres*, les *plaies* et les *ruptures* sont ceux qui vont nous arrêter.

L'*inflammation* s'observe dans la lésion à laquelle on a donné le nom de *javart tendineux*. Entendons-nous cependant : cette lésion n'est pas caractérisée par l'état inflammatoire particulier des fibres tendineuses ; elle cousiste dans une phlegmasie très-aiguë du tissu cellulaire environnant les tendons fléchisseurs et se trouvant dans leurs gaînes, état pathologique constamment accompagné de douleurs très-intenses, en raison de la résistance qu'apportent au gonflement inflammatoire les tissus qui environnent celui où est le siége de l'inflammation ; aussi celle-ci fait-elle des progrès rapides, et se termine-t-elle le plus ordinairement par la gangrène des portions du tissu cellulaire qu'elle affecte. *Voyez* JAVART.

L'*engorgement* ou la *tuméfaction* n'a pas non plus son siége précisément à un tendon proprement dit, mais bien au tissu cellulaire qui y est uni ; il est une suite de l'inflammation, qu'elle qu'en soit la cause, et l'on doit le combattre par le repos, les antiphlogistiques locaux, tant qu'il est à l'état aigu ; essayer, quand il est chronique ou ancien, de produire une dérivation sur la peau, ou de rendre l'inflammation aigue, afin de solliciter une autre terminaison, et en dernière analyse avoir recours à la cautérisation.

Les *distensions* des tendons sont les résultats des efforts musculaires auxquels les animaux de service sont contraints pour entraîner des fardeaux et vaincre de grandes résistances; elles offrent les mêmes phénomènes que les efforts, reconnaissent les mêmes causes, suivent la même marche, et réclament les mêmes moyens de traitement. *Voyez* EFFORT.

M. Louchard, dans l'observation suivante, qui est de lui, a pris une distension pour une luxation. Un cheval de charrette, au limon, ayant fait plusieurs ruades, s'engagea l'un des pieds de derrière entre les planches de la charrette, au point qu'on eut à peine à l'en retirer. Par les efforts qu'il fit, les capsules du jarret furent extrêmement distendues. La corde tendineuse fut très-relâchée. Lorsque le membre malade faisait une flexion, ce qui était très-douloureux, le canon était très-vacillant, et l'on entendait un cliquetis, à peu près comme s'il y avait eu fracture. Il y avait enflure depuis le milieu du tibia jusqu'au milieu du canon. Pour la cure de cet accident, M. Louchard étendit sur l'enflure de la poix noire et blanche fondue, y mêla des étoupes, qu'il recouvrit d'éclisses de carton fort, et assujétit l'appareil par une bande en doloire assez serrée. L'animal fut mis à l'eau blanche nitrée : on fit une nouvelle application au bout de trois semaines. La cuisse et la jambe s'atrophièrent, et au bout d'une quarantaine de jours l'appareil fut définitivement ôté. On exerça modérément l'animal, et peu à peu il reprit son travail ordinaire. Un semblable accident arriva à un bœuf, qui eut un déplacement de la corde du jarret, laquelle se trouva détachée du calcanéum et descendue en dehors. M. Louchard replaça cette partie tendineuse; mais, s'étant déplacée de nouveau, il la maintint au moyen de deux tampons d'étoupes et d'une planchette de chaque côté, fixée par une bande serrée autour du jarret. Cette compression empêchait le bœuf de se lever. Il survint un peu d'engorgement, mais l'animal travailla un mois après.

Les *contusions* ont lieu particulièrement aux tendons fléchisseurs des membres antérieurs, et consistent dans l'engorgement qui se fait remarquer, le long du canon, au tissu cellulaire environnant la corde tendineuse. Cette lésion a reçu le nom particulier de *nerf-ferrure* ou *tendon ferrué*. *Voyez* NERF-FERRURE.

La *rétraction* peut avoir lieu aux tendons fléchisseurs des membres, lesquels peuvent, dans ce cas, éprouver un raccourcissement contre nature, qui en diminue la longueur. A cette occasion, faisons remarquer que cette expression de *rétraction des tendons* ne nous paraît pas très-exacte, attendu que les tendons, ne jouissant pas par eux-mêmes de la contractilité animale, leur rétraction est due aux muscles dont ils sont la terminaison. Cependant, nous avons déjà employé plusieurs fois cette expression que nous critiquons, mais uniquement pour nous conformer à l'usage établi, et pour être entendu de tout le monde. *Voyez* RÉTRACTION et BOULETÉE (JAMBE).

La *piqûre* des tendons occasione quelquefois des accidens

graves, mais qui doivent être attribués moins à la lésion de la substance presque insensible dont ces organes sont formés, qu'à l'inflammation compliquée d'étranglement qui se développe dans le tissu cellulaire condensé qui les environne. Les seuls moyens à mettre en usage dans ce cas sont de maintenir la partie dans un repos aussi absolu qu'on peut l'obtenir dans les animaux, et de combattre la phlogose à l'aide des applications émollientes et des saignées locales. Si, malgré cela, la tuméfaction fait des progrès, si des symptômes d'étranglement se manifestent, et si du pus se forme, une incision longitudinale, assez profonde pour diviser les parties phlogosées sans toucher au tendon lui-même, est susceptible de produire un débridement salutaire et la cessation des accidens.

Les *plaies* des tendons, ordinairement transversales et produites par des instrumens tranchans, ne sont pas douloureuses dans leur principe, parce que la sensibilité des tissus tendineux est bornée; mais la lésion peut n'en être pas moins grave. Ces plaies sont quelquefois le résultat de la maladresse du maréchal, ou d'un mouvement inattendu de la part du cheval dont on pare le pied avec le boutoir, et elles arrivent surtout dans ce cas aux membres postérieurs. Elles peuvent encore résulter d'autres causes de la même nature, telles que coupures accidentelles par des morceaux de verre, etc. Le tendon blessé peut n'être qu'entamé, ou coupé dans toute son épaisseur. Dans ce dernier cas, la division étant entière, les extrémités du tendon s'écartent promptement l'une de l'autre, à raison de l'élasticité dont jouit la fibre tendineuse, et de la faculté contractile du muscle, qui remonte la partie tendineuse qui lui appartient et qui y tient encore. Dans toutes les lésions de ce genre, la peau et le tissu lamineux sous-cutané s'irritent et s'enflamment après les premiers momens, et c'est pourquoi, lors de la section d'un tendon, l'animal n'éprouve pas d'abord beaucoup de douleur et boite à peine; mais il n'en est pas de même plus tard, quand l'inflammation se développe, surtout si les surfaces sont exposées au contact irritant de l'air; car, dans ce cas, l'engorgement survient, les parties se boursoufflent, la douleur est assez vive, et la claudication très-forte. Dans les plaies des tendons où la solution de continuité est incomplète, la cicatrisation a ordinairement lieu spontanément, ou à l'aide des moyens les plus simples; presque toujours il suffit de couvrir la plaie d'un emplâtre de térébenthine, maintenu par quelques tours de bande. Les pansemens doivent être rares, parce que la suppuration est toujours en petite quantité, et qu'en pansant souvent on ne ferait qu'accroître l'irritation. Quand la section est complète, si elle est nette et faite par un instrument tranchant qui n'a que peu irrité, il suffit de soustraire la partie au contact de l'air et de tous les autres corps extérieurs irritans, pour qu'il ne survienne pas de complications fâcheuses. On abandonne ensuite le tout aux soins de la nature. Au surplus, la section de l'un des tendons ne porte pas un grand préjudice à l'animal, comme le prouve l'expérience que l'on a faite de couper le tendon du muscle cubito-phalangien, dans le cas de cheval *bouleté* et de PIED RAMPIN. Loin de là même, elle est souvent un moyen curatif excellent, pour faire disparaître certaines boiteries irrémédiables de tout autre manière.

Appelé pour visiter un cheval qui avait eu les tendons fléchisseurs du pied postérieur droit coupés par le boutoir du maréchal dans un mouvement imprévu que fit l'animal, M. Clichy trouva que l'appui avait lieu sur la surface plantaire, mais que le moindre mouvement s'exécutait sur le boulet; les mouvemens d'extension du jarret étaient nuls, et le cheval était parfois prêt de tomber sur le derrière. Une plaie horizontale, à la face postérieure du canon, avait quatre centimètres de profondeur; le tendon du muscle fémoro-phalangien était entièrement coupé, et celui du tibio-phalangien au tiers seulement; il y avait un écartement des bouts de trois centimètres dans le premier et d'un centimètre et demi dans le second. M. Clichy, afin de borner le plus possible les mouvemens de flexion du jarret et du boulet, fit un fer à planche, prolongé en pince et en talon; un trou à écrou était pratiqué dans la pince, et un autre au milieu de la planche; ces trous recevaient l'extrémité d'une tige de fer à vis; l'autre extrémité, qui correspondait au jarret, était pourvue d'une mortaise et maintenue d'une manière fixe au moyen de courroies que portait un collier en cuir qui enveloppait le jarret. Ce collier, garni de bourre à sa face interne, avait quatre boucles qu'on pouvait serrer à volonté : deux étaient situées au dessus de la pointe du jarret, et deux au dessous. Cet appareil placé, la plaie fut légèrement remplie de plumasseaux d'étoupes imbibés de teinture d'aloës; par dessus on appliqua un emplâtre agglutinatif, ensuite l'animal fut mis en liberté. Dix jours après on renouvela le pansement de la même manière. L'engorgement était peu considérable, et la plaie belle. On continua tous les dix jours de changer l'appareil. Le cheval se couchait et se relevait assez facilement vingt jours après l'accident : quarante jours après, il commença à s'aider de sa jambe malade. A cette époque, on laissa le membre libre : l'appui était incertain, et la marche difficile, quoique la cicatrisation fût complète depuis quelque temps. Trois à quatre semaines après, la boiterie avait totalement disparu, et l'animal reprit son service, sans qu'il restât la moindre trace de l'accident : l'extrémité était aussi solide qu'auparavant, et les mouvemens aussi libres.

La *rupture* des tendons, quoique difficile à concevoir, n'en a pas moins été observée d'une manière indubitable, au milieu même de ces cordes, et dans des cas où elles ne présentaient aucun indice de ramollissement ou d'autre maladie antérieure, de sorte qu'on est forcé d'admettre qu'elle peut s'opérer par le seul fait de la contraction des muscles. Du reste, on l'a toujours vue à la suite d'efforts violens, soit pour courir, soit pour franchir un obstacle en sautant, et alors elle affecte les tendons situés en arrière des boulets; mais elle est beaucoup plus fréquente aux pieds de derrière qu'à ceux de devant. Les faits suivans en offriront des exemples d'autant plus dignes d'intérêt que les circonstances ont permis d'y joindre la description anatomique des parties intéressées.

Un cheval, dans une escorte faite au galop, cessa tout à coup de pouvoir continuer la course : il fléchissait sur ses extrémités antérieures, tellement qu'à chaque pas les boulets venaient s'appuyer sur le sol par leur face postérieure. Quatre jours après il fut abattu. M. Rodet en fit l'ouverture; l'extrémité antérieure gauche offrait de larges ecchymoses aux faces latérales du genou, et un épanchement de sérosité jaunâtre et coagulée dans le tissu cellulaire des faces latérales de la partie supérieure de la région métacarpienne, entre les tendons de la face postérieure et l'os du canon; la gaîne tendineuse était déchirée en arrière de sa partie moyenne, dans une longueur d'environ trois pouces; à deux pouces en arrière et au dessous du genou, on observait un déchirement complet de la partie moyenne du corps du tendon sublime ou perforé, dont les fibres avaient été tiraillées, distendues, avant leur rupture, au point de demeurer violemment allongées; les deux bouts du tendon étaient fortement ecchymosés, leurs fibres rouges, déchirées, désunies, comme mâchées, et séparées les unes des autres par des stries et de légers caillots de sang. A un pouce de la rupture, la partie inférieure conservait les caractères physiques des tendons, tandis que le bout supérieur était enflammé, rouge, et infiltré de sang, dans une longueur d'environ deux pouces, par conséquent jusqu'au genou. La capsule tendineuse était épaissie, distendue, infiltrée de matière gélatineuse, et injectée de capillaires sanguins. Le tendon perforant était bien moins malade; néanmoins, à sa partie moyenne, et jusqu'auprès des sésamoïdes, ses fibres étaient allongées, quelques unes même déchirées, mais seulement au centre, où l'on voyait quelques épanchemens de sang. Les ligamens latéraux de l'articulation du boulet étaient sains, mais les autres enveloppes de l'articulation enflammées, quoique seulement à la partie antérieure de celle-ci. Au membre droit, la rupture du tendon perforé avait eu lieu dans le même endroit, mais elle n'y comprenait que le tiers des fibres; il y avait aussi des ecchymoses et des infiltrations séreuses, mais moins développées;

la capsule synoviale du boulet était partout dans un état d'engorgement blanc et également endurcie; mais elle offrait à sa face antérieure une rougeur générale, quelques ecchymoses et un grand nombre de capillaires injectés. Le tendon perforant était environné d'un engorgement gélatineux et rougeâtre; ses fibres, écartées, allongées, étaient séparées par des épanchemens sanguins, et, sans être complètement déchirées, elles se montraient dilacérées, plus longues que dans l'état sain, et repliées en spirale. A la partie supérieure et postérieure du boulet, au dessus des sésamoïdes, derrière le canon, existait une infiltration jaunâtre du tissu cellulaire. Les parties inférieures et postérieures de l'articulation du boulet étaient saines, mais des ligamens latéraux étaient tiraillés, enflammés et très-rouges. L'intérieur et les cartilages des articulations des deux boulets étaient sains.

Un autre fait, observé par M. Maillet, a beaucoup d'analogie avec celui que nous venons de rapporter; seulement la rupture du tendon semble ici s'être produite en deux fois différentes, et sans doute après un laps de temps assez long. Un cheval, auquel on mettait le feu aux membres postérieurs et pratiquait diverses opérations à titre d'exercice pour les élèves, se débattit violemment, jetta plusieurs ruades, et se laissa tomber deux fois. Lorsqu'il fut desentravé, on ne s'aperçut pas qu'il boitât, mais en voulant faire sur ce membre la section du perforant, on reconnut, à la flaccidité du tendon et à la sortie facile, par la plaie, de son extrémité inférieure, qu'il était rupturé. On tua l'animal et on disséqua le pied. La gaîne fibreuse du boulet était épaissie dans toute son étendue, particulièrement au niveau des grands sésamoïdes, où elle présentait une plaque, en partie ossifiée, en partie fibro-cartilagineuse. Dans tout le pli du paturon, il y avait de l'infiltration et de l'épaississement. Le tendon perforé était infiltré et épaissi, surtout à sa face adhérente. La gaîne synoviale des grands sésamoïdes était infiltrée et un peu épaissie; elle offrait beaucoup de prolongemens frangés et très-rouges à sa surface libre : le liquide qu'elle contenait était sanguinolent et sans mauvaise odeur. Aux deux extrémités de la gaîne, le tissu cellulaire intertendineux présentait de larges ecchymoses. Le tendon perforant était rupturé totalement dans le pli du paturon, à un pouce au dessous des grands sésamoïdes; ses fibres avaient été rompues à des distances inégales, ce qui faisait que la déchirure avait environ deux pouces d'étendue. Elle était évidemment récente dans près des neuf dixièmes de l'épaisseur du tendon, car les fibres étaient écartées, éraillées, divisées en faisceaux réunis par un tissu filamenteux très-fin, le tout ressemblant à un cylindre de toile effilé à l'une de ses extrémités. Les autres fibres du tendon étaient bourgeonneuses, et formaient des renflemens rougeâtres à chaque extrémité déchirée. La dureté et la résistance des portions faisant suite à la déchirure prouvaient qu'il n'y avait point eu de ramollissement à cette partie.

M. Patu a également rencontré la rupture des tendons fléchisseurs des membres postérieurs sur une jument atteinte d'ailleurs de phthisie pulmonaire, qui la fit sacrifier. Depuis les jarrets jusqu'aux boulets, le tissu cellulaire était infiltré de sérosité. Les tendons perforés, à l'endroit où ils fournissent la gaine sésamoïde, étaient complètement rupturés : leurs fibres, d'une couleur tirant un peu sur le jaune, se séparaient facilement les unes des autres, et semblaient macérées ; le tendon perforant, ainsi que le ligament suspenseur du boulet, étaient sains. A quelques légères différences près, les lésions étaient semblables dans les deux membres.

TENDU (pouls). *Voyez* POULS.

TÉNESME. Envies fréquentes, inutiles et douloureuses, de fienter, avec sentiment de tension à l'anus, excrétion de peu ou point d'excrémens, ou d'une petite quantité de mucosité souvent sanguinolente. Ces phénomènes sont les effets de l'irritation vive du rectum dans les phlegmasies du colon ; ils accompagnent souvent l'entérite dysentérique et la présence des vers dans le conduit intestinal. On ne doit opposer à cet état que des demi-lavemens répétés, dans lesquels on fait entrer une substance émulsive quelconque, telle que le jaune d'œuf, et de plus les antiphlogistiques indiqués par la nature du mal dont le ténesme est un symptôme.

TÉNOTOMIE. Section des tendons. *Voyez* BOULETÉ et PIED RAMPIN.

TENSION. État d'une partie qui est distendue, qui a perdu sa souplesse naturelle : tel est, par exemple ; celui de la peau dans les diverses tumeurs qui la soulèvent, et particulièrement dans les tuméfactions inflammatoires. *Voyez* DISTENSION.

TENTE. *Voyez* BANDAGE.

TENTIGO. *Voyez* PRIAPISME.

TÉRÉBRATION. *Voyez* TRÉPANATION.

TERMINAISON. Se dit de la fin des maladies et de la manière dont elles finissent. Les maladies se terminent par la *guérison*, ou le retour à la santé, qu'il y ait *résolution*, *délitescence*, *suppuration* ou *induration* ; par le passage à l'état *chronique*, quand elles sont aiguës : on devrait dire alors qu'elles sont *continues* ; par une autre maladie, ou *transformation* ; par *métastase*, ou changement de siége ; enfin par la mort.

TESTICULES (maladies des). Les maladies des testicules ne sont pas très-communes chez les animaux ; ce sont l'*inflammation* et l'*engorgement*, la *suppuration*, la *gangrène*, l'*induration* et l'*atrophie*.

L'inflammation peut attaquer quelquefois les testicules, et s'y développer d'une manière d'autant plus intense que ces organes sont doués d'une grande sensibilité. Ce genre d'affection se fait particulièrement remarquer dans les gros chevaux de trait, et elle est d'autant plus dangereuse que la résolution ne peut s'opérer qu'avec lenteur, et qu'autant que la partie malade est constamment à l'abri de toute irritation quelconque; elle peut d'ailleurs passer à l'état chronique; c'est même ce qui arrive souvent, et alors il en résulte presque toujours un *engorgement tumoral*, auquel on a donné le nom de *sarcocèle*.

Les causes les plus ordinaires de l'inflammation testiculaire sont les contusions, les coups reçus directement sur l'organe, les compressions, les frottemens occasionés par le trait, lorsqu'il se trouve engagé entre les cuisses, le coït immodéré, les efforts violens, les travaux difficiles et pénibles; ces mêmes causes, quand elles se renouvellent, peuvent donner lieu à la récidive.

Cette phlegmasie se reconnaît à l'engorgement qui se manifeste assez promptement aux testicules, à la sensibilité anormale de ces organes, à la tension du scrotum, et à la difficulté avec laquelle l'animal exécute la locomotion. Il tient les membres postérieurs plus écartés que naturellement, afin d'éviter les frottemens douloureux des cuisses; les reins sont raides, quelquefois courbés en contre-haut; et lorsque l'on explore les parties malades, on reconnaît l'augmentation de leur volume naturel, qui est quelquefois quatre ou cinq fois ce qu'il doit être dans l'état normal; il y a aussi plus de chaleur qu'il ne devrait y en avoir, et le contact, la pression surtout de la main ou du doigt, fait toujours éprouver à l'animal de vives douleurs. En outre, quand l'inflammation est fort intense, le pouls devient dur, élevé et fréquent, ce qui indique une fièvre de réaction, et l'urine est rare et rougeâtre. Quand cette fièvre est très-intense, l'animal s'agite et paraît éprouver des douleurs abdominales très-vives, qui ne ressemblent pas cependant à celles qu'on désigne sous le nom de coliques. La lésion peut se borner à l'un des testicules ou s'étendre aux deux; mais le plus ordinairement elle se prolonge le long du cordon testiculaire, monte de plus en plus haut, s'étend quelquefois jusqu'à l'anneau inguinal, et peut même se propager jusque dans l'abdomen. Le cas est d'autant plus grave que l'inflammation s'étend davantage, et qu'elle développe un engorgement plus volumineux. Dans un cas semblable, souvent le gonflement inflammatoire gagne les enveloppes testiculaires, qui acquièrent une épaisseur plus ou moins considérable, ce qui ne permet pas toujours de reconnaître facilement dans quel état se trouve l'organe principal. Le plus ordinairement il n'y a d'affecté qu'un seul testicule, ou un seul cordon, ou le testicule et le cordon du même côté, les enveloppes demeurant saines ; d'autres fois, mais plus rarement, les deux testicules et les deux cordons participent à la lésion.

Cette maladie est nécessairement grave, comme nous l'avons dit, à cause de la terminaison qu'elle peut avoir, et parce qu'elle est de longue durée, qu'elle fait éprouver de vives douleurs, donne lieu à des phénomènes sympathiques, et peut devenir très-dangereuse si le malade ne reçoit pas les soins que réclamer son état.

La terminaison peut avoir lieu par résolution, suppuration, gangrène ou induration.

La résolution s'annonce par la diminution successive de l'intumescence et de la douleur ; elle a lieu d'autant mieux que l'état inflammatoire a été plus efficacement combattu, et qu'il s'est développé d'une manière moins intense.

Lorsque la terminaison par suppuration doit avoir lieu, la durée de l'inflammation dans son état premier d'intensité se prolonge pendant huit, douze et même quinze jours. Au bout de ce délai, l'engorgement paraît mollir, de la fluctuation se manifeste vers le point le plus déclive du scrotum, lui-même enflammé ; quelquefois une portion inférieure assez étendue de cette enveloppe se désorganise, forme une sorte d'eschare, ou se déchire, et livre passage au pus qui s'était accumulé dans la gaîne testiculaire. L'abcès se trouve alors ouvert spontanément, le pus s'écoule, les tissus se dégorgent ; mais le testicule enflammé peut être lui-même ulcéré, il peut se flétrir, tomber dans un état particulier d'émaciation, se désorganiser, et contracter des adhérences anormales avec les surfaces avec lesquelles il se trouve en contact. C'est ainsi que la cicatrisation s'opère, et que la guérison peut avoir lieu. D'autres fois il n'y a pas eschare, mais l'abcès s'ouvre comme lors de toutes les collections purulentes qui ont lieu dans le tissu cellulaire.

La terminaison par gangrène est infiniment rare ; mais, quand elle a lieu, elle expose le malade à périr ; elle suppose toujours une inflammation des plus intenses, qu'on n'a pas combattue, ou qu'on a mal traitée dans le principe. Ce redoutable accident ne peut guère avoir lieu que quand le cordon testiculaire, enflammé, tuméfié outre mesure, se trouve comprimé ou étranglé par l'anneau inguinal.

L'induration est le mode de terminaison le plus ordinaire, surtout dans les chevaux irritables ou âgés, comme aussi chez les chiens ; l'engorgement devient squirrheux, et la lésion se transforme en *sarcocèle*.

La résolution est toujours le mode de terminaison qu'on doit s'efforcer d'obtenir ; mais, pour l'espérer, il faut s'y prendre de très-bonne heure, et persévérer dans l'application de la méthode antiphlogistique la plus énergique. Or la saignée générale, celle des saphènes, celle locale qu'on peut obtenir ici au moyen des sangsues, les lotions et les fumigations émollientes à la température tiède et fréquemment renouvelées, jointes au repos absolu, au régime sévère, aux boissons adoucissantes, etc., tels sont les moyens auxquels il importe d'avoir recours. Des lavemens émolliens, administrés à des époques rapprochées, conviennent aussi pour concourir à calmer l'irritation dont la partie postérieure de la cavité abdominale peut être devenue le siége. On doit en outre faire usage d'un suspensoir, afin que le poids des parties malades ne détermine pas, dans le cordon testiculaire déjà très-douloureux, un tiraillement qui ne serait propre qu'à augmenter les souffrances et par conséquent l'inflammation. Ce suspensoir peut être matelassé et imbibé d'une décoction émolliente.

Malheureusement l'emploi de ce traitement rationnel, c'est-à-dire approuvé par la raison, n'est pas toujours efficace ; c'est pourquoi, dans le principe, dans le premier moment de l'état inflammatoire, avant même son développement patent, on a cherché à faire avorter la phlegmasie en mettant en usage différentes substances dites répercussives, telles que le sulfate d'alumine et de potasse (alun), dissous dans du blanc d'œuf, le sous-acétate de plomb liquide (extrait de saturne), la terre glaise pétrie avec du vinaigre, etc. Si ces moyens, ou tout autre topique excitant qu'on pourrait y ajouter, peuvent quelquefois convenir, c'est tout au plus vers la fin de l'affection, ou quand elle se présente sous la forme chronique ; dans la plupart des cas on doit toujours craindre que ce traitement perturbateur n'exaspère la phlegmasie, ou ne la prolonge indéfiniment, en favorisant l'induration de l'organe lésé et la disposition au sarcocèle. On a en outre proposé un autre moyen dérivatif auquel on attribue des effets aussi heureux que prompts, et qui consiste dans l'administration des purgatifs drastiques à fortes doses, répétés pendant plusieurs jours, jusqu'à ce que les évacuations alvines soient très-abondantes. On dit qu'à cette époque le dégorgement s'opère, fait des progrès rapides ; que, dans le délai de vingt-quatre heures, il a quelquefois perdu la moitié de son volume. Les parties, ajoute-t-on, reprennent leur souplesse, l'élévation de la température y est moins grande. En persistant dans l'emploi de ce moyen, accordant toutefois de temps en temps du repos à l'animal, pour revenir ensuite aux purgatifs dès que les excrémens sont consistans, on croit être sûr d'obtenir la guérison, toutes les fois qu'on est appelé à temps, et que la maladie n'est pas incurable en raison de son intensité. Heureux, mille fois heureux s'il en arrivait toujours ainsi ! Malgré quelques succès possibles et isolés, il faut bien se garder de recourir à ce mode de traitement dans la période d'acuité; s'il peut quelquefois se montrer utile, c'est tout au plus vers la fin; encore ne doit-on administrer de tels purgatifs de cette façon qu'avec la plus grande réserve; car il arrive souvent aux irritations gastro-intestinales d'exalter singulièrement celles qui peuvent être développées aux testicules. M. Jacob a obtenu des succès en faisant succéder des frictions d'hydriodate de potasse à l'application de nombreuses sangsues au scrotum, et y associant l'usage des cataplasmes, ainsi que l'administration intérieure de la teinture d'iode dans une décoction de saponaire et des pilules d'hydriodate.

Lorsque la terminaison a lieu par suppuration, et que l'abcès est percé, il est souvent nécessaire d'agrandir l'ouverture; et, au milieu du pus renfermé, il n'est pas rare de rencontrer des portions de tissus désorganisés et exhalant une odeur très-forte de décomposition. Quand le mal prend une semblable direction, il est souvent nécessaire d'en venir à la castration; mais il importe auparavant de remédier aux accidens inflammatoires par le suspensoir, le repos, la diète, les boissons blanches, et d'amples évacuations sanguines, générales et surtout locales.

La terminaison par gangrène laisse peu d'espoir; les moyens de la prévenir et d'y remédier, s'il est possible, sont exposés à l'article GANGRÈNE.

Quant au mode de terminaison par induration, et au traitement qui lui est applicable, *voyez* SARCOCÈLE.

L'*atrophie* des testicules se remarque quelquefois dans les vieux chevaux de trait qui n'ont pas été employés à la reproduction de l'espèce; on l'observe à la suite du bistournage et du fouettage, considérés improprement comme un des modes de castration. Cet état consiste dans une diminution considérable du volume des testicules, entraînant la perte absolue de leurs fonctions et par conséquent l'inaptitude de l'animal pour la copulation. Quand elle ne porte que sur l'un des testicules, elle n'éteint pas la puissance génératrice de l'individu : il éprouve des désirs encore, peut entrer en érection, et exercer le coït; mais dans le cas contraire il perd cette faculté. L'atrophie des testicules qui est complète et qui n'entretient pas de douleur, n'est pas préjudiciable aux services de l'animal; du reste elle est incurable.

Les testicules ne descendent dans les bourses qu'à une certaine époque; il est des sujets chez lesquels cet effet n'a jamais lieu; c'est ce qui fait qu'on voit quelquefois des mâles féconds sans testicules apparens. Cet état congénial ne mérite pas une attention particulière. Quand les deux testicules ne paraissent pas au dehors, on dit que le cheval n'est pas *avalé*; il arrive quelquefois qu'un seul de ces organes paraît, l'autre ne descendant pas.

TÉTANOS. Etat morbide qui consiste dans une contraction
soutenue et permanente, indépendante de la volonté de l'animal qui en est atteint, et accompagnée d'une telle rigidité des
muscles, et plus particulièrement des extenseurs, que le mouvement est absolument nul dans les parties affectées. On lui
donne encore le nom de *mal de cerf*, soit que l'on croie que
les cerfs y sont sujets, soit que, poursuivis à la chasse et
rencontrant de l'eau, ils s'y précipitent et en sortent raides,
comme on l'a dit, soit, plus probablement, que l'aspect de
l'encolure du cheval offre, dans cette maladie, quelque chose
de celle du cerf.

Le tétanos peut affecter tous les muscles du corps, ou seulement une ou plusieurs régions; il peut donc être général ou
partiel. Suivant les parties qu'il occupe, il a reçu différens
noms, empruntés de la médecine humaine : ainsi on le nomme
trismus quand il se borne aux muscles des mâchoires, *em-
prosthotonos* quand il attaque particulièrement les muscles qui
déterminent l'animal à se porter en avant, *opisthotonos* lorsqu'il
réside dans le dos et les lombes, et *pleurosthotonos* lorsqu'il
n'intéresse qu'un côté. Mais rarement la contraction tétanique
se borne à la partie primitivement attaquée ; presque toujours
elle devient générale, et alors, le plus ordinairement, elle
commence par les mâchoires ou l'encolure, puis gagne le dos,
les lombes, l'abdomen et enfin les membres. L'animal alors ne
peut plus marcher ; il est raide comme une barre de fer, et
n'exécute aucun mouvement.

Le trisme, en rapprochant les mâchoires, empêche l'animal
d'ouvrir la bouche, et s'il parvient avec beaucoup de difficulté
à y introduire des alimens, il ne les mâche point, ou ne les
mâche qu'imparfaitement ; les muscles temporaux et masseters
ont une dureté ou une tension considérable. Cette affection est
toujours fort grave, puisque, empêchant les animaux de manger,
elle les ferait périr d'inanition si elle durait long-temps. L'em-
prosthotonos se voit rarement isolé ; mais on l'observe dans le
tétanos général, et l'on a remarqué que les muscles de l'encolure se contractent le plus souvent avant ceux de l'arrière-
main. L'opisthotonos est plus commun; l'animal qui s'en trouve
affecté marche avec peine, et traîne les membres de derrière,
qu'il ne peut parvenir à porter en avant ; la colonne vertébrale
se vousse, et les muscles sus-spinaux sont d'une dureté extraordinaire, ainsi que les extenseurs des membres et de la queue;
cette dernière est portée en haut, comme chez le cheval an-
glaisé. Enfin le pleurostothonos est fort rare, si même on l'a
jamais rencontré seul chez les animaux.

On a aussi divisé le tétanos en essentiel et traumatique. Le
premier est celui qu'on ne sait à quelle cause précise rapporter. Le second se manifeste à la suite des plaies. Mais on ignore

quelle est la cause ou plutôt la condition organique à laquelle se rattache la manifestation de l'un et de l'autre.

Tous les animaux domestiques peuvent être atteints du tétanos; mais il n'est pas également commun chez tous. L'ordre suivant lequel on paraît pouvoir les ranger, eu égard à la fréquence de la maladie, est celui-ci : âne, mulet, cheval, chien, mouton et bœuf. Le bœuf n'y est guère sujet qu'à la suite de la castration. On le voit assez souvent chez les béliers à la suite de ce mode d'émasculation, et chez les chiens de chasse qu'on fait coucher exposés aux courans d'air.

Causes. Le tétanos s'observe surtout dans les climats chauds, pendant les grandes chaleurs, et là où les animaux sont sous l'influence d'un froid humide alternant avec une chaleur brûlante.

Ses causes sont nombreuses et variées, puisque tout ce qui peut déterminer une vive irritation, soit à l'intérieur, soit à l'extérieur, peut aussi léser l'appareil nerveux. Quelques unes ne sont que présumées, tandis que d'autres sont reconnues par l'expérience; mais nulle part elles n'ont encore été suffisamment développées, que nous sachions du moins, pour répandre assez de lumières sur le sujet, et conduire à une bonne méthode de traitement. On voit le tétanos dans les localités basses et humides, et dans celles où les animaux sont exposés dans les pâturages quand il règne des vents frais, sans doute à cause des abondantes transpirations qui peuvent être brusquement supprimées, comme lorsqu'on expose les chevaux aux intempéries du soir et de la nuit, immédiatement après que la perspiration cutanée a été très-excitée par le travail, durant la chaleur du jour. L'exposition au grand froid peut aussi le déterminer, surtout si le sujet est dans un état pléthorique, ou s'il existe à l'un des viscères abdominaux quelqu'une de ces irritations qui échappent si souvent à nos investigations. Il en est de même de l'immersion dans une eau très-froide, le corps étant couvert de sueur, et de l'exposition à l'air, à la suite des orages et des pluies froides qui succèdent à une vive chaleur, principalement à l'égard d'un animal atteint d'une blessure grave. A Strasbourg, où le tétanos n'est pas rare, on l'attribue à l'effet de l'eau des puits, froide et crue, dont on abreuve les chevaux, et autres causes générales. L'effet du froid et de l'humidité sur des sujets dont les pores sont ouverts, et dont la peau est chaude et transpirante, est donc au premier rang des causes de l'affection; mais ce ne sont pas les seules; combien d'autres aussi peuvent la développer! Les irritations violentes et continues de l'estomac, encore peu étudiées dans les animaux, celles des intestins et des autres viscères abdominaux, les alimens altérés et devenus excitans au point d'irriter violemment les voies digestives, les superpurgations, lorsqu'elles déterminent une très-vive irritation inflammatoire des intestins, les blessures graves et beaucoup de causes traumatiques sont dans ce cas. Dans cette dernière série on doit comprendre, durant les guerres, les plaies d'armes à feu, à cause de la commotion produite sur l'organisme par l'explosion de la poudre et la force avec laquelle le boulet et la balle sont lancés, le tiraillement des fibres lésées par les corps vulnérans, et la forte attrition de celles qui les environnent; les grandes plaies contuses, profondes, calleuses, celles qui renferment un foyer purulent, qui sont situées dans des parties très-sensibles, ou dont la suppuration est subitement intervertie; le déchirement des fibres tendineuses, musculaires, et des nerfs, par de gros projectiles; la lésion, la déchirure, par toute autre cause, des parties tendineuses et aponévrotiques; des piqûres qui ne se ferment qu'à l'extérieur; la piqûre ou la blessure de plusieurs nerfs, leur contusion violente, leur ligature, leur section imparfaite; certaines caries des os, la trop forte cautérisation qu'on leur applique, et la présence d'une esquille qui pique, tiraille les fibres charnues ou quelques filets nerveux; la présence de tout corps étranger présentant des aspérités ou étant d'un volume considérable, ayant un effet semblable à celui des esquilles; l'impression de l'air ou du froid sur les plaies, ce qui occasione le refoulement de la matière morbide sécrétée, ou irrite les houppes nerveuses dont elles sont garnies; certains abcès intérieurs dont le pus ne peut s'échapper au dehors; le défaut des incisions nécessaires afin d'agrandir les plaies accompagnées de contusions étendues et profondes, d'où résulte l'épanchement des sucs devenus âcres et irritans par la nature de la blessure, la résorption et toutes les autres causes connues d'éréthisme; les fractures avec fracas, avec dilacération considérable des parties molles. On a vu le tétanos se manifester à la suite d'un clou de rue qui avait pénétré jusqu'au petit sésamoïde, après des plaies à la nuque et entre les oreilles causées par un licol mal façonné. Ainsi, toutes les lésions traumatiques peuvent être comprises au nombre des causes de l'affection, soit qu'elles compriment quelques nerfs, soit que, les mettant à découvert, elles les exposent à l'influence délétère du froid, de l'humidité, des corps étrangers irritans.

Nous ne devons pas omettre de dire que le tétanos peut survenir dans toutes les périodes de la plaie et du champignon après la castration. Certains chevaux y sont plus exposés que d'autres. Les courans d'air froid et vif, et l'immersion, peuvent en être la cause. Tandis que la plaie est en suppuration, ce travail, si favorable et si nécessaire dans cette circonstance, étant interrompu, il survient une métastase d'irritation, qui peut donner lieu au développement de l'affection. A un dépôt

de remonte qui s'est trouvé momentanément établi au Bec,
département de l'Eure, on fit le même jour la castration à
vingt-quatre chevaux ; ils prirent ensuite tous les jours quatre
bains froids dans un bassin dont l'eau vient de fontaines souter-
raines très-froides ; ces bains avaient lieu matin et soir, avant
et après la promenade. Sur ces vingt-quatre chevaux, seize
périrent du tétanos, du dixième au quinzième jour. En 1703,
à Rennes, un cheval fut coupé à testicule découvert ; on le fit
courir jusqu'à ce qu'il fût en sueur, et dans cet état on le fit
plonger dans la Villaine ; la sueur et le bain froid furent réitérés trois fois, et le cheval fut saisi d'un tétanos complet dont
il périt. Il était destiné à être sacrifié, on n'avait en vue que de
faire une expérience. On voit souvent le tétanos à Saint-Domingue, surtout à l'approche des pluies de septembre et de
mai. Les Américains châtrent par le feu les chevaux et les mulets ; mais le tétanos y est si fréquent, que les animaux sauvés
de la castration y doublent, dit-on, de prix. Les taureaux,
dans lesquels on arrête l'hémorrhagie du cordon par un simple
caustique, n'en sont pas exempts dans ce pays. M. Gélin,
qui y a exercé l'art vétérinaire, assure que le tétanos n'est
jamais venu aux animaux dans lesquels il a fait l'opération par les casseaux, sans comprendre la tunique vaginale. Loir a vu le tétanos en Egypte, à la suite de la castration du cheval et du cochon. Un médecin fait observer
qu'il faut ne se servir du bistouri qu'avec la plus grande
circonspection dans la zone torride, et que souvent c'est la
ligature des vaisseaux qui occasione les grands accidens et
le tétanos.

Symptômes. Bien que les symptômes précurseurs du tétanos
soient obscurs et n'offrent pas de caractères bien tranchés, le
vétérinaire exercé peut en prévoir l'invasion prochaine, quand
il observe de la raideur à la nuque, une certaine difficulté dans
les mouvemens de l'encolure, un embarras dans la déglutition,
de la gêne dans les mouvemens de la langue et dans ceux de
la mâchoire inférieure et de la déglutition ; il acquiert une présomption affirmative de plus, s'il s'aperçoit d'une contraction
permanente, soit d'un muscle, soit d'un plan musculeux, et tous
ses doutes cessent si alors la marche de l'affection devient rapide. Dans ce cas, tous les symptômes se développent et gran-
dissent bientôt ; les muscles de la tête commencent à être tendus, incapables d'aucun mouvement, et deviennent de plus en
plus rigides ; la mâchoire inférieure se rapproche incessamment, et d'une manière sensible, de la supérieure ; l'union des
deux mâchoires est souvent si intime qu'aucune force ne peut
les desserrer : on les fracturerait plutôt. Alors l'animal est dans
l'impuissance absolue de prendre aucune nourriture ; il a l'o-
reille fixe, l'œil hagard, la pupille dilatée, la respiration labo-

rieuse, la poitrine oppressée, la langue épaisse et chargée; puis les muscles de l'encolure se raidissent successivement, particulièrement ceux de la partie antérieure; leur tension est souvent telle que la tête demeure fixe. En outre, les oreilles sont droites, soulevées, peu ou point flexibles; l'animal porte la tête plus haute qu'à l'ordinaire; elle est plus étendue sur l'encolure, qui est également relevée; les narines restent dans une dilatation constante; la respiration devient de plus en plus laborieuse, courte, fréquente, et la poitrine est comme comprimée par la tension des muscles; les muscles de l'œil sont en contraction, et cet organe, sans être rouge, est hagard, immobile, comme enfoncé dans l'orbite; la troisième paupière recouvre par instans une partie de la cornée, vers le grand angle; le cou, que l'animal remue peu, est allongé, élevé, voûté en contre-bas, et quelquefois comme tordu. A leur tour, les muscles du dos et des lombes s'entreprennent, et ne sont pas moins violemment tendus; la raideur générale s'avance à grands pas, la locomotion est très-difficile. L'influence de la contraction permanente n'épargne pas non plus les muscles de l'abdomen; cette région est alors tendue, resserrée sur elle-même; le flanc devient cordé et considérablement raide. Les muscles des membres se raidissent enfin; le tétanos est alors général, et toute la machine éprouve une tension et une raideur plus ou moins intense; la queue est raide, un peu soulevée, surtout dans les chevaux écourtés ou anglaisés, et quelquefois dans un mouvement continuel; les membres restent très-écartés, et sont susceptibles de bien peu de motilité, surtout les postérieurs, toujours plus ou moins éloignés du centre de gravité; les pieds paraissent comme cloués à terre; l'animal ne peut se coucher, et s'il parvient parfois à se remuer un peu, il le fait tout d'une pièce, en courant le risque de se laisser tomber. Si on le force de cheminer, on remarque aisément l'extrême difficulté de ses mouvemens locomoteurs; il ne fléchit pas les articulations, surtout celles des membres postérieurs, qu'il porte en dehors. Si, pour le déplacer, on le frappe sur la croupe, on remarque des sortes d'accès, et bientôt après des sueurs abondantes et chaudes; l'animal trépigne quand on veut le contraindre à forcer son allure, il tombe même. La maladie continuant à faire des progrès, le sujet s'affaiblit, tant par l'effet de ce qu'il éprouve, que parce qu'il ne peut pas prendre d'alimens, et aussi parce que la respiration ne pouvant s'exécuter que d'une manière incomplète, l'hématose ne se fait pas bien. L'animal finit par tomber raide comme une masse, soit quelques instans avant la mort, soit qu'il reste encore en vie pendant quelques momens. S'il ne meurt pas de suite, on voit les membres tellement raides que ceux qui se trouvent en dessus n'appuient pas sur le sol. Vers l'approche des derniers momens, le pouls devient petit, fréquent, irrégulier, intermittent; des sueurs froides et copieuses se manifestent, et la mort ne tarde pas à arriver.

Ainsi, et le plus ordinairement, le tétanos commence par affecter les muscles de la tête, ensuite ceux de l'encolure, du tronc et des membres, jusqu'à ce que l'affection soit générale; mais cette marche n'est pas constante. Quelquefois le tétanos commence par les muscles abdominaux, puis se continue en avant, et lorsqu'il est déclaré, la partie qui en est le siége est dans un état de tension insurmontable. Lorsqu'il est général, la raideur est de même générale, et les muscles sont plus apparens et mieux dessinés que dans l'état naturel; ils sont durs, fermes, douloureux, et lorsqu'on explore les parties, l'excitabilité générale paraît être considérable, et d'autant plus augmentée que l'animal est naturellement plus irritable.

Quel que soit le mode de développement du tétanos, la mastication et la déglutition sont d'autant plus promptement empêchées, que presque toujours la rigidité commence par les muscles des mâchoires; l'animal cherche bien à manger et à boire, mais il ne le peut; lorsque les mâchoires sont peu serrées, il parvient encore quelquefois à introduire un peu de fourrage dans la bouche, mais il ne peut pas le mâcher, et il le rejette en le laissant tomber : il y a salivation dans ce cas, et quelquefois dans d'autres. La sortie des excrémens est supprimée dès que l'abdomen devient tendu ; ce n'est qu'à l'aide des lavemens qu'il sort quelques crottins ; les urines sont rares et colorées; la peau est aride et chaude ; le pouls est accéléré, dur, serré, nerveux. L'animal est comme hébété, il paraît en proie aux sensations les plus douloureuses, et semble être quelquefois hors de lui-même. A tous ces symptômes se joignent quelquefois des palpitations très-vives et des battemens de flancs très-violens, qui prennent de distance en distance, quelquefois coup sur coup, et toujours sans règle.

Tel est en général le tableau que présentent le cheval, l'âne et le mulet, sur lesquels le tétanos s'est développé. Il offre peu de symptômes particuliers dans les bêtes à laine, seulement il paraît sévir particulièrement sur les plus jeunes, dont il fait périr une partie. Les agneaux qu'il frappe sont pris de mouvemens involontaires, surtout aux membres et à la tête; les membres se contournent et restent dans cet état plus ou moins longtemps, ou même ne se redressent plus; la tête est agitée et se retire en arrière; ces jeunes animaux ne tètent plus, et l'on ne peut leur faire avaler du lait, ni aucun autre aliment, à cause du resserrement des mâchoires. Chez le chien on a observé la gueule remplie de bave écumeuse, les yeux larmoyans, les pupilles dilatées, les conjonctives fortement injectées, le cou contracté spasmodiquement, d'une raideur excessive, l'épine voussée et très-sensible, les membres tendus et raides, le pouls

petit et accéléré, la raucité de la voix, le resserrement des mâchoires.

Quand le tétanos est la suite de la castration, la suppuration
cesse lorsqu'il est près de se déclarer ; les reins se raidissent ,
les oreilles se dressent, la pression de la main ne les fait plus
fléchir ; la queue éprouve une espèce d'extension ; on voit se
manifester par degrés la contraction des mâchoires et des autres parties. Les animaux irritables y sont le plus exposés.
Voyez CASTRATION. Il est rare que la castration des agneaux
soit suivie d'accidens ; cependant le tétanos se voit quelquefois
chez les plus vigoureux d'entre eux. On observe alors que ,
pendant l'opération , ils sont dans un état convulsif ou de contraction, et que , lorsqu'ils se relèvent et que les mâchoires
sont serrées , ils restent dans cet état, qui est bientôt suivi des
autres phénomènes du tétanos.

Phénomènes cadavériques. A l'époque où nous publiâmes
notre première édition , on n'avait point encore procédé d'une
manière méthodique à l'autopsie des animaux victimes du tétanos. Nous recommandions alors à ceux qui en trouveraient
l'occasion , d'explorer le canal rachidien , le cerveau , le muscle et le système nerveux. Nos vœux ont été exaucés. On doit à
MM. Leblanc et Gellé des ouvertures de cadavres faites avec le
plus grand soin.

Les observations de M. Leblanc ont été faites cinq heures
après la mort de l'animal. Le système musculaire était décoloré. Dans la plupart des interstices musculaires de l'encolure ,
du dos , des lombes, de la croupe et des côtes , il y avait des
sortes d'ecchymoses ; on trouvait épanchée une substance gé-
latiniforme, rouge en majeure partie et citrine autour de la
partie rouge ; on aurait dit que les muscles , pendant leur contraction permanente, avaient exprimé du sang, qui s'était ainsi
séparé en partie cruorique et en partie incolore ; ces hémorrhagies interstitielles se voyaient surtout de chaque côté des
apophyses épineuses du rachis. Les viscères thoraciques et abdominaux étaient à peu près dans l'état normal. Le sang était
liquide , même dans le cœur et les gros vaisseaux ; les vaisseaux de l'encéphale et de la moelle épinière étaient très-injec-
tés. Le canal rachidien contenait une grande quantité de tissu
graisseux ; le liquide céphalo-rachidien n'était pas plus abondant que dans l'état normal. La substance du cerveau et du
cervelet était ferme , pointillée en rouge ; la moelle était aussi
très-ferme dans deux points opposés ; au niveau de la cinquième vertèbre cervicale, il y avait un ramollissement, de la
longueur du corps de la vertèbre , et qui intéressait les deux
tiers supérieurs de l'épaisseur du prolongement rachidien ;
l'autre correspondait aux quatrième , cinquième et sixième
vertèbres dorsales ; ici la presque totalité de la moelle était

lésée ; il n'y avait guère qu'une couche d'une demi-ligne d'épaisseur à la partie inférieure qui eût conservé sa densité ordinaire. Dans les deux régions, la portion la plus ramollie était
vers le point central : c'était une bouillie d'un blanc sale. Les
nerfs qui émanaient de ces régions ramollies ne paraissaient pas
malades. C'était vers les points correspondans aux ramollissemens, que les ecchymoses citées plus haut étaient le plus
abondantes.

Les indications fournies par M. Gellé sont plus explicites encore. Le cheval était mort du tétanos après la castration. Système musculaire ayant la couleur de chairs lavées, sans consistance, et facile à déchirer. Epanchement de sérosité sanguinolente dans l'abdomen ; injection du péritoine, des mésentères
et de l'épiploon. A partir de la portion du cordon spermatique
où avaient été placés les billots, et remontant vers la région
lombaire, en suivant ce cordon, il existait des traces d'inflammation, manifestées par la rougeur ; les rameaux nerveux
étaient rouges et infiltrés, de petites pétéchies noires étaient
parsemées sur les diverses parties de ces cordons, mais elles
se montraient sous la forme de larges plaques pointillées et
noires aux régions sous-lombaires et iliaques : la séreuse enlevée, on reconnut qu'elles consistaient en un épanchement
sanguin sous-séreux, communiquant à des ramifications vasculaires de capillaires injectés. Les reins étaient phlogosés,
ainsi que la vessie, et le foie gorgé de sang, le sac gauche de
l'estomac ulcéré, le sac droit injecté et pointillé en rouge ;
l'intestin parsemé d'injections ramiformes nombreuses, le cœcum et le colon pointillés de rouge ; le poumon hépatisé, le
cœur décoloré, sans consistance, la surface de sa partie veineuse d'un rouge foncé, l'enveloppe des nerfs pneumogastriques
colorée en rouge de distance en distance ; tout le faisceau inférieur de la moelle épinière, surtout du côté gauche, était
ramolli, et la substance blanche était pointillée ; la grise était
plus rouge et plus fortement pointillée, avec des traces rouges
disséminées ; toute la moelle épinière était donc ramollie, mais
d'une manière moins sensible à la région cervicale qu'à la portion lombaire et sacrée, où elle ressemblait à du fromage de
Brie ramolli, où elle était sans consistance, et se déchirait au
moindre attouchement. Les racines qui partent du faisceau inférieur étaient colorées en rouge jaunâtre ; les supérieures ne
paraissaient pas altérées. Le cerveau était ramolli et pointillé
de rouge, ainsi que le cervelet.

Déjà, auparavant, M. Gellé, avait été témoin, à Alfort,
d'une ouverture de cheval mort du tétanos, chez lequel on
avait rencontré le nerf trisplanchnique gorgé de sang noir qui
avait rompu les parois des vaisseaux et s'était épanché dans le
tissu cellulaire unissant entre eux les filamens du nerf ; le

plexus solaire présentait aussi des traces d'hémorrhagie, de même que les plexus lombaire et sacré; mais ici l'extravasation n'existait que partiellement, et formait plusieurs ecchymoses, dont les plus apparentes existaient à la sortie des nerfs du canal rachidien. Le plexus brachial présentait les mêmes lésions que les deux précédens, mais à un degré moins marqué. On n'examina ni la moelle épinière ni le cerveau.

Plus tard, ayant eu encore l'occasion d'ouvrir un autre cheval, qui avait également succombé au tétanos, après la castration, il trouva, dans le rachis, au lieu de la graisse qui s'y rencontre ordinairement, une matière jaune rougeâtre, tremblante comme de la gelée, et entourée de sang noir, liquide. La moelle avait perdu de sa consistance; le ramollissement était plus sensible dans la substance grise, mais il était égal aux faces supérieure et inférieure; les racines des nerfs rachidiens n'étaient pas ramollies, mais les inférieures avaient toutes une teinte jaune, au lieu de la couleur blanche des supérieures.

Nous disions aussi dans notre première édition : on sait bien que les effets les plus palpables du tétanos se passent dans les muscles; mais est-ce une raison suffisante pour être autorisé à admettre que le siége de l'affection réside exclusivement dans le système musculaire ? On sent toute la timidité que l'on doit avoir, toute l'hésitation qu'on doit apporter, quand on se hasarde à exposer quelques idées sur un sujet aussi peu éclairci; cependant, si une fois l'on arrivait à cette connaissance, que les altérations des muscles, des nerfs, de la moelle épinière et de ses membranes, ainsi que du cerveau, sont les seules qui appartiennent au tétanos, on pourrait aussi arriver à cette conclusion, qu'il y a toujours un état morbide idiopathique ou sympathique à l'origine du nerf qui se distribue aux muscles contractés. D'après ces données, il y aurait, dans le tétanos, affection primitive ou secondaire d'une partie du système nerveux, puis affection secondaire des muscles, souvent affection primitive de l'estomac, des intestins, de la peau, ou de tout autre organe qui agit sur le système nerveux, enfin, extension telle de l'affection de ce système, que la mort en soit le plus souvent la suite. Nous ne nous énonçons, on le remarquera, que sous la forme dubitative; c'est tout ce qu'il est permis de faire en attendant que de nouvelles recherches viennent dissiper toute obscurité.

Aujourd'hui nous pouvons être moins timides. Nous pouvons dire hardiment, avec M. Gellé, que le tétanos consiste en une irritation inflammatoire du système cérébro-spinal, avec ramollissement de la moelle épinière, phénomènes plus spécialement marqués sur la région inférieure de cette moelle, et particulièrement sur les racines des nerfs qui partent de ce ai sceau inférieur, ou nerfs locomoteurs. Comme M. Gellé l'a

fait, et comme nous l'avions hasardé autrefois, on peut dire
que l'irritation part, en cas de tétanos traumatique, des ramifications nerveuses situées à la plaie, et dans le tétanos essentiel, celui par exemple qui tient à un refroidissement subit de
la peau extérieure ou intérieure, des mêmes ramifications cutanées ou viscérales. Mais nous pensons aussi qu'il peut quelquefois dépendre d'une affection directe du centre nerveux,
comme dans le cas de vives douleurs causées par une opération, et que l'état des muscles, leur décoloration, leur peu de
consistance, n'est qu'un phénomène consécutif, comme aussi
les symptômes de gastro-entérite, d'hépatite, etc. Nous ne
concluons cependant pas de là que tout soit dit en ce qui concerne
le tétanos, car nous savons que les mêmes lésions de la moelle
épinière se voient dans la paraplégie, d'où nous devons inférer
qu'il y a encore quelque chose qu'on ne sait pas, puisqu'un
même désordre pathologique ne saurait produire deux effets
aussi directement opposés que la paralysie et le tétanos. Mais
on est évidemment sur la bonne voie, et il importe d'autant
plus aux vétérinaires d'y persévérer, qu'ils pourraient fournir,
sous ce point de vue, de précieux renseignemens à la médecine
humaine, qui n'a point, à beaucoup près, autant d'occasions,
ni les mêmes facilités qu'eux pour faire des observations d'a-
natomie pathologique sur les tétaniques, qui surtout n'est pas,
comme eux, maîtresse de les varier pour ainsi dire à son gré.

Pronostic. Le pronostic est généralement fâcheux ; il l'est
d'autant plus qu'en supposant le système musculaire seulement
attaqué et les organes intérieurs dans un état d'intégrité parfaite, l'animal n'en est pas moins dans l'impuissance de prendre aucune nourriture ; il s'ensuit qu'il ne tarde pas à périr
d'inanition. Il éprouve le sentiment de la faim, il fait même
des efforts inutiles pour saisir quelque peu des alimens qui lui
sont offerts, il éprouve les tourmens les plus aigus de ne le
pouvoir faire, tombe et meurt dans cet état pénible. Lorsque
la maladie a son siége dans le dos et les lombes, et qu'elle s'é-
tend peu aux parties environnantes, elle est moins dangereuse
que dans les autres cas ; c'est même le seul cas où l'on puisse,
avec beaucoup de soins, en espérer la guérison, parce que le
malade peut manger et prendre les médicamens convenables.
Le tétanos universel est de tous le plus redoutable ; il est infiniment rare que l'on obtienne alors quelque succès dans le traitement. L'excessif rapprochement des mâchoires est du plus
mauvais augure, de même qu'un pouls intermittent, vacillant,
vermiculaire. Le défaut de chaleur à la peau et des sueurs
froides annoncent une terminaison fatale et prochaine. C'est
un signe assez favorable si le pouls demeure régulier et la
peau chaude, si le ventre devient libre, et si l'on peut introduire des breuvages. C'est encore un bon augure si une trans-

piration abondante et générale succède à la sécheresse de la peau.

Traitement. Volpi pense que le tétanos peut être accompagné de la diathèse du stimulus, comme de celle du contre-stimulus, que néanmoins ce dernier cas est le plus rare; que la saignée et les contre-stimulans doivent être opposés à la diathèse du stimulus, et le camphre, à la dose de quatre gros à une once par jour, ainsi que les autres stimulans, à la diathèse du contre-stimulus. Selon cet auteur, le tétanos traumatique, étant accompagné de la diathèse du stimulus, doit être attaqué par les débilitans, tels que la saignée, le régime, etc. Ainsi voilà deux traitemens opposés pour combattre la même maladie; car, quelle qu'en soit la cause, les caractères en sont les mêmes. Cependant, il y a des maréchaux qui réussissent en saignant ce qu'ils appellent jusqu'à blanc, et Volpi lui-même dit avoir guéri plusieurs chevaux tétaniques par la saignée. On ne peut d'ailleurs qu'approuver ce qu'il dit du traitement du tétanos qui est dû à la lésion d'un nerf : il faut, dit-il, commencer par couper complètement le nerf blessé; en effet, on ne peut rien faire de mieux, dans ce cas, que d'achever la division des nerfs qui ne sont qu'entamés. Il reste ensuite à faire usage des topiques narcotiques, pour calmer les douleurs trop vives qui peuvent avoir lieu.

Quoi qu'il en soit, et d'après les opinions diverses émises jusqu'à ce jour au sujet du traitement du tétanos, il ne nous paraît pas qu'on se soit assez occupé de l'étude philosophique de l'étiologie d'une affection aussi grave et si souvent funeste; cependant la thérapeutique doit varier suivant les causes et l'état de la circulation. Le premier objet du vétérinaire doit être de calmer la souffrance, en détruisant la cause de l'irritation nerveuse; c'est dire que les saignées abondantes doivent être employées d'abord, toutes les fois qu'un pouls plein, dur et accéléré indique un état pléthorique ou une irritation profonde. On se réduit aux saignées locales pratiquées aux endroits souffrans, ou bien on les combine avec les générales, quand l'abdomen tout entier ou quelques uns de ses organes sont irrités. On s'en tient aux premières quand le pouls et un état de débilité générale contre-indiquent les grandes évacuations sanguines, bien qu'il existe une irritation connue dans quelques points de l'organisme. Les saignées générales, larges et fréquentes, ont été employées avec succès par M. Olivier, dans deux cas de tétanos général sur un âne et sur un mulet. MM. Riss, Dehan et Gellé en ont aussi constaté l'efficacité, et M. Valeix s'est bien trouvé d'avoir, en vingt jours, pratiqué à un cheval onze saignées de six livres chacune.

Nous n'avons pas malheureusement la ressource des bains tièdes, si utiles pour diminuer la tension musculaire et la rigidité de la peau, et favoriser la transpiration ; on est arrêté par la difficulté de les employer pour les grands animaux, et par la dépense qui en résulterait pour tenter une cure si incertaine ; on n'y supplée qu'imparfaitement par les fumigations de vapeurs aqueuses. Il ne faut pas néanmoins négliger ce dernier moyen, et tandis qu'on le met en usage, nous pensons qu'il est avantageux d'y associer des affusions d'eau froide sur le rachis, en en versant sur cette partie plusieurs seaux de suite pendant un quart d'heure ou une demi-heure, et recommençant après quelques momens de repos ; après quoi le malade doit être bien essuyé, bien séché, bien bouchonné, et tenu bien couvert, dans un lieu chaud où l'air puisse circuler. Ce procédé peut n'être pas sans efficacité dans la circonstance où le pouls est plein, et dans celle où l'encéphale paraît menacé ou affecté d'une congestion sanguine. On peut aussi employer des douches d'eau tiède, qu'on applique, à l'aide d'une canule divergente, sur toutes les parties affectées. On a conseillé encore le bain de fumier, c'est-à-dire d'ouvrir une fosse suffisamment profonde, d'y entrer le cheval jusqu'au poitrail ou plus haut, de l'emplir et de la recouvrir de fumier chaud, jusqu'à ce que la croupe, le dos et une partie du cou soient bien couverts, et de laisser l'animal en cet état plus ou moins de temps. Ce moyen serait bon sans doute pour exciter la transpiration ; mais, en le proposant, on n'a pas assez réfléchi aux difficultés d'exécution. Comment en effet obtenir autant d'un cheval qui peut à peine se remuer, sans s'exposer à le tourmenter cruellement, et à lui faire ainsi plus de mal que le bain ne pourrait lui faire de bien ? Comment ensuite le garantir, en le retirant de là, de la funeste influence de la transition brusque de température ? Il est si important de ne contrarier en rien les animaux ! C'est même pour cela qu'il faut éviter scrupuleusement de leur pincer le nez, les oreilles, de les frapper, et tout ce qui peut les tourmenter d'une manière quelconque.

S'il est possible, sans tomber dans ces inconvéniens, d'introduire quelque chose par la bouche, il ne faut pas négliger les potions calmantes composées de corps mucilagineux et huileux, telles que les décoctions de racine de mauve ou de guimauve, de capsules de pavot, de graine de lin, une huile douce quelconque combinée avec l'opium, la teinture anodyne, etc. Dans ces circonstances, les mâchoires étant serrées, il est indispensable d'avoir une longue canule, que l'on pousse jusqu'au pharynx, et qui sert à transmettre dans l'œsophage les diverses substances, soit médicamenteuses, soit alimentaires, que l'on se propose d'injecter. Le méat inférieur des fosses nasales correspondant directement avec la gorge, il est aussi possible, à l'aide d'une bouteille, de faire prendre les liquides par le nez ; nous nous sommes servi avec avantage de ce moyen dans plusieurs maladies où il était impossible de faire parvenir les breuvages à l'estomac par le passage ordinaire. Au surplus, on a toujours la ressource de les administrer en lavemens; l'effet en est moins prononcé sans doute, mais il ne faut rien négliger de ce qui peut concourir au but qu'on se propose. Les lavemens émolliens presque froids conviennent dans la période d'irritation, lorsque la constipation persiste et que la turgescence sanguine a été détruite; on peut rendre ce genre de moyens plus actif en y ajoutant une demi-once à une once d'hydrochlorate d'ammoniaque (sel ammoniac), et le double de sous-carbonate de potasse (sel de tartre). Les évacuations qui doivent en résulter peuvent soulager le malade.

Dans le cas de plaies livides qui ont cessé de suppurer, on conseille d'appliquer une pommade composée de parties égales d'onguent mercuriel double et de baume d'Arceus, le tout fortement animé de cantharides en poudre. Ce traitement, dit-on, entretient une abondante sécrétion purulente, et détermine un point d'irritation spéciale qui diminue celle des parties centrales du système nerveux. Ce conseil peut devenir dangereux; car si c'est le tétanos qui a fait tarir la suppuration de la plaie, c'est vainement qu'on tourmente celle-ci par des irritans; non seulement on ne parvient pas, par ce moyen, à diminuer l'irritation des centres nerveux, mais on s'expose à l'accroître. Or, c'est tout au plus dans les cas où la plaie se serait desséchée et aurait pris l'aspect livide avant l'invasion des accidens tétaniques, qu'il pourrait devenir utile de chercher à y rappeler la suppuration. On peut en dire autant de cette autre méthode, si l'on ne peut rétablir la suppuration arrêtée, d'établir des points de dérivation aux environs des plaies qui ne suppurent plus, comme, par exemple, dans le cas de castration, où il est très-difficile et même dangereux de rappeler la suppuration dans la partie, à cause de la surexcitation qu'on y produirait, et qui pourrait faire naître des accidens ultérieurs. C'est dans cette circonstance que l'on prescrit d'avoir recours aux sétons et aux vésicatoires aux fesses, tandis qu'on applique en même temps les autres moyens de traitement; à peu de chose près peut-être, les inconvéniens sont les mêmes. Pour le dire en passant, puisque l'occasion s'en présente, on préviendrait toujours le tétanos à la suite de la castration, si l'on s'attachait à entretenir la transpiration et la suppuration. D'abord, la castration à testicules découverts étant moins sujette à occasioner la maladie, l'on doit préférer cette méthode, ne faire l'opération que dans une saison tempérée, et ne prescrire le bain et les douches d'eau froide qu'avec la plus grande réserve. La promenade au pas convient une ou deux fois par jour; on peut donner des lavemens émolliens; mais les douches d'eau tiède même ne doivent pas s'étendre trop loin sur les parties environnantes, de peur qu'il n'en ré-

sulte des accidens par le refroidissement. S'il survient quelque
agitation, quelque défaut de souplesse dans les parties qu'on
a nommées, on redouble d'attention, on tient l'animal enveloppé d'une ample couverture, on lui fait prendre des breuvages tièdes d'infusion de fleur de sureau, ou bien on pousse
doucement dans la bouche avec une seringue; on rend les lavemens laxatifs, et l'on frotte l'intérieur des plaies et le dehors du scrotum avec des adoucissans. Quelquefois la raideur des reins persiste dans le cheval pendant plusieurs
mois; elle se dissipe peu à peu moyennant les soins qui ont été
recommandés. Il convient de rejeter les médicamens trop actifs, puisqu'on a remarqué que les animaux qu'on a le moins
tourmentés par les drogues sont ceux qui guérissent le plus facilement.

Si le tétanos existe aux lombes, ce sont les mêmes moyens,
ceux du traitement général, qu'il convient d'employer.

Lors de blessures faites par des projectiles lancés par la
poudre, il faut agrandir convenablement les plaies, surtout
lorsqu'elles sont profondes et qu'il y a des parties aponévrotiques déchirées; sans cette précaution prise en temps opportun, il survient gonflement, tension, irritation, et enfin tétanos.
La dilatation des plaies contuses, en offrant un couloir à la sécrétion qui découle des parties dilacérées, n'est pas moins nécessaire pour prévenir de graves accidens. Il est également important de soustraire ces sortes de plaies au contact de l'air, qui
dessèche et racornit les fibres, irrite les expansions nerveuses
et intervertit la suppuration. On doit aussi extraire le plus tôt
possible les esquilles d'os et les corps étrangers dont la présence
irrite les plaies, et ne pas négliger d'en favoriser la suppuration par un traitement antiphlogistique local et même général,
selon l'occurrence.

Dans tous les cas, il est nécessaire de persister long-temps
dans l'usage des moyens dont on a fait choix, et jusqu'à guérison complète, s'il est possible de l'obtenir, l'expérience ayant
prouvé qu'en les cessant trop tôt, l'affection se rétablit avec
une nouvelle intensité. Quand on a été assez heureux pour
réussir, ce qui est bien rare, on remet peu à peu l'animal à un
travail léger; mais il ne faut pas perdre de vue que la convalescence est longue et difficile, et qu'en raison de cela, les animaux demandent beaucoup de ménagemens et une nourriture
saine. Il serait superflu de s'engager dans un traitement dispendieux à l'égard des animaux attaqués d'un tétanos universel,
nous avons déjà fait voir que leur état n'offrait pas d'espérance;
on ne doit s'en occuper que dans la vue d'enrichir l'art du résultat de quelques expériences.

Le tétanos des bêtes à laine n'exige pas de méthode curative
particulière; il suffit seulement de modifier celle que nous ve-

nons d'exposer, pour la rendre applicable à l'espèce de ces animaux. Mais nous ne pouvons concevoir comment on peut écrire sérieusement que les bergers préviennent le tétanos qui suit quelquefois la castration des agneaux, en leur passant le doigt dans la bouche et en les faisant mâchonner un peu. On serait bien étonné si nous nommions celui qui a soutenu ce préjugé sans fondement.

Si du traitement général nous descendons aux moyens particuliers, nous avons à examiner les principaux de ceux qui ont été proposés et tentés avec des succès divers, et ceux qu'on pourrait essayer encore.

Parmi les premiers de ces moyens, l'opium est en première ligne. On l'ordonne sous forme de laudanum, et plus souvent sous celle d'extrait gommeux, à la dose de quelques grains, dans des décoctions de racine de guimauve ou de tête de pavot, et l'on en continue l'usage. On a sûrement calculé les effets de ce médicament sur l'homme quand on l'a prescrit à si petite dose, et en disant qu'en en donnant davantage à la fois on pourrait faire périr les animaux ; mais on n'a pas réfléchi que l'opium ne présente pas ce danger dans le cheval et les autres herbivores, en général peu sensibles à son action narcotique et même délétère, dont leur système nerveux n'est que peu affecté. Aussi les Anglais, plus hardis que nous, sans être plus habiles, donnent-ils en une seule fois trois onces de teinture d'opium associée à l'éther sulfurique, l'eau-de-vie et l'ail ; ils vont même jusqu'à répéter le breuvage, s'ils en obtiennent le plus léger soulagement, et ils n'hésitent pas à avancer qu'on peut doubler les doses sans aucun danger : ils en secondent l'effet avec l'huile volatile de térébenthine en frictions et en lavemens.

Blind prétendait sauver à Strasbourg la moitié de ses malades en leur administrant en lavemens, dans deux litres d'eau nitrée, quinze grammes (demi-once) de laudanum ou d'opium, avec un peu de manne ; et en opiat, toutes les trois ou quatre heures, jour et nuit, trente-huit décagrammes (un gros) d'opium, autant de camphre, le double de nitrate de potasse (sel de nitre), et trente grammes (une once) d'oxymel simple. En mars 1816, on traita, aux infirmeries de l'école royale vétérinaire de Lyon, un cheval sur lequel le tétanos commença par les parties inférieures du corps ; on lui donna successivement des lavemens émolliens camphrés et nitrés, d'autres lavemens où l'on ajouta l'opium à la dose d'un gros, et ensuite des tisanes de valériane où l'on ajoutait une once de camphre, autant d'opium et une once et demie de térébenthine, indépendamment des autres moyens auxiliaires : l'animal guérit. Un mulet fut sauvé, à la même école, d'un tétanos essentiel qui existait depuis trois jours, par la saignée, la racine de valériane, le camphre et l'opium à fortes doses, et des frictions générales d'huile camphrée. Nous signalons comme digne de remarque la guérison, opérée aussi à l'école de Lyon, d'un tétanos général, dit essentiel, qui affectait un âne de huit à neuf ans; cette cure a encore cela de particulier, qu'elle fut obtenue par des médicamens indigènes, la belladonne et les têtes de pavot. A l'école d'Alfort, on a tenté l'injection de l'acétate de morphine dans les veines de deux chevaux affectés de tétanos; mais cette expérience n'a pas été suivie de succès. M. Goirand avait souvent traité le tétanos dans le mulet, et avait rarement réussi, lorsqu'il lui vint dans l'idée de faire sur tout le trajet de la colonne vertébrale une sorte d'embrocation avec de la lie de vin presque bouillante, d'envelopper le corps avec une couverture de laine préalablement échauffée, de pratiquer une ou plusieurs saignées, suivant l'indication; d'administrer à l'intérieur des opiats composés de poudre de valériane et de camphre, et enfin de faire de fréquentes fumigations émollientes sous le ventre. M. Goirand assure que ce traitement a été plusieurs fois couronné d'un plein succès. Les purgatifs, secondés par l'application des vésicatoires le long de la colonne vertébrale, paraissent avoir réussi plusieurs fois à M. Dick. En 1822, l'école de Lyon a rendu à la santé deux mulets attaqués de tétanos par l'impression du froid, l'un du quinzième au seizième jour, l'autre du vingt-neuvième au trentième jour, par la saignée, les fortes décoctions de douce-amère servant de véhicule à l'opium, au camphre et au nitre, les deux premiers préalablement dissous dans l'opium. M. Olivier obtint la guérison d'un âne affecté de tétanos général par les saignées répétées, les lavemens émolliens, les bains de vapeurs de même nature et l'emploi des couvertures, l'amputation de la queue, non suivie de cautérisation, une friction sèche avec le camphre en poudre sur la colonne vertébrale, à partir du garrot jusqu'aux reins, après avoir fait sur chaque côté de cette partie seize incisions d'un pouce de longueur et d'une ligne de profondeur, espacées d'un demi-pouce. M. Prevost employa, dans le traitement d'un cheval atteint de tétanos causé par un arrêt de transpiration, les saignées, les setons au poitrail, les bains de vapeurs, les onctions d'huile d'olive tiède sur la tête et l'encolure, les lavemens d'infusion de valériane servent de véhicule à l'opium et au camphre, les bouchonnemens, douze ventouses sur la tête, dix sur l'encolure, vingt sur la colonne vertébrale, toutes scarifiées et recouvertes d'onguent vésicatoire. M. Philippe a mis en usage la saignée, les setons animés avec l'onguent vésicatoire au poitrail et aux fesses, les lavemens émolliens, les fumigations émollientes sous les narines, chez deux chevaux affectés de tétanos après la castration. M. Leroy a employé avec succès, sur un cheval, les saignées, les breuvages et les embrocations émollientes sur les reins. Une méthode curative plus simple a réussi à plusieurs vétérinaires. M. Sanitas a obtenu du succès, sur un âne et un cheval, des saignées copieuses au début, des lavemens émolliens, des fumigations de même nature, des douches d'eau émolliente tiède sur le dos et les reins. M. Riss a sauvé un cheval affecté de tétanos général, causé par une chute de l'animal dans l'eau, son corps étant en sueur, par les saignées, les lavemens émolliens et les fumigations de même nature. M. Dehan a guéri par les saignées copieuses et réitérées au début, les fumigations émollientes sous l'abdomen et les lavemens d'eau de savon. M. Taffanel a guéri un cheval tétanique par la castration, et M. Hygon en a vu un autre, chez lequel le tétanos avait paru après la cicatrisation d'une plaie située à la pointe de l'épaule gauche, se rétablir par l'apparition d'une tumeur à l'épaule droite. M. Olivier a sauvé un mulet affecté de tétanos général, attribué à l'application d'une ortie sur l'articulation coxo-fémorale, par de petites saignées répétées, l'amputation de la queue, les bains de vapeur sous le ventre, suivis de bouchonnemens et de l'application de couvertures sur le corps, les lavemens d'infusion de coquelicot servant de véhicule à l'opium, au camphre, au nitre, ou simplement émolliens, et l'extraction du morceau de cuir qui constituait l'ortie. On doit à M. Charlot une observation de tétanos vermineux, sur un cheval, guéri par les saignées, les embrocations émollientes à l'encolure, les potions de valériane, de camphre et de nitre, les breuvages de gratiole, d'aloès et d'huile empyreumatique. L'école d'Alfort a guéri un cheval atteint de tétanos sans trisme par les vésicatoires placés aux parties latérales et postérieures des cuisses, l'administration de breuvages réitérés, composés d'une petite dose d'aloès et de camphre, et la cautérisation d'une fistule de l'un des cordons testiculaires dont il était affecté. Enfin M. Vatel a dû la guérison du tétanos, sur un cheval blessé au pied par un clou de rue, à des saignés copieuses au début, et à la cautérisation prompte de la plaie fistuleuse du pied malade.

Nous avons insisté sur l'opium, parce que c'est le médicament le plus accrédité contre le tétanos des animaux, et celui sur lequel on fonde le plus d'espérances. Cependant nous l'avons vu échouer dans bien des circonstances; mais ce n'est pas une raison de le rejeter dans le traitement d'une maladie qu'il est si rarement possible de guérir; seulement il faut être très-circonspect dans son emploi lorsque le tétanos est caractérisé par un grand abattement des forces vitales, de même que dans les circonstances où les forces sont très-exaltées, où la turgescence sanguine est prédominante. Dans le premier cas il pourrait augmenter la prostration , et dans le second il pourrait accroître encore la stimulation et entretenir le mal, au lieu de l'apaiser. Employé avec les précautions convenables , même à fortes doses , dans les circonstances où il est indiqué , on doit d'autant plus le conserver, qu'on n'a pas jusque actuellement de substances médicamenteuses meilleures à y substituer ; mais on ne doit l'administrer qu'après les saignées , et il faut s'en abstenir quand il existe une phlegmasie aiguë de l'estomac.

Après l'opium vient le camphre , dont la puissance médicinale est si peu facile à déterminer. On l'administre ici comme calmant et antispasmodique , et il paraît que la qualité stimulante , même irritante, qu'on lui reconnaît , se borne, quand il n'est pas donné à hautes doses , à une impression légère sur la surface gastrique , sans produire d'effets généraux , à moins que la sensibilité de l'estomac ne soit exaltée : il importe toujours de s'en abstenir dans ce cas. A des doses élevées , les effets de cette substance sont moins réduits ; ils peuvent même devenir généraux , se faire sentir au cerveau, et y déterminer une congestion sanguine. D'après cela , le camphre ne nous paraît convenir que dans le cas où l'abolition des forces et la lenteur de la circulation accompagnent le développement du tétanos.

L'emploi de l'opium dans le traitement de cette trop funeste maladie a été enseigné aux vétérinaires par la médecine humaine , et ce n'est pas le seul emprunt que nous pourrions lui faire dans une circonstance aussi difficile. Le musc est peut-être de tous les antispasmodiques celui dont l'action est la plus active et la plus efficace : il est bien à regretter que le prix en soit aussi élevé , car nous croyons qu'on pourrait en obtenir , dans le tétanos des animaux , le même succès que Fournier-Pescay eu a retiré dans celui de l'homme. Cette substance serait même préférable à l'opium, en ce qu'elle a le précieux avantage de calmer sans provoquer le narcotisme. L'infusion d'arnica , animée de quelques gouttes d'eau de Luce ou d'ammoniaque caustique, pourrait convenir , comme antispasmodique et diaphorétique , après que la turgescence sanguine aurait cédé aux saignées , ou bien chez des sujets abattus , asthéniques , à cause des sueurs abondantes qui peuvent en suivre l'usage. Ces sueurs, on pourrait les provoquer encore en administrant l'ammoniaque liquide. Dernièrement Hutchinson parvint , en très-peu de temps, à guérir du tétanos un homme épileptique d'environ trente ans , avec l'huile volatile de térébenthine. Il fit d'abord une saignée de trente onces, administra quinze grains de protochlorure de mercure (calomélas) , avec deux grains d'opium , donna en outre un lavement purgatif, avec addition d'une once d'huile de térébenthine , et appliqua un large vésicatoire entre les épaules. Le lavement ne produisit aucun effet. Huit heures après, les symptômes s'étaient aggravés ; il ordonna alors de faire prendre au malade, toutes les deux heures, par la bouche, une demi-once d'huile de térébenthine dans de l'eau de gruau. Le lendemain matin le malade ne souffrait plus ; il pouvait à volonté écarter les mâchoires, et la raideur du corps avait disparu. Il avait pris dans cet intervalle deux onces d'huile de térébenthine, par demi-onces. Après la seconde le spasme avait commencé à diminuer, et le médicament à agir comme purgatif. Quelques heures après, le malade était complétement guéri. Voilà un beau sujet d'expériences à tenter sur les animaux.

Enfin la médecine humaine paraît obtenir des avantages du tartrate de potasse et d'antimoine administré à dose réfractée, dans une boisson émolliente. En effet, ce médicament évacue lentement, sans fatiguer l'estomac, et détermine une légère diaphorèse favorable ; rien n'empêche, à l'égard des animaux, de le combiner avec les autres moyens, et de l'administrer en breuvage par le nez, si les mâchoires sont trop serrées pour permettre d'agir autrement.

THÉORIE. Partie spéculative de la science médicale, à l'aide de laquelle on se rend compte de la formation des maladies, des phénomènes qu'elles présentent ou produisent, et des moyens nécessaires pour les combattre. La théorie doit être basée sur l'observation des faits, sur l'étude approfondie des fonctions des organes, des dérangemens pathologiques, et des caractères anatomiques que leurs lésions peuvent présenter, et sur tout ce qui peut éclairer la science des maladies. Les faits ne doivent pas être adoptés sans distinction, car s'il en est de positifs, il en est aussi de douteux et même d'improbables ; il en est surtout de si incomplets qu'on n'en peut rien conclure, et d'autres si évidemment recueillis sous la préoccupation de quelque théorie favorite, qu'ils doivent inspirer une grande défiance. On ne doit compter que sur les principes déduits de faits complets, et portant le cachet d'une observation consciencieuse, qui s'annonce n'avoir pas été accomplie à travers le prisme d'une doctrine quelconque. On ne doit admettre les seconds que provisoirement, et ne regarder que comme provisoires les principes qu'on en déduit ; quant aux troisièmes, il faut les rejeter : autrement ce serait s'engager dans de mauvaises théories, qui pourraient entraîner de grands abus après elles. Autant une théorie saine et régulière est sage et utile, autant sont dangereuses celles qui sont fautives, ou qui ne reposent que sur des conjectures hasardées, des explications gratuites ou des suppositions fausses. Une bonne théorie est surtout nécessaire et indispensable à ceux qui débutent dans la carrière de la pratique, pour leur faciliter l'intelligence et la

connaissance des maladies , et en mieux graver dans leur tête
les divers phénomènes. Quant à la différence qui existe entre la
théorie et la pratique , et à la liaison qui doit avoir lieu entre
l'une et l'autre , *voyez* PRATIQUE.

THÉRAPEUTIQUE. Cette partie de la science médicale , relative au traitement des maladies , doit être basée sur l'observation et l'expérience, et reposer , d'une part, et principalement,
sur la connaissance de la nature et du siége des maladies ,
d'autre part , et secondairement , sur les modifications déduites
de la considération des causes, de la marche, de la durée ,
des complications , etc. On divise la thérapeutique en *générale*,
selon qu'elle enseigne les règles à suivre dans le traitement des
maladies considérées en général ; *spéciale* , selon qu'elle indique les règles à suivre dans le traitement de chaque maladie
en particulier ; et *clinique* , selon qu'elle est relative à chaque
animal malade en particulier. Bien que des maladies légères ,
et même graves peut-être , puissent guérir quelquefois sans le
secours d'aucun traitement , l'utilité de la thérapeutique n'en
est pas moins incontestable dans la grande majorité des cas.
Elle doit surtout être active dans les maladies graves , elle doit
même être appliquée avec toute l'énergie dont elle est susceptible dans les maladies désespérées ; car abandonner un animal malade alors qu'on l'a condamné, sous prétexte qu'on ne peut
le sauver , c'est tomber dans un découragement déplorable , et
renoncer aux chances incertaines que pourrait avoir une expérience nouvelle , dont la connaissance du résultat peut devenir fort utile pour la suite. On ne guérit pas toujours sans
doute , cela est même impossible , car l'art n'est pas comme la
nature , qui peut tout sans l'art , tandis que l'art ne peut rien
sans elle. Aussi , que d'obstacles n'apportent pas , sur un tel
sujet , les modifications nombreuses qui s'opèrent en pathologie ! On est effrayé quand on songe aux conséquences que
pourrait avoir une erreur , quand il est question de préceptes
thérapeutiques. Il ne suffit pas d'étudier la nature , le siége ,
les caractères des maladies , et ce qu'elles produisent , il faut
encore raisonner les moyens de les combattre , chercher quelque chose de positif dans l'action de ces moyens , les découvrir dans les élémens de l'hygiène , de la matière médicale ,
de la pharmacologie, etc. : ce n'est qu'ainsi qu'on peut espérer
de parvenir à rétablir les parties malades dans leurs conditions
premières. Il ne s'agit pas seulement de recueillir et de grou-
per des symptômes , mais il faut observer ces symptômes , et
tous les phénomènes qui peuvent s'y joindre , pour arriver à la
lésion qui les produit , et découvrir l'altération organique dont
ils sont l'expression. Si la thérapeutique peut quelque chose ,
c'est principalement au commencement ou au début des maladies , ou tout au plus dans le développement de leur pemier

période ; car, plus tard, l'application ou l'administration des médicamens peut être sans effet avantageux. Que peuvent en effet les agens thérapeutiques contre des tissus organiques qui sont endurcis, changés de forme, de couleur, de nature, etc., qui sont, en un mot, méconnaissables ? En supposant qu'on parvienne à connaître les lésions qui constituent les maladies, il ne suffit pas encore de choisir les remèdes propres à les guérir, il faut encore s'occuper de l'action physiologique de ces remèdes, et des effets immédiats que leur administration doit provoquer ; il faut en quelque sorte prévoir leur pouvoir sur les organes ou les appareils organiques, ainsi que l'action qu'ils exercent sur l'organisme général, action qui peut les rendre propres à combattre tel ou tel état maladif, et à détruire les causes qui entretiennent cet état. Il importe donc de bien connaître cette action, d'en estimer la force, d'en étudier le caractère, d'apprécier la portée de sa puissance, sa durée, en un mot d'être au fait de toutes les modifications, de tous les changemens qu'elle est capable de produire. Au surplus, pour traiter convenablement de la thérapeutique, il faudrait tracer ici le tableau des maladies, en exposer la nature, faire connaître les lésions qui les développent, les montrer, en un mot, tout entières, sous toutes les formes, sous tous les rapports, et leur opposer un choix de remèdes dont l'emploi soit justifié par leur action première, par les changemens organiques qu'ils vont produire. C'est malheureusement ce qu'il ne nous est pas possible de faire dans un article dont l'étendue doit être nécessairement très-limitée. Contentons-nous donc de dire, en thèse générale, que, dans quelque maladie que ce soit, le premier précepte thérapeutique à suivre, est d'écarter les causes qui ont produit celle-ci, ou qui l'entretiennent. Tout scolastique que puisse paraître ce précepte, il n'en est pas moins de la plus haute importance ; car, comment combattre avec succès une maladie par les moyens les plus rationnels et les plus puissans, si l'agent qui l'a fait naître vient la renouveler sans cesse ?

THROMBUS. Sous ce nom, ou sous celui de *mal de saignée*, on désigne une lésion quelquefois assez grave, qui résulte d'une plaie faite à une veine, et s'observe assez fréquemment à la suite de la saignée. Lorsqu'on veut préciser davantage la définition, on voit que plusieurs états pathologiques fort différens les uns des autres ont été réunis sous le nom collectif de thrombus. Ce terme ne devrait être, à la rigueur, employé que pour désigner une tuméfaction occasionée par l'épanchement du sang veineux dans le tissu cellulaire sous-cutané qui entoure le vaisseau dont on a fait l'ouverture. Mais on l'a étendu abusivement à plusieurs autres états morbides qui peuvent, en effet, succéder à cette extravasation, comme l'inflammation des parties entourantes, et celle de la veine elle-même. De-là vient que quelques auteurs, Godine, par exemple, ont défini le thrombus, une tumeur phlegmoneuse formée par le sang épanché dans le tissu cellulaire sous-cutané. Mais, outre qu'un phlegmon n'existe pas toujours, quand on l'observe, il a toujours été consécutif. Le véritable thrombus n'est en réalité qu'une forte ecchymose. Cependant, après avoir établi ces distinctions, nous n'en réunirons pas moins dans un même article l'histoire de tous les accidens qui, après l'extravasation du sang dans la saignée, peuvent dépendre d'un état pathologique survenu aux parties voisines.

Certaines veines, telles que les saphènes, les cubitales et les sous-cutanées thoraciques, sont plus exposées que les autres au thrombus, quoique la saignée y soit bien faite et bien arrêtée. La saignée à la veine de l'éperon est même presque toujours suivie de cet accident, qui là n'offre rien de dangereux, et qu'on pourrait y abandonner aux soins de la nature, mais qu'une compression légère et de quelques heures, avec la sangle ou le surfaix, guérit rapidement. La saignée aux veines des ars produit souvent aussi cet effet, qui disparaît également sans les secours de l'art. Mais il n'en est malheureusement pas de même du thrombus qui survient à la jugulaire qu'on a ouverte avec la flamme : de tous ceux qu'on connaît, celui qui se manifeste autour de cette veine est le plus dangereux ; il est aussi le plus fréquent chez le cheval, parce que c'est ordinairement sur la jugulaire qu'on pratique la phlébotomie dans les individus de son espèce. Les didactyles sont peu exposés au thrombus, ou du moins cette affection n'est jamais grave chez eux, et disparaît par les seules ressources de la nature.

Le thrombus qu'on appelle simple, c'est-à-dire, celui qui n'est point accompagné de phlébite, présente des phénomènes différens suivant qu'il se manifeste ou immédiatement après la saignée, ou après un certain laps de temps.

Le thrombus qui se montre immédiatement après la saignée n'est pas toujours du fait de l'opérateur ; il peut cependant résulter quelquefois de la maladresse de celui qui a pratiqué la phlébotomie, ou de la mauvaise confection de l'instrument dont il s'est servi. Si, par exemple, lorsqu'il s'agit de saignées sur un vaisseau grêle, appuyé sur une base solide, on emploie une flamme trop longue, et qu'on frappe trop fort, on détermine un thrombus, parce qu'on perce le vaisseau de part en part ; alors, en faisant la compression pour déterminer la sortie du sang, ce liquide s'échappe, non seulement par l'ouverture qui répond à la peau, mais encore par l'ouverture diamétralement opposée à celle-ci ; de sorte que le sang sorti par cette autre ouverture ne pouvant être évacué au dehors, se répand dans le tissu cellulaire environnant, qu'il remplit et distend. Le rédacteur du Recueil de médecine vétérinaire prati-

que pense néanmoins qu'il serait peut être inexact de dire
qu'il se forme alors nécessairement un thrombus ; un bon nombre de dissections des jugulaires où la saignée avait été pratiquée depuis plus ou moins long-temps, lui ont démontré que,
dans près de la moitié de ces saignées, la paroi profonde de la
veine avait été ouverte vis-à-vis l'incision de la paroi externe :
seulement l'ouverture avait été faite moins largement qu'à cette
dernière ; aucune lésion indiquant qu'il y avait eu thrombus
à la suite de ces saignées n'existait.

D'autres causes peuvent déterminer le trhombus. Telles sont
la trop petite ouverture des tégumens, qui rend la saignée ba-
veuse, l'abondance du tissu adipeux sous-cutané, le déplacement de la peau au-devant de la veine, et par conséquent le
défaut de parallélisme entre ces parties. Le même accident peut
encore survenir si, en mettant l'épingle et la ligature, on soulève et tiraille la peau pendant un certain temps ; alors l'ouverture du vaisseau reste béante, et le même effet a lieu, comme
dans les circonstances précédentes.

Un épanchement de sang peut aussi naître de la blessure
d'une artère avoisinante ; mais alors le thrombus n'est plus
qu'un épiphénomène, et il s'agit d'un tout autre accident, dont
nous avons parlé à l'article PIQURE.

Les causes qui peuvent faire naître le thrombus quelque
temps après la saignée, sont tout-à-fait étrangères à l'opérateur
et au fait de l'opération, et la plus ordinaire est le frottement
exercé sur la piqûre. Le cheval nouvellement saigné se frotte
volontiers le lieu de l'opération sur les corps qu'il rencontre,
surtout si l'on n'y prend pas garde, parce que l'épingle et le
lien le gênent et déterminent une démangeaison locale d'autant plus intense que l'on a serré plus fortement. Aussi l'animal
cherche-t-il à se gratter avec le membre postérieur correspondant, ou contre l'auge, le refend de la stalle, etc. ; quelquefois
même il casse ses longes, tant il est ardent à se procurer le
moyen de se soulager du prurit en se grattant. C'est principalement ce qui arrive aux chevaux affectés de maladies cutanées, telles que les dartres et la gale, ou à ceux de trait qu'on
fait travailler trop tôt après la saignée, le collier occasionant
alors une compression qui est exercée sur la jugulaire avant
que la cicatrisation ait acquis assez de solidité. Une imprudence
fort ordinaire dans les campagnes, et qui amène fréquemment
des résultats fâcheux, est celle de lâcher les chevaux dans les
pâturages, même dans ceux qui sont plantés, le jour même
qu'on leur a ouvert la veine. Un cheval mal attaché au ratelier,
après l'opération, ou attaché trop long, baisse la tête ou l'é-
tend de côté pour saisir le fourrage ; dans ces positions forcées,
le sang qui jaillit de la veine n'ayant pas d'issue, à cause de
la suture de la peau par l'épingle, s'épanche dans le tissu cel-

lulaire. Une auge trop creuse, dont le bord supérieur porte sur la trachée-artère, produit le même effet. Un cheval qu'on attelle avec un collier court et étroit, avec une bricole trop haute, qui comprime la trachée et rouvre la saignée avant ou après une cicatrisation imparfaite du vaisseau, y est particulièrement exposé. Enfin M. Renault croit que l'accident peut tenir, dans beaucoup de cas, au défaut de plasticité du sang, qui n'est point assez riche en fibrine pour opérer une cicatrisation prompte et solide de l'ouverture faite au vaisseau par la flamme.

C'est à la suite de cette série de causes que le thrombus est souvent suivi et compliqué de l'inflammation partielle du vaisseau, surtout si, en fermant la saignée, on a compris maladroitement les bords de l'ouverture faite au conduit veineux avec ceux de l'ouverture des tégumens, ou si l'endroit de la saignée a reçu des coups, éprouvé des contusions, des dilacérations, ou s'il a été accidentellement blessé d'une manière quelconque.

Dans tous les cas, et ainsi qu'il a été dit, le sang qui sort du vaisseau sans s'évacuer au dehors, s'extravase dans le tissu cellulaire environnant, dans les aréoles duquel il s'infiltre. S'il n'est pas résorbé, ou s'il ne l'est qu'en partie, il devient un corps étranger dont la présence appelle l'irritation et l'inflammation dans les parties molles; de là résulte une série de phénomènes, qu'il importe de faire connaître plus en détail.

Considéré dans son principe, le thrombus se présente sous la forme d'une tumeur molle, circonscrite, arrondie ou demi-sphérique, sans chaleur ni douleur bien prononcées, œdémateuse d'abord, et présentant ensuite une sorte de fluctuation. Quelquefois elle s'étend davantage, et à mesure qu'on l'explore en s'éloignant du point de la saignée, on sent un peu plus de dureté, et la fluctuation cesse de se faire remarquer. Mais plus tard, et quelquefois assez promptement, la tuméfaction prend de l'accroissement et de l'étendue; à mesure qu'elle augmente, elle devient dure, rénitente, prend l'apparence du phlegmon, et conserve cet état phlegmoneux plus ou moins de temps, jusqu'à ce qu'elle prenne une direction vers une terminaison quelconque. Pendant ces progrès, il y a de la douleur quand on explore, et la température de la partie est élevée; la tuméfaction s'étend en remontant le long du trajet de la veine blessée, et gagne l'encolure; la gouttière de la jugulaire disparaît supérieurement, et cette excavation se remplit; l'engorgement continue à monter, soulève la parotide, s'étend même dans l'auge, se propage quelquefois jusqu'à l'articulation temporo-maxillaire, jusqu'aux veines faciales et glosso-faciales, et même jusqu'au pourtour de l'oreille. Mais il est à remarquer que l'engorgement ne s'étend presque jamais beaucoup au dessus de l'endroit de la solution de continuité faite à la veine, et que ce qu'on observe immédiatement au dessous est de la même nature que celui qui entoure toute espèce de blessure, quel qu'en soit le siége; cependant nous ne croyons pas impossible que le thrombus s'étende inférieurement du côté du cœur, et même quelquefois jusque auprès de l'insertion de la jugulaire dans le thorax. Dans la circonstance opposée, lorsque le thrombus s'est beaucoup étendu par en haut, le mouvement des mâchoires est gêné, et cette gêne porte quelquefois l'animal à refuser les alimens qui lui sont offerts; l'encolure est quelquefois raide, et si l'inflammation devient considérable et fort douloureuse , il y a un peu de tristesse et d'abattement. Il arrive encore quelquefois que l'engorgement inflammatoire s'enfonce de dehors en dedans, derrière la trachée-artère, la comprime même plus ou moins, interrompt la circulation, devient énorme , occupe tout le côté de l'encolure, même le côté opposé en partie , et peut amener la mort, par suite du développement de la gangrène , mais non par suffocation, comme on l'a dit. En effet, si l'homme le plus robuste , en comprimant de toute sa force la trachée vers l'endroit où l'on saigne ordinairement , ne peut resserrer ce canal au point d'empêcher entièrement la respiration, comment serait-il possible qu'un liquide épanché dans le tissu cellulaire, quelle que fût la consistance qu'il pût acquérir, quelle que fût la résistance qu'on lui supposât , fût dans le cas d'être mis en parallèle avec la force que nous venons d'indiquer , et pût comprimer cette même trachée au point d'occasioner la suffocation ?

Ce n'est pas dans le principe que l'engorgement inflammatoire se propage sous la parotide , sous l'auge , etc. ; lorsque cela a lieu, le mal n'est plus aussi récent , et presque toujours alors il est compliqué de phlébite , souvent d'ulcération et de suppuration dans l'intérieur de la veine. Au moment où la phlébite se développe, une excitation locale sûrement douloureuse porte l'animal à se gratter, ce qui augmente encore , quand on n'y met pas d'obstacle , l'intensité du mouvement inflammatoire. Quelquefois les bords de la plaie se désunissent ; il s'échappe dans ce cas du sang altéré , ou de la sanie, qui finit par être mêlée de pus et par se convertir en pus. D'autres fois il ne sort rien de la plaie; le sang a cessé de couler , l'épanchement a été arrêté par la résistance résultant de la présence du sang sorti du vaisseau, résistance qui s'oppose aussi à la circulation dans la veine. Alors le liquide arrêté se coagule , un caillot se forme; mais, par l'effet de l'état inflammatoire porté à un haut degré, et par suite de l'ulcération dont l'intérieur de la veine est le siége, ce caillot ne s'attache pas aux parois veineuses, il reste isolé ; le sang qui le compose s'altère , se liquéfie ; et au bout d'un certain délai, si la cause continue à agir, il arrive que l'effort que le sang continue à exercer peut devenir suffisant pour déplacer le caillot et renouveler l'hémorrhagie. Ce renouvellement est même assez fréquent, il a lieu principalement pendant la mastication. Si l'ulcération continue à s'étendre, on a beau avoir arrêté l'hémorrhagie par un moyen quelconque, un nouveau caillot se forme à la vérité; mais, à moins que ce ne soit dans une portion encore saine de la veine, il ne s'attache pas davantage aux parois veineuses que le premier, et par conséquent la guérison apparente, si elle a lieu, n'est pas plus prochaine que dans le premier cas. C'est parce que la veine s'enflamme qu'elle s'ulcère; si alors on l'abandonne à elle-même, elle peut finir par être frappée de gangrène dans une portion plus ou moins étendue de sa longueur; la portion morte tombe, entraînée par la suppuration, et l'hémorrhagie peut encore dans ce cas avoir lieu plus facilement. Toutes les fois que la veine est enflammée, le tissu cellulaire environnant s'engorge et s'enflamme de même, et il se forme une espèce de corde, souvent noueuse; la peau s'enflamme aussi quelquefois, et devient tendue et rénitente.

La dissection fait voir que, dans le cas de thrombus compliqué de phlébite, les parois veineuses, comme les autres tissus ainsi lésés, s'épaississent, deviennent d'un rouge foncé, approchant quelquefois du noir; qu'elles perdent leur souplesse, leur extensibilité, leur flaccidité naturelle, et qu'elles sont résistantes jusqu'au moment où elles commencent à se désorganiser, époque après laquelle elles deviennent plus faciles à déchirer que dans l'état normal. Le diamètre du vaisseau est aussi considérablement diminué, et souvent la jugulaire n'a plus un calibre aussi gros qu'une plume à écrire ordinaire; il est même des cas où elle s'oblitère. Dès l'instant que sa portion malade est frappée de mort, elle se détache de la partie non affectée, qui présente alors un volume plus grand; c'est pourquoi la nouvelle hémorrhagie qui a lieu très-souvent dans ce cas est beaucoup plus considérable, plus dangereuse, et plus difficile à arrêter que les précédentes. Enfin, il peut encore arriver que la veine continuant à se détruire à mesure qu'il s'en détache une partie, le nouveau caillot ne s'organise pas, ne s'attache pas, ou qu'il se forme des caillots dans des divisions veineuses éloignées de l'origine de la jugulaire, et que ces divisions finissent par s'enflammer elles-mêmes, par donner lieu à de semblables phénomènes, jusque dans les portions qui pénètrent dans le crâne. L'animal, alors, après avoir souffert long-temps par suite des hémorrhagies qu'il a éprouvées et de la sévérité du régime auquel il a été soumis, peut périr, ne fût-ce que d'une perte considérable de sang, lorsqu'elle a lieu à une époque où aucune espèce de secours ne peut être administrée.

Les modes de terminaison les plus ordinaires sont : la résolution, la suppuration ou les abcès, la gangrène, et le passage à l'état chronique.

La résolution n'est à espérer que dans le cas de thrombus récent, consistant en un simple épanchement sanguin dans le tissu cellulaire environnant la veine ; dans ce période, le vaisseau est encore sain, le cours du sang n'est pas intercepté, seulement l'ouverture a laissé échapper une certaine quantité de ce fluide, qui, n'ayant pas trouvé d'issue au dehors, est restée engagée dans les mailles du tissu cellulaire. La résolution s'obtient même assez facilement dans ce cas, quand elle est sollicitée dès le principe par les moyens convenables ; cependant cette terminaison avantageuse est quelquefois beaucoup plus longue et plus difficile à obtenir ; quelquefois même elle ne s'obtient pas, et la lésion résiste aux moyens les mieux indiqués et les plus énergiques.

Plus tard, la tumeur, qui était à peu près indolente dans le premier période, devient plus volumineuse, chaude, douloureuse, inflammatoire en un mot ; l'engorgement s'étend avec une certaine rapidité, surtout si une cause quelconque vient s'ajouter à celle qui a déterminé le thrombus. La suppuration alors a presque constamment lieu. Elle est heureuse quand le foyer est superficiel, qu'il se maintient dans ses limites, que la tumeur est circonscrite et éloignée de la parotide ; dans cette circonstance, il suffit souvent de seconder l'ouvrage de la nature pour que la guérison s'opère. La suppuration peut encore devenir efficace lorsque son foyer a peu d'étendue, et qu'il n'est pas fistuleux. Elle est ordinairement peu louable lorsqu'elle est longue à s'établir. Assez généralement c'est vers le huitième jour, mais quelquefois plus tard, qu'elle commence ; la plaie faite aux tégumens s'ouvre, un peu de pus sanguinolent s'en échappe, et si l'on comprime la tumeur, on détermine l'expulsion de la matière ; le sang extravasé qui s'est mêlé au pus a éprouvé un commencement de putréfaction, et il exhale une odeur très-fétide, qui se rapproche de celle de la carie. En agrandissant l'ouverture de la tumeur, et en renouvelant la compression sur sa circonférence, on peut déterminer l'expulsion de tout le pus et de tout le sang épanché et en état d'altération, de telle sorte que le foyer se trouve vide et ne présente plus qu'une plaie qui suppure peu, et dont il n'est pas impossible d'obtenir la cicatrisation. Mais à la suite d'un premier abcès ou foyer principal et primitif de suppuration autour du vaisseau, celui-ci se trouve dénudé, isolé ; le tissu cellulaire est détruit, et il se forme une fistule par laquelle le pus s'écoule. Si cette fistule est assez grande pour permettre l'introduction du doigt, ou si l'on débride, on reconnaît alors par le toucher un corps cylindroïde, résistant, libre, au milieu de l'excavation qui constitue le foyer purulent, et ce corps n'est

autre chose que la veine devenue résistante par suite de l'épaississement de ses parois, et moins volumineuse à cause du rétrécissement de son diamètre. Ce cas est très-dangereux et peut
même devenir incurable, surtout si au lieu d'une seule fistule
il s'en établit plusieurs; elles deviennent alors d'autant plus
nombreuses et plus graves que la tumeur est plus près de la
parotide, et que, dans le fond de ces conduits accidentels, il
se forme souvent des callosités, nouvelles complications qui
sont loin d'améliorer l'état des choses. Parmi les plus graves
de ces fistules, on compte celles qui remplacent en quelque
sorte la jugulaire oblitérée ou détruite; elles suivent ordinairement le trajet des divisions de cette veine, pénètrent dans la
parotide, se prolongent sous l'auge, et avec le temps se compliquent encore de clapiers.

La gangrène peut avoir lieu pendant les grandes chaleurs de
l'été, plutôt que dans les froids ou lorsque la température atmosphérique est modérée : elle se déclare lorsque le thrombus
est accompagné d'une inflammation très-intense qu'on a complètement négligée, et que l'on continue de faire travailler les
animaux, surtout avec le collier; elle peut aussi être le résultat
du frottement, des contusions répétées, d'un traitement inconsidéré, en un mot de toutes les circonstances capables d'exciter
une inflammation très-forte et un gonflement très-considérable.
Quand la gangrène doit arriver, l'animal souffre beaucoup auparavant; il est triste, abattu, ne mange point et tient la tête
basse; le thrombus fait des progrès rapides, et acquiert en peu
de temps un volume très-grand.

Quand l'inflammation occupe une grande étendue de la veine,
et qu'elle persiste long-temps à un faible degré, elle passe volontiers à l'état chronique; l'engorgement prend ce caractère,
et la suppuration n'a plus lieu. Ce mode de terminaison s'observe principalement dans les animaux d'une constitution lymphatique. L'élévation de la température disparaît, il n'y a plus
de douleur, l'engorgement subsiste, mais les parois de la veine
ne s'ulcèrent pas. L'hémorrhagie peut survenir d'un instant à
l'autre, et la guérison peut être tout aussi difficile à obtenir et
le danger tout aussi grand que quand la tumeur était à l'état
d'inflammation aiguë.

Ceux qui croient peut-être encore à la suffocation dans le cas
dont il s'agit l'accusent d'être une terminaison très-ordinaire
du thrombus, d'avoir lieu quand la tumeur presse la trachée-
artère et comprime le vaisseau, de n'être pas toujours le résultat du volume de la tumeur, et d'être quelquefois occasionée
par des thrombus qui paraissent petits à l'extérieur, bien qu'ils
soient profonds et situés derrière la trachée. Tous ces raisonnemens d'une vaine théorie mécanique sont à rayer de l'histoire
du thrombus; nous en avons ailleurs exposé la raison.

En général, on doit espérer la guérison quand le thrombus est peu considérable, et qu'il ne prend pas trop d'étendue ; mais lorsqu'il s'enflamme beaucoup et devient très-dur, qu'il attaque la parotide, et qu'il ne cède pas aux moyens mis en usage, le pronostic devient très-fâcheux ; il est même des cas où le thrombus peut devenir mortel. Quoi qu'il en soit, celui qui se montre immédiatement après l'ouverture du vaisseau constitue un état pathologique ordinairement peu grave, qui cède aux moyens convenables ; mais il y a plus de gravité si la paroi postérieure de la veine a été ouverte, surtout si une artère voisine a été en même temps blessée : la lésion profonde de la veine ou de l'artère exige alors une attention particulière.

Les moyens de prévenir toutes ces suites fâcheuses sont de traiter le thrombus comme il doit l'être dès son origine, et notamment d'en tenter la résolution, plus facile à obtenir dans le commencement qu'ensuite ; c'est d'ailleurs le mode de terminaison le plus constamment avantageux.

Le traitement curatif doit varier selon le période du thrombus, l'état pathologique où il se trouve, et les complications qui peuvent s'y joindre. Pour mettre de l'ordre et de la méthode dans ce que nous avons à en exposer, nous allons considérer le thrombus se formant en même temps que la saignée, immédiatement ou quelque temps après la saignée, la résolution n'ayant pas lieu, dans le cas d'hémorrhagie, dans le cas de fistule sans abcès, dans celui d'abcès avec ou sans fistule, et dans quelques cas où l'enlèvement de la tumeur paraît indiqué.

Si le thrombus apparaît pendant l'écoulement même du sang, lorsque le vaisseau est encore ouvert, il faut aussitôt arrêter la saignée, et appliquer des astringens, qui suffisent ordinairement pour donner au système absorbant la faculté de repousser et faire disparaître le peu de sang qui a eu le temps de s'infiltrer dans le tissu lamineux sous-cutané ; la résolution peut alors s'opérer.

Le thrombus qui suit immédiatement une saignée pratiquée sur une autre veine que la jugulaire donne rarement lieu à une tumeur considérable, et il suffit presque toujours, pour en provoquer la résolution, d'appliquer sur la partie une compresse médiocrement épaisse, imbibée d'une liqueur résolutive, et qui comprime légèrement le tissu cellulaire infiltré.

Il n'en est pas tout-à-fait de même quand le thrombus succède à une saignée faite à la jugulaire. Si c'est immédiatement après cette saignée, il faut se hâter de recourir aux réfrigérans simples ou combinés avec des résolutifs, suivant la circonstance. C'est ainsi que, dès qu'on s'aperçoit de l'apparition de la tumeur, on a recours à l'eau saturée d'hydrochlorate de soude (sel marin), ou acidulée avec le vinaigre, à celle dans laquelle on a fait fondre de la glace, ou simplement à l'eau de puits fraîchement tirée, que l'on jette de loin, pour qu'elle percute la partie et y fasse un effet analogue à celui des douches. Dans cette circonstance, l'action du froid a l'avantage de coaguler le sang dans les premières cellules du tissu lamineux, et d'empêcher son épanchement dans les cellules plus éloignées. On persiste dans l'emploi de ces moyens tant que la tumeur conserve un état approchant de l'œdème. On peut encore, pour les rendre plus actifs, faire dissoudre dans l'eau du nitrate de potasse (sel de nitre), du protosulfate de fer (couperose verte), ou de l'acétate de plomb (sel de saturne).

Mais on n'est pas toujours appelé au moment de l'accident, et le lendemain, même du soir au matin, il est trop tard de s'y prendre ainsi pour obtenir la résolution, parce qu'il y a déjà un commencement d'état inflammatoire; ou bien, le thrombus ne s'est pas manifesté aussitôt après la saignée, il a mis quelques jours à se développer graduellement; il est alors le plus souvent suivi de l'inflammation de la veine. Pour peu que l'extravasation sanguine soit considérable et étendue, que l'engorgement soit volumineux et sensible à l'exploration de la main, il ne faut pas hésiter à ouvrir, avec les précautions convenables, la jugulaire du côté opposé, et même à y réitérer la phlébotomie, si les circonstances le demandent. Il n'importe pas moins de mettre l'animal à l'usage, pour toute nourriture, des substances farineuses délayées dans l'eau, afin de diminuer le mouvement de la mâchoire, qui détermine toujours un surcroît d'irritation et d'engorgement, et qui favorise une hémorrhagie possible. On recouvre alors la tuméfaction d'un bandage matelassé, souvent humecté d'une décoction émolliente, ou l'on se contente des applications d'un onguent adoucissant, tel que le populéum ou le basilicum, que l'on emploie après avoir rasé la partie tuméfiée, ou bien encore on applique et on renouvelle des cataplasmes émolliens, afin de faire relâcher l'inflammation, de diminuer le gonflement, de le ramollir, et de favoriser, soit la résolution, si elle est encore possible, soit la suppuration ou la formation des abcès, s'il y a apparence qu'il s'en fasse. C'est dans ce cas qu'il peut devenir avantageux d'agrandir l'ouverture des tégumens, d'exprimer de manière à vider la tumeur; on a alors une plaie qui suppure peu, et si l'ouverture faite à la veine est fermée, il n'y a plus qu'à entretenir la propreté, à employer quelques émolliens; l'inflammation se calme, et la guérison s'opère. Dans le cas de thrombus récent, on peut même ne pas attendre l'époque de la suppuration pour vider le foyer; on peut quelquefois se permettre de déterminer la sortie du sang épanché; mais en général il est préférable d'attendre.

Quand la solution de continuité de la veine n'est pas réunie, on a trois procédés pour en obtenir la cicatrisation et s'opposer au renouvellement de l'hémorrhagie, la compression, le tamponnement et la ligature.

La compression n'est guère possible qu'à la veine sous-cutanée thoracique et à celles des membres, car, à la jugulaire, elle manque de point d'appui sur une base solide. On la pratique à l'aide d'une pelotte garnie d'étoupes imbibées d'une liqueur styptique, appliquée directement sur l'ouverture du vaisseau, recouverte d'une étoupade un peu ferme, le tout fixé par des bandes ou des surfaix, selon la place. Il est nécessaire de surveiller incessamment, de peur que les agens de la compression ne viennent à se déranger, et afin d'en observer les effets, d'en régler l'action, et d'être en mesure de remédier aux dérangemens qui pourraient survenir dans la disposition des pièces de l'appareil.

Le tamponnement ici est direct, et il a pour effet d'arrêter le sang, par la pression que les corps employés à cet effet exercent sur l'ouverture du vaisseau. Pour y procéder, il est préalablement nécessaire de fendre parallèlement à la gouttière de la jugulaire, de bas en haut, suivant la direction de la veine, jusqu'à la profondeur où elle se trouve, et d'appliquer sur l'endroit de l'ouverture qu'elle présente, pour déterminer la formation du caillot ou soutenir celui qui existe déjà, un gros bourdonnet dur, par dessus lequel on place des plumasseaux, de manière à remplir parfaitement l'excavation, et afin que les lèvres de la plaie, réunies par des points de suture, puissent exercer une compression suffisante. On laisse subsister, sans y toucher, cet appareil pendant deux ou trois jours au plus, suivant que la suppuration est plus ou moins abondante, et son produit odorant ou non; quand on veut refaire le pansement, on dénoue les fils de la suture, on ôte successivement l'étoupade, on laisse le bourdonnet appliqué sur la partie, on le maintient avec une main, tandis qu'avec l'autre on déplace les plumasseaux, on déterge, et enfin on place de nouvelles étoupes artistement arrangées, par dessus lesquelles on assemble les fils.

La ligature de la veine est un moyen d'autant plus rationnel, que le vaisseau se trouvant dans le cas d'être oblitéré ou détruit en partie, il n'y a pas à espérer que le cours du sang s'y rétablira; cependant, il ne faut pas se décider légèrement à cette opération, parce qu'elle exige des dissections, et qu'elle entraîne à sa suite une suppuration qui doit être longue; il ne faut même s'y déterminer que lorsqu'elle est jugée indispensable, soit pour mettre fin à une hémorrhagie considérable, que les autres moyens ne peuvent arrêter, soit pour en empêcher le renouvellement. Elle a pour effet de déterminer l'adhérence entre les parois internes de la veine, et il importe qu'elle soit exécutée sur une portion saine de celle-ci. Pour y procéder, on incise comme dans le cas précédent , on dissèque jusqu'à ce qu'on ait mis le vaisseau à découvert , on le détache et on l'isole , en passant par dessous la corne de chamois, qu'on fait aller et venir doucement suivant son trajet , et on le lie en deux endroits avec une soie double , savoir, deux ou trois doigts au dessus et autant au dessous du point de la division des parois de la veine , en commençant inférieurement. Nous avons dit , à l'article *Phlébite*, que quelques personnes coupent le vaisseau en travers , entre les deux ligatures ; ajoutons ici que cette précaution n'est pas utile , et qu'elle peut devenir nuisible ; car s'il arrivait par malheur que la ligature d'en haut coulât , ce qui peut arriver par l'effet du mouvement de la mâchoire , l'hémorrhagie se renouvellerait comme auparavant. Au reste , il n'est pas toujours facile , ni même possible , de pratiquer la ligature , parce que les tissus sont durs , tuméfiés , qu'ils ont acquis une épaisseur et un volume trop considérables, que tout est déplacé , et qu'on ne sait plus où trouver la veine; on ne peut donc la lier que lorsque le thrombus se trouve sur une partie basse de la jugulaire ou sur un autre vaisseau.

Mais la lésion qui nous occupe n'est pas toujours accompagnée d'hémorrhagie ; le vaisseau ouvert peut être obstrué par un caillot assez solide; ses parois peuvent s'oblitérer, les bords de l'ouverture peuvent se réunir, ou bien le gonflement inflammatoire peut devenir assez considérable pour que les tissus qui en sont le siége , par le volume et la fermeté qu'ils acquièrent , puissent eux-mêmes fermer cette ouverture , et s'opposer ainsi à l'écoulement du sang au dehors. Cela n'empêche pas toujours la tuméfaction de s'étendre d'une manière alarmante , alors même que les moyens les mieux indiqués ont été mis en usage sans amener de changemens avantageux. On a conseillé , dans ce cas , de mettre une pointe de feu dans l'ouverture de la saignée , disant que l'on peut même la dilater auparavant , en y pratiquant une incision longitudinale dans laquelle on porte le cautère suffisamment chauffé , et après cette cautérisation actuelle , de faire des onctions d'un onguent adoucissant , et d'y substituer ensuite un mélange de térébenthine et de deutochlorure de mercure (sublimé corrosif) en poudre. Quand , malgré cela , la tuméfaction ne diminue pas , qu'elle augmente , au contraire , et qu'elle acquiert de la dureté et du volume , on a encore donné le conseil d'employer quelques pointes de feu sur la tumeur , et même de la cautériser complétement , en commençant par en cerner la circonférence au moyen d'une ou deux raies de feu dans la même direction , et en continuant les pointes disséminées et multipliées suivant l'état de la partie malade ; on a même prescrit d'y faire ensuite l'application du mélange précédent , et de le rendre au besoin plus énergique par l'augmentation de la proportion du deutochlorure de mercure , assurant que ce traitement bien combiné détermine presque toujours la résolution de la tuméfaction , et que l'on est seulement obligé quelquefois , pour obtenir ce résultat , de renouveler l'application du mélange dont il s'agit. Enfin , on a prétendu aussi que cette même composition peut être avantageusement appliquée quand la tumeur tend à s'abcéder, qu'elle favorise la formation de l'abcès , entretient la suppuration , et hâte la fonte du thrombus. On peut ranger dans la même catégorie les vésicatoires , que quelques uns préfèrent comme moins actifs , et que d'autres , pour cette raison , regardent comme moins efficaces. Nous ne saurions , nous devons le dire , approuver ce mode de traitement perturbateur. D'abord la cautérisation avec le fer rouge , et surtout celle en raie simple ou en raies doubles , pratiquée autour de la tumeur , comme pour en borner et arrêter les progrès , ne produit pas l'effet attendu ; elle a pour résultat immédiat ou médiat , selon l'intensité du calorique transmis , des infiltrations et des engorgemens œdémateux , qui ajoutent encore aux accidens préexistans ; elle exalte l'inflammation établie , ou plutôt elle en développe une nouvelle , surajoutée à l'autre ; elle détermine quelquefois des abcès , qui ne se seraient pas formés sans cela , et qui aggravent toujours le mal. C'est ce dont il n'est pas permis de douter, quand on a fait l'expérience de ce moyen. Peut-être nous objectera-t-on que dans le principe la tumeur ne paraît pas évidemment inflammatoire , que la chaleur et la tumeur y sont peu manifestes ; mais alors, pourquoi faire précisément ce qu'il faut pour développer une véritable inflammation , ou plutôt pour augmenter et aggraver une inflammation encore peu intense , mais réelle , quand même elle serait latente ? N'avons-nous pas des moyens plus simples , plus faciles , plus rationnels et plus efficaces, à mettre en usage ? Tels sont ceux que nous avons premièrement indiqués. Le deutochlorure de mercure , associé à un excipient par lui-même excitant , n'en est pas moins doué d'une action active très-violente sur les tissus vivans ; appliqué à l'extérieur, il décide une inflammation aiguë considérable, qui se propage dans les tissus sous-jacens; il produit même l'eschare, et son application imprudente peut déterminer les accidens les plus graves. Il pourrait tout au plus convenir pour exciter de vieux ulcères fongueux ; mais son usage est-il bien indiqué pour combattre un engorgement reconnu inflammatoire ? Il nous semble que c'est vouloir éteindre un incendie avec de l'huile ou de l'alcool. Si l'action des cantharides sur les tissus vivans est moins active, moins violente , elle n'en est pas moins d'une intensité bien prononcée ; leur application ne tarde pas à faire naître une phlogose bien caractérisée , et à appeler une accumulation de fluides qui doit né-

cessairement augmenter l'engorgement inflammatoire, au lieu
de le diminuer. Ce n'est pas tout ; outre la lésion locale, les
cantharides produisent, dans l'exercice des diverses fonctions
de la vie, des modifications qui dépendent de leur application
à l'extérieur ; il faut bien que le travail local que les vésicatoires déterminent soit quelquefois suivi de la lésion sympathique
du cerveau et du système nerveux, comme leur action réagit
sur les voies urinaires, puisque de leur emploi est quelquefois
résultée l'apoplexie dans le cas dont il s'agit. Au reste, lorsqu'il s'agit d'obtenir la fonte d'un thrombus, la cautérisation,
le mélange de térébenthine et de deutochlorure de mercure,
ainsi que les vésicatoires, ne doivent jamais être mis en usage
qu'avec la plus grande réserve, si même ils doivent être employés. Pour nous, quelque prévenu que nous soyons par le
raisonnement contre ces moyens violens, nous avons voulu
les soumettre à l'épreuve de l'expérience, pour pouvoir en apprécier les effets avec connaissance de cause, et, nous devons
le dire avec franchise, nous les avons vus déterminer une surexcitation très-forte, augmenter la tuméfaction, et quelquefois
même amener la gangrène ; tandis qu'avec des bains de vapeurs
aqueuses, toujours faciles à faire dans ce cas, quelques mouchetures au besoin, des applications onctueuses ou émollientes,
et un régime diététique bien entendu, nous obtenons presque
constamment des résultats avantageux. Dès qu'on parvient une
fois à calmer l'inflammation, le dégorgement s'opère, et peu à
peu les accidens cessent.

Lorsqu'il y a une fistule, et qu'elle persiste sans abcès, elle
suit en remontant le trajet de la jugulaire, et dans quelques
cas remplace la jugulaire détruite. Si elle est peu profonde ou
peu longue, on peut en obtenir la guérison en favorisant le
dégorgement des tissus, par une légère compression ; si
cela ne suffit pas, on fend le trajet fistuleux de bas en haut, et
on panse ensuite convenablement la plaie que l'on a faite, en
la recouvrant d'étoupes sèches, ou chargées d'un digestif simple, l'étoupade maintenue par la suture à bourdonnets. Si au
contraire la fistule occupe une longue étendue, avoisine la
parotide, ou qu'elle soit trop profondément située, on peut, au
moyen d'une sonde convenable, ou d'un trois-quarts, faire une
contre-ouverture et passer un séton. Ce séton établi dans tout
le trajet de la fistule a bien l'inconvénient d'ajouter une nouvelle cause d'irritation à l'irritation qui existe déjà ; mais il
n'en est pas moins à propos dans ce cas, parce qu'il facilite
l'écoulement du pus, et prépare en quelque sorte le travail de
la cicatrisation. Il est aussi indiqué toutes les fois que l'oblitération ou la destruction de la jugulaire donne lieu à des sinus
plus ou moins longs ; il entretient une suppuration qui ne tarde
pas à devenir louable, et qui est insensiblement suivie de la ci-

catrisation, laquelle ne se fait guère attendre du moment qu'on a supprimé la mèche du séton en temps opportun. Ici il n'y a rien à faire contre l'hémorrhagie, qui n'est pas à craindre, soit qu'il se soit formé un caillot dans la partie saine de la veine, qui l'obstrue et s'oppose à l'écoulement du sang, soit que la veine soit oblitérée ou détruite.

Lorsque la tumeur tend évidemment à s'abcéder, si le travail inflammatoire est très-violent et menacé de désorganisation, il faut employer les applications onctueuses ou émollientes, même quelquefois les saignées locales ; si au contraire ce travail languit et marche lentement, il convient de stimuler les parties à l'aide des corps gras irritans et des topiques appelés maturatifs. C'est peut-être dans ce dernier cas, et lorsque l'action vitale paraît s'éteindre dans la tumeur, que le mélange de térébenthine et de deutochlorure de mercure, auquel on paraît accorder beaucoup de confiance, peut n'être pas d'un usage aussi dangereux que dans les autres circonstances, en ce que l'action irritante dont il est doué change le mode de vitalité de la partie, et provoque un nouveau travail inflammatoire, qui peut devenir favorable à la maturation, et ensuite à l'entretien de la suppuration. Au reste, les abcès de ce genre sont rarement de bonne nature, souvent il y a engorgement et abcès incomplet, et alors le produit de la sécrétion morbide est presque toujours une matière séreuse. Ce mode de terminaison, d'ailleurs peu ordinaire quand on n'a pas de négligence ni de faute à se reprocher, est souvent dangereux, et a presque constamment lieu toutes les fois qu'il existe des fistules, que celles-ci se projettent sous la ganache, le long de la mâchoire inférieure, ou gagnent jusqu'à la parotide, qu'elles se compliquent de clapiers et de callosités dans leur fond, et qu'il y a impossibilité de pratiquer assez de contre-ouvertures pour donner des issues à l'écoulement du pus. Assez souvent, dans ce cas, la jugulaire est altérée, ses parois sont épaissies par l'inflammation, elles sont même devenues comme squirrheuses, et forment comme une espèce de corde ; le canal est oblitéré. Lorsque la fluctuation est manifeste et annonce la maturité, on fait l'ouverture comme dans les abcès ordinaires ; seulement, on est quelquefois obligé d'inciser dans toute la longueur de la tumeur, en suivant le trajet ordinaire de la jugulaire, comme aussi de relever la partie de cette veine qui se trouve altérée ou désorganisée, et de prolonger l'incision jusqu'un peu au delà de l'engorgement. Pendant ces manœuvres, il survient quelquefois une hémorrhagie assez considérable, et elle a souvent lieu tandis qu'on cherche à détacher la portion malade de la partie saine du vaisseau ; mais le praticien ne se laisse pas troubler par cet événement ; il sait que la ligature lui offre un moyen d'y remédier, et ici elle n'est pas difficile à exécuter, puisque la jugulaire est à découvert et à la portée de la main. Dans ces circonstances, on est obligé de laisser suppurer la plaie et de la tenir ouverte pendant long-temps, autrement on s'expose à voir renaître un engorgement beaucoup plus considérable qu'auparavant, et, dans ce dernier cas, une infiltration séreuse s'empare du tissu cellulaire, gagne de proche en proche, se propage dans toute l'étendue et des deux côtés du cou, à la tête, occupe des espaces considérables, et détermine des accidens qui peuvent devenir mortels.

On recommandait autrefois l'opération dite du thrombus, opération qui présente de grandes difficultés, et qui consiste, non seulement à découvrir, à disséquer la jugulaire, et à en faire la ligature, mais encore à enlever tous les tissus environnans. Pour peu qu'il reste d'inflammation dans la tumeur, cette opération est inutile et même dangereuse : inutile, parce que l'expérience prouve que, aussi long-temps que l'action vitale n'est pas éteinte dans le thrombus, et à plus forte raison si elle y est exaltée, la résolution n'est pas impossible ; dangereuse, à cause des dissections longues et des grands délabremens qu'elle nécessite, des phénomènes inflammatoires qu'elle peut susciter ou exaspérer, et des accidens graves qui peuvent en être la suite. S'il est quelques cas où il est permis d'avoir recours à l'enlèvement de la tumeur, c'est lorsqu'elle est en quelque sorte devenue chronique, froide, et qu'elle a résisté avec opiniâtreté à l'action des résolutifs les plus énergiques. Quand enfin on croit devoir se décider à prendre ce parti, on fait une incision sur toute la longueur de la tumeur, on la dissèque de chaque côté, en faisant tenir les lèvres de la plaie l'une après l'autre par un aide ; on enlève le morceau qui forme la corde, par petites portions, ou même en une seule fois, dans toute sa longueur, et l'on a soin de laisser subsister une portion de la jugulaire oblitérée ou altérée aux extrémités supérieure et inférieure, afin de prévenir une hémorrhagie, qui pourrait être considérable, et n'être arrêtée que par la ligature.

Quand on croit devoir opérer, et quelle que soit l'opération qu'on se propose de faire, il est bon de raser préalablement les poils de la partie, et de la préparer quelques jours d'avance par des applications onctueuses ou émollientes. Au moment de procéder, on abat l'animal sur le côté opposé au thrombus, et on lui fixe la tête et une partie de l'encolure sur une botte de paille. L'opération faite, on panse avec des étoupes imbibées d'alcool affaibli par l'eau, on en remplit la plaie, sans compression, on la recouvre de beaucoup de filasse, et l'on maintient l'appareil, soit à l'aide de la suture à bourdonnets, soit avec une bande circulaire, large de trois doigts, et longue de trois à quatre mètres, procédé qui est peut-être préférable aux points de suture, et même aux petites attaches qu'on pourrait

fixer dans la peau aux bords de la plaie, les tégumens pouvant
se dilacérer sous les fils, par l'effet du gonflement inflammatoire qui doit nécessairement suivre l'opération. *Voyez* PHLÉBITE
et SAIGNÉE.

THRUMBUS. *Voyez* THROMBUS.

THYM, THYM DE FAGOUE, THYM DE FOIE, THYM VÉREUX.
Voyez CACHEXIE AQUEUSE.

THYROCÈLE. *Voyez* GOITRE.

THYROIDITE. *Voyez* GOITRE.|

TIC. D'après ce qu'on en a dit et écrit, on a désigné sous ce
nom certains mouvemens anormaux dont on pense que quelques chevaux contractent l'habitude, ce qui leur fait donner le
nom de *tiqueurs*. De tous nos animaux domestiques, le cheval
est celui chez lequel ces mouvemens sont le plus remarqués; il
en est même très-souvent déprécié, et il est très-difficile, pour
ne pas dire impossible, de le corriger de ce défaut, qui au reste
peut varier de mode.

La manière la plus commune de tiquer du cheval consiste à
se contourner l'encolure en arc, à s'encapuchonner en rapprochant le menton du poitrail, et à faire entendre au fond du
pharynx un bruit particulier pendant l'action de manger, une
espèce de rot, en appuyant fortement les dents incisives supérieures sur les corps solides que l'animal trouve à sa portée,
même sur les plus durs, ou bien en serrant avec les incisives
supérieures et inférieures l'auge, le râtelier, le timon d'une
voiture, la longe du licol, le billot de celle-ci, quelquefois
même le sabot du pied, ou autre objet qu'il peut saisir. Ce
mode s'appelle *tic d'appui*, parce que, dans l'action qui le
constitue, le cheval prend un point d'appui sur le corps qu'il
ronge ou qu'il serre. Quand le tic d'appui existe depuis quelque
temps, le bord externe des dents incisives est usé en biseau et
irrégulièrement, soit à l'une et l'autre mâchoire, soit seulement à l'une des deux. Dans le cas où le cheval tique en se
servant des incisives d'en haut et d'en bas, les pinces et les
mitoyennes de dessus et de dessous paraissent usées ainsi; dans
le cas où il ne tique que des incisives de la mâchoire supérieure,
les pinces et les mitoyennes de cette mâchoire sont seulement
rasées; dans le cas, enfin, où il ne tique que des incisives de
la mâchoire inférieure, l'usure des pinces et des mitoyennes
de cette dernière le décèle. Assez ordinairement l'animal ouvre
un peu la bouche, et laisse tomber plus ou moins de salive, dont
la sécrétion est augmentée par cette action de tiquer; il est
cependant beaucoup de chevaux qui ne perdent pas de salive
en tiquant, ou qui en perdent si peu, qu'il est très-difficile de
s'en apercevoir. On a remarqué que les chevaux tiqueurs maigrissent (nous en avons connu plusieurs qui se trouvaient cependant dans un bel état d'embonpoint), et on l'a attribué à

ce qu'ils se nourrissent mal , à ce que le tic qui s'opère sur la mangeoire entraîne l'inconvénient de faire tomber l'avoine de la bouche en mangeant , et par conséquent de diminuer la quantité de cet aliment (bien que cette perte soit trop peu considérable pour faire maigrir) , à la déperdition de salive dont nous avons parlé , déperdition qui peut nuire au travail de la digestion , les alimens broyés ne se trouvant plus suffisamment imprégnés de ce liquide, enfin, à l'air que les animaux tiqueurs sont susceptibles d'avaler. Tout cela est assez vague , et n'apprend rien de positif touchant les causes du tic ; mais nous reviendrons plus loin sur ce point.

Le tic appelé *tic en l'air* est plus rare ; ce qui le constitue est l'action de porter le nez en haut , sans rien saisir avec les dents , sans appuyer les dents sur aucun corps. Cette variété a moins d'inconvéniens que la précédente , mais elle n'est pas plus facile à guérir.

Un autre tic est celui qu'on nomme *tic de l'ours ;* il consiste dans une espèce de piétinement ou de balancement continuel , dans lequel le cheval , se posant alternativement sur un pied et sur l'autre , se porte tantôt d'un côté, et tantôt de l'autre, comme fait l'ours ; quelquefois il ne bouge pas de place en piétinant et se balançant : il n'y a que la tête et le cou qui se meuvent pendant le piétinement et le balancement , et alors la tête se porte alternativement d'un côté à l'autre du refend de la stalle au devant de la mangeoire. Le cheval qui a contracté cette habitude vicieuse , le plus souvent comme par ennui , ne tique guère de cette façon en mangeant ou durant le pansement de la main , mais bien pendant le repos absolu , comme par désœuvrement , ou lorsqu'il attend sa ration ; il cesse pour l'ordinaire dès qu'il mange. Il use ses longes plus qu'un autre , attendu le frottement continuel qu'elles éprouvent dans les anneaux par lesquels elles passent.

Ceci nous conduit à distinguer deux espèces de tic , celui par habitude , et celui qui peut provenir de l'état de quelque partie de l'appareil digestif ; on pourrait appeler ce dernier, *tic proprement dit.* Cette distinction nous paraît d'autant plus nécessaire , que , sans elle, il n'est guère possible de suivre , dans la recherche des causes , une bonne voie , qui mène à quelque chose de moins vague sur ce qui les concerne. Au reste , cette distinction a déjà été faite par M. Rigot , qui admet que des chevaux tiquent parce que les organes digestifs sont chez eux en mauvais état , c'est le *tic proprement dit* , et que d'autres tiquent par ennui ou par imitation , c'est le *tic par habitude.* M. Vatel , adoptant les mêmes idées , est porté à croire que le tic n'est que le symptôme d'une pneumatose stomacale accompagnée d'éructations ou excrétions gazeuses par la bouche , reconnaissant pour cause les digestions difficiles produites sou-

vent par des gastro-entérites chroniques, ou par la débilité
gastrique qui accompagne ordinairement ces irritations ; d'où
il suivrait qu'on ne devrait alors le considérer que comme un
moyen employé par l'animal pour se débarrasser d'une quantité
de gaz dont la présence dans l'estomac pourrait déterminer des
accidens graves, tels que la météorisation, la rupture de l'estomac, des inflammations, etc. M. Vatel ajoute que l'air que,
d'après un grand nombre de praticiens, les chevaux avalent
dans l'action de tiquer serait peut-être nécessaire, en supposant d'ailleurs cette déglutition réelle, pour faciliter l'évacuation des autres gaz contenus dans l'estomac.

On pourrait rapprocher de l'autre variété, c'est-à-dire du tic
par habitude, les différentes habitudes de ruer, mordre,
battre à la main, se *camper mal*, se placer mal à l'écurie, tantôt sur un membre de derrière, tantôt sur l'autre, de poser
et tenir les talons d'un pied postérieur pour ainsi dire appuyés
sur la partie antérieure du sabot de l'autre pied ; de se *coucher
en vache*, c'est-à-dire de manière que les éponges des fers attachés au sabot des pieds antérieurs supportent les coudes.
(*Voyez* EPONGE) ; de se frotter le menton ou les genoux contre
l'auge, ce qui occasione des callosités ; d'avoir la langue pendante, ou de l'allonger et de la retirer sans cesse, ce que l'on
appelle *langue serpentine*. (*Voyez* LANGUE (maladies de la.)
Nous montons depuis long-temps une jument normande, que
nous avons élevée, et qui, dès la première fois qu'on lui a mis
le bridon, s'est mise à battre la lèvre inférieure contre la supérieure, en perdant un peu de salive ; elle a continué depuis, et
ne manque pas de faire la même chose dès qu'on la bride. Ce
léger défaut se passe en allant, mais l'action qui le constitue
est plus précipitée quand la bête est contrariée ou qu'elle s'im-
patiente, soit que l'allure ne soit pas aussi rapide qu'elle le
voudrait, soit qu'on la force d'approcher d'un objet qui l'effraie, soit qu'on l'empêche de jouer, quand elle fait semblant
d'avoir peur de quelque chose, pour avoir un prétexte de s'é-
gayer et de sauter. Cette singulière habitude ne nuit en rien à
la santé et à l'embonpoint de l'animal, et jamais on ne l'observe
sans que le mors ou le filet soit dans la bouche.

On s'est beaucoup exagéré les inconvéniens des différens tics,
considérés comme une habitude vicieuse, quand on a dit
qu'on ne peut compter sur la plupart des chevaux qui en sont
affectés pour un service long, et que, si on ne les ménage pas
beaucoup, ils ne tardent pas à devenir maigres et languissans.
Tous les jours on voit des chevaux tiqueurs en fort bon état, et
rendre pendant long-temps d'excellens services ; il y a donc au
moins de nombreuses exceptions ; mais il peut y en avoir beaucoup moins dans le cas de tic proprement dit, c'est-à-dire de
tic par un vice d'organe. On remarque pourtant que quelques

chevaux atteints de celui-ci sont ardens ; néanmoins, le plus
grand nombre supportent mal le travail : tantôt ils mangent
avec avidité, boivent pour ainsi dire l'avoine, se jettent sur la
part de leur voisins, et ont des indigestions; tantôt ils sont dégoûtés pour plusieurs jours.

On a demandé quelle est la cause de l'origine des différens
tics par habitude. On pourrait répondre à cette question en
demandant à son tour d'où peut en général provenir une habitude, qui est, suivant l'expression vulgaire, une seconde
nature? On a bien, il est vrai, attribué ces tics à l'imitation,
admettant la possibilité que quelques chevaux, ennuyés de
leur inaction, s'amusent à faire ce qu'ils voient faire à l'un de
leurs voisins, pour occuper leur désœuvrement ; mais l'on n'a
rien de bien positif cependant sur ce pouvoir de l'exemple.
On a parlé aussi de la contagion ; mais c'est à tort, et cette
idée est par trop absurde pour que nous nous arrêtions à la
combattre.

Quant aux causes du tic proprement dit, on les a rapportées aux douleurs de dents à l'époque de la dentition, surtout à la sortie tardive des crochets; on a dit que, à cause de
cette douleur, l'animal pinçait des corps durs, pour faire céder les gencives et les alvéoles, de même que les enfans aiment à mordre un hochet, que les jeunes chiens mordent et
déchirent tout ce qu'ils rencontrent ; mais, ce qui renverse cette
conjecture, c'est qu'on ne voit tiquer communément que les
vieux chevaux, ou au moins ceux d'un certain âge. A défaut
d'autres données, on en a eu aussi au hasard, et l'on s'est
fondé sur ce que l'on a vu, dit-on, quelques chevaux que l'on
avait rendus friands de miel ou de mélasse devenir tiqueurs
après avoir pris l'habitude de lécher et de chercher dans la
mangeoire et sur ses bords. On peut rapprocher du hasard l'observation de M. Rigot jeune, recueillie sur un étalon, à qui il prit
la fantaisie de s'amuser avec son billot, qu'il faisait sauter très-
adroitement avec un des membres de devant dans la mangeoire, puis, appuyant les incisives sur ce billot, il le traînait
dans le fond de l'auge. On s'amusa pendant quelque temps de
ce petit manége ; mais le cheval finit par mordre son billot, et
bientôt il trouva plus commode de se servir du devant du râtelier pour y tiquer tout à son aise.

Pour se former une idée raisonnable de la cause du tic proprement dit, il nous semble qu'il faut la rechercher dans les
organes digestifs, qui sont toujours plus ou moins lésés chez
les chevaux qui tiquent ; quelques ouvertures de cadavres l'ont
même démontré, et si les autopsies cadavériques ne donnent
pas toujours une connaissance positive à cet égard, c'est que
les chevaux tiqueurs ne meurent en général que d'une autre
maladie. Mais quand il n'y aurait que ce goût dépravé qui

porte les animaux à manger du bois, de la craie, du plâtre,
de la terre, et par suite à contracter l'habitude de tiquer, ces
alternatives de faim dévorante et d'anorexie, la dyspepsie, les
flatuosités, les indigestions, les tranchées, les vers même dont
sont quelquefois attaqués les chevaux tiqueurs, ne sont-ce pas
là des indices de ces irritations ou de ces commencemens d'irritations qui affectent les organes digestifs ? Dès-lors le tic proprement dit ne serait plus qu'un symptôme. Cette idée nous
a toujours paru avoir au moins un haut degré de probabilité ;
mais elle en acquiert une qui peut passer pour de la certitude,
depuis qu'elle est corroborée du sentiment de M. Rigot, tel
que nous l'avons ci-dessus fait connaître, de celui de M. Gasparin, que nous allons exposer, et de l'autorité des faits que
l'on doit à MM. Gérard et Berthé.

Suivant M. Gasparin, le tic commence ordinairement par
des indigestions, des coliques, des rots, des borborygmes,
tous désordres qui annoncent celui des fonctions digestives et
du système nerveux, etc. Il est souvent la suite des fièvres
adynamiques et ataxiques. Il est aussi un symptôme de débilité gastrique, tend sans cesse à augmenter cette débilité par
la perte de salive que fait l'animal, etc.

Les observations de M. Gérard sont au nombre de quatre.
La première se rapporte à un cheval de cinq ans, reçu au dépôt des remontes de Strasbourg, qui se mit subitement à tiquer sur la mangeoire. Dès le lendemain, l'animal fut atteint
de violentes coliques, qui résistèrent à tous les moyens usités
en pareil cas, et qui se compliquèrent bientôt de tympanite.
L'estomac, énormément distendu par les gaz, se déchira, et
le malade mourut au bout de vingt heures après l'apparition
des premiers symptômes. L'ouverture pylorique était presque
entièrement bouchée par un calcul formé d'une matière jaunâtre, plâtreuse, et de la grosseur d'un œuf de pigeon. Ce
calcul était maintenu par une espèce de rebord faisant saillie
dans l'intestin ; les membranes de l'estomac étaient épaissies
au niveau du pylore.

La seconde observation a été recueillie sur un cheval de six
ans, à qui l'habitude de tiquer sur la mangeoire prit tout à
coup. On le vit un jour se tourmenter subitement, se coucher
et se relever alternativement, s'étendre sur le dos, les pieds
de devant fléchis sur le thorax, présenter en un mot tous les
symptômes qui caractérisent les coliques d'estomac. Les soins
les mieux entendus, administrés pendant cinq jours, ne pu-
rent arrêter les progrès de la maladie, et l'animal mourut sans
avoir présenté aucune rémission dans les symptômes. L'estomac était rempli d'alimens très-fluides, d'une odeur insupportable ; toute la membrane muqueuse, ainsi que six décimètres et demi (deux pieds) de celle de l'intestin grêle, étaient

noirs et gangrénés, vers le milieu de la portion pylorique ;
l'intestin grêle était étranglé par une bride fibreuse qui s'attachait au lobe droit du foie, de telle façon que sa cavité, très-
rétrécie, présentait tout au plus le diamètre d'une bouteille
ordinaire.

La troisième observation a été faite sur un cheval de neuf
ans, sujet depuis quatre ans à des coliques qui se renouvelaient
assez régulièrement trois ou quatre fois par semaine, et qui
étaient accompagnées d'une météorisation plus ou moins forte,
qu'une simple promenade au pas ne tardait pas à dissiper. Cet
animal tiquait continuellement, même en mangeant l'avoine,
dont il était très-avide, mais plus particulièrement à la suite
des repas. M. Gérard dit que, pendant cette action, il *absor-
bait une si grande quantité d'air, que très-souvent il en était
balloné.* Les muscles pectoraux et abdominaux se contractaient
alors avec une telle violence, que le corps de l'animal devenait exactement cylindrique. Quand l'animal tiquait avec le
plus de plaisir et d'action, il s'effectuait une espèce de vomissement ; un mucus épais, visqueux et blanchâtre sortait par la
bouche et les cavités nasales, mais on ne remarquait ce phénomène que depuis six mois environ. Un jour, en rentrant de la
promenade au pas, qu'avait nécessité son état presque habituel de météorisation, le cheval voulut saisir la mangeoire pour
tiquer : il se laissa tomber tout à coup, se débattit, et mourut
presque à l'instant même. L'œsophage et l'estomac n'offraient
rien de remarquable. A onze à quatorze centimètres environ
(quatre à cinq pouces) de ce dernier, le duodénum était em-
brassé par une production fibreuse, vasculaire, très-dense,
large comme la main, et longue d'environ seize centimètres
(six pouces). Cet appendice membraneux avait contracté des
adhérences très-solides avec les parties latérales correspondantes des neuvième, dixième et onzième vertèbres dorsales ;
le diamètre de la cavité de la portion de l'intestin qu'il embrassait était diminué des deux tiers à peu près.

La quatrième observation de M. Gérard est relative à un cheval morveux qui tiquait sans cesse depuis fort long-temps, et
qu'on fit abattre. Dans l'étendue de vingt-deux centimètres environ (huit pouces), à partir du pylore, les membranes de
l'intestin grêle avaient douze à quatorze millimètres (sept à
huit lignes) d'épaisseur ; le diamètre du canal augmentait à
mesure que les membranes diminuaient d'épaisseur, de sorte
que le jéjunum à son origine était tout-à-fait dans son état naturel.

De ces observations, et d'une quantité d'autres qui ont été
communiquées à M. Gérard, ce vétérinaire conclut que le tic
bien prononcé, quand il n'est point le fruit de l'imitation, a
toujours pour cause un vice de conformation du canal alimen-

taire , ou la présence de quelque calcul dans sa cavité , etc. , laissant à d'autres à décider si de semblables conformations peuvent occasioner un trouble notable dans la digestion , et déterminer le tic.

Le sujet de la première observation de M. Berthe est un cheval tiqueur , à en juger par l'usure de ses dents. Ce vice existait chez lui depuis longues années ; aussi s on estomac était-il d'une capacité double de l'ordinaire , malgré quarante-huit jours d'un régime diététique des plus sévères , ordonné pour une maladie grave dont il était affecté. Les vives douleurs que ce cheval ressentit pendant les vingt-six premiers jours de sa maladie l'empêchèrent de tiquer ; jamais , pendant ce temps , il ne rendit aucun gaz venant de l'estomac , seulement il portait continuellement la tête basse et tendue , comme s'il avait eu envie de vomir. Ce qui est étonnant , c'est que , *malgré l'absence du tic,* le cheval n'a jamais été *atteint de météorisme.*

Voici la seconde observation de M. Berthe. A la suite des pansemens qui se font dans les beaux jours hors des écuries , une jument de neuf ans , tiqueuse sur la mangeoire , se trouvait de temps en temps affectée de coliques , avec gonflement considérable du ventre. Les gaz qui se développaient dans son estomac pendant la digestion , parfois plus difficile et plus lente que de coutume , ne pouvaient s'échapper au dehors , attendu que cette jument, étant attachée au mur, se trouvait dans l'impossibilité de tiquer , par défaut de point d'appui. Aussi suffisait-il de la rentrer à l'écurie , où elle se traitait et se guérissait d'elle-même en peu d'instans.

Nous avons reconnu plus haut la nécessité de rechercher le principe du tic dans l'état anormal des organes digestifs ; les observations que nous venons de rapporter éclaircissent déjà beaucoup ce point ; elles nous paraissent même suffisantes pour porter à regarder le tic comme le résultat de digestions difficiles, produites souvent par des gastrites ou des gastro-entérites chroniques. Ce que dit M. Gasparin n'est pas même contraire à cette opinion , car la débilité gastrique, dont, selon lui, le tic est un symptôme, peut coexister avec un état d'irritation , et être la suite des fièvres appelées *putrides* et *malignes,* ces fièvres n'étant elles-mêmes , dans le plus grand nombre des cas du moins, que les symptômes de la gastro-entérite. L'homme affecté de gastrite chronique a les digestions lentes et difficiles, et rend avec une grande facilité par le haut les gaz qui , sous cette influence , se sont développés dans son estomac ; mais il n'en est pas de même du cheval : chez lui , et à cause de son organisation , le retour des gaz de l'estomac dans l'œsophage , et la sortie de ces gaz par la bouche , sont extrêmement difficiles, pour les raisons qui seront exposées à l'article VOMISSEMENT.

C'est pourquoi l'animal a besoin , pour exécuter cette action , de contracter avec force les muscles du thorax et de l'abdomen, d'ouvrir la bouche , d'allonger la tête , de raidir l'encolure et les mâchoires , et de prendre une position et un point d'appui tels , que les gaz formés dans l'estomac puissent revenir dans l'œsophage et sortir par la bouche. C'est d'ailleurs ce que Girard fils a déjà fait remarquer.

Il est donc évident que , dans la circonstance du tic , il y a présence d'une certaine quantité de gaz dans l'estomac ; l'action de tiquer serait-elle un moyen employé par l'animal lui-même pour se débarrasser de ces gaz ? Ce n'est pas la seule question que nous ayons à proposer. Les chevaux tiqueurs avalent-ils de l'air, comme un grand nombre de vétérinaires ont cru le remarquer; et, dans la supposition affirmative, cette déglutition est-elle la cause de l'inflammation de l'estomac , ou cette inflammation préexiste-t-elle et se trouve-t-elle augmentée par la présence de l'air? Girard fils admet la possibilité que certains chevaux tiqueurs avalent une quantité notable d'air; mais il ne croit pas que la présence de l'air dans l'estomac soit nécessaire pour faciliter l'évacuation des autres gaz que le viscère renferme. Il cite les expériences de Montègre et de M. Magendie, desquelles il résulte que la déglutition de l'air, en distendant l'estomac, provoque les efforts du vomissement, et que, lorsque l'on peut s'habituer à avaler de l'air , on vomit à volonté. Il cite aussi l'une des observations ci-dessus rapportées de M. Berthe, lequel trouve la plus grande analogie entre les efforts du vomissement et ceux du tic. Il serait donc possible , dit-il , que la déglutition de l'air fût nécessaire aux chevaux tiqueurs : ce n'est là , au reste , qu'une simple conjecture , à laquelle nous attachons d'autant moins d'importance , que nous admettons difficilement que cette déglutition ait lieu. Dans les quatre premières observations de M. Gérard, il y avait un obstacle évident à l'accomplissement parfait de la digestion ; outre cela, les animaux tiquent presque toujours pendant ou peu de temps après le repas, à l'instant où *la fermentation des substances alimentaires* doit donner lieu au développement, dans l'estomac même, d'une grande quantité de gaz. Tout porte donc à croire que le météorisme que l'on remarque alors est dû à cette dernière cause, et non à l'absorption de l'air. Nous voyons d'ailleurs, d'après la cinquième observation (la première de M. Berthe), que le tic a cessé dans un cheval dès l'instant qu'il a été mis au régime diététique le plus sévère, et que, malgré l'absence des rots, ce cheval n'a jamais été atteint de météorisme. La raison en est toute simple, il n'y avait point dans l'estomac de *substances fermentescibles*, il ne pouvait s'y développer de gaz. Mais les alimens ne fermentent pas dans l'estomac, comme on l'a pensé et comme on le répète encore, et les dégagemens gazeux auxquels quelques unes des substances donnent lieu , ne sont pas une preuve en faveur de cette opinion; ils prouvent seulement que les digestions se font mal quand on les observe. Cette opinion ne serait admissible qu'autant qu'on supposerait, dans les corps vivans, des opérations analogues à celles qui résultent du mouvement intérieur qui se développe dans un mixte, et d'où résultent des corps qui n'existaient plus jusqu'alors. Or rien de semblable ne se passe dans l'acte de la digestion , et Girard fils était trop instruit pour ignorer que cet acte ne présente aucun phénomène de la fermentation; il savait très-certainement que la chymification, ou plutôt la chymose , est une dissolution des alimens , qui se fluidifient, perdent une partie de leurs qualités et en acquièrent de nouvelles, mais que cette dissolution n'est pas chimique , qu'elle est toute vitale , et que l'essence nous en échappe , comme celle de tous les actes de la vie. Ce n'est donc pas une erreur , c'est simplement un oubli de la part d'un jeune savant aussi distingué ; et il y aurait de notre part quelque témérité à le relever, si nous ne savions pas nous-même combien d'aussi légères fautes sont excusables , surtout dans le cours d'une rédaction rapide. Nous avons en effet, plus que personne peut-être, besoin d'indulgence; aussi , ne critiquons-nous pas , nous exposons seulement, et quand nous présentons nos idées, nous ne s ommes pas dominé par la vaine prétention de les faire adopter exclusivement à d'autres qui seraient meilleures. Hélas! que n'est-il là encore , ce digne rejeton d'une aussi digne souche, ce brillant émule des plus grands talens! Nous ne craignons pas de nous abuser en disant qu'il aurait rendu justice au moins à nos intentions: le peu de relations écrites que sa courte existence nous a permis d'avoir avec lui nous autorisent du moins à le penser.

Une autre question est relative à la garantie commerciale : à l'égard de la nécessité de maintenir ou non le tic au nombre des cas rédhibitoires , les sentimens étaient jadis partagés ; les uns pensaient que ce défaut, quand il existe depuis quelque temps, est facilement reconnaissable en examinant l'âge , parce qu'il a des signes évidens qui doivent frapper l'acheteur; qu'il est toujours aisé de reconnaître , à l'inspection des dents incisives, le cheval qui tique sur la mangeoire, sur la longe, sur le timon, sur l'avoine, parce qu'alors le bout externe des dents inceisives est usé; que l'ignorance de l'acheteur ne peut être invoquée, parce qu'on n'achète pas un cheval sans vérifier son âge , soit par soi-même, soit par quelqu'un qui s'y connaisse, et que dès-lors le tic n'est plus caché. D'autres disaient le contraire , en se fondant sur ce que le tic est un vice grave qui , dans les commencemens , est peu apparent ou ne l'est point, surtout lorsque l'animal tique sans point d'appui, comme dans le tic en l'air et le tic de l'ours; que lorsque ce défaut date de plus loin, on ne peut s'en assurer si l'on n'examine pas l'animal d'une manière spéciale et pendant long-temps, si l'on n'apporte pas à l'inspection des dents une attention toute particulière que n'a pas le commun des acheteurs ; ils se fondent encore sur ce que les chevaux exposés en vente sont attachés court , et tellement tourmentés qu'ils se trouvent dans l'impossibilité de prendre le point d'appui indispensable pour tiquer; sur ce qu'on ne les examine presque jamais pendant qu'ils mangent l'avoine; sur ce que le vendeur, qui sait très-bien que le tic existe, et qui a dû remarquer les circonstances dans lesquelles il s'exécute, se garde bien de placer le cheval dans des circonstances , concluant de tout cela qu'il y a impossibilité de reconnaitre le fait matériel du tic. Ajoutons qu'il est des marchands de chevaux qui, peu avant d'exposer en vente ou de livrer, font une brûlure au bout de la langue, pour empêcher que le cheval , arrêté par la crainte de froisser cette partie contre l'objet qui doit lui servir de point d'appui, ne tique pendant la durée de la douleur.

La question n'est plus douteuse aujourd'hui. La loi du 20 mai 1838, a rangé le tic *sans usure des dents* au nombre des cas rédhibitoires , avec délai de neuf jours pour intenter l'action. Il faut donc maintenant examiner la forme des dents avec attention pour constater si elles sont ou non usées *en biseau*. Cependant, comme il y a des chevaux qui, au lieu d'appuyer seulement les dents contre les corps durs , saisissent ceux-ci et les serrent fortement, il faut encore avoir égard à cette circonstance, qui fait que les dents, au lieu d'être usées en glacis, présentent des entamures irrégulières à leur face externe.

De quelque manière que le tic ait pris naissance , surtout s'il est ancien , il est toujours très-difficile de le réformer. Considéré comme le résultat d'une habitude, les animaux , malgré leur instinct, n'ont ni la raison ni la volonté nécessaires pour le corriger ; considéré comme le résultat d'une affection des organes digestifs, cette affection étant chronique, même très-ancienne le plus souvent, elle exigerait un traitement nécessairement long , d'une issue incertaine , peu en rapport avec la continuation des services pour lesquels nous avons nos animaux domestiques et particulièrement les chevaux. On a cependant fait quelques tentatives pour faire cesser le tic , et presque tous les moyens proposés jusqu'ici à cet effet consistent en obstacles variés à l'accomplissement de cette action vicieuse , suivant les variétés qu'elle présente. Lafosse répète ce que Solleysel, Garsault, Vitet, et un grand nombre d'autres ont dit avant lui; il conseille de mettre , au lieu de licol , un large collier de cuir , qu'on serre progressivement et assez fortement près de la tête ; mais Desplas et d'autres ont vu des chevaux qui en

étaient très-incommodés, et chez lesquels les vaisseaux de la
tête s'engorgaient au point d'obliger de desserrer la courroie
de quelques degrés; on en a vu d'autres dont on serrait très-inu-
tilement le cou. D'autres personnes, au lieu de se servir de
longes de corde ou de cuir, attachent les animaux avec des
chaînes, et garnissent de tôle ou de morceaux de peau de mouton, la laine tournée en dehors, le bord ou le fond de la mangeoire, les traverses et le bas de barreaux du râtelier. M. Rigot,
pour le tic qui consiste à mordre, fait garnir le devant du râtelier, ou le bord de l'auge, d'un cuir fort, large de ving-deux
millimètres (dix lignes) environ, et lardé de clous placés en
quincouce, par exemple, de clous à lattes, dont la pointe
sort extérieurement. Ce cuir est échancré à l'endroit du vide
des barreaux, quand il est destiné à être mis au râtelier. Une
bande de toile ou de peau mince est collée sur la surface du
cuir répondant aux têtes des clous, pour les empêcher de tomber quand on place la machine. On sent bien que ces décou-
pures sont inutiles s'il s'agit du devant de la mangeoire. Le
cheval ne s'y prend qu'une fois, à ce que prétend M. Rigot;
ce qui est remarquable, suivant le même, c'est que le cheval
tiqueur adopte une place spéciale pour se livrer à son penchant,
et que celui qui tique sur le devant de l'auge ne cherche pas
à tiquer ailleurs: cela pourrait bien ne pas être toujours exact.
Pour les chevaux qui tiquent au fond de la mangeoire, M. Rigot
ne désespère pas de leur faire perdre ce défaut en plaçant au
fond de l'auge une planche qu'on ôte pendant le repas, et
qu'on remet immédiatement après. Mais au lieu de présenter
de longues pointes de clous, elle ne doit plus être que héris-
sée de têtes en forme de diamant; au reste M. Rigot pense lui-
même qu'il y aurait peut-être du danger à exposer l'animal à
une surprise aussi violente, dans un endroit aussi peu éclairé
que l'est le fond d'une auge. On nous a assuré être parvenu à
guérir une jument normande qui tiquait depuis quelques mois
en mangeant l'avoine, rien qu'en montant son auge à pivot, de
sorte que, lorsqu'elle appuyait sur le bord antérieur, l'auge
faisait la bascule, et le bord postérieur venait frapper le chanfrein. Quoi qu'il en soit de ces divers moyens, ils sont rarement suffisans. On a eu l'idée plus naturelle de supprimer les
mangeoires et les râteliers, de donner l'avoine dans un petit
sac suspendu à la tête, ainsi qu'on le voit aux chevaux de fiacre
qui demeurent attelés toute la journée, et de suspendre les
fourrages avec une simple corde à la hauteur du râtelier; mais
on n'a pas non plus toujours réussi en ôtant au cheval les objets ordinaires sur lesquels il tique. Si le tic ne procédait que
d'une simple habitude, ou n'était que le résultat de l'imitation,
l'industrie humaine pourrait peut-être parvenir un jour à améliorer ou perfectionner les moyens connus de la faire cesser,

ou à en inventer de meilleurs; il n'en résulterait sûrement aucun danger; mais si, comme nous croyons l'avoir établi, il
procède le plus souvent de l'état des viscères digestifs, il serait important, avant tout, de s'assurer de cet état, et de faire
l'application du traitement particulier qu'il pourrait exiger. Or,
nous dirons, avec Girard fils : Un vétérinaire sage n'emploiera
donc pas de moyens violens pour empêcher un cheval de tiquer; il aura d'abord soin de le séparer des autres, il mettra
en usage tous les moyens propres à détruire ou calmer l'irritation gastrique qu'il doit supposer exister. Ainsi, la diète, les
adoucissans seront employés avec avantage : il pourra administrer quelques substances qui, comme la magnésie, ont la propriété
d'absorber ou de neutraliser les gaz. Dans tous les cas, il ne
cherchera à détruire le tic lui-même que lorsque cette action
lui semblera un simple résultat de l'habitude (ou de l'imitation),
et que sa répression ne pourra être suivie d'aucun danger.

Il est un défaut très-analogue qui a fait donner le nom de
rongeantes aux vaches qui en sont affectées, et qui est à ces
animaux ce que le tic est au cheval. Selon ce que Chabert en a
écrit, les *vaches* dites *rongeantes* sont celles qui ont contracté
l'habitude de ronger leur crèche, de manger le bois sec et dur,
les plâtras, les longes et les autres corps qui se trouvent à leur
portée, même ceux qui ont un goût âcre et salé. Ce vice diminue
d'abord la quantité et altère la qualité du lait, lui donne ensuite
une odeur pénétrante, le rend susceptible de tourner, de se
décomposer aisément, de devenir de moins en moins crémeux,
le rend en un mot fort mauvais. Les vaches chez lesquelles
on remarque le tic ont, comme on le voit, le goût dépravé;
elles maigrissent sans tomber malades et sans paraître souffrir,
au moins pour la plupart; il en est même qui tombent dans le
marasme; elles ont alors la peau adhérente, dure et épaisse;
la toux se montre, et la bête dépérit, jusqu'au point, dit Chabert, d'être bientôt conduite à la mort.

D'après le successeur de Bourgelat, l'ouverture des vaches
mortes du tic montre le plus souvent tous les désordres qu'entraîne la phthisie pulmonaire; ce qui porte à penser que le
vice dont il s'agit n'est qu'un effet symptomatique de la pneumonie chronique. On peut admettre aussi que l'action de ronger est un symptôme d'une irritation chronique des viscères
digestifs; et ce qui paraît le prouver, c'est *l'existence des
acides dans les estomacs et les intestins,* ainsi que *celle des vers
dans ces cavités.*

On peut donc rapporter à ces causes la manifestation du tic
des vaches; on peut aussi admettre que ce défaut peut être,
dans la vache comme dans le cheval, le fruit de l'imitation.
Quand on voit toutes les vaches d'une étable en offrir l'exemple,
on peut penser, ou qu'elles ont participé en masse à des causes

communes, ou que, par suite de l'ennui qu'elles éprouvent et de l'oisiveté à laquelle on les condamne quand on les tient constamment enfermées, elles font par désœuvrement ce qu'elles voient faire à l'une ou plusieurs de leurs compagnes. Toutes les bêtes d'une même vacherie n'ayant pas les mêmes dispositions au même degré, il en est qui tiquent plus tôt ou plus tard les unes que les autres ; peut-être en est-il qui ne tiquent pas du tout.

Il ne faut pas confondre, dit Chabert, les vaches dont nous venons de parler avec celles qu'on appelles *rongeantes* ou *voraces*, dans quelques endroits. Les vaches ou les bœufs voraces sont ceux qui, mangeant goulument, avalent très-souvent des corps étrangers avec l'herbe qu'ils pâturent.

Chabert, conséquent avec lui-même, et remontant à l'origine ou aux principes du tic qui nous occupe, assure que, en administrant au commencement de son apparition des substances qu'il appelle anti-acides et antivermineuses, telles que la potasse et l'huile empyreumatique dans une infusion d'absinthe, on peut aisément obtenir la guérison ; mais il faut que le breuvage soit pris tous les matins, l'animal étant à jeun, et continué pendant quinze jours de suite. Si le tic de ronger paraît n'être que l'effet de l'imitation, il suffit, selon Chabert, de surveiller les vaches qui en sont affectées, et de les corriger toutes les fois qu'elles se disposent à ronger : on peut encore, ce qui est mieux, attacher les vaches contre un mur sans auge portative. A l'égard de ces dernières vaches, et il doit en être de même des autres qui rongent, l'auteur que nous citons observe avec raison qu'il importe de s'assurer si les digestions sont bonnes. On peut, à cet effet, dit-il, lors de la rumination, ouvrir la bouche de ces animaux pour y saisir la boule alimentaire renvoyée de l'estomac, et reconnaître par son odeur, et par les autres voies connues, si l'acide domine dans la poche d'où elle vient. On examinera encore les déjections dans les mêmes vues. Il est bien essentiel aussi de reconnaître scrupuleusement l'état de l'animal dès qu'on s'apercevra du tic en lui, en étudiant le flanc, le pouls, l'haleine, la toux si elle existe, etc., afin de constater à cette première époque s'il n'existe pas quelque symptôme léger de phthisie pulmonaire. Dès qu'on soupçonne cette dernière maladie, il faut faire usage du traitement qui lui convient, et le combiner avec celui qui est indiqué pour l'état pathologique de l'estomac, ou pour détruire les vers, lorsque ces complications existent.

TIERCE (fièvre). *Voyez* FIÈVRE.

TIGUE (la). *Voyez* TEIGNES.

TIQUE ou TIQUET. Nom vulgaire de l'*ixode*, genre d'arachnides de l'ordre des trachéennes, famille des holètres, tribu des acarides, division de tiques ; insecte fort commun dans les bois, et remarquable par son acharnement à se fixer d'une manière intime sur les tégumens des animaux et même de l'homme.

Suivant Latreille, dont nous empruntons le travail et souvent les expressions pour la rédaction de cet article, l'ixode a pour caractères : corps aptère, sans distinction d'anneaux, et n'ayant qu'une petite plaque écailleuse, occupant son extrémité antérieure ; huit pattes simplement ambulatoires ; bouche formée d'un suçoir composé de trois lames cornées, dentelées, renfermées entre deux palpes, le tout avancé en manière de bec. Fabricius a placé ce genre dans son ordre des *antliates*. Le genre des mites ou acares ne présentait qu'une grande famille : Latreille a essayé de l'analyser. Un examen des plus délicats et des plus attentifs lui a fait découvrir de grandes différences dans l'organisation des parties de la bouche de ces petits animaux, et il s'est vu forcé de créer un grand nombre de nouveaux genres. Celui d'*ixode* est très-naturel, et c'est sur les insectes qui le composent que Fabricius a fondé les caractères du genre *acare* ou *acarus*.

Il est deux espèces d'ixodes qui sont plus particulièrement connues : l'une, *acarus ricinus* de Fabricius, tourmente les chiens de chasse, s'attache sur eux, se voit souvent pendue à leurs oreilles, et les piqueurs la nomment *louvette*, *tique des chiens* ; l'autre, *acarus reduvius* de Fabricius et d'autres auteurs, nuit beaucoup aux bœufs, aux moutons, si on la laisse se multiplier. La différence entre l'une et l'autre espèce est assez difficile à saisir. Fabricius donne pour caractères à la première : corps ovale, globuleux, une tache arrondie à la base, antennes en massue ; et à la seconde : corps presque ovale et plane, une tache presque ovale à la base, et une très-grande affinité avec l'espèce précédente.

Les ixodes ont le corps presque orbiculaire ou ovale, très-plat lorsque l'insecte n'a pas pris depuis long-temps de nourriture, pourvu d'un petit bec obtus en devant, et de chaque côté, de quatre pattes courtes et souvent recoquillées. La peau est assez ferme, et ne présente aucune distinction d'anneaux ; le corselet est incorporé avec la masse du corps, et n'est remarquable que par un petit espace arrondi, couvert d'une peau écailleuse, située à la partie antérieure du corps, immédiatement après le bec ; les yeux ne sont presque pas sensibles. Ce bec consiste en un support, une gaîne et un suçoir ; le support ou la base du bec est formé d'une petite pièce carrée et écailleuse, servant de boîte à la naissance de suçoir, et reçue dans une échancrure pratiquée au devant du corselet. La gaîne est de deux pièces fort courtes, concaves au côté interne, arrondies et même un peu plus larges vers leur extrémité. Vu à la loupe, le milieu de leur surface supérieure paraît coupé transversalement par une ligne : voilà deux articles ; la base en a un troisième, et qui est fort petit. Si nous consultons l'analogie, nous pouvons considérer ces deux tuyaux articulés comme deux palpes. Le suçoir est composé de trois lames cornées, très dures, coniques ; les deux latérales sont plus petites, et en recouvrement sur la troisième. Celle-ci est grande, large, moins colorée, un peu transparente, obtuse au bout, mais remarquable par un grand nombre de dents en scie et très-fortes. On ne doit donc pas être surpris de ce que ces insectes tiennent si fortement à la chair des animaux auxquels ils se sont accrochés. Cette lame a un sillon au milieu de sa longueur ; les côtés et toute la surface inférieure sont hérissés de dents. Les pattes sont placées de chaque côté, à peu près à égale distance les unes des autres, et augmentent insensiblement de grandeur, à commencer par les antérieures ; elles sont composées de six articles, dont les deux derniers forment un tarse conique et terminé par un petit corps mobile, une pelotte, se rejetant sur un des côtés, et garni de crochets au bout. Cette partie est à l'insecte d'un grand secours pour se fixer sur les animaux qui passent auprès de lui. Les ixodes ont d'ailleurs une habitude qui, sous ce rapport, les facilite davantage ; ils se tiennent dans une situation verticale, accrochés seulement avec deux de leurs pattes, et ont les autres étendues. Il a semblé à Latreille que ceux d'Europe habitent de prédilection les genêts ; ils se montrent dès les premiers jours du printemps ; ou en trouve aussi beaucoup en automne. Le dessous de l'abdomen présente un petit espace circulaire et écailleux, qui paraît indiquer les organes de la génération et l'anus. Les ixodes marchent lentement et avec pesanteur ; mais ils ont une grande facilité à s'attacher, avec leurs pattes, aux objets qu'ils rencontrent, même au verre le plus poli.

Ces arachnides pullulent prodigieusement. Latreille a vu un bœuf tellement rongé par elles, qu'il succombait presque, étant d'une maigreur extrême et pouvant à peine marcher. Il faut visiter avec soin les bestiaux que l'on a mené paître dans les bois fourrés, les ixodes y étant très-communs. Le ventre de ces petits animaux est, comme nous l'avons dit, très-plat lorsqu'ils ont jeûné ; mais, par la succion, il enfle et augmente tellement, qu'il occupe un volume considérable et n'est plus reconnaissable. La couleur et les taches de la peau disparaissent, tant elle s'étend : le ventre est alors entièrement cendré ou grisâtre. On doit observer avec soin ces changemens, afin de ne pas s'exposer à faire deux espèces du même animal vu dans ces deux états.

Degéer a fait, sur l'*ixode réduve*, une observation curieuse. Il a trouvé sous le ventre de plusieurs un individu de la même espèce tout noir et beaucoup plus petit, n'ayant que la gran-

deur d'une graine de navet, qui leur embrassait le ventre avec
ses pattes, se tenait là dans un parfait repos, renversé exactement entre les deux pattes postérieures, et jamais ni plus haut,
ni plus bas. Sa tête se trouvait toujours placée dans cet endroit
inférieur du ventre où nous avons dit qu'étaient les organes de
la génération, dans les femelles du moins. Degéer a vu cet
ixode plus petit y enfoncer sa trompe. Ses bras étaient alors
considérablement écartés vers les côtés, et appliqués sur la
peau de l'individu plus grand. Il gardait cette position plusieurs
jours sans changer de place, toujours dans un parfait repos,
et se laissait transporter. Ce petit individu a beaucoup de conformité avec le grand. Degéer conjecture que c'est un mâle,
et qu'il est alors accouplé. M. Chabrier prétend que les œufs
sortent par la bouche.

Quoi qu'il en soit, les ixodes sont si avides de sang, et ils
enfoncent si fort leur suçoir dans la peau des animaux, qu'il
est souvent difficile de les en arracher sans les blesser. L'homme
lui-même est quelquefois surpris par ces arachnides. C'est surtout dans plusieurs contrées d'Amériques qu'elles sont redou-
tées. On en trouve dans les bois une quantité innombrable, et
elles y sont un vrai fléau pour les animaux qu'on y mène. Elles
se tiennent sur les buissons, les plantes, et surtout sur les
feuilles sèches dont le terrain est jonché. Pour peu qu'on
vienne à s'asseoir par terre, on en a bientôt les habits et le
corps couverts. Elles cherchent à l'instant à s'y fixer, en introduisant leur trompe dans la peau. Kalm dit avoir vu un cheval
qui avait le dessous du ventre et d'autres parties du corps si
couverts de ces animaux, qu'à peine pouvait-on introduire entre eux la pointe d'un couteau. Ils s'étaient profondément enfoncés dans la chair; ce cheval fut tellement épuisé, qu'à la
fin il succomba et mourut dans de grandes douleurs. Le même
naturaliste observe que quand ces petits animaux sont bien
rassasiés de sang, ils tombent d'eux-mêmes de l'endroit où
ils se sont fixés. Le nombre de leurs œufs, suivant le même
auteur, est prodigieux: une seule femelle en pondit sous ses
yeux plus de mille, et elle ne s'en tint pas là.

Du reste, les ixodes ont la vie très-dure, leur peau coriace
les défendant; ils donnent même des signes d'existence long-
temps après avoir été privés des parties qui semblent former
leur tête.

On peut employer, pour détruire ces arachnides, les mêmes
moyens dont on se sert lorsqu'on veut faire périr les *poux*;
mais nous pensons que l'usage doit en être plus fréquent, attendu que les ixodes ont la peau plus ferme et sans stigmates
apparens. Les préparations mercurielles sont, de tous les
moyens, les plus efficaces; mais comme elles ont l'inconvénient de tacher et tarer la toison des bêtes à laine, on a ima-

giné pour celles-ci d'autres procédés. Les Anglais emploient
le deutoxide d'arsenic (arsenic blanc) et le deutochlorure de
mercure (sublimé corrosif). Jefferson blâme cet usage, parce
que ces substances sont dangereuses, et propose un moyen
qui paraît devoir être bon, au rapport de Tessier. Il consiste à
prendre un soufflet de cuisine, à adapter à son extrémité un
tuyau de fer blanc, où l'on introduit de mauvais tabac auquel
on met le feu ; un homme tient le menton de la bête entre ses
genoux, un autre ouvre les diverses parties de la toison, un
troisième, en faisant agir le soufflet, porte la fumée du tabac
successivement sur tout le corps, sous le ventre, sur les membres, entre les cuisses, et aux ars antérieurs. En huit heures
de temps, assure-t-on (c'est Tessier qui parle), cent cinquante
moutons sont guéris par ce procédé ; les poux et les tiques
meurent en vingt-quatre heures. Il faut, après l'opération, tenir les bêtes en plein air pendant quelque temps, afin que la
fumée du tabac ne les incommode pas.

Dans l'île Bourbon, et quelques autres îles des Indes, on a
donné le nom de *tiques des volailles* ou *karapat* à une espèce
d'*acaride*, un ixode probablement, qui s'attache en grande
quantité aux volailles, et se gorge de leur sang. Les poulets
qui en sont affectés ne peuvent quelquefois rapprocher les ailes
de leur corps, et sont forcés d'écarter ces dernières plus qu'à
l'ordinaire. Cet animal pullule aussi beaucoup, se logeant dans
les endroits les moins apparens des poulaillers, et se dérobant
à tous les regards. On est obligé de brûler ces poulaillers, et
souvent les nouveaux que l'on construit sont dans le même état
au bout de six mois.

TIRER DU NERF. On appelle de ce nom vulgaire un genre de
claudication particulier aux bêtes bovines, et qui n'affecte pas
les autres grands animaux, si ce n'est quelquefois les jeunes
mulets. Cette claudication, indiquée d'abord par Derféuille, a
été étudiée depuis par MM. Castex, Serillon et Cruzel.

Les bœufs qui ont la croupe courte et aplatie sur les côtés,
l'articulation coxo-fémorale peu saillante, les jarrets rapprochés, et qui, par une semblable conformation, fauchent en
marchant, y sont plus disposés que les autres. Elle consiste en
un déplacement du muscle ischio-tibial externe. Ce muscle
n'étant presque fixé que par ses extrémités chez les animaux
réduits à un grand état de maigreur, on conçoit qu'il suffise
alors d'un contre-coup, d'un faux pas, du moindre tiraillement, pour rompre entièrement le peu de tissu cellulaire qui
le retient encore par son centre. Situé à quelque distance du
trochanter, en haut et en arrière, le muscle s'en rapproche ainsi
en se déplaçant, de sorte que, quand le bœuf fléchit le membre pour opérer la progression, le fémur étant porté en arrière,
le muscle se trouve sur le grand trochanter, et y reste accro-

ché ; le membre est pour ainsi dire suspendu , et l'extension ne peut avoir lieu que par une contraction plus forte des extenseurs ; car alors seulement l'ischio-tibial étant rejeté en arrière, il se dégage du trochanter. Mais une nouvelle flexion ramène le même accident , bien plus encore lorsque , par l'élévation du sol , ce mouvement a dû être plus considérable.

Le déplacement peut être moindre , et , dans ce cas , l'extension n'est que momentanément suspendue; mais , à chaque pas qu'exécute l'animal , on voit le muscle faire un mouvement en arrière , en échappant au trochanter, qui ne le prend que par son bord antérieur.

D'après M. Castex , cette boiterie est plus ou moins dangereuse , suivant qu'elle survient spontanément ou qu'elle est la suite d'efforts , de contusions accompagnées ou compliquées d'engorgement de l'articulation coxo-fémorale. Dans celle qui a lieu par suite d'un accident, d'une chute , d'une glissade , d'une contusion , d'un effort, l'animal boite rarement des deux membres ; mais, dans celle qui existe sans cause connue , ou qui succède à un grand amaigrissement , la claudication a toujours lieu des deux membres. Les signes extérieurs consistent en une difficulté , quelquefois insurmontable , de fléchir les rayons supérieurs du membre de derrière. L'animal , en marchant , traîne ce membre. On aperçoit , dans toute la partie qu'occupe le muscle ischio-tibial externe, depuis sa naissance jusqu'à son insertion , une très-forte dépression , occasionée sans doute par la difficulté que ce muscle éprouve à glisser sur la convexité du trochanter. Dans cet état , la flexion des rayons inférieurs a lieu , mais le membre ne peut être porté en avant, et la pointe des sabots traîne contre terre. Si le muscle , qui paraît bridé , et qui est fortement tiraillé dans toute son étendue , vient à franchir l'obstacle , la flexion des rayons supérieurs s'exécute avec beaucoup de rapidité , et le membre est tout à coup porté en avant ; l'animal continue de marcher , sans que le même effet se manifeste de quelque temps. Dans d'autres cas , au contraire , l'état est permanent. Ainsi , la démarche de l'animal est toujours défectueuse et embarrassée. Les membres , au lieu d'être tirés ou portés en avant , en ligne droite, sont plus ou moins rejetés en dehors, et le muscle ischiotibial externe ne paraît pas avoir de position fixe ; car, dans la flexion , il se porte toujours d'arrière en avant , et , dans ce mouvement, qu'il exécute avec force, il fait parfois entendre un certain bruit. On dit alors que l'animal bat du nerf et qu'il fauche. Très-souvent il n'y a , dans la partie affectée , ni douleur, ni chaleur , ni engorgement ; mais quelquefois il s'y développe une tuméfaction , tantôt œdémateuse , tantôt inflammatoire, ordinairement circonscrite, et toujours très-difficile à résoudre.

L'affection se guérit quelquefois d'elle-même. M. Sorillon

en a vu un exemple sur une vache qui, en faisant de grands
efforts pour sortir d'un fossé dans lequel elle était tombée,
avait été prise d'une boiterie considérable du membre postérieur gauche, avec impossibilité de fléchir les rayons supérieurs
du membre, qu'elle traînait plutôt qu'elle ne le portait en
avant. M. Sorillon crut devoir se borner à prescrire des frictions
spiritueuses sur le muscle déplacé, parce que la vache allaitait
alors un petit âgé de six semaines. Un jour, étant au pré, fixée
par les cornes au moyen d'une grande corde dont l'autre extrémité était attachée à un arbre, elle s'embarrassa le pied du
membre malade dans cette corde, et se débattit fort long-temps
sans pouvoir se dégager. Dès qu'on s'en aperçut, on s'empressa
de la débarrasser, dans la crainte que cet accident n'aggravât
la maladie primitive ; mais on fut bien surpris, après avoir
rendu la liberté à la bête, de la voir marcher jusqu'à l'étable
sans boiter, elle qui, quelques heures auparavant, n'avait pu
être amenée à cet endroit qu'avec beaucoup de peine. Depuis
lors elle n'a plus boité.

Mais plus généralement la boiterie est persistante. On a proposé d'y remédier par un large emplâtre de poix noire appliqué sur l'articulation et à son pourtour. Ce moyen ne réussit
jamais. Il ne reste donc que la ressource d'une opération, avant
laquelle il faut mettre en usage les moyens propres à faire disparaître les complications, s'il en existe.

L'opération consiste à pratiquer la section du muscle. Il y a
plusieurs manières de l'exécuter.

Dorfeuille abattait le bœuf, puis il incisait longitudinalement
la peau à quelque distance de l'articulation, et, après avoir mis
à nu le bord antérieur du muscle, il passait le doigt indicateur
dessous, le soulevait jusqu'à la peau, et l'ayant fixé avec un
crochet ou avec une corne de chamois, ou mieux avec la pince
à anneaux tenue ouverte, et entre les branches de laquelle il
passait un bistouri à tranchant concave, il le coupait en travers ;
ensuite il pratiquait quatre points de suture entrecoupée, et
pansait avec des étoupes.

M. Castex a donné un autre procédé, qu'il décrit de la manière suivante : le vétérinaire doit se pourvoir d'un bistouri
concave sur le tranchant, et d'une aiguille à suture, munie d'un
fil ciré : il doit aussi préparer quelques petits plumasseaux d'é-
toupes, avec de l'eau salée ou de l'eau-de-vie étendue d'eau.
On sort l'animal de l'étable, et on lui fixe la tête à un arbre,
au moyen d'un lacs qui l'entoure plusieurs fois, après avoir
passé derrière les cornes, et qu'un aide est chargé de maintenir. Cela fait, on empêche le bœuf de s'appuyer sur le membre de derrière du côté opposé à celui qu'on doit opérer, en
le lui portant en avant avec un autre lacs qui passe autour de
l'encolure, et qui est tenu par un second aide. Alors l'opéra-

teur se place du côté qu'il doit opérer , et que l'on distingue aisément par une forte dépression de tout le muscle ischio-tibial externe , on s'assure de l'endroit où commence à peu près l'aponévrose du muscle , on recherche le point où sa partie antérieure est le moins épaisse au dessous de l'endroit où il paraît être comme accroché , puis , la main armée du bistouri , on fait une incision d'un pouce et demi à peu près , parallèle à la direction du muscle , à sa partie antérieure et moyenne , entre son expansion aponévrotique et le grand trochanter. La peau étant incisée dans toute son épaisseur , il faut , avec la pointe de l'instrument , disséquer le tissu cellulaire sous-cutané , en cherchant à mettre à nu , dans toute la longueur de l'incision , la partie antérieure du muscle. Aussitôt qu'on y est parvenu , on introduit l'index de la main gauche , si l'on opère à gauche , et de la droite pour l'autre côté , en dilacérant le tissu cellulaire entre le muscle ischio-tibial externe et les muscles sous-jacens. Lorsqu'on est parvenu ainsi à bien séparer tout ce qui éprouve une forte tension , on prend , de la main qui vient de faire cette dernière manœuvre, le bistouri , dont la lame est recouverte sur son plat par le doigt indicateur , et on fait pénétrer de cette sorte l'instrument dans l'espace qu'on a pratiqué entre les muscles. Alors , un aide détache le bœuf du point fixe où il est maintenu , et on dégage le pied postérieur , qui a été tenu toujours levé ; on fait marcher l'animal , et au même instant l'opérateur , qui maintient le bistouri dans la même position , le redresse , en tournant le tranchant de son côté. L'animal appuyant sur ce membre pour opérer la progression , le tiraillement du muscle devient plus fort ; mais comme il porte sur la partie tranchante du bistouri , la section s'opère d'elle-même : on suit deux ou trois pas les mouvemens, en tenant toujours l'instrument dans la même position , et on voit le membre redevenir de plus en plus libre. Alors on le retire , en ayant la précaution d'appuyer le manche en dedans ; par ce moyen la pointe du bistouri achève, en sortant , de couper tout ce qui a échappé à la largeur de la lame. On voit bientôt , en faisant marcher l'animal , si le membre a recouvré tout son jeu, comme, dans le cas contraire , on s'assure , en portant le doigt dans la plaie , s'il existe quelque partie du muscle qui éprouve encore des tiraillemens ; alors on prolonge un peu plus la section , et la boiterie cesse.

Le temps principal de l'opération étant passé , on attache de nouveau l'animal avec les mêmes précautions que précédemment, pour passer deux fils aux lèvres de la plaie, et maintenir des plumasseaux imbibés d'eau salée , après avoir laissé couler un peu de sang. On panse ensuite comme dans toute plaie simple , et l'animal ne tarde pas à être en état de reprendre son service. Quelquefois , il arrive, plusieurs heures après l'opération, une hémorrhagie assez forte, qui s'arrête d'elle-même. L'extravasation du sang dans le fond de la plaie peut aussi déterminer une tuméfaction, qui disparaît en nettoyant avec soin et enlevant tous les caillots.

Si l'on pratique l'opération lorsqu'il existe un engorgement quelconque, la boiterie disparaît bien momentanément ; mais un engorgement consécutif, bien plus fort, se déclare aussitôt, une nouvelle boiterie affecte bientôt l'animal, la plaie ne marche jamais à bien, comme dans le premier cas, la gangrène se déclare du quatrième au sixième jour, quelque soin que l'on prenne pour la prévenir, et l'animal meurt. Ces résultats, dit M. Castex, font facilement sentir tout le danger auquel on s'expose si l'on n'agit avec prudence et discernement, toutes les fois qu'on est appelé pour remédier à des affections semblables.

M. Cruzel blâme ce procédé. Comment concevoir, dit-il, qu'un bœuf, bien portant d'ailleurs, mis en liberté au moment où il vient d'être tourmenté, supportera patiemment la fin de l'opération, que même, par la précision de ses mouvemens, il contribuera à ce qu'elle soit complète ? D'ailleurs la cuisse de ces animaux étant ordinairement plate, il ne serait pas impossible que l'artère fémorale se trouvât sous le tranchant du bistouri. Enfin, tenir un bœuf par les cornes ne suffit jamais quand on veut sans danger lui faire sentir l'instrument tranchant. En conséquence, il accorde la préférence au procédé de Dorfeuille, modifié de la manière suivante. On abat le bœuf sur le côté opposé à l'extrémité malade, on fait à la peau une incision longitudinale, d'environ deux pouces, sur le travers du muscle, au milieu de la cuisse, et à une distance d'à peu près trois pouces à trois pouces et demi de l'articulation coxo-fémorale ; on incise également l'aponévrose, on arrive sur le muscle, et on en fait la section dans toute la partie qui offre de la résistance pendant la contraction du membre. C'est un moyen bien facile de reconnaître si l'opération est terminée ; d'ailleurs on fait mouvoir soi-même le membre, et on voit bien si le trochanter rencontre encore un obstacle. A l'endroit où M. Cruzel fait la section, il est rare qu'on incise l'expansion aponévrotique du muscle, c'est presque toujours la portion musculaire, et comme on n'a pas besoin d'en faire la division complète, son bord postérieur reste intact. Il a donné la préférence à cette partie parce qu'on obtient plus facilement la suppuration, et que par conséquent la cicatrisation a lieu aussi plus promptement. Si l'on opère avec dextérité, il n'y a point d'hémorrhagie ; mais si le bœuf est maigre, et que, dans les mouvemens qu'il fait pour se défendre, on blesse quelque grosse division artérielle qui donne beaucoup de sang, il vaut mieux faire une sorte de compression avec des tampons d'étoupes que de chercher à lier le vaisseau : on arrête aussi bien l'hémorrhagie, et l'on n'a pas à redouter la ligature d'une artère sur un membre souvent maigre et au milieu d'une plaie en suppuration. L'opération terminée, on fait relever l'animal, on prescrit la diète, l'eau blanche, et jusqu'à l'établissement de la suppuration, on ne met dans la plaie, ni étoupes, ni essences. Le second jour, il se développe un engorgement plus ou moins considérable, que l'on combat par des fomentations émollientes; la plaie suppure, et bientôt la cicatrisation a lieu.

Quant aux tumeurs dont parle M. Castex, et qui, suivant lui, contre-indiquent l'opération, M. Cruzel dit avoir vu à peu près soixante et dix bœufs avec déplacement complet ou incomplet du muscle, et en avoir opéré quarante, et il ajoute que s'il a trouvé quelquefois des tumeurs à la partie supérieure de la cuisse, elles étaient le produit plus ou moins apparent du muscle, et disparaissaient toujours après l'opération. Il fait remarquer, cependant, que, dans cette circonstance, la marche était plus difficile avant l'opération, et que, quand la section était faite, la claudication persistait jusqu'à la résolution complète de cet engorgement, qui avait lieu d'ordinaire le troisième ou le quatrième jour.

C'est toujours un vrai bonheur pour nous d'avoir à citer des observations de ce vétérinaire distingué, car elles portent toutes le cachet d'un savoir éclairé par la pratique et d'une pratique guidée par des principes puisés aux meilleures et aux plus pures sources.

TISSU CELLULAIRE (maladies du). A proprement parler, il n'y a que deux maladies bien caractérisées du tissu cellulaire, l'œdème et le phlegmon, caractérisés tous deux par une exaltation de la vitalité de ce tissu, ayant pour résultat, dans l'un, l'accroissement de la sécrétion poreuse, dans l'autre, la formation du pus ou d'un liquide analogue; mais le tissu cellulaire est susceptible aussi de s'atrophier, comme dans l'émaciation, de se surcharger de graisse, comme dans l'obésité, et de sécréter parfois des matières diverses, comme dans les diverses espèces de loupes. Ce sont là incontestablement autant de maladies, quoique, dans une foule de cas, elles n'exercent pas la moindre influence sur la santé générale du sujet.

TISSUS ACCIDENTEL. Tissus nouveaux, avec ou sans analogues, qui se développent dans l'organisme sous l'empire de l'inflammation chronique et parfois de l'asthénie. On les appelle *analogues* ou *homologues*, quand ils sont de simples répétitions des parties qui existent déjà dans l'état normal, et qu'ils ne sont anormaux qu'à cause du lieu où ils se manifestent; on les nomme *hétérologues*, quand ils consistent en des substances nouvelles, entièrement étrangères à l'organisme. Il y a aussi quelques tissusaccidentels, intermédiaires, pour ainsi dire, entre les

uns et les autres, et ayant des analogues, non dans l'organisation des individus de la même espèce, mais au moins dans des
animaux d'une autre espèce. Nous ne saurions rien décider de
positif sur l'origine de ces productions, surtout de celles qui
sont sans analogues; les unes et les autres sont, tantôt isolées,
tantôt réunies ou combinées, soit entre elles, soit avec des
humeurs accidentelles des animaux vivans (comme les hydatides et les vers intestinaux), des humeurs ou des tissus altérés; on ne sait pas au juste si elles sont réellement des productions nouvelles, ou des transformations éprouvées par les tissus
naturels. *Voyez* TRANSFORMATION.

TOILE. *Voyez* BANDAGE.

TORCHE-NEZ ou **TORD-NEZ**. *Voyez* ASSUJÉTIR.

TORO. *Voyez* CHARBON DES BÊTES A LAINE.

TORPEUR. Engourdissement des organes des sens et de ceux
du mouvement.

TORSION (castration par). *Voyez* CASTRATION.

TORSION DES ARTÈRES. *Voyez* HÉMORRHAGIE.

TORTUE. *Voyez* MAL DE TAUPE.

TOUCHER. M. Leblanc a présenté quelques considérations
intéressantes sur le toucher envisagé comme moyen d'arriver
à la connaissance du siége et jusqu'à un certain point de la nature d'un certain nombre de maladies.

En général il est d'un bien faible secours pour le diagnostic
des affections de la poitrine, et le plus souvent on ne doit voir
en lui qu'un moyen très-auxiliaire. Cependant M. Leblanc
pense qu'à lui tout seul il peut, dans les petits animaux, comme
le mouton, le chien et le chat, permettre de prononcer sur
l'existence d'un liquide épanché dans le sac de la plèvre, alors
même que la quantité de ce liquide ne serait pas très considérable, parce que, suivant lui, il y a toujours possibilité, chez
ces animaux, d'accumuler la masse du liquide dans la région
de la poitrine où les parois sont très-flexibles, et qu'en donnant une position convenable à la bête, on perçoit alors très-
bien la sensation d'un liquide. N'ayant point eu occasion de vérifier directement ces assertions, M. Delafond a du moins essayé de les contrôler par la voie expérimentale, et voici comment il s'y est pris pour cela. Il a mesuré la circonférence de
la poitrine d'un chien de petite taille, d'abord à la partie
moyenne, en arrière des épaules, puis au niveau des trois dernières côtes sternales. Ces mesures prises, il a injecté deux litres d'eau tiède dans le sac pleural, et fait ensuite des points de
suture à la plaie. Le chien a été placé alors dans trois positions,
sur le côté, les membres antérieurs levés et le thorax placé
obliquement de haut en bas et d'avant en arrière, enfin les extrémités postérieures levées et le thorax placé obliquement de
haut en bas et d'arrière en avant. Le toucher n'a pu lui faire

présumer l'existence d'un liquide dans le premier cas , ni lui faire connaître dans le second que ce liquide venait s'accumuler sur le diaphragme et les côtes sternales, ni enfin , dans le troisième, lui en faire percevoir l'existence à la partie inférieure. Postérieurement à ces expériences M. Delafond rencontre une chienne affectée d'hydropisie du sac pleural droit, chez laquelle l'auscultation et la percussion démontraient évidemment la présence de sérosité accumulée. Chez cet animal non plus , il n'a pu parvenir à vérifier l'assertion de M. Leblanc. Le côté droit n'était pas plus bombé que le gauche, l'animal ayant été placé dans toutes les proportions convenables pour faire accumuler le liquide. Sur un même point, le toucher n'a jamais fait percevoir cette accumulation. Après avoir mesuré la poitrine à sa partie moyenne et à son extrémité postérieure, on fit lever et abaisser le thorax, en conservant le périmètre au même endroit, et nulle différence ne se fit apercevoir ; le même essai fut fait sur la partie postérieure, sans qu'il y eût dilatation appréciable de cette partie. Cependant , à l'ouverture du corps , on trouva le sac pleural droit presque rempli de liquide.

M. Leblanc avait bien reconnu que le moyen conseillé par lui chez les petits animaux n'était point applicable au cheval et au bœuf, dont les parois thoraciques ont plus ou moins de fermeté dans toute leur étendue : cependant il pense que , même chez ces animaux , la présence du liquide peut être constatée par le toucher, lorsque la sérosité est accumulée en grande masse, parce qu'alors les espaces intercostaux sont élargis et déprimés ; mais il faut avoir soin d'examiner l'animal après un repas aussi copieux que possible , et le placer de manière à ce que les membres antérieurs soient beaucoup plus élevés que les postérieurs. Ce symptôme n'existe pas toujours, suivant M. Delafond, qui néanmoins dit l'avoir remarqué sur une vache.

Il existe , d'après M. Leblanc , un moyen de favoriser ce mode d'exploration: c'est de sangler fortement le malade, parce qu'en s'opposant à l'élévation de plusieurs côtes, on force le liquide à s'accumuler en plus grande quantité dans un même point. M. Delafond a également fait des recherches à ce sujet. Afin d'avoir un point de comparaison, il mesura d'abord le contour de la poitrine d'un cheval sain, à sa partie postérieure, au niveau de la treizième côte sternale , et au niveau de la onzième d'un chien également sain. Il mesura avec un compas l'espace intercostal de ces deux animaux, entre la treizième et la quatorzième côtes chez l'un, la onzième et la douzième chez l'autre. Cette mesure prise , il sangla fortement la partie antérieure de la poitrine du cheval, et il vit que l'espace intercostal, à l'endroit mesuré, était plus large , que l'élévation des côtes était plus grande, et que le périmètre marquait un contour

plus étendu. Partant de ces renseignemens , il injecta deux litres et demi d'eau tiède dans la poitrine du chien, et trente dans
celle du cheval, puis comprima, comme il a été dit, la poitrine
des deux animaux. L'espace intercostal ne fut ni augmenté ni
déprimé, et le périmètre donna la même mesure : sur le cheval, sur le chien, dont les côtes étaient plus mobiles , le périmètre donna un quart de pouce de plus. Ces expériences prouvent donc que s'il n'est guères possible de s'assurer de l'existence du liquide par le toucher , l'augmentation , la dépression
et la mensuration de la poitrine, on peut cependant en présumer
l'existence par la difficulté qu'éprouvent les animaux à respirer.

Lorsque du mucus épaissi existe dans la trachée-artère , et
que l'animal respire vite, ou que les voies de la respiration sont
rétrécies, on éprouve , en appliquant la main sur le bord inférieur de l'encolure ou sous la gorge, la sensation d'un effort de
frémissement. M. Leblanc considère ce dernier comme un bon
moyen de reconnaître que l'air rencontre un obstacle à son passage. Le même mode d'exploration lui semble encore un moyen
auxiliaire auquel on peut recourir pour déterminer la nature
et le siége de la lésion qui rend les chevaux corneurs ou sif-
fleurs, surtout lorsque les animaux hennissent au moment de
l'investigation. Mais il ajoute seulement que, dans tous ces cas,
on ne peut se dispenser , pour arriver à des données certaines ,
de recourir à l'auscultation de la voix et de la respiration. En
effet, M. Delafond dit n'avoir point observé ce frémissement.

M. Leblanc dit qu'en appliquant la main sur les côtes d'un
cheval atteint d'une pleurésie récente intense, on s'aperçoit que
le mouvement total de ces os dans l'inspiration se compose
d'une succession de petits mouvemens tremblés , surtout vers
la fin de l'inspiration , lorsque les côtes sont près d'arriver à
leur summum d'élévation. Il explique le phénomène en disant
que l'animal ne dilate sa poitrine qu'avec peine et par petites
secousses, à cause de la douleur qu'il éprouve , et qui devient
d'autant plus forte que la plèvre subit une distension plus considérable. M. Delafond n'a pas observé cette succession de petits mouvemens tremblotans; mais il a remarqué que , dans le
cas de pleurésie avec épanchement, l'inspiration était courte ,
et qu'au moment du summum d'élévation des côtes asternales ,
elles exécutent, au commencement de l'inspiration, un mouvement brusque d'abaissement très-sensible à la main de l'observateur. Ce mouvement est encore plus prononcé quand on vient
à augmenter la dyspnée par un léger exercice.

Quant à l'application du toucher pour mesurer l'étendue, la
force et la vitesse des battemens du cœur, M. Leblanc fait sur
ce sujet une remarque de grande importance , c'est qu'il faut
tenir compte de l'état du tissu pulmonaire interposé entre le

cœur et la main de l'observateur ; sans cette précaution , on pourrait attribuer la force excédente en apparence des battemens à une contraction plus énergique , tandis que ces battemens ne seraient réellement devenus plus sensibles que par l'augmentation de densité du poumon. Lorsqu'on ne la perd point de vue, on se rend aisément raison d'un fait assez fréquent, la différence d'intensité des battemens de cœur chez des animaux affectés de maladies analogues et au même degré , quand rien de semblable ne se voit dans les pulsations des artères superficielles.

TOURNIS. État morbide dont l'essence consiste en une lésion de la texture et une altération des fonctions de l'axe cérébro-spinal , dues à la présence de vers hydatidaires qui compriment cet organe. Nous disons l'axe cérébro-spinal , et non le cerveau , parce qu'on a trouvé aussi des hydatides dans la moelle épinière, comme on le verra quand nous traiterons des ouvertures de cadavres. *Tournis* est une expression populaire tirée du symptôme le plus apparent que cet état morbide présente lorsqu'il siége au cerveau, celui de tourner fréquemment, puis continuellement. Mais ce symptôme ne caractérise pas spécialement la maladie , puisqu'il se fait remarquer aussi dans d'autres, parmi lesquelles il en est qui n'ont pas toujours la terminaison funeste à laquelle conduit le développement du tournis. Celui-ci a encore été nommé *tournoiement , vertige lourd , lourdaine.* Ce dernier nom vient sans doute de ce que les animaux sont paresseux , pesans , engourdis et bien moins agiles qu'auparavant ; il serait tout aussi bon que celui de tournis , sinon même préférable , car, du moins, signale-t-il un phénomène constant.

Le tournis se voit fréquemment chez les bêtes à laine. Cependant il ne leur appartient pas d'une manière spéciale , car on n'a malheureusement que trop d'occasions de l'observer sur les bêtes bovines. On l'a rangé aussi, dans ces derniers temps, parmi les maladies qui peuvent assaillir l'homme.

Du tournis dans les bêtes ovines. Le tournis a fixé depuis très-long-temps l'attention des observateurs, des propriétaires de troupeaux et des vétérinaires : on peut en constater sans peine l'existence et en découvrir non moins aisément la cause matérielle ; mais il fait encore le désespoir de l'art, de ceux qui l'exercent et des cultivateurs.

Les maladies auxquelles le mouton est exposé et souvent en proie, ont été pendant long-temps négligées, même à nos écoles vétérinaires, où toute l'attention et les soins étaient surtout dirigés vers la connaissance et l'étude du cheval , tant en santé qu'en maladie. Ce n'est que depuis l'introduction en France d'une race précieuse de bêtes à laine , que l'insouciance à un peu cédé à leur égard. Depuis lors , comme l'a dit M. Girard , l'hygiène de ce même bétail a été mieux entendue, mieux combinée, mieux appliquée; le traitement de ses maladies a commencé à ne plus être l'apanage exclusif des bergers, guérisseurs et charlatans. Quelques hommes instruits et capables d'apprécier les phénomènes maladifs ont été appelés pour combattre ces affections, qui alors ont été suivies et étudiées sous leurs véritables rapports. Mais il s'en faut de beaucoup encore que la pathologie du mouton ait fait les mêmes progrès sur tous les points. Plus on y réfléchit, plus on lit les écrits qui ont été publiés sur les bêtes à laine, et plus on reconnaît qu'il nous reste beaucoup à apprendre sur les différens états pathologiques auxquels elles succombent si souvent et en si grand nombre. Le tournis est un des plus fâcheux de ces états; il l'est d'autant plus qu'on le confond quelquefois avec d'autres affections, et que, jusqu'à présent, malgré tous les remèdes qui ont été indiqués, appuyés même de plusieurs faits qui semblaient promettre de hautes espérances, on n'a encore trouvé aucun traitement certain, soit pour guérir, soit même pour préserver les individus du troupeau le mieux soigné et le mieux gouverné. Nous ne faisons même pas l'exception du procédé préservatif et curatif de M. Nairac, malgré toute l'importance et les avantages qu'on semble y attacher, et dont nous parlerons spécialement vers la fin de cet article. On a bien des moyens de prévenir et de guérir la clavelée, la gale, la tympanite, et plusieurs autres affections particulières à l'espèce ovine; mais, on est forcé d'en convenir, il n'en est encore aucun contre le tournis.

C'est communément dans la première année de leur vie que cette maladie affecte les agneaux; elle est moins commune dans la seconde, et plus rare encore chez les adultes. Elle paraît sévir de préférence sur les individus d'une frêle constitution, issus de parens faibles et sans vigueur. La période de l'accroissement coucourrait-elle, avec d'autres causes sans doute, à faire naître les conditions favorables au développement du tournis, ou plutôt des vers vésiculaires qui constituent matériellement le fait du tournis?

Causes. On a beaucoup disserté pendant long-temps et l'on disserte encore sur les causes du tournis; on les a cherchées dans les alimens, le régime, l'état des nourrices, le sevrage brusque et intempestif, le froid, la pluie, la rosée, etc. Il est certain que toutes ces choses influent sur l'état général des bêtes à laine; mais le tournis est une maladie purement locale; il importe peu à son développement que les bêtes à laine aient été tenues à la bergerie ou dans les champs, qu'on les ait fait pâturer sur les montagnes ou dans les vallées, à l'ombre ou au soleil, qu'on les ait sevrées tard ou de bonne heure, puisqu'on voit l'affection se développer indistinctement dans les unes et les autres de ces circonstances diverses. Les premiers auteurs qui ont parlé du tournis l'ont considéré comme une apoplexie séreuse, ou comme une hydropisie des grands ventricules du cerveau. Cette dernière opinion a été reproduite depuis ; et M. Lullin, entre autres, l'a adoptée, en attribuant cette hydropisie aux suites des coups violens que les animaux se donnent fréquemment à la tête, soit en se battant à la sortie des bergeries, soit dans leurs jeux en bondissant, soit en se heurtant les uns contre les autres, à un âge tendre où le crâne, extrêmement aminci, ne présente, dit M. Lullin, qu'un quart de ligne d'épaisseur, tandis qu'il est épais de trois à quatre lignes chez les moutons de trois ans. Gerike était déjà du même sentiment. Mais ces auteurs n'ont pas réfléchi que l'amincissement du crâne dans une place déterminée n'a lieu qu'à cause de la présence d'une hydatide, quelquefois volumineuse, sous la portion d'os amincie ; que la boîte osseuse du cerveau des autres individus du même âge offre partout l'épaisseur qu'elle doit avoir naturellement, et que si des chocs plus ou moins rudes contre cette boîte étaient la cause de la maladie, il en résulterait bien quelquefois des irritations, des congestions, même des collections de sang, de sérosité ou de pus, mais qu'il ne s'en suit pas que ces altérations morbides puissent donner lieu à la formation d'un corps doué de la vie, sur le développement duquel nous avons à peine les notions les plus obscures et les plus incertaines. Du reste, M. Voisin se rapproche de M. Lullin et de Gerike ; il attribue le tournis à un engorgement séreux du cerveau, et il regarde la formation des hydatides comme une suite de cet état, qu'il compare à l'hydrocéphale des enfans. M. Valois pense que la vésicule croît au moyen de l'augmentation de la lymphe attirée du cerveau par la succion des hydatides ; elle se développe, dit-il, dans les jeunes animaux, et seulement après leur deuxième année, parce que, jusqu'à cet âge, les humeurs muqueuses dominent sur les autres fluides. Il croit que cette maladie affecte particulièrement les agneaux dans les temps humides de l'automne, ou en été après de fortes chaleurs, surtout si la chaleur est suivie d'une humidité considérable et se continue en hiver par l'effet des bergeries chaudes et humides.

M. Barbançois, adoptant la conjecture de MM. Voisin et Valois, et la surabondance de la partie aqueuse de la lymphe des jeunes animaux comme cause du tournis, examine pourquoi cette cause, au lieu de déterminer des hydatides dans le foie, comme à l'égard des bêtes affectées de la *pourriture*, les détermine dans le cerveau. Il pense que cet effet tient à la faiblesse de l'organisation de la pulpe cérébrale des jeunes animaux, lorsque cette faiblesse se trouve augmentée par quelque circonstance particulière. Or, selon lui, la première de ces cir-

constances est produite par toutes les causes qui tendent à
porter dans le cerveau une accumulation des fluides, même du
sang, d'où résulte alors une distension de vaisseaux, et par
conséquent l'état de faiblesse qui doit toujours précéder la
formation de l'hydatide. M. Barbançois ne croit pas que le
germe du ver vienne du dehors; il est évident pour lui que ce
corps organisé se produit au dedans du cerveau, par suite des
circonstances favorables à son développement, comme tant
d'autres vers dans le corps des autres animaux. Les circonstances accessoires, toujours d'après le même, et qui peuvent
concourir puissamment à augmenter les effets de la première,
sont l'époque et la saison de l'année, et les situations où se
trouve l'animal, lesquelles tendent à augmenter chez lui cette
disposition à l'affaiblissement des organes du cerveau. Au temps
où nous sommes, c'est une idée fort étrange que d'attribuer
la formation des poches hydatiques à une prédominance lymphatique, à un état de faiblesse; la réaction dont on convient
au cerveau n'est-elle pas un indice que cet organe ou ses enveloppes sont devenus le siége d'une irritation?

L'idée d'un germe de ver venu du dehors a été entrevue
par Navières. De ce que les jeunes animaux sont exclusivement
victimes du tournis, il demande si l'on ne pourrait pas soupçonner que les œufs (c'est ainsi qu'il les appelle) qui surmontent
les kystes proviennent d'une mouche à tarrière qui, pour les
introduire dans le cerveau, perfore le crane, en profitant du
moment où les parties osseuses n'ont pas encore acquis la consistance convenable pour rendre vains ses efforts. Cette idée
peut être ingénieuse, mais, pour lui donner une ombre de vrai-
semblance, il aurait fallu désigner la mouche, lui assigner des
caractères distinctifs, déterminer les œufs, et démontrer que
leur métamorphose a pour résultat les hydatides cérébrales.
Jusqu'à ce qu'on nous ait donné cette satisfaction, on nous par-
donnera sûrement notre ignorance complète sur l'existence
d'une mouche à tarière.

Morgagni avait regardé l'espèce de kyste dans lequel est renfermée l'humeur séreuse, comme un déplissement de la méninge. Plus anciennement, on croyait les causes du tournis être
les mêmes que celles de la *pourriture* (*royez* ce mot), avec
cette différence, que, dans l'une, le vice était dans les viscéres
du bas-ventre, tandis que, dans l'autre, il était dans le cerveau, et l'on en concluait que vraisemblablement c'était le
même principe qui développait l'une et l'autre affection. On a
aussi attribué ce principe a la poussé des dents, spécialement
à l'éruption des dents molaires, attendu l'inflammation, qui
détermine, a-t-on dit, une asthénie. Quelle contradiction! Cela
veut dire qu'on n'a pas su apprécier la valeur d'une cause dont
on ne donne d'ailleurs aucune preuve.

Un berger d'Écosse, James Hoog, assure que le tournis est
dû à un refroidissement de la région dorsale pendant les vents
et les pluies froides de l'hiver, duquel résulte une espèce d'engourdissement qui se termine par un épanchement d'eau dans
la tête. Il ne croit pas comme quelques uns de ses confrères,
que cette eau soit celle de la pluie qui traverse la peau, la
chair et les os, pour pénétrer sous la colonne vertébrale, mais
il pense que c'est *une sérosité procédant en effet de l'humidité
rassemblée sur le dos, et modifiée. Sans cela*, ajoute-t-il, *comment expliquer cette qualité corrosive qui* conserve *et détruit
tout ce qui se trouve en contact avec ce fluide, ainsi que la tendance à corrompre les autres fluides du système animal?* Com-
prendra qui pourra. On a déjà répondu au berger Hoog en lui
demandant comment il peut accorder avec son système que
cette eau soit constamment renfermée dans une ou plusieurs
vésicules, toujours régulières, placées dans les anfractuosités
du cerveau, lesquelles vésicules augmentent en grosseur, quoique les moutons cessent d'être exposés aux vents et aux pluies,
au lieu de se répandre dans la totalité de la capacité du crâne;
comment il se fait que cette vésicule offre toujours des animaux qui ne varient jamais dans leurs formes, c'est-à-dire qui
offrent toujours à leur extrémité libre une couronne de crochets accompagnée de quatre suçoirs ovales, ainsi qu'on l'a vu
par la description que nous en avons donnée à l'art. HYDATIDE.

Fromage de Feugré dit avoir observé que les causes éloignées du tournis sont dues au trop d'embonpoint dans lequel
on entretient les agneaux de lait, et au désir inconsidéré de
leur procurer une grande taille. Suivant cet auteur, l'obésité
est un état de faiblesse qui favorise, chez les jeunes sujets, le
développement des vers; ce sont les agneaux les plus gras et
les plus beaux qui sont attaqués du tournis à l'âge d'un an ou
dix-huit mois; les bergeries trop chaudes et humides, trop
de provendes aux agneaux, et leurs mères trop peu nourries,
contribuent à cette maladie. Il ne croit pas qu'il existe d'autres
plantes que celles qui végètent dans des terrains aquatiques,
qui aient la propriété d'occasioner le tournis; il pense qu'elles
le peuvent, par la même raison qu'elles font développer des
hydatides dans les canaux biliaires du foie des moutons, et qui
leur donnent la *pourriture*. Cette idée n'est pas nouvelle; elle
n'est pas reconnue certaine.

M. Huzard fils convient qu'on ne peut désigner au juste la
cause du tournis; il l'indique cependant dans les circonstances
qui ont accompagné la naissance des agneaux. Si on se rappelle
ces circonstances, on verra, dit-il, que les animaux ont souffert dès cette époque, ou par le manque de bonne nourriture,
ou par l'humidité froide de la saison; on trouvera que les
agneaux sont mal venus, parce que leurs mères avaient souffert

d'une manière ou d'une autre pendant leur plénitude, ou enfin qu'il y avait parmi les béliers qui ont fait la monte quelques individus d'une constitution faible et moins vigoureuse. Nous ne pouvons nous dispenser d'observer que nous avons vu le tournis se développer sans que nous ayons eu lieu de remarquer aucune de ces circonstances.

Ce qu'on peut conclure de ce qui précède, c'est que, jusqu'à ce jour, toutes les observations faites sur les causes du tournis n'ont eu pour résultat que des données vagues et incertaines, desquelles on ne peut tirer que des moyens également incertains de prévenir cette maladie et de s'opposer à ses progrès. Au lieu de disserter vaguement sur les causes dont il s'agit, présumées tout au plus, peu concordantes entre elles, et dont aucune n'est satisfaisante, il valait mieux convenir tout naturellement qu'on les ignorait : on ne se serait pas engagé dans un labyrinthe de suppositions gratuites, qui, bien loin d'éclaircir la matière, ne peuvent qu'embarrasser l'étude étiologique de la maladie. On est, sous un certain rapport, plus avancé aujourd'hui ; on connaît la cause occasionelle du tournis : cette cause est spéciale, et consiste en des vers, appelés hydatides, qui se développent dans le cerveau du mouton, de telle manière qu'ils compriment l'encéphale et causent les phénomènes propres à l'affection. La vie de ces hydatides est intimement liée à celle des animaux qui les renferment ; elles meurent avec eux, et jamais on n'en a trouvé de vivantes sur les cadavres refroidis. Daubenton connaissait bien ces hydatides, mais il a ignoré pendant long-temps qu'elles fussent des corps vivans ; il ne l'ignorait plus avant sa mort. Il croyait auparavant que des bêtes à laine nourries au sec et tourmentées par la soif, si elles venaient à trouver de l'eau en abondance, buvaient trop pour leur tempérament, sujet aux épanchemens de sérosité, ce qui produisait, selon ce qu'il pensait alors, des hydatides mortelles dans le cerveau. Mais, suivant la remarque du savant Huzard, il n'est pas encore prouvé que l'hydatide cérébrale soit due à l'excès de sérosité ; elle affecte des moutons placés sur des terrains secs et élevés, et ne paraît pas être plus fréquente dans les pays bas et humides.

Quoi qu'il en soit, il demeure avéré que le tournis est dû à la présence dans le crâne, et souvent dans le cerveau lui-même, de cette espèce de ver vésiculaire que l'on a désigné sous le nom d'*hydatide cérébrale*.

L'hydatide cérébrale n'est pas toujours solitaire ; quelquefois l'on en trouve plusieurs dans le même crâne ; il n'est pas même très-rare d'en rencontrer jusqu'à quatre, et l'on en a observé un bien plus grand nombre ; le plus souvent cependant il n'en existe qu'une, mais elle est susceptible d'acquérir un volume considérable.

Comme le cerveau et les méninges remplissent exactement la cavité du crâne, l'hydatide cérébrale ne peut se développer sans réagir sur la masse encéphalique. Cette compression gêne d'abord l'exercice des fonctions cérébrales; de là plusieurs symptômes remarquables; de là vient que les bêtes à laine, paralysées en partie d'un côté par la compression d'un hémisphère de leur cerveau, marchent rapidement et en décrivant des cercles concentriques ordinairement fort petits, souvent jusqu'à tomber. Mais la présence de cette hydatide détermine aussi la distension des parties environnantes; et quand le ver vésiculaire est logé dans les ventricules, après avoir distendu les parois et aminci les voûtes de ces cavités, il finit par les perforer; ensuite, il y a amincissement des méninges et des parois du crâne dans l'endroit correspondant au point le plus saillant de l'hydatide; le crâne se trouve alors tellement aminci, qu'il devient flexible sous le doigt; il n'est pas même très-rare de le voir perforé. Au surplus, nous serons obligés de revenir sur ce sujet quand nous en serons à l'exposition des symptômes.

Si la présence de l'hydatide cérébrale détermine de semblables désordres dans un organe chargé de fonctions aussi importantes, il n'est pas étonnant que les phénomènes soient aussi alarmans que nous le verrons, et la maladie mortelle. Les symptômes sont d'ailleurs variables suivant le siége de l'hydatide, suivant son développement, et la période à laquelle la maladie est parvenue.

Symptômes. Les premiers signes qui annoncent le tournis sont obscurs et simulent ceux de différentes maladies. L'animal affecté perd l'appétit; sa démarche devient incertaine et chancelante; il n'est plus aussi prompt à obéir aux chiens; il s'écarte du troupeau, marche à la tête ou reste à la queue, s'égare, se perd quelquefois; il erre çà et là, s'embarrasse quelquefois dans les broussailles, et ne sait plus s'en retirer; toute sa colonne vertébrale est plus ou moins raide; il est lourd, troublé, pesant, ne bondit plus comme les autres, a l'air hébété, porte la tête basse, de côté, quelquefois élevée; son œil est hagard, égaré, il prend une couleur bleuâtre, et l'orbite semble devenir plus grand. Le signe tiré de la couleur de l'œil est caractéristique, et un berger expérimenté qui choisit un lot d'agneaux découvre par cet indice les sujets qui sont déjà attaqués, quoiqu'ils ne tournent pas. Cependant l'action de tourner est quelquefois un des premiers symptômes; l'on pense qu'elle est, ainsi que les positions que peut prendre l'animal malade, le résultat des efforts qu'il fait pour diminuer la compression de l'encéphale. Quand la maladie est plus avancée, l'animal cesse de manger, soit parce qu'il n'y voit plus, soit parce que le mal lui ôte tout appétit; sa vue se trouble davantage, il ne paraît plus attentif à ce qui l'environne, il tourne jusqu'à ce qu'il tombe. Cependant le tournoiement, qui se remarque si fréquemment, n'est pas un symptôme constant, il indique seulement que l'hydatide n'occupe pas le plan médian du cerveau, mais qu'elle a son siége sur l'un des lobes, et alors l'animal tourne sur le côté du lobe affecté; il tient la tête basse, penchée de ce côté, et tourne très long-temps, en décrivant un cercle concentrique, comme nous l'avons dit, quelquefois des heures entières sans s'arrêter; ensuite il change de position, marche un peu et s'arrête, pour recommencer bientôt. L'animal tourne tantôt à droite, tantôt à gauche, suivant que l'hydatide est d'un côté ou de l'autre; s'il s'en trouve des deux côtés, et que les deux lobes de l'encéphale soient également comprimés, il tourne indistinctement d'un côté ou de l'autre, ou ne tourne pas. Mais si l'hydatide occupe le plan médian et exerce une compression égale de chaque côté, ce qui est fort rare, l'action de tourner n'a pas lieu. Dans ce cas, si l'hydatide se trouve entre les deux lobes, dans la ligne du milieu, vers la partie antérieure du cerveau, contre l'ethmoïde, l'animal porte la tête basse, il s'encapuchonne, et marche devant lui; ses mouvemens sont précipités, raccourcis; il avance peu, il est près de tomber, et s'il semble accélérer son allure, c'est comme pour éviter la chute. Il arrive aussi que l'hydatide principale, quand elle n'est pas unique, si elle est placée dans les ventricules, se trouve souvent engagée dans les deux à la fois; mais cela n'a pas lieu dans le commencement de la maladie, ce n'est qu'en se développant et en devenant plus volumineux, que ce corps organisé détruit le *septum médian*, et pénètre dans l'autre ventricule; encore est-il en plus grande partie dans le ventricule où il a commencé. D'autres fois l'hydatide se trouve placée plus en arrière dans la scissure transversale, et même elle peut se trouver dans le ventricule du cervelet. En pareil cas, l'animal porte la tête élevée, le nez au vent, marche assez vite, droit devant lui, se heurte contre les corps qu'il rencontre, et se renverse quelquefois. Dans cet état, les yeux pirouettent, les membres sont tendus; l'individu ne tarde pas à se relever : il est alors tranquille; mais il reste ensuite souvent couché, stupide, comme étourdi, ne mange plus que par boutades, et finit par périr, sans qu'il se fasse d'amincissement au crâne.

La maladie continuant ses progrès, l'action de tourner devient plus fréquente et dure plus long-temps; l'animal éprouve des accès pendant la durée desquels il trotte en tournant; il n'y voit pas, quoique la pupille soit dilatée; il butte souvent, et tombe en trottant ou en tournant; l'appétit devient irrégulier; la bête se fatigue, maigrit, dépérit peu à peu; souvent les accès se terminent par la chute de l'animal et la manifestation de

mouvemens convulsifs comparables à ceux qui dénotent les
accès d'épilepsie ; la respiration devient stertoreuse, ronflante ;
l'animal devient insensible, et demeure dans cet état plus ou
moins long-temps. Quand l'accès est passé, il revient peu à
peu à son premier état ; il mange lentement, prend du fourrage, qu'il garde long-temps dans la bouche avant de l'avaler,
souvent même il le laisse tomber. L'amaigrissement continue à
augmenter, et après que les accès se sont répétés plus ou
moins souvent et ont duré un temps variable, suivant les individus, l'animal est languissant, ne peut plus manger et reste
très-long-temps couché ; la respiration est râleuse, un écoulement a lieu par les naseaux ; la bête n'y voit plus du tout,
et elle finit par mourir dans le marasme. Ordinairement on
n'attend pas ce moment, et l'on tue l'animal pour en tirer
quelque parti.

La marche de l'affection est ordinairement lente et toujours
progressive. L'hydatide, une fois formée, se développe, grossit, use la substance cérébrale, fait pression sur cette substance et sur l'os qui la recouvre, attendrit celui-ci, l'amincit,
l'use dans un espace grand comme une pièce d'un sou environ,
le réduit quelquefois à la simple épaisseur d'une feuille de papier, et finirait à longue par le percer, si la mort n'arrivait pas
auparavant. C'est sous cet endroit, assez ordinairement dans le
voisinage de la suture du crâne, qu'est nichée l'hydatide ; on
s'en aperçoit en appuyant les deux pouces à la place : l'os fléchit sous une pression modérée. Si l'on ne reconnaît pas ainsi
le siége du corps hydatidique, il faut explorer les deux tempes,
auprès de l'endroit où sortent les cornes ; si l'on ne trouve rien,
l'hydatide sera sûrement sous le milieu du front, et alors on
peut à peine s'en assurer quand la maladie est fort avancée.
C'est un cas des plus rares. Il faut observer cependant que si
c'est un bélier que l'on examine, on ne trouve, sur la surface
pariétale, aucun point où l'os soit flexible et fléchisse sous la
pression du doigt, le développement des cornes, et l'étendue
de leur base, qui, au crâne, a beaucoup d'épaisseur, s'opposant à ce que ce phénomène soit apparent.

Diagnostic. Quelque bien caractérisé que soit le tournis chez
les bêtes à laine, il est encore tellement possible de le confondre avec d'autres affections, que plusieurs personnes, entre
autres Desplas, l'identifient en quelque sorte avec le vertige et
les accidens occasionés par des œstres introduits dans les sinus
frontaux, ou du moins font de ces dernières lésions pathologiques des variétés d'une même maladie. Aux articles VERTIGE,
OEstres et Vers, nous ferons, ou nous avons fait connaître, les
phénomènes morbides propres à ces lésions ; nous devons ici
nous restreindre à exposer brièvement les différences propres
à faire éviter les méprises.

D'abord , le vertige diffère par sa cause ; il est presque toujours dû à l'excès de la chaleur prolongée , soit du soleil, soit
de la bergerie ; il est la suite de l'inflammation des méninges ;
il a tous les caractères d'une phlegmasie aiguë. La rougeur des
naseaux et de la bouche , la chaleur du corps , le battement
précipité des artères , la respiration précipitée et haletante, ne
laissent aucun doute sur la nature de l'affection. La maladie est
prompte , et l'animal succombe bientôt. D'ailleurs le sujet attaqué tourne rarement , donne de la tête contre les râteliers et
les mangeoires de la bergerie , et bêle presque sans cesse.

On aperçoit des symptômes analogues lorsque des larves
d'œstres existent dans les sinus frontaux et ethmoïdaux , s'y
développent et s'y nourrissent ; elles causent des convulsions
et des douleurs cruelles à l'animal , et occasionent des ravages
qui le font souvent succomber. L'irritation et l'engorgement
déterminés , sur la membrane de ces cavités , par la présence
du parasite , occasionent le flux par les naseaux , le boursoufflement de la membrane pituitaire , la tristesse , l'anorexie, la
prostration , le dépérissement, et quelquefois la mort.

La longueur , en général , de la marche du tournis , l'absence de l'inflammation de la pituitaire et de l'écoulement nasal , dans un très-grand nombre de cas , l'état du crâne , qui
est aminci et usé , détruit chez beaucoup d'individus , de manière à laisser apercevoir quelquefois la tumeur hydatidique ,
suffisent pour faire distinguer le tournis des deux affections pré-
citées.

Exploration anatomique. On s'est borné pendant fort long-
temps à examiner le crâne des bêtes ovines mortes du tournis.
Or, à l'ouverture de cette boîte, on trouve, sous les méninges,
ou dans la masse cérébrale, supérieurement et antérieurement,
dans l'un et l'autre lobe , une poche formée d'une membrane
assez ferme, d'inégale épaisseur, transparente néanmoins,
très-mince , blanche , et contenant un liquide aqueux , parfaitement limpide, qui ne remplit la vésicule qu'aux deux tiers environ. Cette vésicule ou poche quelquefois pèse, avec le liquide qu'elle contient , au-delà de deux onces , quand on la
prend dans le cerveau des bêtes à laine ; et elle est quelquefois
si volumineuse, dans l'espèce bovine, qu'elle renferme près d'un
demi-litre de liquide. Cette poche , ou ces poches quand il y en
a plusieurs , dont les parois les isolent du parenchyme de l'organe au sein duquel elles se sont formées , sont parsemées de
petits grains de forme ovoïde , irrégulièrement disséminés sur
différentes parties de leurs parois et à la face interne de celles
qui sont disposés par grappes adhérentes.

Quand on sacrifie une bête affectée du tournis , si l'on ouvre
immédiatement le crâne , le cadavre étant encore chaud , que
l'on retire la vésicule, et qu'on la plonge dans l'eau tiède à vingt-

cinq degrés, on voit exécuter à l'hydatide des mouvemens on-
dulatoires de contraction sur elle-même, qui ne permettent pas
de douter qu'elle soit vivante ; elle se meut en tous sens, et
meurt en se contractant et en perdant le liquide qu'elle contenait. On a pendant long-temps considéré la vésicule dont il
s'agit comme une poche inerte ne renfermant que de l'eau,
et à laquelle on avait donné le nom simple d'hydatide ; les
découvertes des naturalistes modernes ont démontré, comme
on vient de le voir, que c'était un animal vivant, un ver, ou
plutôt un assemblage de petits vers n'ayant point de vésicule
propre visible et existant ensemble, sous une enveloppe commune apparente.

Nous avons dit aussi que le développement et l'expansion de
ces hydatides pouvaient aller jusqu'à égaler un œuf de poule
en grosseur. M. Huzard fils en a vu qui occupaient la moitié
de la cavité du crâne ; il n'est pas étonnant qu'une pareille diminution dans la substance du cerveau produise les accidens
indiqués. Quelquefois il y a plusieurs de ces hydatides, et M. Huzard fils en a compté une fois plus de trente petites dans la tête
d'un agneau de quelques mois. Parmi les observations que la
clinique vétérinaire a fournies à Alfort, on a remarqué un bélier
mérinos antenois affecté de tournis depuis plus de deux mois,
et dans lequel, à en juger par le peu de gravité des symptômes,
la maladie paraissait peu avancée. Cet animal étant venu à mourir d'une péripneumonie, on n'a pas été peu surpris de voir
que l'hydatide renfermée dans le ventricule gauche du cerveau
pesait près de cinquante-huit grammes, ou un once trois-quarts
environ, et qu'elle avait déjà aminci les parois supérieures de
ce ventricule à tel point, que leur épaisseur n'excédait pas celle
d'une feuille de papier.

A la surface extérieure du crâne, M. Guillaume a reconnu
une substance ligamento-cartilagineuse assez épaisse, développée dans les endroits où le tissu osseux était affaibli, ou bien
la voûte pariétale était percée d'une foule de petites ouvertures
circulaires que fermait le péricrâne. Soit qu'il n'existât qu'une
seule hydatide dans le crâne, soit qu'il y en eût plusieurs, le
cerveau, toujours très-endommagé, n'offrait que le quart, le
tiers, la moitié de sa masse ordinaire, et cette perte de substance était toujours remplacée par le volume et l'étendue de
l'hydatide.

M. Guillaume est allé plus loin que ses prédécesseurs ; car
il a examiné aussi les autres régions du corps. Or voici ce qu'il
a rencontré. Les vaisseaux sanguins, ceux surtout de l'appareil
cutané, sont ordinairement assez remplis, mais ils offrent une
couleur moins rouge que dans l'état normal. Le tissu cellulaire
sous-cutané est presque toujours gorgé d'un liquide jaunâtre.
Il y a des hydatides autour des articulations des membres. Les

chairs sont décolorées ; elles ont moins de saveur après la cuisson ; les fibres en sont molles et relâchées. Le péritoine renferme un liquide demi-transparent et légèrement rougeâtre. Des hydatides sont fixées aux estomacs, aux intestins, au mésentère, à la rate, au foie, etc.; on aperçoit des granulalations grisâtres, tachées de noir, ayant l'aspect et la consistance d'un mucus à demi solidifié, dans le tissu lamineux que recouvre le péritoine à ses régions dorsale et lombaire, ainsi qu'entre les feuillets du mésentère. On trouve des vers longs, plats et en anneaux, dans les intestins grêles, des douves dans le foie et les vaisseaux biliaires, des filaires dans les bronches, des hydatides fixées aux plèvres. Le péricarde renferme de la sérosité ; le cœur est mou et moins coloré que dans l'état sain. Un sujet a offert trois petites hydatides fixées sur l'épiploon ; dans un autre, un ver vésiculaire était fixé à l'intérieur du péricarde.

Il ne paraît pas que ces lésions générales soient constantes, et l'affection se borne quelquefois au cerveau ; mais elles sont importantes à connaître pour concevoir l'inefficacité si fréquente des moyens de guérison, qui semblent, au contraire, réussir parfois chez les bêtes bovines.

Nous avons dit qu'on avait trouvé des hydatides dans la moelle épinière. Les exemples en sont peu communs, parce qu'on n'ouvre guère le rachis des animaux. En voici un pourtant, qui a été observé par MM. Yvart, Dupuy et Rigot. Un mouton antenois, de race mérinos, présentait une paralysie des muscles du bassin et des membres postérieurs. A sa mort on l'ouvrit, et l'on ne remarqua rien d'extraordinaire ni dans la poitrine ni dans le bas-ventre. Le cerveau présentait un cœnure cérébral encore peu développé, de la grosseur d'une noisette, situé entre le feuillet cérébral de l'arachnoïde et le cerveau lui-même, au dessus de la couche olfactive, à l'extrémité antérieure du lobe gauche. La moelle épinière, extraordinairement renflée dans son tiers postérieur, remplissait entièrement le canal rachidien, depuis l'articulation sacro-vertébrale jusqu'à l'avant-dernière vertèbre dorsale. On incisa la gaîne rachidienne de ce renflement, et aussitôt on vit sortir une vésicule ovoïde ; on prolongea l'incision, et l'on put alors constater que cette vésicule appartenait à une grosse hydatide logée dans le milieu de la partie postérieure de la moelle épinière, dont elle avait séparé les deux cordons au point qu'ils restèrent désunis quand ils cessèrent d'être soutenus par leurs enveloppes. Les parois de la cavité anormale étaient recouvertes de points jaunâtres.

Ce fait est de la plus haute importance. Il vient à l'appui de ce que nous avons dit, que le tournoiement, quand il existe, n'est qu'un symptôme du tournis, et que celui-ci consiste

dans la présence d'hydatides cérébrales. Les accidens sont relatifs aux fonctions des parties lésées du centre sensitif. Le
tournoiement n'est pas plus essentiel que la perte de l'odorat,
du goût, de la vue, qu'on observe chez les moutons atteints
du tournis. Il n'est d'ailleurs qu'un commencement de la paralysie qui survient dans les derniers momens. La paralysie est
l'unique symptôme de la présence des hydatides rachidiennes,
parce que les fonctions de la moelle épinière sont de présider
au mouvement et au sentiment.

Traitement. Jusqu'à présent on a proposé des moyens sans
nombre pour la guérison du tournis ; mais, il faut le dire, pas
un seul d'entre eux ne saurait encore être donné comme certain ; on peut même dire que tous sont demeurés sans succès.
La matière médicale ne fournit aucune arme pour combattre
cette maladie, et il doit en être ainsi, puisqu'il n'y a aucune
substance médicamenteuse à employer avec avantage contre
une cause matérielle qui agit mécaniquement. C'est cette cause
qu'il importe de détruire, et c'est dans ce but qu'on a successivement vanté et mis en usage plusieurs opérations chirurgicales, mais sans en retirer le succès constant, uniforme et invariable, qu'on est encore réduit à désirer. Cette considération
majeure décide souvent les propriétaires, pour de pas tout
perdre, à livrer à la boucherie les bêtes qui commencent à être
attaquées, et qui, abandonnées au cours ordinaire de la nature, périssent au bout de quelques mois. Dans le commencement, la maladie étant toute locale, la bête est encore en bon
état ; la viande est bonne et saine ; mais il faut se décider dès
que le tournis est caractérisé, car, si l'on tarde, le dépérissement survient, et il est trop tard pour tirer au moins ce parti
de l'animal.

Pour ne parler que des principaux moyens proposés comme
curatifs, et qui ont laissé entrevoir le plus d'espérance, nous
trouvons en première ligne celui qui a pour but d'ouvrir le
crâne au moyen de la trépanation, ou de la perforation de cette
boîte osseuse, faite avec un stylet, un poinçon, une alène, un
trois-quarts placé dans une canule adaptée à une seringue,
avec laquelle on aspire, en faisant le vide, toute la liqueur de
l'hydatide, et quelquefois l'hydatide elle même. Malheureusement ces procédés ingénieux sont loin d'être d'une application
constamment heureuse.

La trépanation du crâne, conseillée par Chabert, afin d'extraire l'hyatide par l'ouverture pratiquée, s'opère aisément,
et comme le plus souvent l'hydatide est à fleur du cerveau,
elle paraît aussitôt que la pièce osseuse est enlevée, et on
l'extrait tout entière. Mais cette opération ne procure pas la
guérison : les animaux n'y survivent que de quelques jours,
sûrement parce qu'elle enlève de trop fortes portions d'os,

met à découvert une trop grande surface du cerveau, et cause des déchiremens à l'os perforé Elle n'est donc d'aucun avantage.

L'autre mode de perforation au moyen du trois-quarts, et la ponction qui en fait partie, n'offrent pas le même danger. Recommandée par un auteur allemand, cette perforation a été mise en usage, d'abord en Allemagne par Riem et Gericke, puis en Angleterre, et en France par Tessier, Huzard, Valois, nos écoles, et nombre de vétérinaires, parmi lesquels il en est quelques uns qui la pratiquent encore. Pour y procéder, on couche l'animal sur une table garnie de paille douce, et on l'assujétit; on tond la tête depuis le toupet jusqu'aux oreilles, le plus près possible; on tâche de découvrir la place de l'hydatide, qui est ordinairement du côté où l'animal tourne; on s'assure par le tact de l'endroit, quelquefois douloureux, de ce côté du crâne, de l'endroit le plus faible et le moins résistant sous le doigt; c'est ordinairement au dessous qu'est la poche de l'hydatite. Cela fait, on incise la peau avec le bistouri, on enfonce le trois-quarts de quelques millimètres, ou quelques lignes environ, dans l'endroit dont on s'est préalablement assuré, plutôt moins que plus, de peur de blesser le cerveau, de manière cependant à percer les méninges; on introduit dans l'ouverture une petite seringue vide, dont la canule est du même diamètre que le trois-quarts, et l'on aspire pour pomper l'eau et retirer en même temps la vésicule, si cela est possible. Si elle ne se présente pas d'abord à l'ouverture, on va la chercher dans l'intérieur avec une petite pince à bec, puis, avec une autre pince plus large et moins déchirante, on l'enlève par degrés jusqu'à sa fin.

L'on s'est aperçu que l action de la seringue produisait des dérangemens trop brusques dans la nouvelle position que la présence de l'hydatide avait fait prendre à l'encéphale, que l'effort même du piston pouvait altérer quelque partie de l'organe, même déchirer des vaisseaux sanguins et des nerfs, et l'on a accusé ces graves inconvéniens d'être la cause de l'insuccès de l'opération. Dans la persuasion que moins on fait de dégâts au pariétal et aux parties environnantes de l'hydatide, moins il y a de danger, on en est venu à simplifier davantage le procédé opératoire, à introduire le trois-quarts garni de sa canule, et le retirer simplement, en laissant la canule engagée dans le crâne, sans y adapter la seringue, se contentant d'incliner la tête de l'animal, afin que l'eau s'écoulât naturellement et sans être pompée. On a espéré que le déchirement de la poche, opéré ainsi, et l'écoulement simple de l'eau qu'elle renferme suffiraient pour la guérison.

Ensuite, au lieu du trois-quarts, on s'est servi d'un simple poinçon ou d'une alène; on a cru par là perforer plus nettement, et parvenir, suivant la volonté et l'adresse de l'opérateur, à la profondeur suffisante. Qu'on emploie le trois-quarts, le poinçon ou l'alène, l'opérateur, tenant fortement l'instrument entre le pouce, l'index et le doigt du milieu, de manière à ne l'enfoncer qu'autant qu'il le veut, pose les deux autres sur la tête, pour avoir un point d'appui fixe, ce qui est de rigueur afin de ne pas manquer son but. On ne doit pas employer trop de force ; il ne s'agit pas de frapper sur le manche de l'instrument, et de percer subitement les parois osseuses, un tel procédé causerait de graves blessures dans la substance cérébrale ; il vaut mieux ne pas se précipiter, et faire agir l'instrument en pivotant de droite à gauche et de gauche à droite, en prenant le point d'appui dont on vient de parler. Si une première fois on n'a pas pénétré assez avant, on y revient une seconde fois. Le crâne étant percé, on conduit doucement l'instrument dans l'intérieur : six à huit lignes suffisent communément, et souvent moins, quand le crâne est mince et flexible. On retire promptement l'instrument, qui est suivi de l'hydatide encore remplie ou vide ; on la fait sortir avec attention, soit avec une épingle, soit avec les doigts ; on renverse la tête de côté, pour faire égoutter le plus d'eau possible, ce qu'on accélère en mettant le doigt dans la bouche de l'animal, pour le forcer de remuer la mâchoire.

Quelquefois il ne sort ni hydatide ni eau ; dans ce cas, on introduit de nouveau, mais bien doucement, le poinçon, sans l'agiter, afin de percer suffisamment ou de dégager l'hydatide ; il suffit de l'avoir percée. Quoiqu'on l'ait fait, il peut encore arriver qu'on ne puisse l'extraire, car, comme elle est extrémement mince, on la déchire facilement ; on ne peut plus alors la retirer que par lambeaux.

On a proposé l'injection de certaines subtances dans le crâne pour faire mourir le ver ; les uns ont conseillé l'emploi de la teinture de myrrhe, les autres ont fait un secret de la composition des liquides dont ils ont fait usage ; mais, quelque bien faite qu'ait été l'opération, quels que soient les moyens dont elle ait été suivie, le plus souvent elle ne réussit pas au gré de l'opérateur et du propriétaire.

Quand on s'est servi du trépan ou du trois-quarts avec ou sans seringue, l'ouverture pratiquée est nécessairement plus grande ; on est alors obligé de la couvrir d'une compresse imbibée d'eau alcoolisée, qu'on fixe par quelques points de suture pris dans la laine qui l'entoure, ou en prenant cette même laine qu'on lie en houppe par dessus. Lorsque la laine est courte, on fixe la compresse avec de la poix de Bourgogne ou autre substance agglutinative. Quand on a opéré avec le poinçon ou l'alène simplement, on peut ne rien mettre sur la plaie et se contenter de la laver avec du vin ou de l'alcool affaibli.

Tous les deux jours on visite l'animal, et on ôte les ordures de la plaie ; on la rouvre pendant une huitaine, soit en enlevant la croûte, soit en enfonçant le poinçon, pour donner issue à ce qui peut s'être amassé d'eau ; car tout ne vient pas toujours immédiatement après l'opération principale. La répétition de ces actes n'empêche pas la guérison, au moins momentanée ; mais on ne réussit que très-rarement à opérer sur le bélier, à raison de la force et de la largeur de ses cornes, et de la masse tendino-graisseuse qui est placée sur son crâne.

On a cru, et peut-être croit-on encore que l'on peut guérir par la seule sortie de l'eau, et l'on assure avoir sauvé une bonne partie des animaux opérés ainsi. Peut-être ne les a-t-on pas observés assez long-temps après ; n'est-ce pas même ce qui résulte de beaucoup d'expériences qu'on a produites en faveur de la ponction, notamment de celles que M. Valois répéta à Versailles en 1808 ? Que peut-on en conclure quand on s'aperçoit, d'après la date du mémoire de ce dernier, que les animaux qui survivent ne sont opérés que depuis quelques jours, et qu'on sait que lorsque l'animal survit à l'opération, c'est pour être bientôt repris de la maladie et périr ? On ne peut donc se dissimuler qu'un grand nombre d'autres animaux dans le même cas n'ont pas été guéris radicalement ; on est seulement parvenu à prolonger leur existence. Des professeurs de nos écoles d'Alfort et de Lyon, et un grand nombre de vétérinaires de la France et de l'étranger, ont essayé l'opération, et en ont varié le mode ; on a même rapporté en avoir obtenu de grands succès dans beaucoup de circonstances. Nous croyons qu'on s'est empressé de conclure, et qu'il faut encore bien du temps pour arriver à des résultats positifs. C'est à la longue expérience qu'il appartient de juger un dernier ressort, et tant que ses résultats ne seront pas constamment uniformes, on sera autorisé à rester dans le doute. M. Guillaume, ayant pratiqué la ponction sur cinquante-quatre bêtes, a réussi dans vingt-trois cas, un peu plus de moitié ; mais que sont devenus les animaux ? on ne le dit pas. Nous avons fait des expériences, nous avons guéri ou cru guérir ; mais un mois, deux mois ou trois mois après, nous avons eu le chagrin de voir le tournis reparaître. L'opération répétée alors produisit le même résultat, et le plus loin que nous soyons parvenus à reculer le terme fatal, est jusqu'à six ou neuf mois : la plupart des animaux ont succombé dans les six premiers mois, et avant la troisième opération. S'il n'existait jamais qu'une seule hydatide, on pourrait peut-être espérer de réussir ; mais le plus souvent il en existe plusieurs, dont une seulement est plus développée que les autres : c'est ordinairement celle qui décide la première opération. On n'a pas plutôt opéré, qu'une autre hydatide acquiert un nouveau degré de développement, et nécessite une nouvelle opération; ce moyen s'use à la fin, et les bêtes périssent. D'ailleurs l'hydatide est quelquefois logée profondément dans le cerveau ou le cervelet, et alors il n'y a pas encore de moyen connu de l'atteindre.

Une autre des raisons principales qui s'opposent à l'efficacité des moyens employés jusqu'à présent, vient peut-être de ce qu'on ne fait attention au tournis que lorsqu'il est déjà avancé, et la faute doit en être imputée à l'inattention des bergers. En général, ils sont trop peu éclairés, trop peu instruits de leur profession; ayant beaucoup d'animaux à diriger et conduire à la fois, ils ne savent distinguer ceux dont la santé s'altère que quand le mal a déjà fait de grands progrès.

Une autre raison encore, c'est que bien souvent on confond le tournis avec plusieurs maladies différentes, et dès-lors le diagnostic étant mal établi, il est impossible de pouvoir asseoir un traitement convenable.

Il faut tout dire enfin; pour que l'opération dont il s'agit puisse devenir avantageuse, il importe nécessairement que l'ouverture du crâne soit placée sur le point qui répond à l'hydatide; or, pour cela, il faut attendre, afin qu'on puisse reconnaître ce point, que les parois de la boîte osseuse soient amincies jusqu'à être flexibles sous la pression du doigt: mais lorsque le crâne est aminci à ce degré, la maladie est déjà très-avancée et la lésion du cerveau déjà considérable; non seulement les plafonds des ventricules, si nous pouvons nous exprimer ainsi, sont notablement diminués d'épaisseur, mais encore perforés; les méninges sont également lésées, désorganisées même en partie, et les autres parties comprimées. Comment rétablir ces organes dans leur état primitif? Ces considérations mènent à penser que la ponction ne peut suffire pour guérir; en effet, quelque bien faite qu'elle soit, elle ne remédie pas à un tel état de choses: presque toujours, à sa suite, les animaux restent malades et finissent par mourir. Ce n'est pas que, par elle-même, elle ne puisse jamais réussir; mais quand les individus y survivent, ils restent sans mouvement, dans la stupeur; leur respiration est ronflante, et, un peu plus tôt ou un peu plus tard, ils finissent par périr. Cette complication plus grande de la maladie provient sûrement de ce que la ponction de l'hydatide ayant déterminé l'évacuation du liquide qu'elle contenait, les parties comprimées deviennent libres, le crâne n'est plus rempli; alors le cerveau n'étant plus soutenu, le sang afflue en grande abondance dans cet organe, engorge le système capillaire cérébral, et détermine un trouble général, un état apoplectique, et la mort ensuite.

Le berger Hoog, déjà cité, a une manière particulière d'opérer le tournis; il introduit dans la narine correspondante au ventricule dans lequel se trouve l'hydatide, un fil de fer poli

et huilé, à pointe très-courte et très-aiguë, et de la grosseur
d'une aiguille à tricoter, et il prétend percer ainsi l'ethmoïde
et le cerveau lui-même. Pour atteindre et percer également la
vésicule pleine qui cause le mal, afin que le liquide s'écoule
par cette voie, il commence par tâter l'animal sur la tête, jusqu'à ce qu'il trouve le siége de l'hydatide, qu'il reconnaît à la
mollesse et à la flexibilité de l'os. Si le mal est au sommet de la
tête, il tient la bête serrée entre les genoux, met le pouce de
la main gauche sur le siége du mal, puis, avec la droite, fait
pénétrer l'aiguille par celui des naseaux qui se trouve le mieux
vis-à-vis de la vésicule. A l'instant où il sent la pointe de l'aiguille sous le pouce qui appuie sur le crâne, il lâche l'animal,
sans doute après avoir retiré l'aiguille. Si la vésicule se trouve
placée immédiatement sous la suture du milieu du crâne, Hoog
essaie d'opérer par les deux naseaux successivement, dans la
croyance que, s'il la manque d'un côté, il l'atteindra de l'autre.
S'il lui est impossible de découvrir, avec le tâtonnement des
pouces, le siége de la maladie, il pense que la vésicule est
alors placée au centre du cerveau, entre les deux ventricules.
Dans ce cas, il tente bien l'opération, ainsi qu'on vient de le
dire, mais il regarde la guérison comme extrêmement douteuse, parce qu'ordinairement, dit-il, il existe un grand
nombre de petites vésicules, et que si l'aiguille en perce quelques unes, elle manque les autres. C'est par cette opération
que ce berger prétend avoir guéri des centaines d'agneaux,
dans la proportion de trois sur quatre. Plusieurs des professeurs d'Edimbourg n'ont pas cru au succès d'une pratique qui
étonne autant la théorie ; ils ont douté de la vérité des faits, et
ont nié avec force ce que Hoog affirmait, pour en avoir été
mille fois témoin, à ce qu'il dit. Nous nous rangeons volontiers
du côté des incrédules, et nous ne nous trouvons pas disposés
à nous convertir, malgré cette autre assurance que nous donne
Hoog, que, depuis des siècles, cette pratique est en usage
parmi les bergers d'Ecosse, mais qu'ils sont obligés de faire
l'opération en se cachant de leurs maîtres, parce que ceux-ci
sont persuadés, comme les professeurs d'Edimbourg, qu'en
transperçant le cerveau avec un fil de fer, on doit tuer l'animal.
Hoog a aussi opéré avec le trois-quarts, au moyen duquel il a
enlevé très-promptement, par la partie supérieure du crâne,
le fluide contenu dans les vésicules, sans même que l'animal
parût en souffrir ; mais la guérison n'était qu'apparente,
et au bout de quelque temps, le tournis se manifestait de
nouveau.

Voici à quoi Hoog attribue sa réussite avec le fil de fer, et le
non-succès avec le trois-quarts : dans le premier cas, la partie
inférieure du sac qui contient l'eau est percée, et cette eau
s'échappe ; il est bien vrai qu'il ne sait ni comment ni par où,

car il confesse n'en avoir jamais vu sortir une seule goutte par les naseaux, d'où il coule seulement une ou deux gouttes de sang; mais c'est bagatelle pour notre berger. Il ajoute que la vésicule étant percée par dessous, non seulement l'eau qui y était contenue s'échappe, mais l'eau qui s'y renferme ou s'y rassemble de nouveau (il n'en a cependant pas aperçu un atome au dehors): le cerveau reprend ainsi peu à peu la place qu'il occupait et la consistance qu'il doit avoir. Dans l'autre manière de faire l'opération, en perforant au moyen du trois-quarts, ou en trépanant, c'est la partie supérieure de la vésicule qui est percée, et il paraît peut-être impossible à notre auteur de détruire la maladie par cette voie, car, outre le fluide, il y a probablement des *animalcules* qui restent, et dont la présence fait bientôt renaître les symptômes du tournis (apparemment qu'il se croit bien sûr de les atteindre tous avec son aiguille). Cependant il est obligé d'avouer que l'opérateur le plus habile qu'il ait jamais vu fait l'opération d'une manière toute différente de celle qu'il pratique et recommande. Au lieu de fil de fer, cet opérateur n'emploie qu'une grosse et longue épingle, qu'il enfonce dans la partie ramollie du crâne, ainsi qu'on le fait par en haut avec le poinçon, et en perçant la vésicule de part en part, chose que Hoog convient n'avoir jamais eu le bon sens d'essayer: ce sont ses propres expressions. Raisonnant par analogie, il trouve que cette dernière méthode doit être aussi efficace, moins difficile et moins dangereuse que l'autre. C'est se rapprocher, comme on le voit, du mode opératoire en usage en France et dans d'autres pays; ce mode est préférable, sous tous les rapports, à celui de Hoog, pourvu que le résultat soit l'écoulement complet de la vésicule.

Voici un autre procédé préservatif et curatif, dont on doit la découverte à M. Nairac; on s'en est promis des succès non moins brillans que ceux dont on avait conçu les plus belles espérances en pénétrant par l'extérieur dans le crâne; mais les succès ne sont pas aussi constans que l'assurait l'inventeur; les uns ne paraissent pas plus assurés que les autres. Ce procédé consiste en l'application d'un fer chaud sur la tête des moutons, et ce fer est un cylindre de dix pouces de long, sur six lignes de diamètre. Une de ses extrémités se termine par une pointe, pour pouvoir l'enfoncer dans un manche de bois rond de un pouce de diamètre et de quatre à cinq pouces de longueur. L'autre extrémité représente un N saillant, dont les jambages ont six lignes de hauteur, sur une ligne de surface; on peut adopter tout autre signe, pourvu que la somme de sa surface égale à peu près celle de la lettre précitée. M. Nairac prend la température du fer en l'appliquant sur une carte pendant deux secondes; cette application doit la charbonner; mais le fer serait trop chaud s'il en résultait une perforation. A cette température, le fer peut servir pour deux ou trois cautérisations, sans être chauffé de nouveau ; la première application doit durer deux secondes ; pour la deuxième, on appuie un peu plus sur le fer, et on le laisse appliqué pendant trois secondes ; enfin, la durée de la troisième, pour laquelle on appuie un peu plus fortement encore, doit être de cinq secondes. Dans tous les cas, il faut que le fer soit assez chaud pour déterminer une véritable brûlure, et que l'opération soit faite franchement et sans crainte de faire souffrir l'animal, sans quoi elle serait tout-à-fait inefficace. On cautérise ainsi les agneaux à l'âge de quatre à cinq mois; il ne faut pas les opérer pendant les grandes chaleurs, afin d'éviter que des vers ne paraissent sur la plaie. Si cependant cet accident arrivait, il suffirait d'oindre la brûlure avec un peu de graisse salée, pour les faire tomber, et de l'humecter avec une plume trempée dans de l'huile de cade, pour empêcher leur retour.

Avant de cautériser l'animal, il est indispensable de raser avec soin la place où doit être appliquée le fer chaud ; M. Nairac indique le devant de la tête, sur les sinus frontaux, entre les deux yeux ; l'animal à cautériser doit être contenu entre les jambes d'un homme fort et vigoureux, assis commodément, pour empêcher la bête de s'agiter ; cet homme doit tenir fortement entre ses mains les jambes de devant, et entre ses cuisses et jambes le corps et le train de derrière, pour empêcher les mouvemens que l'animal pourrait faire au moment de l'opération. Alors, celui qui doit opérer saisit de la main gauche le museau de l'animal, dont il presse fortement la tête contre celui qui le maintient, et de la main droite il applique avec force et sans crainte le fer brûlant ; aussitôt on rafraîchit la brûlure avec une éponge imbibée d'eau froide, afin de diminuer la chaleur sur les parties qui avoisinent celle qui vient d'être brûlée.

Des observations faites sur un grand nombre de bêtes à laine semblèrent d'abord inspirer les préventions les plus favorables au procédé de M. Nairac. Les résultat obtenus par cet agronome lui-même paraissaient en attester l'infaillibilité ; pendant plusieurs années il en a fait tous les ans l'application, et toutes ses bêtes à laine, *sans exception*, ont été préservées du tournis. Il dit avoir de plus opéré avec un succès constant beaucoup d'autres agneaux qui ne provenaient pas de ses troupeaux ; il assure même être parvenu à guérir plusieurs bêtes déjà attaquées du tournis, *sans avoir cependant constamment réussi* ; mais il regarde son procédé comme infaillible pour en préserver, ainsi que de toute autre affection cérébrale, les bêtes à laine jeunes, du moins de deux ans, et que sa conviction émane du succès de plusieurs milliers d'expériences.

Voyons si d'autres observateurs ont obtenu les mêmes résultats du même moyen. D'après des renseignemens recueillis dans l'arrondissement de Douay par M. Tressigny, on pourrait préjuger quelques succès obtenus ; mais ils ne sont pas encore constatés , et aucun fait connu ne les établit d'une manière positive. Vilmorin paraît avoir obtenu deux réussites sur cinq tentatives. D'abord cette proposition est déjà fort au dessous de celle qu'annonçait M. Nairac ; mais le procédé opératoire que Vilmorin , et avec lui M. Barré , ont suivi , n'est pas précisément celui de M. Nairac , puisqu'il consiste en une véritable trépanation à chaud. Ces deux expérimentateurs faisaient , au milieu du front , avec un fer rouge , sûrement à l'endroit répondant au siége de l'hydatide , une brûlure assez pénétrante et profonde pour que le crâne fût entièrement perforé et présentât une ouverture arrondie , de la grandeur d'un pois ; les tissus qui touchent l'instrument incandescent étaient détruits sans hémorrhagie , et les parties environnantes se trouvaient imprégnées d'une certaine quantité de calorique. La peau et l'os étant entièrement brûlés par la cautérisation, l'os s'enlevait avec une pince ou la pointe d'un bistouri, et l'eau de l'hydatide, ou l'hydatide elle-même, sortait, si l'on était arrivé jusqu'à la place qu'elle occupait. Le mouvement que la bête se donne lorsqu'elle est remise en liberté , amène souvent le même résultat , quand il n'a pas été produit immédiatement, et lorsque le fer n'a point été porté directement au siége de l'hydatide.

Il nous semble que ce dernier mode d'opérer , qui a le grave inconvénient de transmettre une certaine portion du calorique au cerveau , et de l'irriter d'une manière dangereuse, se rapproche beaucoup de la ponction , plus généralement connue et répandue , telle que nous en avons indiqué les différens modes ; on voit d'ailleurs combien il diffère de celui de M. Nairac , qui n'appliquait qu'un fer à peine rouge sur la peau , et à deux ou trois endroits différens de la tête , de façon à produire seulement de larges exéutoires.

M. Andrieux annonça d'abord que l'application du fer chaud sur des moutons affectés du tournis avait été suivie du succès le plus complet ; mais bientôt il fut obligé de se rétracter , car les quatre moutons qu'il avait fait opérer finirent par succomber , après avoir présenté pendant quatre mois l'aspect du plus parfait rétablissement.

On a sûrement fait beaucoup d'autres expériences, mais les résultats n'en sont pas parvenus jusqu'à nous. Nous citerons cependant encore les suivantes. Vingt-trois agneaux opérés par M. Guillaume, succombèrent tous ; et le même procédé ayant été employé dans un troupeau de cent vingt-sept individus, pour prévenir le tournis, on vit néanmoins treize bêtes en être ensuite atteintes ; il n'a pas réussi davantage à une autre personne, qui l'avait appliqué à une douzaine d'agneaux. D'un autre côté, M. Roche-Lubin a expérimenté sur un total de mille quatre cent quatre-vingt-cinq animaux, avec le propre cautère de M. Nairac ; soixante-et-onze ont été affectés du tournis, quoique dix eussent été cautérisés à l'endroit de la vésicule, et tous sont morts.

Nous avons fait aussi des expériences, et quelque persuadé que nous fussions d'avance de l'insuffisance d'une simple cautérisation pour prévenir la formation d'un corps organique dans le cerveau, l'atteindre quand il est formé, le tuer, vider ou résorber l'eau de sa poche, et en annuler tous les effets, nous nous sommes dépouillé de toute présomption défavorable, nous avons opéré de nos mains, avec toute la bonne foi et l'exactitude désirables, en nous servant d'une montre à secondes bien réglée, et en nous assujétissant ponctuellement à toutes les précautions recommandées. Nos expériences ont été faites en juillet 1823, sur les agneaux de cinq troupeaux de mérinos ou beaux métis, au nombre de deux cents vingt-sept individus, nés de la fin de janvier à la mi-mars, et par conséquent dans l'âge déterminé par M. Nairac. Nous sommes obligé de retrancher cinquante-trois agneaux, parce que des circonstances particulières nous ont empêché de connaître les résultats qu'ils ont offerts ; mais il reste encore cent soixante-quatorze individus, sur lesquels nous avons acquis des certitudes rigoureuses. Nous avons divisé ce nombre en deux bandes ; nous avons cautérisé quatre-vingt treize individus, et nous en avons laissé quatre-vingt-un de côté, pour avoir un terme de comparaison. Sur les quatre-vingt treize bêtes opérées par nous, huit ont eu le tournis avant l'espace d'un an et en sont mortes, quatre seulement en ont été affectées, sur les quatre-vingtune bêtes non opérées. Ainsi la proportion des bêtes devenues malades après avoir été soumises au procédé, serait du double plus forte que parmi les autres ; nous ne prétendons pas cependant qu'on doive tirer aucune conclusion de cette remarque, la différence a tenu sûrement à des circonstances peu appréciables, ou qui ont pu nous échapper ; mais c'en est assez, ce nous semble du moins, pour douter de l'infaillibilité du procédé de M. Nairac, comme moyen préservatif au moins, car nous avouons ne l'avoir pas encore essayé comme moyen curatif. Nous avons oublié de dire que les fers cylindriques dont nous nous sommes servis ont été forgés et confectionnés sous nos yeux, et dans toutes les proportions prescrites. Une preuve que notre cautérisation a été bonne, c'est qu'il en est résulté des plaies accompagnées d'un écoulement quelquefois assez limpide, d'autres fois plus épais et même sanguinolent ; ce sont des phénomènes que M. Nairac a observés lui-même dans les expériences qui lui sont particulières.

Comment prévenir le tournis, sans connaître la cause du développement de l'hydatide cérébrale, cause qu'on ignore encore; et dans une telle conjecture, peut-on compter sur l'efficacité d'un moyen préservatif quelconque? Les *grands avantages* que M. Nairac assurait, avec tant de confiance, avoir obtenus du mode de cautérisation qu'il préconise, nous paraissent d'autant plus douteux, que, si l'on considère cette cautérisation telle qu'il la pratique, et qui consiste, comme nous l'avons vu, à marquer sur le crâne la forme d'une lettre au moyen d'un cautère très-mince qui ne doit pas être chauffé à un haut degré, pour être appliqué pendant quelques secondes seulement, et qui, après être chauffé, doit servir à plusieurs bêtes avant de le remettre au feu, il sera difficile de croire qu'un pareil moyen puisse être réellement utile. Il n'est pas possible, en effet, qu'en appliquant un cautère qui grille seulement les poils et l'épiderme, le calorique qui s'en dégage puisse traverser la peau, les parois osseuses du crâne, les méninges et les plafonds du cerveau, pour aller dans les ventricules changer les dispositions morbides qu'on suppose y exister.

Les mêmes considérations s'appliquent au procédé considéré comme moyen curatif. Plusieurs vétérinaires qui l'ont essayé, affirment le contraire de ce qu'a dit M. Nairac; et ce qu'ils disent de ce genre d'expérience, bien loin d'être en faveur de l'opération, tend à la renverser totalement. Si la cautérisation pouvait être considérée comme préservative et curative du tournis, ce ne serait certainement pas en l'employant avec tant de ménagement, mais bien en faisant plusieurs applications du cautère, et dégageant beaucoup de calorique. Ce ne serait que dans ce cas tout au plus qu'on pourrait en espérer de bons effets, si toutefois on n'en produisait pas de dangereux; car, qui, peut répondre que l'action d'un stimulant tel que le calorique sur des parties aussi délicates et aussi essentielles que le cerveau et ses enveloppes, ne produise pas des effets aussi fâcheux que ceux qu'on voudrait prévenir ou détruire, et auxquels alors on ne ferait qu'ajouter?

En résumé, le tournis ne peut se terminer heureusement que de deux manières, ou par l'expulsion des hydatides hors du crâne, ou par leur mort et le resserrement consécutif de la poche qui les renferme, avec résorption de l'eau contenue dans cette poche. L'art est quelquefois parvenu à remplir la première indication; dans certains cas, la perforation des os du crâne, avec ou sans ponction, mais de manière à évacuer le fluide, et jusqu'à la poche elle-même, a été pratiquée avec des succès divers sur les hydatides cérébrales, bien qu'en certains cas elle n'ait été suivie d'aucun résultat heureux, et qu'elle ait même quelquefois accéléré la mort. Quant à la seconde indication, elle ne saurait être remplie que par l'emploi d'un médicament appliqué à la surface du crâne, ou même intérieurement, et qui puisse faire périr les vers hydatidiques. Malheureusement ce médicament est encore ignoré, et il est douteux qu'on parvienne jamais à en faire la découverte.

Il nous reste à parler de quelques moyens préservatifs encore moins certains ; mais il est toujours bon d'en signaler l'inutilité, pour éclairer les propriétaires. La précaution de ne pas tondre entièrement les agneaux, de leur laisser la tête et le cou garnis de toute leur laine, pour ne la dépouiller qu'à l'âge de dix-huit mois ou deux ans, n'a servi à rien ; nous l'avons nous-même essayée, comme d'autres, sur plusieurs jeunes troupeaux, et nous n'en avons retiré aucune espèce de résultat. La décoction de racine de garance, dont M. Voisin et d'autres, à son exemple, ont fait l'expérience, n'a pas été d'un usage plus heureux. Plusieurs vétérinaires ont pratiqué la saignée, et n'en ont retiré aucun avantage ; elle a même paru contraire à quelques uns. D'autres, plaçant leur confiance en des préparations cantharidées, ont tondu et rasé aussi près que possible la laine, à la nuque, entre les deux oreilles ; ils ont frotté la place avec la teinture de cantharides, jusqu'à ce que des pointes de sang parussent partout, dans une étendue de la grandeur de la main ; un très-fort vésicatoire y a ensuite été appliqué immédiatement. On a cru nous faire un grand présent en nous faisant part de ce moyen avec toute la confiance de l'infaillibilité ; nous avons eu la curiosité d'en tenter l'usage, et nous avons reconnu qu'il ne valait pas mieux que les précédens. Un auteur allemand, pour s'opposer à l'insecte qu'il suppose percer le crâne et y pondre un œuf, d'où naît selon lui l'hydatide cérébrale, fit goudronner le front et les tempes de beaucoup d'agneaux ; mais ils furent également atteints de la maladie.

Hoog, d'après l'idée qu'il s'est formée de la cause du tournis, assure que les agneaux en seront préservés si l'on fixe sur leur dos une bande de drap ou de peau qui empêche l'eau de le mouiller. Voilà un fait articulé ; il s'agit de le vérifier sur tous les agneaux d'un troupeau, dans une année et une contrée où cette cruelle maladie est la plus commune ; car, quel que soit le nombre des agneaux que ce berger ait préservés ou vu préserver par ce moyen, il est encore permis de douter de sa constante réussite. Néanmoins, nous engageons les possesseurs de mérinos à répéter une expérience dont la dépense est peu de chose, puisqu'une vieille couverture peut servir, selon Hoog, à vingt-cinq agneaux ; et, en les déshabillant au printemps, il y en a pour deux ou trois ans. A ses observations particulières, Hoog joint celles de ses camarades, et cite les deux exemples suivans : Autrefois, dit-il, on ne pouvait nourrir de moutons de la race de Cheviot sur les pâturages du comté de Selkirk en Ecosse, à raison de leur température froide. On a imaginé d'habiller pendant l'hiver les agneaux les plus faibles de cette race transportée dans ces pâturages, et l'on ne cite pas d'exemple qu'un d'eux ait été attaqué du tournis. Il y a dans la partie basse de Dumfries beaucoup de petites fermes où l'on nourrit au pâturage, pendant l'hiver, un certain nombre d'antenois. Ordinairement, on les goudronne, mais souvent on les habille. Tous les fermiers s'accordent à dire qu'ils n'en ont jamais perdu par le tournis.

Après ces moyens, dont les résultats exigent encore la sanction de l'expérience, les principaux de ceux qu'on y ajoute en France, sont : de bien se garder de conduire les moutons dans les genétières ou autres endroits abondans en plantes aromatiques, de peur, dit-on, d'augmenter la quantité et la vélocité du sang qui se porte à la tête ; de ne pas conduire les agneaux aux champs la première année de leur vie ; de ne pas les tondre dès leur première année ; de donner en hiver de la tanaisie aux troupeaux (ce qui est en contradiction avec ce qu'on vient de dire des plantes aromatiques) ; de supprimer les provendes trop abondantes ; de donner du sel marin dans le son de froment mélangé d'avoine ; de renouveler souvent l'air des bergeries, ainsi qu'une litière fraîche sur peu de fumier ; de répéter au moins une fois par semaine l'usage de l'appareil désinfectant de Guyton, d'administrer constamment en quantité suffisante une nourriture substantielle, etc. Sans doute toutes ces attentions constituent de sages précautions très-propres à conserver les troupeaux en bon état et en valeur ; sans doute toutes les infractions aux lois de l'hygiène peuvent devenir des sources de maladies ; mais en évitant toutes les fautes de cette espèce qu'on peut commettre, il n'est nullement prouvé qu'on parvienne à guérir le tournis, ni à en préserver : il est même d'autant plus difficile d'espérer un heureux résultat à cet égard, qu'aucun de ces moyens ne saurait atteindre l'animal vivant qui produit la maladie, ni le principe inconnu qui fait naître cet animal singulier.

Nous avons dû insister sur le tournis des moutons, et faire connaître tous les détails de son histoire, parce que c'est une maladie très-grave et très-commune, qui fait périr la majorité, la presque totalité des bêtes qu'elle attaque, qui immole chaque année de nombreux animaux d'espérance, constituant une source précieuse de prospérité rurale, et parce qu'elle n'a pas encore été attaquée par des moyens certains d'en triompher. Espérons qu'à force de persévérance, de temps et d'expérience, un jour viendra où, après avoir raisonné, l'on pourra conclure d'une manière satisfaisante.

Du tournis dans les bêtes bovines. Sans ignorer complètement que le tournis n'est pas une affection exclusive aux bêtes à laine, qu'il leur est seulement plus familier qu'à aucune autre espèce d'animal, et qu'il attaque encore les bêtes à cornes, on n'a eu pendant long-temps que des notions vagues sur ce qu'il est chez ces dernières.

M. Rigot a publié, dans la correspondance de Fromage de Feugré, une courte notice sur le lourd des bêtes bovines, qu'il dit être très-fréquent à Château-Gonthier, surtout chez les jeunes sujets, et, selon les usages locaux, y être dans le cas de la rédhibition depuis un temps immémorial. Il place le siége de la maladie entre la pie-mère et la dure-mère, quelquefois entre les deux lobes du cerveau. Il dit avoir trouvé, à l'ouverture du corps d'une génisse, morte de cette maladie, entre les deux lobes cérébraux, une poche grosse comme un œuf, renfermant une eau très-limpide, et à la face interne de laquelle des milliers de grains blancs étaient attachés. Les symptômes sont, suivant lui, au nombre de deux. Le premier consiste en ce que l'animal a la tête pesante, les yeux hagards, la tête et les oreilles basses; le second, en ce que l'animal, dès qu'il est lâché, tourne toujours du côté où siége le cœnure; s'il s'arrête, il heurte les corps qui se présentent devant lui, de manière à faire croire qu'il est réellement aveugle; si le ver occupe le centre du cerveau, ce qui arrive rarement, le cas devient embarrassant; l'animal ne tourne point, la pression sur les deux lobes étant égale : seulement il a une démarche chancelante, et ne voit point, ou ne voit que fort peu à se conduire. M. Rigot indique ensuite un mode opératoire sur lequel nous reviendrons plus loin.

M. Berthelot, vétérinaire à la Ferté-Saint-Aubin, dans le département du Cher, a adressé en 1812, à l'école d'Alfort, une note par laquelle, il annonçait avoir opéré avec succès dix-sept génisses affectées du tournis dû à l'hydatide cérébrale. Nous aurons occasion aussi de faire connaître son procédé opératoire.

M. Dupuy avait parlé, dans son Traité de l'affection tuberculeuse, d'un vétérinaire, M. Langlois, qui, en 1801 et 1802, a opéré plusieurs bœufs âgés de deux ans, atteints du tournis; ce vétérinaire prétendait que, sur douze, huit avaient été guéris par l'extraction du ver, dont le siége était l'un des grands ventricules du cerveau. Il avait remarqué que, dans les très-jeunes animaux, les sinus n'étant pas développés, le frontal se bombait et devenait un peu flexible à l'endroit correspondant aux cœnures cérébraux : que, dans ce cas, l'opération devenait facile, et était suivie de très-bons effets; mais qu'à l'âge où les sinus sont développés, on est obligé de frapper avec un corps dur pour s'assurer du siége de l'hydatide; que quand on arrive à frapper sur la portion d'os répondant au lieu qu'occupe le ver, l'animal témoigne de la douleur, et le son fait connaître qu'il existe un vide.

Depuis, en 1829, M. Dupuy a publié l'histoire de deux cœnures trouvés dans le grand ventricule droit du cerveau d'une
génisse âgée de dix-huit mois à deux ans : les deux vers étaient
placés l'un sur l'autre ; l'inférieur reposait sur les couches ol-
factives, qui étaient comprimées, ramollies et d'une couleur
rougeâtre.

A cette occasion, il rapporte qu'on trouve dans Thomas Bar-
tholin, qu'en 1661 une espèce de phrénésie fit périr beaucoup
de bêtes bovines, dans la substance du cerveau desquelles
furent découverts des vers vésiculaires. Wepfer parle aussi de
l'opération du tournis dont il a été témoin oculaire en Suisse,
et que lui même a pratiquée sur les bêtes à cornes. Il dit qu'a-
vant de la faire les paysans sont dans l'usage de frapper avec
un marteau sur la tête de l'animal, derrière les cornes : si le
coup résonne, et fait juger, à la nature du son, qu'il y a un
vide, ils ouvrent en cet endroit. Wepfer assure qu'en facili-
tant l'évacuation du liquide on a guéri plusieurs fois, lorsque
l'hydatide n'occupe que la superficie. La génisse qu'il opéra
était attaquée de vertige : il trouva la portion gauche du cerveau placée sous le pariétal plus molle que dans l'état naturel
et comme bouffie ; ayant comprimé la substance plus ferme, il
fit jaillir une eau très-limpide : il trouva dans le ventricule
gauche une hydatide plus grosse qu'un œuf de poule, qui présentait à sa surface des points semblables aux graines du pavot :
ce ventricule était une fois plus grand que l'autre. Ces remarques
ont été reproduites par Paulet.

Tel est à peu près tout ce qu'on savait sur le tournis des
bêtes bovines lorsqu'en 1836, M. Maillet publia, à l'occasion
de cette maladie, un mémoire qui va nous servir de guide dans
le tableau que nous en tracerons.

Causes. A moins de vouloir se perdre dans le champ des conjectures, comme on l'a fait pour le tournis des moutons, il est
fort difficile de dire quelles peuvent être les causes prédisposantes de cette maladie. Tout ce qu'il est permis de dire, d'a-
près l'observation, c'est qu'elle se rencontre bien plus fréquemment au midi qu'au nord, du moins en France, et qu'elle
est le partage presque exclusif des jeunes animaux, depuis
l'âge de six mois jusqu'à celui de deux ans. M. Maillet croit
l'avoir observé plus fréquemment chez les génisses que chez
les jeunes taureaux, il ne l'a jamais vue survenir après la castration, mais on l'a remarqué quelquefois sur les vaches, et
toujours alors chez celles qui n'ont point dépassé la cinquième
année.

M. Maillet n'a jamais constaté que l'hérédité exerçât aucune
influence sur la production de la maladie. D'ailleurs il ne se
prononce point à cet égard, faisant remarquer seulement qu'il
est rare qu'on soumette à la reproduction les animaux qui en

ont été affectés, parce que, dans la crainte qu'elle reparaisse, on les engraisse pour les livrer au boucher, ou on les châtre pour les consacrer au travail.

Quant aux causes occasionelles, il a remarqué qu'on voyait beaucoup plus de bêtes à cornes affectées du tournis dans les années humides que pendant les années sèches. L'alimentation ne paraît pas avoir d'influence, puisque l'affection se voit chez les animaux gras et bien nourris, tout comme chez ceux qui sont maigres et soumis à de moins bons alimens. Cependant M. Maillet a cru remarquer qu'elle était plus fréquente dans les fermes situées au bord des bois et dans les terrains de landes et de bruyères, où les animaux pâturent pendant une grande partie de l'année, que dans celles qui occupent un site plus avantageux et où les animaux sont principalement nourris à l'étable.

On a prétendu que le tournis des bêtes bovines pouvait être déterminé par des causes mécaniques, par les coups que les animaux se donnent au crâne en se battant, ou par la pression du joug. Lullin de Châteauvieux partageait cette opinion; aussi conseillait-il de supprimer le joug usité dans certains cantons de la Suisse, et de le remplacer par un harnais qui permettrait aux bœufs de tirer en partie par les cornes et en partie par la poitrine. M. Maillet ne se prononce point très-positivement à cet égard. Cependant il rapporte une observation fort importante faite par lui, c'est qu'il a vu plusieurs fois des taureaux présenter tous les symptômes du tournis, et chez lesquels, après avoir découvert le frontal pour pratiquer la trépanation, on trouvait une fente plus ou moins longue de cet os, au dessous de laquelle il n'y avait jamais que du sang : mais son père lui a assuré avoir rencontré quelquefois des cœnures dans des cas semblables. Quant à ce qui concerne l'action du joug, il n'a point eu l'occasion de la constater, car il n'a jamais observé le tournis sur des bœufs âgés de plus de trois ans; or, dans le pays qu'il habite, l'Anjou, on ne fait presque jamais travailler les bœufs avant deux ans et demi ou trois ans, et il est fort rare qu'on fasse porter le joug aux vaches.

Symptômes. On ne soupçonne ordinairement le tournis que quand l'animal tourne en cercle; mais, outre qu'il s'en faut que ce symptôme apparaisse toujours le premier, on n'en découvre quelquefois aucune trace. Soumis à un examen attentif, l'animal chez lequel se développent des cœnures cérébraux, présente de la nonchalance et de la lenteur dans ses mouvemens; il n'exécute plus la mastication que d'une manière pour ainsi dire machinale; il incline un peu la tête d'un côté ou de l'autre, et l'œil du côté où elle penche est moins vif que celui du côté opposé. Ces phénomènes, à la vérité peu caractéristiques, précédent quelquefois la progression en cercle de plusieurs semaines. Ce dernier symptôme est le seul qui indique d'une manière bien positive la présence des cœnures, quoique d'ailleurs il s'observe aussi dans d'autres maladies. On ne peut le remarquer qu'autant que l'animal a été mis en liberté dans une cour ou un champ. Alors il penche de plus en plus la tête, et décrit parfois un nombre assez considérable de tours sans s'arrêter, mais toujours avec lenteur. Ces tours se font du côté même où existe soit une hydatide, soit un épanchement sanguin, ou une tumeur quelconque qui comprime l'un des hémisphères cérébraux.

Au commencement de la maladie, l'animal décrit d'abord un grand cercle, et ne fait qu'un petit nombre de tours ; à mesure que la maladie fait des progrès, le cercle décrit par lui devient de plus en plus petit, et le nombre des tours de plus en plus considérable ; quand elle est arrivée à sa dernière période, on ne compte plus que cinq à six tours pendant la durée de chaque attaque, après laquelle l'animal s'arrête, écarte les membres, se balance avant de tomber, et, aussitôt après sa chute, agite et raidit ses membres convulsivement. Cette description, donnée par M. Dupuy, est exacte dans le plus grand nombre des cas ; mais M. Maillet ajoute qu'il y a aussi quelques circonstances où l'animal tourne constamment et penche la tête autant en avant que de côté, et il fait remarquer que, chez de tels animaux, le cœnure se trouve toujours très-près du plan médian du crâne. On voit encore, mais rarement, des bêtes bovines, qui, après avoir tourné d'un côté pendant plusieurs jours, ou même plusieurs semaines, restent quelques jours sans décrire de cercles, et tournent ensuite du côté opposé. Il y en a aussi qui tournent à droite et à gauche indistinctement. Enfin M. Rigot assure que certaines ne tournent pas du tout.

Abandonné en toute liberté dans un pâturage, l'animal malade suit à peine le troupeau, penche toujours la tête, paît avec nonchalance, et ne choisit pas l'herbe. Lorsqu'il se trouve auprès d'une haie placée du côté où il tourne, il va lentement jusqu'au bout de cette haie, et s'il rencontre là un angle rentrant, comme il ne peut ni aller en avant ni tourner, il s'arrête et reste quelquefois plusieurs minutes sans bouger ; si un fossé se trouve sous ses pas, il y tombe, et a souvent beaucoup de peine à en sortir. Quand il rentre à l'étable, il trouve rarement sa place, surtout si, pour s'y rendre, il a besoin de tourner dans un sens différent de celui qui lui est accoutumé. Ce phénomène tient, suivant M. Maillet, à ce que la même aberration qu'on remarque dans le mouvement, dans le sens du goût et dans celui de l'odorat, existe également dans la faculté visuelle, faculté qui, diminuée dans l'œil du côté non malade, ést souvent abolie du côté affecté, surtout lorsque la maladie est fort avancée.

A cette époque du tournis, c'est-à-dire quand il date de cinq à six semaines, l'animal devient très-faible, peut à peine se tenir sur ses membres, pousse sur la crèche avec la tête ou le poitrail, et mange beaucoup moins qu'à son ordinaire. Si on le fait sortir, il chancelle, et tout le corps est penché du côté affecté.

La percussion du crâne et la compression exercée sur les parois de cette cavité ne fournissent ordinairement, dit M. Maillet, que peu d'indices sur le siége précis du cœnure pendant les deux premiers degrés du tournis ; mais, plus tard, on remarque une sensibilité souvent très-grande des parois crâniennes du côté malade, un son plus mat que du côté opposé, et enfin quelquefois de la flexibilité dans un point. M. Maillet assure cependant que ces deux derniers signes sont fort obscurs, surtout chez les taureaux et génisses de deux ans et au dessus, à cause de l'épaisseur de la peau du crâne et de la grande quantité de poils touffus qui la recouvrent. La percussion des cornes ne fournit non plus que des signes très-incertains.

Une époque enfin arrive à laquelle l'animal, quand il se trouve abandonné à lui-même, devient tout-à-fait paralysé du côté affecté, reste constamment couché sur le côté, et est comme fixé au sol par la contraction des muscles du côté opposé, ce qui fait qu'il faut un certain effort pour relever la tête ; la vue s'éteint, ainsi que les autres sensations, et l'animal meurt.

Durée. Le tournis marchant avec beaucoup de lenteur chez les bêtes bovines, sa durée est par conséquent très-longue, et ne s'étend guère à moins de trois mois ; mais elle varie suivant le nombre des hydatides, le lieu du crâne qu'ils occupent et la constitution des animaux.

Diagnostic. Quoique le tournoyement soit le symptôme qui caractérise le mieux l'affection causée par la présence d'hydatides dans le crâne des bêtes à cornes, il n'est point constant dans cette maladie, comme nous l'avons déjà dit, et d'ailleurs il ne lui appartient pas d'une manière exclusive. M. Maillet l'a souvent rencontré chez des taureaux qui s'étaient fissuré l'os frontal en se battant. Il est dû alors à un épanchement sanguin qui comprime l'un des hémisphères cérébraux. Mais ce qui le distingue en pareil cas, c'est qu'il survient d'une manière presque subite, et sans signes précurseurs appréciables. D'ailleurs la percussion occasione beaucoup de douleur, ce qui n'a pas lieu dans le tournis.

Exploration anatomique. A l'ouverture du crâne, on découvre une ou plusieurs poches pleines d'une sérosité limpide, citrine ou légèrement roussâtre. Ces vésicules sont logées tantôt à la surface antérieure des hémisphères, tantôt dans l'un des grands ventricules, tantôt enfin entre les deux lobes cérébraux. Les parties du cerveau qu'elles compriment sont comme refoulées, ou même peut-être résorbées. Aucune membrane particulière ne sépare leurs parois de la pulpe cérébrale. Lorsque l'hydatide est unique, elle est ordinairement fort grosse, et M. Maillet en a vu plusieurs dont le volume égalait celui d'un œuf de cane. Quand elle est multiple, on en trouve de grosseurs très-diverses, depuis le volume d'un œuf de poule jusqu'à celui d'une petite noix. La dure-mère est amincie ou détruite au niveau de ces hydatides, et les parois du crâne sont également plus ou moins amincies, suivant la période du mal et la position des vésicules. Lorsque celles-ci sont placées très-près du frontal, l'amincissement s'accomplit d'une manière assez rapide, surtout chez les veaux et génisses de six mois ou un an, âge auquel il n'y a point encore de sinus frontaux : on trouve alors l'os bombé, très-flexible, transparent, et réduit à l'épaisseur d'une simple feuille de papier. Chez les bêtes âgées de deux ans et au dessus, qui ont des sinus, la table interne de l'os, devenue très-flexible, se bombe en avant, se rapproche de la table externe, en envahissant l'espace formé par les sinus, et finit par adhérer à la table externe, qui elle-même s'amincit.

Traitement. Il n'y a qu'un seul moyen de guérison, qui consiste à extraire les cœnures. Cette opération nécessite quelques préliminaires, qui en assurent ou du moins en facilitent la réussite.

Toutes choses égales d'ailleurs, l'opération est beaucoup plus facile à faire quand la maladie est parvenue à une époque avancée, et qu'après avoir soulevé la peau on reconnaît de la flexibilité à la pression sur un point de l'os frontal, que pendant la première période, où l'on est obligé de trépaner l'os sans guide certain, et, par un second temps, de percer la table interne, qui est encore très-distante de la première. Mais cette facilité d'opérer n'est pas toujours l'annonce d'une guérison prompte, ni moins encore certaine, parce qu'au moment où, chez les animaux de deux ans surtout, l'os commence à s'amincir, le cerveau est déjà comprimé depuis long-temps, l'animal très-affaibli et très-disposé à la paralysie, de sorte qu'alors le rétablissement marche toujours avec une lenteur extrême. Si donc on pouvait, avant cette époque, préciser l'endroit où il est nécessaire de perforer le crâne, on obtiendrait une convalescence beaucoup moins longue après l'opération. Or voici ce que M. Maillet croit possible à cet égard ; on examine plusieurs fois l'animal lorsqu'il tourne, afin de savoir s'il tourne court ou long dès l'origine, s'il tourne à droite ou à gauche indistinctement. Les inductions qu'on tire de cet examen sont celles-ci : si l'animal tourne toujours court, et du même côté, penche beaucoup la tête, la porte un peu allongée, et perd promptement la faculté de voir du côté affecté, l'hydatide se trouve tout-à-fait sur le côté de l'hémisphère cérébral, et à peu près au niveau de la scissure surcilière du frontal. Plus le tournoyement est long, et moins le ver est rapproché de la scissure, à tel point que, quand il a lieu à droite et à gauche indistinctement, ou qu'il s'accomplit pendant quelques jours d'un côté, et ensuite du côté opposé, le cœnure est situé très-près de l'interstice des hémisphères cérébraux, ou même dans cet interstice. La percussion, bien que le plus souvent inutile, avant le soulèvement de la peau, pour faire connaître la place occupée par l'hydatide, peut cependant être employée, tant sur le frontal qu'à la base des cornes, parce qu'elle est un des meilleurs moyens qui différencient le tournoyement dû au tournis de celui qui doit naissance à un abcès dans le sinus ou dans le cornillon, à un épanchement de sang dans le crâne par suite de lésions du frontal.

Une fois qu'en combinant ces divers moyens, on est parvenu à reconnaître, sinon avec certitude, du moins approximativement, la place occupée par le cœnure, si l'animal est fort et vigoureux, M. Maillet prescrit de pratiquer, pendant les huit ou dix jours qui précèdent celui qu'on a fixé pour l'opération, une ou plusieurs saignées, soit de la jugulaire, soit de l'artère auriculaire supérieure du côté affecté. Ces saignées ont un double avantage ; elles diminuent l'afflux du sang vers la peau et les parois du crâne, afflux qui gêne beaucoup l'opérateur pendant les différentes manipulations auxquelles il doit se livrer ; de plus, elles affaiblissent l'animal, de sorte qu'il se livre à moins de mouvemens lors de l'opération, et par là nuit beaucoup moins au sujet qu'on attend d'elle.

Ces précautions prises, il reste à choisir un beau jour et à se fixer sur le choix du procédé opératoire. On en connaît cinq jusqu'à ce jour, ceux de Wepfer et de MM. Berthelot, Langlois, Rigot et Maillet.

Le procédé de Wepfer consistait à inciser crucialement la peau de la région affectée, à écarter les lambeaux, à ratisser le périoste pour mettre l'os à découvert, à y appliquer une grosse vrille ou une couronne de trépan assez grande pour donner la facilité de saisir l'hydatide, qu'on doit toujours enlever entièrement, après avoir évacué le liquide, soit par la succion avec un tuyau de plume, soit en renversant la tête de l'animal. Wepfer avait remarqué que, quand on laissait le sac, il se formait un nouvel amas de sérosité. L'opération terminée, il voulait, on ne conçoit pas pourquoi, qu'un bouchon de liége fût enfoncé dans le trou du frontal, puis on recouvrait le tout d'une compresse trempée dans l'eau-de-vie, et les jours suivans, on pansait comme à l'ordinaire.

M. Berthelot faisait soulever la peau au niveau du point flexible de l'os frontal, enlevait cette portion amincie au moyen d'une feuille de sauge, incisait les méninges, enlevait la portion de substance cérébrale comprise entre la cavité de l'hydatide et les membranes protectrices du cerveau, enfin faisait sortir le liquide et la poche qui le renferme, en inclinant la tête.

Dans le procédé de M. Langlois, on abattait l'animal du côté où était le ver, on enlevait la portion d'os frontal avec une gouge, on perçait les méninges à l'endroit des hydatides, et, pour retirer celle-ci, on introduisait dans l'ouverture une plume ordinaire, aux barbes de laquelle on avait fait des dentelures, afin d'accrocher les parois de la poche lors des mouvemens de torsion que l'on faisait exécuter à la plume. Du reste, il recommandait aussi d'enlever les débris membraneux jusqu'au moindre vestige, et d'incliner la tête pour faire sortir le liquide.

M. Rigot s'y prenait de la manière suivante. La certitude étant acquise que le ver existe de tel côté, on pratique sur ce côté, au centre du pariétal, une incision cruciale : on dissèque les quatre lambeaux, et on applique le trépan ; dès qu'on a enlevé la portion circonscrite par la couronne, on prend un tuyau de plume, dont on a enlevé moitié, suivant sa grosseur, jusqu'à sa partie moyenne : on y fait des dentelures en scie ; on introduit cette plume par l'ouverture qu'a faite le trépan ; on promène en tournant légèrement cette portion de tuyau entre la pie-mère et la dure-mère, et l'on accroche quelquefois difficilement cette vessie, que l'on retire le plus doucement possible ; on panse la plaie comme une plaie simple. Si le ver existe entre les deux lobes, le cas est très-épineux, dit M. Rigot, et on doit le regarder comme incurable.

Le procédé qu'emploie M. Maillet présente certains points d'analogie avec chacun des précédens. Lorsqu'on a préparé l'animal à l'opération, on l'abat sur le côté malade, après avoir fait un épais lit de paille dans un endroit abrité du vent. Deux aides sont placés, un de chaque côté de la tête, afin de saisir fortement les cornes et d'empêcher l'animal de se livrer à des mouvemens violens ; un autre aide tient le lacs ; un quatrième est chargé de donner à l'opérateur les instrumens et les objets de pansement dont il a besoin. Les instrumens sont des bistouris, des ciseaux, des pinces, une rugine, une vrille de la grosseur du doigt, et quatre ou cinq plumes dentelées comme celles de M. Rigot, mais dont le bout soit pointu et les dents, très-aigues, tournées vers les barbes, de manière à représenter autant de crochets dirigés dans le même sens. L'appareil de pansement comprend un emplâtre de poix noire, plus large de moitié que la plaie qu'on veut faire à la peau, de larges plumasseaux, d'une enveloppe de la tête, de ficelles, etc. Il faut, en outre, un réchaud pour faire chauffer l'emplâtre au moment de l'appliquer.

On coupe les poils très-près de la peau, puis on fait à la peau une incision, ou cruciale ou parabolique, et dans ce dernier cas ayant sa base tournée vers les cornes, auxquelles on peut fixer aisément le lambeau à l'aide d'une aiguillée de fil. La surface de l'os mise à nu doit avoir, dans tous les cas, deux pouces à peu près de diamètre. On saisit le lambeau avec une pince, et on le détache du frontal, avec la précaution non seulement d'enlever en même temps que la peau toutes les parties molles qui la séparent de l'os, mais encore de ne point couper l'artère surcilière, ou, si l'on venait à la léser, d'en faire la ligature, ou de la tordre. Le lambeau étant détaché jusqu'à sa base, on le fixe aux cornes, on étanche le sang, et on détache le périoste en ruginant l'os. C'est à ce moment surtout qu'il importe d'examiner l'état du frontal, afin de s'assurer qu'il n'y a point de fissure, de matité, de flexibilité, de bombement. Dans le cas le plus embarrassant de tous, celui où rien n'indique l'endroit sur lequel doit être appliqué l'instrument perforatif, on se guide d'après les indices qui ont été fournis par le tournoiement, c'est-à-dire qu'on applique la vrille d'autant plus près de la scissure surcilière et d'autant plus haut, que l'animal tourne plus court et allonge davantage la tête. Une fois qu'on est fixé sur le point réputé le plus au niveau de l'hydatide, on y applique la vrille, et par une succession de tours on perce la première table de l'os, on pénètre dans le sinus, s'il existe, puis on perfore la seconde table. Ce travail terminé, on nettoie les bords du trou, et l'on introduit les plumes l'une après l'autre. L'incision de la dure-mère n'est indiquée, selon M. Maillet, qu'autant que cette membrane conserve encore son adhésion, sinon en totalité, du moins en grande partie, et surtout qu'elle est séparée de la poche par une lame assez épaisse de substance cérébrale : dans toute autre circonstance, la dure-mère étant appliquée fixement contre la table interne du frontal, se trouve amincie et comme usée par la compression qu'elle éprouve de la part de la vésicule, de sorte que si la vrille n'en éraille point assez les fibres pour les désunir, la pointe aiguë du bout des plumes suffit presque toujours pour produire cet effet. Ainsi, après l'introduction de celles-ci, et en cherchant çà et là dans la cavité crânienne, mais avec beaucoup de précaution, on finit ordinairement par accrocher les parois de l'hydatide et l'attirer vers le trou. Aussitôt qu'on la tient, on exécute, avec la plume, des mouvemens combinés de rotation et de légère traction, qui ont pour effet d'enrouler cette membrane autour de la plume et de la fixer par une grande quantité de dentelures. Cette précaution a beaucoup d'importance, dit M. Maillet, car si la poche venait à échapper à l'opérateur, comme elle n'est plus distendue par la sérosité qu'elle contenait, puisque celle-ci s'écoule dès qu'il y a lésion de la membrane, il deviendrait très-difficile de l'accrocher une seconde fois, et surtout de l'enlever en entier, ce qui est une condition indispensable pour réussir complètement. Voilà pourquoi il est nécessaire d'enrouler plusieurs plumes l'une après l'autre, afin de prévenir le déchirement. La poche étant enlevée, on penche la tête de l'animal, pour faire sortir la sérosité épanchée dans le crâne, puis on introduit doucement une plume, afin de s'assurer s'il n'existerait point d'autres vésicules. Mais M. Maillet assure que, quand il y en a plusieurs, celles qui sont restées dans le crâne se rapprochent le plus ordinairement du trou de l'os aussitôt que le liquide de la première est évacué.

Quand on opère à une époque avancée de la maladie, dans un temps où l'os est devenu flexible et bombé sur un point de son étendue, c'est en cet endroit qu'il faut appliquer la vrille, et si l'amincissement était trop considérable, on aurait recours à la feuille de sauge pour enlever la lame osseuse. En pareille occurrence, la vésicule se trouve, pour l'ordinaire, presque immédiatement au dessous de l'os. On l'extrait au moyen des plumes, comme il a été dit plus haut : quelquefois même on peut la pincer avec les doigts, et l'arracher sans l'aide d'instrumens.

Dès que l'opération est terminée, on essuie la plaie, on réapplique le lambeau de la peau, on colle l'emplâtre ramolli, on place des plumasseaux par dessus, et on recouvre le tout avec une toile fixée par des ficelles autour de la tête et des cornes ; on fait relever l'animal, ou on le relève s'il est trop faible. On pourrait le laisser alors en liberté ; mais, après avoir été opéré, il cherche souvent à se frotter la tête et arrache l'appareil, ce qui fait soulever le lambeau cutané, et expose le cerveau à l'action de l'air. Le mieux est donc, toutes les fois qu'il n'est pas trop faible, de l'attacher pendant quinze ou vingt jours à deux poteaux, au moyen de deux longes, afin qu'il ne puisse se frotter ni en avant ni de côté ; mais on place les longes un peu bas, afin qu'il ait la facilité de se coucher, et on lui présente les alimens sur de la paille, au dessous de sa tête.

La nonchalance et la difficulté de mâcher qu'on remarquait avant l'opération, persistent et même augmentent après qu'elle est pratiquée, particulièrement pendant tout le temps que dure la fièvre de réaction. Il y a même des animaux que la maladie et l'opération ont affaiblis à tel point qu'on est, pendant plusieurs jours , obligé de leur introduire des alimens faciles à mâcher dans la bouche , ou même de les nourrir avec de la soupe , avec des racines cuites. Mais , au bout de huit ou dix jours , les forces se rétablissent peu à peu , et les animaux mangent ordinairement d'eux mêmes.

Au bout de dix-huit ou vingt jours , on enlève l'enveloppe et les plumasseaux , et l'on commence à faire sortir l'animal. Assez souvent , la première fois qu'on l'expose au grand jour , il éprouve quelques mouvemens de tournoiement ; mais cet état cesse au bout de quelques minutes , pour ne plus reparaître , à moins que le crâne ne renferme encore d'autres hydatides.

Ce dernier cas arrive quelquefois. M. Langlois rapporte avoir opéré un bœuf, d'abord d'un côté , puis , plusieurs mois après, du côté opposé , et avoir obtenu une guérison radicale , par suite de ces deux opérations. M. Maillet a de même observé que certaines bêtes , après avoir été opérées du tournis , recommençaient à tourner, soit du même côté , soit du côté opposé. Si le tournoiement reparaît au bout de quelques semaines ou un mois, et du même côté , il y a fortement à présumer que des portions de l'hydatide arrachées sont restées dans le crâne et ont reproduit une vésicule , ou que d'autres vers , formés en même temps que le premier, mais non extraits , ont pris , depuis l'opération , un accroissement d'autant plus grand , qu'ils se sont trouvés moins comprimés. M. Maillet a tenté une seconde fois l'opération du même côté , dans un cas de ce genre ; lorsqu'il eut soulevé le lambeau cutané , il remarqua un bombement très-prononcé au niveau du trou pratiqué lors de la première opération ; avec un bistouri , il enleva le tissu fibreux blanchâtre qui obstruait l'ouverture , et aussitôt il vit une hydatide de la grosseur du poing, qu'il put retirer avec ses doigts ; l'animal , veau de six mois , guérit radicalement cette fois.

Dans d'autres cas , le tournoiement qui reparaît a lieu du côté opposé. L'opération nouvelle doit être alors pratiquée sur celui-ci ; mais, moins heureux que son prédécesseur, M. Maillet a plus d'une fois échoué. Cependant il n'en conseille pas moins de tenter l'opération , l'animal ne perdant que très-peu de sa valeur pour la boucherie , si elle ne réussit pas.

La peau qu'on a été obligé de soulever reprend très-facilement ses adhérences à l'os lorsqu'on la réapplique bien après l'opération et qu'on empêche l'animal de se frotter ; au bout de six mois , il n'existe même presque aucune trace de cicatrice. Le trou fait à l'os se bouche au moyen d'une couche fibreuse , d'épaisseur égale à celle de l'os , mais qui ne devient jamais complétement osseuse : dans le veau dont il est question plus haut, ce tissu adhérait très-fortement, tant à la peau qu'à la dure mère. On doit regretter que M. Maillet n'ait point eu occasion de disséquer le cerveau d'animaux opérés avec succès

du tournis, afin de constater quels changemens ont pu s'y produire. Quant aux effets généraux, l'animal recouvre la santé
dans toute son intégrité, et il peut, aussi bien que tout autre
individu de son espèce, être employé à diverses sortes de services, même au tirage par la tête.

Ainsi, dit en terminant M. Maillet, les bêtes bovines affectées de tournis, bien que regardées généralement comme incurables, peuvent souvent guérir quand l'opération est bien faite.
A la vérité, on ne réussit pas toujours, car une infinité de
causes, la trop grande profondeur de l'hydatide dans le cerveau, son trop grand rapprochement de la scissure médiane,
la multiplicité des poches et leur isolement les unes des autres,
qui empêche de les extraires toutes à la fois, le déchirement
de la vésicule lorsqu'on l'arrache, la lésion du cerveau par les
instrumens, l'introduction d'une trop grande quantité de sang
dans le crâne, les frottemens exécutés par l'animal, surtout
pendant les premiers jours, etc., peuvent faire manquer l'o-
pération, ou plus tard en détruire les bons résultats. Mais on
réussit assez fréquemment encore pour enhardir à tenter, puisqu'on diminue de bien peu, quand on échoue, la très-modique
valeur du malade, et M. Maillet assure que les trois cinquièmes
au moins des animaux qu'il a vu opérer ou qu'il a opérés lui-
même, ont guéri complétement, soit après une première, soit
après une seconde trépanation. Cette proportion diffère peu de
celle qui résulte des documens publiés sur la pratique de
M. Langlois, et s'accorde très-bien aussi avec les assertions de
Wepfer et de M. Berthelot.

Du tournis chez l'homme. Nous avons dit que l'homme avait
été considéré comme n'étant pas absolument exempt du tournis.
Cette assertion a été soutenue d'abord par le docteur Carrère,
et reproduite ensuite, tout récemment, par le docteur Belhomme.
Nous ne reproduirons ici que les deux faits cités par le premier
de ces médecins, parce qu'ils ont été insérés dans les journaux
de médecine vétérinaire. On verra plus loin pourquoi nous
nous imposons tant de réserve.

Le premier de ces faits a été observé par M. Brera, professeur de clinique à l'université de Pavie. Le sujet de l'observation était un homme de cinquante ans, d'un tempérament faible,
qui vivait sous l'influence d'une foule de causes débilitantes : il
se nourrissait mal ; depuis trois mois il était tourmenté par des
fièvres intermittentes et en proie à de fortes affections de l'âme.
Dans cet état, il est attaqué en route, durant la matinée, d'une
violente torpeur des extrémités inférieures ; il se traine chez
lui : là, il est pris tout à coup d'une douleur violente dans la
partie supérieure de la tête; il appelle du secours, et tombe par
terre sans connaissance. L'autopsie cadavérique vint démontrer que la cause des phénomènes observés, qu'on avait rap-

prochés de ceux d'une prétendue apoplexie nerveuse , était la même que celle qui donne le tournis aux jeunes agneaux : les vésicules examinées offrirent beaucoup de ressemblance avec celles qu'on trouve dans le cerveau des brebis.

L'autre fait , propre à M. Carrère lui-même , est celui-ci : un homme âgé de vingt-quatre ans, faisait le métier de tailleur depuis quelques années. Quoique fils d'un père mort phthisique à quarante-cinq ans , et d'une mère hystérique encore vivante , sa constitution est assez forte; il a les cheveux noirs. L'enfance et la puberté se passent sans rien offrir de remarquable. A vingt ans seulement, il se plaint de maux de tête, qui deviennent habituels. Ces douleurs se sont, dit-il , fait toujours ressentir dans le même lieu : elles s'étendent de la racine du nez jusqu'au sommet de la tête. Avant cette époque, il avait eu quelquefois des épistaxis ; il y a quatre ans que cet écoulement ne reparaît plus. Son séjour à Paris date de plusieurs mois; aucun dérangement de santé ne signale son arrivée. Depuis six semaines , le sujet se sent la tête plus lourde ; cet état de pesanteur insolite se change graduellement en douleur ; celle-ci redevient vive ; la vue se trouble après quelques heures de travail ; il perd l'appétit , il n'y oppose aucun remède; le mal fait de nouveaux progrès, et le sujet ne peut plus exercer son état. Le 21 avril 1824 , entre midi et une heure , il ressent une douleur beaucoup plus forte que les jours précédens ; sa vue est plus trouble , il chancelle sur ses jambes ; à quatre heures du soir, il est admis dans une des salles de l'Hôtel-Dieu : aucune médication ne lui est administrée dans la soirée. La nuit est trèsagitée, pour la première fois , il la passe sans sommeil; quand , dit-il encore, le sommeil voulait venir, il se trouvait éveillé par une douleur plus poignante que toutes celles qu il avait ressenties jusqu'alors. Le 22 au matin , il se plaint d'une forte douleur à la partie antérieure de la tête, au même point qui a déjà été indiqué. Sa tête est presque toujours en mouvement , il la porte tantôt d'un côté de son oreiller, tantôt d'un autre. Le regard est fixe ; les yeux, comme troubles , présentent un aspect particulier : état *d'hébétation*. Il distingue cependant bien les choses qui l'entourent; face terreuse, expression de mort, traits tirés, incertitude morale, malade très-affaissé; pouls dur , sans fréquence ; on sent les battemens de la récurrente palmaire. Rien de particulier dans l'appareil digestif: mouvemens des bras et des jambes très-libres.

La seule prescription qui a formé tout le traitement se compose d'antiphlogistiques, combinés aux antispasmodiques diffusibles et aux rubéfians. Un léger soulagement semble suivre la saignée, les pupilles se sont resserrées, le pouls a été moins dur et plus lent. Ce mieux apparent , qui a suivi la saignée générale, s'est soutenu jusque vers les deux heures de l'après-midi,

que le délire a commencé, après la chute des sangsues. On le
contient un instant, un léger calme reparaît, et c'est alors qu'il se
livre à un nouveau genre d'agitation que les personnes qui l'entourent ne connaissent pas. Il tourne dans son lit, se cache sous
les couvertures : le délire double. Application de la camisole
de force, les sinapismes le rendent plus tranquille : il remercie
des soins que l'on prend de lui. A six heures cinquante-cinq minutes, sa bouche se remplit d'une bave mousseuse ; mort à sept
heures.

On procède à l'ouverture du corps vingt-quatre heures après
la mort: chairs assez fermes , pupilles larges ; crâne pas très-
dur; la dure mère s'enlève avec facilité; il n'existe pas de filamens entre les deux membranes ; arachnoïde sèche , sans injection. Le cerveau en place, dépourvu de ses enveloppes , la
main portée d'arrière en avant, on constate , en pressant légèrement , que le lobe droit en arrière est bien moins ferme que
le gauche. On présume un ramollissement qu'on n'avait point
soupçonné pendant la vie. Une coupe horizontale d'avant en arrière pénètre dans les deux ventricules ; le gauche contient
quelques gouttes de sérosité ; le droit n'est point dilaté ; septum lucidum entier. A la partie postérieure et un peu latérale
du lobe droit , au dessous du ventricule du même côté, les vaisseaux de l'arachnoïde, légèrement injectés en forme de gerbe,
recouvrent un corps ovoïde, de couleur gris de perle, peu résistant sous les doigts, de la grosseur d'un œuf de poule d'Inde
à peu près, qui semblait attaché au cerveau comme par juxta-
position. Celui-ci, enlevé avec soin et examiné en dessous , on
remarque la substance du cerveau comme écartée pour donner
passage à un corps étranger. La membrane qu'on avait dissé-
quée à la partie supérieure était déchirée inférieurement et
comme morcelée, mais n'empêchait pas de s'assurer que d'abord
elle avait dû servir tout-à-fait d'enveloppe à une vésicule ronde
ayant beaucoup de ressemblance avec le corps vitré. On put
enlever cette vésicule toute entière, la manier, et constater , en
la tenant sur la main, un certain frémissement ondulatoire tout
particulier, Il fut facile de reconnaître que ce corps n'était autre chose que ce que les helminthologistes ont désigné sous le
nom de vers vésiculaires , et que Laënnec, plus récemment , a
appelé *acephalocystis globulosa*. La membrane qui formait la première enveloppe n'offrait à la loupe aucune espèce de vaisseaux.
Cervelet sain ; la protubérance annulaire donne des angles fermes à la coupe, moelle allongée, pas tout-à-fait aussi consistante.
Poumons crépitans , légère congestion sanguine à la partie supérieure du droit; dans le gauche, il y avait quelques adhérences celluleuses. Cœur pas plus gros que le poing du sujet ; substances friable, flasque , un peu pâle ; cavités pleines d'un sang
diffluent. Rate un peu ramollie. A l'estomac , membrane mu-

queuse très-dense; injection linéaire vers la petite courbure et
le grand cul-de-sac; les intestins grêles présentent quarante à
quarante-huit centimètres (quinze à dix-huit pouces) d'injection
de la muqueuse amincie; valvule iléo-cæcale pleine de matières
pelotonnées; foie couleur fauve; sang plus rouge qu'il n'a coutume de l'être dans cet organe. Vésicule biliaire, rien de particulier, non plus que dans l'appareil urinaire.

Dans les deux faits que M. Belhomme a communiqués na-
guères à l'Académie royale de médecine, l'autopsie cadavérique ne démontra point, comme dans les deux précédens, l'existence d'hydatides cérébrales. Aussi M. Belhomme ne les a-t-il
rapprochés du tournis du mouton, que parce que le cerveau y
présentait des lésions d'où pouvait dépendre la compression
d'une partie de ses fibres, et qu'à ses yeux le cœnure n'est
cause de la maladie qu'en raison de la compression qu'il exerce.
Sous ce dernier point de vue, il a parfaitement raison ;
mais ce n'est point un motif pour mettre en parallèle avec le
tournis des états pathologiques de l'encéphale dans lesquels il
n'y a point d'hydatides intra-crâniennes. La présence de ces
vers est la condition *sine qua non* pour que les vétérinaires admettent le tournis, et cela est si vrai qu'ils ne regardent pas
comme tel le tournoiement déterminé chez les bêtes bovines
par un épanchement de sang dans le crâne. On peut les en blâ-
mer sous le point de vue de la théorie, mais ils ont raison,
pratiquement parlant, d'agir ainsi, puisque l'hydatide cérébrale
devient pour eux le sujet d'indications thérapeutiques et d'opérations, qui seraient inapplicables à d'autres causes de compression cérébrale, contre lesquelles, parvînt-on même à les reconnaître, la chirurgie, dont ils retirent tant de secours, verrait tous
ses efforts échouer. Le tournis, tant des moutons que des bêtes
à cornes, n'est donc à leurs yeux que l'état morbide causé par
des cœnures, et s'ils conservent cette mauvaise dénomination
vulgaire, c'est qu'un nom est à peu près indifférent quand on
s'entend bien sur la chose; or, pour eux, le tournoiement n'est
qu'un phénomène accessoire, fort important sans doute, mais
qui peut manquer, qui manque même assez souvent, sans que
la maladie cesse pour cela d'être le tournis, et qui par cela
même n'est point pathognomonique. D'un autre côté, ce n'est
pas sans quelque surprise qu'on a vu, et M. Belhomme et l'A-
cadémie de médecine, ne pas se rappeler que les fastes de l'art
ont enregistré en foule les cas d'hydatides cérébrales accompagnées de vertige, chez l'homme, et que nous devons nous
abstenir de citer, tant parce que les livres en fourmillent, que
parce que nous sortirions ainsi de notre sujet. Il y a là encore
un des fâcheux effets de l'inqualifiable dédain qu'on affecte aujourd'hui pour cette érudition critique sans laquelle les sciences
d'observation sont à tout jamais frappées de stérilité ; car, là

comme ailleurs, plus même encore qu'ailleurs, c'est de l'association seule qu'on peut espérer de véritables progrès.

TOURNOIEMENT. *Voyez* TOURNIS.

TOUR DE REINS. *Voyez* ENTORSE *dorso-lombaire*.

TOUX. Expiration violente, courte, fréquente ou profonde, pendant laquelle l'air, en traversant le larynx, et heurtant les parois des fosses nasales, produit un bruit particulier, d'une étendue variable. La toux a pour usage d'entraîner au dehors les mucosités qui s'amassent dans les bronches et la trachée artère, ou tout autre corps étranger qui aurait pu s'introduire dans ce tube. Lorsque les expirations qui la constituent se succèdent rapidement, et continuent pendant quelques instans, on les appelle *quintes*. Dans le cheval, l'âne et le mulet, l'air ne revenant jamais des poumons dans la bouche, c'est par les naseaux qu'il sort, ainsi que la matière de l'expectoration, lorsque la toux existe. L'ébrouement l'accompagne parfois, et précède l'expectoration, quand elle a lieu.

La toux dépend toujours d'une irritation primitive ou sympathique de la membrane muqueuse trachéo-bronchique, du larynx et de la glotte; on l'observe dans les maladies du poumon, de la plèvre, de la bouche, des reins, de la vessie, de l'estomac, du foie. Elle peut être forte ou faible, fréquente ou rare, grasse, humide ou sèche, récente ou ancienne; on pourrait multiplier davantage ces distinctions, mais cela ne nous paraît pas fort utile. La toux peut aussi être provoquée accidentellement par des breuvages donnés inconsidérément et sans précaution; par des corps étrangers avalés involontairement ou engagés dans la gorge; par des boissons d'eau froide et crue, lorsqu'un animal a chaud; par les arrêts de transpiration et les coups donnés sur les côtes. Quand elle est ancienne, elle prend un caractère de chronicité qui la rend très rebelle. Dans la phthisie pulmonaire, la toux est petite, courte, peu sonore, et se fait avec une espèce de sifflement. Dans les affections catarrhales, elle est quelquefois douloureuse au commencement, mais ensuite elle devient grasse, se fait largement, et alors elle s'exécute sans douleur appréciable. La *pousse* est presque constamment accompagnée de la toux, et, dans ce cas, on ne peut espérer la cure de celle-ci, on peut seulement tenter de l'adoucir par quelques uns des moyens qui vont être indiqués.

La toux étant toujours un symptôme provenant de l'irritation, forte ou faible, primitive ou secondaire, du conduit aérien, elle n'exige pas d'autres moyens curatifs que ceux qui conviennent à cette irritation et aux maladies qui peuvent y donner lieu. Si l'on veut diriger quelques moyens contre la toux, on doit les choisir parmi les émolliens et quelquefois les narcotiques. Les émissions sanguines, provoquées à temps, pro-

duisent souvent de très-bons effets. Les émolliens sont les décoctions très-légères de mauve, de guimauve, de bouillon
blanc, etc., les boissons tièdes et miellées, blanchies avec la
farine d'orge. Lorsque ces moyens échouent, les narcotiques
ne réussissent à 'calmer la toux que pendant un certain temps;
cependant, quand la toux est quinteuse, un peu d'opium, soit
en opiat, soit étendu dans une boisson appropriée, devient d'un
usage très-souvent avantageux. *Voyez* ANGINE, BRONCHITE,
GOURME, PLEURÉSIE, PNEUMONIE, etc.

TOUX DES CHIENS (la). *Voyez* MALADIE DES CHIENS.

TOXICOLOGIE. Branche des sciences physiques qui s'occupe
spécialement de l'étude des poisons. *Voyez* EMPOISONNEMENT.

TRACHÉE-ARTÈRE (maladies de la). Le tube qui s'étend du
larynx aux bronches, peut devenir le siége d'une inflammation
dont il a été parlé au mot ANGINE.

Rarement il est atteint de plaies, qui ne s'y voient guère
même que chez les chevaux de troupes. Ces blessures ne présentent aucun danger, et peuvent même passer inapercues lorsque
que le corps vulnérant n'a atteint la trachée qu'après avoir
suivi un trajet plus ou moins sinueux : la nature se charge alors
seule de les guérir. Le seul accident qui puisse les compliquer
en pareil cas est l'insinuation de l'air dans les mailles du tissu
cellulaire; le moyen d'y remédier consisterait en un débridement qui rendrait l'ouverture du tuyau parallèle à celle des tégumens. Il peut se faire aussi que le bord de la trachée rentre
et se replie en dedans, ce qui ne met point obstacle à la
circulation, mais entraîne un rétrécissement du canal, dont le
cornage peut être la suite. La guérison s'opère en général
avec promptitude.

Le cas est plus grave lorsqu'il y a fracture ou section complète d'un des anneaux de la trachée. Le roulement des bords
du cartilage a bien plus de facilité encore à s'opérer, et l'on
ne connaît aucun moyen bien efficace d'y remédier. Le meilleur serait de pratiquer la trachéotomie au dessus de la fracture, et d'introduire par cette ouverture artificielle un tube
assez volumineux pour remplir toute la capacité du canal, et
tenir les bords de la plaie aussi écartés qu'ils l'étaient avant
l'accident : on le laisserait en place jusqu'à parfaite cicatrisation. *Voyez*, au reste, CORNAGE.

TRACHÉITE. Inflammation de la trachée-artère, le plus ordinairement de sa membrane muqueuse. *Voyez* ANGINE.

TRACHÉOCÈLE. Hernie de la membrane muqueuse de la
trachée-artère. On a quelquefois désigné le goître sous ce nom.
Voyez GOÎTRE.

La dénomination de *trachéocèle interne* a été donnée à une
tumeur, peu étudiée jusqu'à ce jour, qui se développe dans
l'intérieur de la trachée, probablement par suite du gonflement

de la membrane interne de ce conduit. Cette tumeur a été observée après certains cas de trachéotomie. En voici un exemple publié par M. Renault.

Un cheval avait été atteint d'une esquinancie tellement violente qu'on s'était vu dans la nécessité de lui pratiquer l'opération de la trachéotomie. Le tube de M. Damoiseau (*voyez* TRACHÉOTOMIE) fut celui que l'on mit en usage. Il resta en place pendant une quinzaine de jours, à l'expiration desquels on jugea convenable de le retirer, la respiration s'exécutant librement par les voies supérieures. Pendant les premiers jours qui suivirent l'enlèvement du tube, l'ouverture faite à la trachée-artère se ferma rapidement, et la plaie marcha vers une prompte cicatrisation. L'animal commença dès-lors à reprendre ses travaux, et rien n'indiquait qu'il existât le moindre obstacle au passage de l'air dans le larynx ou la trachée. Mais bientôt on s'aperçut que, dans les forts tirages, il avait la respiration gênée, et depuis lors cette gêne devint de plus en plus sensible par le bruit que faisait entendre le cheval en respirant. Elle s'accrut même au point de se manifester brusquement après quelques instans d'exercice, ou lorsqu'une cause quelconque venait à accélérer la respiration : alors l'animal s'arrêtait, et il avait besoin de plusieurs minutes de repos pour pouvoir continuer son travail. A l'écurie, le cornage était beaucoup moins fort : cependant il s'y faisait entendre aussi, et tous les jours de plus en plus.

Au moment où l'animal arriva à Alfort, après un trajet de quatre lieues, il pouvait à peine respirer : l'inspiration et l'expiration étaient excessivement laborieuses, et le bruit dont elles s'accompagnaient était si fort qu'on pouvait l'entendre à cinquante pas de distance ; l'inspiration surtout paraissait très-pénible, à en juger par l'anxiété de l'animal, l'écartement des membres antérieurs, la dilatation extrême des naseaux, et le soulèvement des côtes, qui se mouvaient d'une manière remarquable. Le corps était inondé de sueur, et les muqueuses apparentes d'un rouge légèrement violacé. Par l'auscultation, on acquit la conviction que la cause du cornage existait dans la trachée, un peu avant son entrée dans la poitrine. A cet endroit, en effet, on entendait bien distinctement le râle sibilant muqueux, dont la perception était d'autant plus claire et moins rapprochée de l'oreille, qu'on auscultait plus près de la gorge et des cavités nasales. D'un autre côté, et précisément au point où l'auscultation indiquait le plus fort sifflement, on remarquait, à la partie inférieure et antérieure de l'encolure, une longue cicatrice étroite, irrégulière et encore couverte de croûtes, résultant de la trachéotomie.

M. Renault n'hésita point à admettre l'existence d'une tumeur faisant saillie à l'intérieur de la trachée, et dont la cause était l'irritation qu'avaient produite la présence long-temps con-

tinuée et les froissemens du tube sur le tissu fibro-cartilagineux
mis à nu et sur la muqueuse trachéale. La progression qu'avait
suivie le cornage s'expliquait en admettant l'existence d'une
tumeur qui, peu ou point sensible pendant les premiers jours
après la suppression du tube, n'avait pu d'abord gêner la respiration, mais qui, se développant ensuite davantage, avait
fini par amener successivement l'animal à l'état où il se trouvait alors.

Un seul moyen de traitement se présentait : c'était l'ouverture de la trachée en arrière de la tumeur, et l'adaptation d'un
tube à demeure à cette ouverture ; mais la première trachéotomie avait été faite si près du poitrail, qu'il était à peu près
impossible de la pratiquer plus bas ; en outre, les tissus extérieurs qui environnaient la cicatrice étaient tuméfiés, indurés, et
pour peu que la tumeur eût de volume, on avait à craindre
que cette épaisseur de tissus ne pût se loger entre le canal recourbé et le pavillon des tubes ordinaires à trachéotomie. Cependant il y avait urgence d'opérer, car la difficulté de respirer
s'accroissait d'une manière effrayante. Après avoir provisoirement préparé un tube ordinaire, et fixé le cheval debout, on
incisa la peau et les tissus indurés qu'elle recouvrait, et on
chercha à pénétrer dans la trachée avec un bistouri droit, afin
de pratiquer une ouverture suffisante à l'introduction du tube.
On opérait à l'angle inférieur de l'ancienne cicatrice, c'est-à-
dire à cinq ou six lignes de l'endroit où avait été faite la première trachéotomie : il était impossible de le faire plus bas, à
moins d'agir sur le poitrail. Mais, après avoir pénétré d'un
pouce à peu près dans l'épaisseur du tissu, on ne put aller plus
loin : une substance de nature osseuse se rencontra sous le bistouri, et il fallut prendre une feuille de sauge. Cependant la
respiration devenait de plus en plus accélérée et difficile par
les efforts que faisait, pour se défendre, l'animal qui était vigoureux et très-irritable : il se cabrait, se jetait convulsivement à droite et à gauche, et serait probablement tombé asphyxié, si l'on n'eût, d'un seul coup de feuille de sauge, pénétré jusque dans le conduit aérien, et, par un second temps assez rapide, prolongé l'incision de trois à quatre pouces inférieurement. A l'instant même, et toujours en suivant l'animal
dans les mouvemens violens auxquels il se livrait, on introduisit les doigts dans l'ouverture, pour la tenir béante et empêcher
les lèvres de l'incision de se rapprocher : aussitôt on chercha
à introduire le tube, ce qui fut difficile, tant le conduit trachéal se trouvait rétréci, et tant étaient fréquens les mouvemens de l'animal, qui tomba deux fois pendant ces tentatives.
Enfin le tube pénétra assez avant pour permettre momentanément une respiration plus facile : le malade fut alors plus do-
cile, et l'on eut la possibilité d'explorer plus à l'aise l'état des

parties. L'incision se trouvait à un demi-pouce environ au dessous du point où avait été pratiquée la première trachéotomie. En cet endroit, la peau adhérait d'une manière intime aux tissus sous-jacens, dont la texture était entièrement méconnaissable, et qui constituaient, entre la peau et la trachée, un tissu blanc, lardacé, homogène, criant sous l'instrument, et uni au fibro-cartilage trachéal d'une manière aussi intime qu'à la peau. Tous ces tissus semblaient se continuer les uns avec les autres, et représentaient une épaisseur d'un peu plus de deux pouces. Le fibro-cartilage des cerceaux de la trachée n'était pas sensiblement épaissi ni altéré; mais, entre sa face interne et la muqueuse qui la tapisse, existait une couche osseuse, grenue et cassante, d'environ deux lignes d'épaisseur, et paraissant être un produit de sécrétion du périchondre. C'était cette croûte calcaire qui avait résisté à la pointe du bistouri droit. Enfin, sur la membrane muqueuse se trouvait une production de nature polypeuse, à surface irrégulière, s'étendant à plusieurs pouces au dessous de l'ouverture qu'on avait faite, et d'autant plus épaisse qu'on l'examinait plus près du point où avait été pratiquée la première opération, d'où elle paraissait procéder.

D'après cet examen, M. Renault conclut que l'irritation produite par le tube était la cause de la tumeur tant extérieure qu'intérieure; que, tant qu'il était resté en place, la compression exercée par lui avait empêché le développement du polype, mais qu'aussitôt après son enlèvement, celui-ci avait fait des progrès en étendue et en épaisseur. Il ne restait qu'un moyen de salut, la compression. La tumeur s'étendait, dans le conduit, à trois pouces environ au dessous de l'endroit où se terminait l'incision.

M. Renault choisit un tube ordinaire, long de quatre pouces, sur un de diamètre, et après l'avoir introduit avec difficulté, le canal étant si rétréci qu'à peine admettait-il le doigt, il le fixa par les moyens ordinaires, et le laissa en place jusqu'au lendemain. Il avait fallu redresser et même recourber en avant le pavillon; le lendemain, la trachée, qui, la veille, avait à peine quatre ou cinq lignes de diamètre à l'endroit de la canule, en présentait un d'un pouce. Le tube fut alors remplacé par un de ceux de M. Damoiseau, qui, ayant la même longueur, portait un pouce et demi de diamètre dans sa plus petite largeur. On eut de la peine à l'introduire, et l'on fut obligé aussi d'en redresser le pavillon. Deux jours après, l'engorgement du pourtour de la plaie avait augmenté, et faisait saillie à la circonférence du pavillon, dont les bords, bien qu'ils eussent été redressés en avant, comprimaient encore fortement la peau et les parties sous-jacentes. Cependant cet engorgement n'était ni chaud ni bien douloureux. On y plongea à diverses

profondeurs huit à dix pointes de feu, et on l'enduisit d'un mélange de sublimé corrosif et de térébenthine; puis, pour éviter
la dureté de la compression que le pavillon en cuivre exerçait
sur les parties sous-jacentes, que la tuméfaction refoulait
contre cette plaque inflexible, on remplaça le pavillon de fer-
blanc par une plaque de cuir également percée à son centre,
ayant la même forme et la même dimension, et fixée par des
fils cirés à de petits trous pratiqués sur la circonférence de
l'ouverture supérieure du tube.

Dans l'espace de huit jours, l'engorgement extérieur diminua de plus en plus; mais la tumeur intérieure s'était étendue
en dedans, et lorsqu'elle fut parvenue au point où se terminait
le tube, où par conséquent cessait la compression, elle s'accrut dans toutes les dimensions. Dès lors, la respiration, qui
jusque-là s'était exercée librement, redevint de plus en plus
bruyante, et l'on se retrouva dans la même situation, avec
cette différence que la tumeur était plus profonde et plus difficile à combattre. On eut recours encore à la compression exercée par un tube de même largeur, mais cette fois long de sept
pouces. L'animal sortit enfin guéri; mais, au bout d'un certain
laps de temps, l'affection récidiva, et fit de tels progrès, qu'un
jour on trouva le cheval mort dans son écurie.

Cette observation est fort intéressante sans doute; mais d'un
seul fait on ne saurait conclure, avec M. Renault, que le trachéocèle puisse être la conséquence de la trachéotomie, sans
l'existence de quelqu'autre cause éloignée consistant en une
disposition particulière du sujet, et sous ce rapport nous par-
tageons, jusqu'à plus ample informé, l'opinion de M. Leblanc.

TRACHÉOTOMIE. Cette opération, que quelques auteurs
ont appelé improprement *bronchotomie*, consiste à faire une
ouverture anormale, une incision plus ou moins étendue, à la
trachée-artère, dans sa portion cervicale, et par conséquent à
ouvrir les voies aériennes. Elle a pour but, soit d'extraire un
corps étranger, soit de faciliter le passage de l'air nécessaire
à l'exercice de la respiration, dans le cas où l'entrée et la
sortie de ce fluide sont rendues extrêmement difficiles, ou
même impossibles, par l'irritation ou le gonflement inflammatoire de la glotte, ou des parties situées au dessus ou immédiatement au dessous de cette ouverture, comme il arrive dans
l'angine inflammatoire portée à un haut degré et dans d'autres
circonstances.

La trachéotomie n'est guère pratiquée que sur les grands
animaux domestiques, même particulièrement sur le cheval;
elle peut cependant l'être avec avantage sur les autres monodactyles, sur le bœuf, et aussi sur les plus petits animaux; elle
a même été faite avec succès, à l'École d'Alfort, sur un chien

affecté d'une angine laryngée qui l'exposait à périr bientôt de suffocation. Il paraît que c'est Bourgelat qui, le premier, en a tenté l'application avec succès sur le cheval.

Quelques vétérinaires pensent que la trachéotomie ne réussit pas sur l'espèce bovine ; il en serait alors de même des bêtes à laine ; l'organisation de la trachée-artère des ruminans étant la même que dans les autres espèces, il n'y a pas de raison pour que l'opération ne soit pas aussi avantageuse dès qu'elle est indiquée, et si elle ne réussit pas toujours, il est présumable que cela provient d'un défaut dans l'exécution, ou de ce qu'il n'y a pas obstacle mécanique ou physique au passage de l'air, de façon à l'empêcher d'arriver en assez grande quantité au poumon pour que la respiration s'exécute d'une manière suffisante à l'entretien de la vie ; car si le poumon ne reçoit pas assez d'air, l'animal est menacé d'asphyxie, et peut périr tout à coup, ou petit à petit, selon les circonstances. Quand l'obstacle à l'accès de l'air dans les poumons, et par conséquent au libre exercice de la respiration, consiste dans un rétrécissement ou dans une obstruction plus ou moins considérable d'une portion quelconque du conduit aérien, que le poumon est parfaitement sain, et qu'il se trouve apte à remplir la fonction dont il est chargé, on peut, par la trachéotomie, éviter la mort, favoriser la guérison, et donner à la nature ou à l'art le temps nécessaire pour attaquer la cause ou la lésion qui s'oppose à l'exercice de la respiration. Il s'ensuit que la trachéotomie est indiquée dans les circonstances que voici : 1° dans le cas où il y a rétrécissement, soit des cavités nasales, comme lors de l'existence de polypes, de fractures des os du nez avec enfoncement, soit de l'arrière-bouche, par suite de la réplétion des poches gutturales, comme cela peut arriver dans les angines laryngées et pharyngées, soit de la glotte, par suite de l'engorgement de sa membrane muqueuse, ou de toutes les parties qui concourent à la formation de cette ouverture naturelle ; 2° lorsque des corps étrangers se trouvent arrêtés dans l'arrière-bouche, et que, par leur volume, ces corps, appuyant sur la glotte, s'opposent au libre passage de l'air ; 3° dans le cas de fracture de quelques anneaux de la trachée, car il y a alors aplatissement et par conséquent rétrécissement de ce canal à l'endroit de la fracture ; 4° lorsque la trachée est devenue le siége de quelque lésion de tissu, parce qu'alors, quelques uns des tissus auxquels elle doit sa forme cylindrique se détruisant, les anneaux rompus se redressent et cessent de former un canal ; dans ce dernier cas, le passage de l'air peut être intercepté, et l'animal est en danger de périr d'asphyxie.

Toutes les fois que l'obstacle est près de la tête, on a le choix du lieu de l'ouverture à pratiquer ; il est avantageux de la faire le plus loin possible de la poitrine, vers l'endroit où l'on saigne ordinairement, par exemple ; l'air extérieur n'est plus aussi froid lorsqu'il arrive au poumon, il n'est pas aussi irritant qu'il se trouverait l'être si l'entrée était plus rapprochée de cet organe, et celui-ci n'en reçoit pas une impression aussi forte. Quand, au contraire, c'est un point quelconque de la trachée qui est le siége de l'obstacle, il faut reconnaître ce point, et pratiquer l'opération entre le poumon et le lieu où réside le mal.

Le lieu de l'opération étant déterminé, on assujétit l'animal debout, car, si on l'abattait, on courrait le risque de l'asphyxier. On peut, pour plus de sûreté, le mettre dans le travail, lui passer un gros licou à trois longes, deux desquelles s'attachent de chaque côté aux piliers ou montans, et l'autre à la traverse d'en haut ; par ce moyen on tient la tête élevée. On se munit de ciseaux, d'un bistouri convexe, d'un bistouri droit, d'une érigne, et l'on coupe les poils. Ces premières dispositions faites, l'opérateur, monté sur une chaise bien fixée, ou sur autre chose, et placé en face, saisit la peau de manière à former un pli transversal, sur la ligne médiane, au dessous du larynx, vers le troisième ou quatrième cerceau de la trachée-artère, ou entre le cinquième et le sixième, mais toujours à quelque distance au dessous de l'obstacle qui s'oppose à la respiration ; puis il incise le pli d'un seul coup, avec le bistouri convexe, suivant la longueur de la trachée, à l'endroit où il se propose d'ouvrir celle-ci : l'incision peut avoir quatre à cinq doigts d'étendue. Par cette solution de continuité préparatoire il arrive au muscle sous-cutané de l'encolure, qu'il fend également, ainsi que le tissu cellulaire qui le sépare des muscles sterno-hyoïdien et sterno-thyroïdien ; il écarte ceux-ci sans les inciser, coupe ensuite le tissu cellulaire lâche qui les sépare de la trachée, et met ainsi cette dernière à découvert. Cela fait, il abandonne les lèvres de la plaie à un aide, et, s'armant de l'érigne et du bistouri droit, il pratique l'ouverture du conduit aérien. Autrefois on conseillait de diviser l'intervalle de deux des cartilages formant le cercle, en fendant la membrane qui les unit entre eux ; c'est même ce que disait Lafosse. On a proposé aussi, pour plus de facilité, de couper un morceau dans une longueur de huit à dix lignes ; mais ce procédé présente des inconvéniens. Il peut arriver que les deux extrémités du cerceau coupé rentrent en dedans, qu'elles déterminent un rétrécissement et par suite le cornage. C'est pour éviter cet inconvénient que, au lieu de couper entièrement un cerceau, on doit en échancrer deux, en faisant à chacun une incision demi-circulaire. Pour cet effet, on implante l'érigne sur la portion de la trachée qui forme le centre de l'ouverture qu'on veut pratiquer : l'érigne sert aussi de point d'appui ; l'opérateur, tenant le bistouri de la main droite, le fait pénétrer à gauche de l'érigne ; le tranchant, dirigé de bas en haut, incise, en contournant l'autre instrument, et arrive ainsi au point d'où il est parti. La portion incisée étant enlevée, on reconnaît avec le doigt l'état de l'ouverture, qui doit être opérée dans le sens transversal ; si elle n'est pas assez grande, on en augmente le diamètre, en plantant toujours l'érigne dans la portion qu'on se propose de retrancher.

L'opération étant ainsi terminée, l'animal respire librement ; mais les lèvres de la plaie tendent à se rapprocher ; il faut les tenir écartées, et pour cela on les relève au moyen de deux rubans passés un de chaque côté dans leur épaisseur, au moyen d'une légère incision faite avec le bistouri droit. Ce moyen suffirait dans beaucoup de cas, si l'on n'avait à craindre le développement de l'emphysème, que les mouvemens de l'encolure pourraient provoquer, en changeant les rapports des ouvertures de la peau ou de la trachée-artère. On est donc généralement obligé d'employer un tube, dont le diamètre varie ; il est moins grand quand la trachéotomie n'est que temporaire, il doit être plus considérable quand l'opération a pour objet d'obvier aux inconvéniens en quelque sorte permanens d'une lésion chronique. On conseillait autrefois une canule courte, parce qu'on croyait la membrane muqueuse de la trachée-artère très-sensible ; mais il n'en est pas ainsi, et une canule longue mérite la préférence, par la raison qu'elle est moins susceptible de se déplacer. Elle doit être longue de trois pouces et demi à cinq, et présenter, à son extrémité supérieure, une espèce de pavillon aplati, percé de trous ou muni d'anneaux, les uns ou les autres destinés à recevoir les liens qui doivent maintenir l'instrument en place. Lafosse veut que celui-ci soit recourbé d'un huitième de cercle, et aplati, à peu près aussi large à sa sortie qu'à son entrée ; car il a observé qu'en se servant de canules en forme d'entonnoir, l'air entrait avec trop d'impétuosité, allait heurter avec trop de force les parois internes de la trachée, et y occasionait une irritation locale, qui d'ailleurs peut survenir quand l'instrument se dérange et se trouve en face d'une de ces parois. Le même hippiâtre croyait que les corpuscules légers qui voltigent dans l'air, ou d'autres corps étrangers, pouvaient s'introduire dans les poumons, en passant par la canule, et, en conséquence, il regardait comme à propos de recouvrir l'entrée du tube avec un morceau de gaze, de recouvrir celle-ci avec des compresses fenêtrées, et d'appliquer, pour maintenir le tout, une large bande fenêtrée, liée par dessus le cou. On reconnaît aujourd'hui que cette précaution n'est pas nécessaire, parce que les efforts de la toux repoussent et rejettent par le tube les matières qui ont pu s'introduire. Le tube est ordinairement confectionné en fer blanc ; mais on peut ne pas l'avoir à sa disposition, et être pressé d'opérer. Dans ce cas, si l'on peut se procurer du plomb laminé ou du zinc, on le roule, et on rabat la circonférence à une extrémité, découpant ce bord rabattu de manière à ce qu'il forme l'espèce de pavillon dont nous avons parlé. Un morceau de sureau ne pourrait pas servir, parce qu'il ne présente pas la courbure nécessaire.

M. Damoiseau a imaginé, pour être introduit dans l'ouverture de la trachée des chevaux affectés de cornage dont la cause est permanente, un tube à ressort, susceptible d'être maintenu en place sans le secours d'aucun lien. Cet instrument est formé de trois parties, la canule, un prolongement mobile et le pavillon. La canule, en fer blanc, a un volume en rapport avec celui de la trachée, et une longueur d'environ cinq pouces : cylindrique inférieurement, elle est légèrement aplatie d'un côté à l'autre vers son ouverture supérieure, qui a environ deux pouces de hauteur, sur un de large, et qui forme un angle droit avec la partie cylindrique. Une autre pièce mobile, de deux pouces de circonférence, introduite dans une ouverture que porte supérieurement la canule à l'endroit de son coude, est taillée obliquement de devant en arrière à son extrémité supérieure, et porte inférieurement un anneau au moyen duquel on peut, avec le doigt, l'élever dans l'intérieur de la trachée ou l'abaisser dans la capacité de la canule. Une crête conservée à la partie postérieure de ce prolongement mobile, correspond à une échancrure de la canule, dans laquelle elle glisse, et l'empêche de tourner dans l'intérieur de cette dernière. Un pavillon du même métal, de forme ovalaire, convexe antérieurement, large de cinq pouces, est soudé à l'ouverture supérieure de la canule. Un bouton à ressort, qui traverse cette plaque à quelques lignes au dessus du bord supérieur de l'ouverture de la canule, sert à fixer le prolongement, lorsque l'instrument est en place. Ce tube à ressort pourrait être mis en usage après la trachéotomie pratiquée sur un cheval dont la cause du cornage serait permanente, et qu'on voudrait soumettre au travail ; il remplacerait le tube simple. Si l'on se disposait à en faire usage, il faudrait faire à la trachée une ouverture suffisamment grande, on abaisserait le prolongement supérieur du tube dans l'intérieur de la canule, on introduirait cette dernière avec précaution dans la trachée, puis avec le doigt on relèverait le prolongement ; le tube serait alors fixé supérieurement par ce dernier, et inférieurement par sa propre portion située au dessous de l'ouverture du pavillon.

Gohier a proposé de faire usage d'un tube de plomb fixé à demeure dans l'ouverture de la trachée lorsque la trachéotomie est pratiquée dans le but de soumettre l'animal à son service ordinaire après l'opération. Pour faire ce tube, on choisit une lame de plomb dont on fend chaque extrémité en cinq ou six languettes, longues de trois à quatre lignes; on roule cette lame en forme de tube, on replie à angle droit les languettes, qui doivent être appliquées sur la peau; on introduit le tube dans l'ouverture de la trachée; on replie ensuite les languettes de l'extrémité qui se trouve dans la trachée, avec une petite tige de fer courbée à angle droit, et le tube tient ainsi tout seul. L'arête extérieure et les angles des languettes qui se replient dans l'intérieur de la trachée doivent être coupés pour ne pas trop irriter la membrane muqueuse. Gobier recommandait de ne mettre cette canule en place que quand l'engorgement qui succède à l'opération était entièrement dissipé, et jusque là de se servir d'un tube ordinaire.

M. Leblanc a également proposé un instrument destiné à remplir ces indications. Considéré dans son ensemble, c'est un tube métallique cylindrique, terminé d'un côté par deux gouttières demi-circulaires, opposées l'une à l'autre, dont les parois sont perpendiculaires aux siennes, de manière à former une sorte de T avec lui. L'appareil se compose de trois parties principales, que l'on sépare à volonté.

La première comprend deux gouttières creuses, demi-circulaires, courbées à angle droit, toutes deux parfaitement semblables de forme; dans chacune on distingue une partie verticale, terminée supérieurement par un ourlet qui fait saillie au dehors, sur la partie convexe, et qui sert à empêcher de glisser, quand l'appareil est monté, le collier dont nous parlerons plus loin : on y distingue, en outre, une partie horisontale, terminée selon une ligne courbe, de telle sorte que quand les deux gouttières sont réunies, elles soient plus longues dans leur fond que sur leurs bords, qui ont la même épaisseur que le corps même des gouttières. A l'une de celles-ci existe, dans toute sa longueur, et sur chaque bord de la portion verticale, une feuillure, dont la profondeur égale l'épaisseur de la lame qui forme la gouttière même, et qui est destinée à recevoir les bords de la gouttière opposée, lesquels ont la même épaisseur que la lame des gouttières. Cette disposition des feuillures fait qu'à l'extérieur du tube composé, il y a une légère saillie correspondant à la ligne de jonction des deux gouttières réunies. Ces feuillures sont destinées à empêcher que les gouttières ne changent de rapport en s'échappant d'un côté ou d'un autre. A l'une des gouttières aussi, existent, sur la face concave, des espèces de mortaises, pratiquées dans des pièces rapportées et soudées, afin que la lame des gouttières ne soit point affaiblie, lesquelles mortaises sont destinées à recevoir deux tenons. Avec cette disposition, les deux gouttières, une fois réunies, ne peuvent plus varier de position relative, dans leur sens vertical.

La seconde partie principale est un collier circulaire, formé de deux pièces d'égale dimension, articulées par l'une de leurs extrémités, et terminées de l'autre par deux parties saillantes, dirigées de dedans en dehors, et qui s'élèvent à angle droit de la circonférence du collier. Ces saillies sont aplaties d'un côté à l'autre, et percées d'un trou, qui fait fonction d'écrou et qui est destiné à recevoir une vis. Cette vis sert à rapprocher les extrémités libres des deux parties du collier, et à les maintenir rapprochées quand celui-ci est fermé. Ce collier, qui est aplati de dedans en dehors, offre une saillie circulaire à l'un de ses bords, et cette saillie, réunie à sa propre épaisseur, présente une surface circulaire égale à la hauteur du collier. Cette partie de l'appareil s'applique autour des deux gouttières rassemblées, immédiatement au dessous de l'ourlet, de manière à ce que le bord où se trouve la saillie soit le plus éloigné de ce bourrelet; entre la peau et le collier on interpose au besoin des rondelles de cuir, dont l'ouverture centrale a le même diamètre que l'ourlet qui termine le tube, et dont la circonférence égale celle du bord large du collier. A l'aide de ces rondelles, qui peuvent être plus ou moins épaisses, le même tube est susceptible de servir pour tous les animaux, quelles que soient l'organisation de leur encolure et la profondeur de leur trachée, sans que l'instrument cesse jamais d'être bien fixé.

M. Damoiseau avait dû modifier le procédé ordinaire pour pouvoir se servir de son tube; au lieu de faire éprouver une perte de substance à la trachée-artère, après l'incision longitudinale des parties molles, il fendait transversalement cette dernière, sans en rien enlever, de sorte qu'au lieu d'un trou rond, il obtenait une large fente. M. Leblanc l'a imité jusqu'à un certain point; l'incision qu'il prescrit de faire sur la ligne médiane du bord inférieur de l'encolure, vers le quart supérieur de cette région, et qui intéresse ordinairement six ou sept cerceaux, est longitudinale; elle se fait en deux temps; après avoir bien tendu la peau avec le pouce et l'index de la main gauche, on arrive jusqu'à la trachée du premier coup de bistouri, et d'un second coup on divise le tube. Cela fait, on introduit dans l'incision l'index et le médius de la main gauche, appliqués l'un contre l'autre; lorsqu'ils sont engagés dans la trachée, on les retourne de manière à ce que leur largeur soit transversale à la longueur de l'incision. On saisit alors de la main droite une des gouttières du tube, on applique la face concave de la partie horizontale contre les doigts, et on l'engage dans l'incision, en la faisant glisser sur l'espèce de mandrin formé par les doigts; on retire ceux-ci, et par un mouve-

ment de bascule de bas en haut on redresse la partie verticale
de la gouttière, qui, d'abord, était inclinée vers la peau. La
seconde gouttière s'introduit comme la première : seulement,
au lieu d'être obligé d'engager d'abord les doigts pour lui
frayer un passage, on la fait glisser le long des feuillures de
l'autre, qu'on charge un aide de maintenir en place; puis,
par un mouvement de bascule de haut en bas, on l'engage dans
la trachée à la même profondeur que la première. Quand ces
deux manipulations sont faites adroitement, les deux gouttières
sont alors parfaitement juxtaposées; l'une est engagée dans
les feuillures de l'autre, et les tenons correspondent exactement aux mortaises. Les deux premières pièces ainsi disposées,
on tire dessus, de manière à appliquer la face convexe des
gouttières contre la muqueuse de la trachée, et alors si l'ouverture extérieure du tube est trop éloignée de la peau, et que
la distance qui sépare ces deux parties soit plus grande que
l'épaisseur du collier, on met une ou plusieurs rondelles, puis
on place le collier immédiatement au dessous de l'ourlet, et
enfin on le ferme.

M. Leblanc énumère ainsi les avantages de son tube, en le
comparant à celui de M. Damoiseau; il est beaucoup moins
lourd, plus facile à nétoyer, et rarement sujet à s'obstruer par
des mucosités. Il peut s'adapter à tous les animaux, parce qu'on
peut faire varier à volonté la longueur de son collet, tandis que,
dans le tube de M. Damoiseau, la distance entre le disque et le
tube qui lui est parallèle, demeure toujours la même, de sorte
que tantôt l'instrument vacille trop et tantôt il comprime trop
fortement les parties qu'il embrasse. Son instrument n'exige à
la trachée qu'une ouverture d'un diamètre égal à celui de ce
tuyau lui-même, au lieu que celui de M. Damoiseau en demande une deux fois plus grande, sans livrer passage à une
plus forte colonne d'air. Son tube, qui n'est réellement engagé
dans la trachée qu'à l'aide de deux lames recourbées ayant la
même forme, ne diminue presque rien de la capacité du canal
aérien, qui, en outre, n'est pas interrompu : il ne fournit réellement qu'une issue de plus à l'air, sans pour cela l'empêcher
de circuler dans les voies ordinaires, qui, dans la plupart des
maladies pour lesquelles on pratique la trachéotomie, ne sont
fermées qu'incomplétement. Tous les autres tubes s'opposent
à ce que l'air sorte par la glotte : il arrive de là que l'animal
opéré respire moins facilement, en supposant même les tubes
d'un calibre identique; il arrive aussi que, dans le cas de lésions momentanées, le vétérinaire est obligé de retirer son tube
quand il veut savoir si l'animal peut respirer, tandis qu'avec
celui de M. Leblanc, il suffit d'appliquer la main sur l'ouverture extérieure pour obtenir le même résultat. Enfin ce tube,
dont toutes les parties en contact avec la trachée sont lisses et

ont des formes pour ainsi dire moulées sur l'organe, ne blesse jamais la muqueuse.

La trachéotomie n'est pas une opération dangereuse ; elle est une des plus simples, une de celles qui présentent le moins de difficultés, et qui ont le moins de suites fâcheuses, quand elle est indiquée et bien faite. Lorsque la cause qui l'a réclamée a cessé, ce dont, dans le procédé habituel, on s'aperçoit en ôtant pour un instant le tube, on enlève celui-ci tout-à-fait, et l'on supprime tout appareil. Il est arrivé à Lafosse de ne supprimer le tube que le vingt-septième jour, et à l'école royale vétérinaire d'Alfort, on a eu besoin de le laisser des mois entiers et plus, sans qu'il en soit résulté d'inconvéniens. A l'article TRACHÉOCÈLE nous avons parlé d'un de ceux que M. Renault lui attribue. On n'a point à craindre d'hémorrhagie, parce que, dans l'état normal, il ne se trouve là aucun vaisseau considérable ; s'il arrivait qu'on coupât quelqu'une des artérioles qui vont d'une carotide à l'autre, en contournant la trachée, et qu'elle donnât beaucoup de sang, il faudrait en faire la torsion ou la ligature. Dès que l'appareil est ôté, les soins de propreté suffisent pour la cicatrisation de la plaie. N'oublions pas d'observer que, pour plus de sûreté, il est bon que l'animal reste attaché à l'écurie, avec deux longes, et dans une loge ; cependant on a fait travailler des chevaux avec l'appareil, et il n'en est pas résulté d'accidens. A la rigueur, le tube ne serait peut-être pas d'une nécessité absolue ; néanmoins, comme la trachée-artère reçoit des vaisseaux qu'on ne peut lier à cause de leur grand nombre et de la profondeur où ils se trouvent situés, la compression étant d'ailleurs impossible à cause du défaut de point d'appui, il convient de placer un tube de diamètre proportionné à l'ouverture que l'on a faite, attendu qu'il est susceptible de comprimer les conduits veineux et artériels justement aux points de leur section. Il peut arriver que les mucosités qui s'échappent des bronches obstruent l'orifice inférieur du tube, de manière à ce qu'il ne puisse plus remplir son objet ; on est alors obligé de le retirer pour le nétoyer, et on le replace ensuite. On pourrait aussi, dans ce cas, faire au cheval l'application de l'idée du docteur George Martin, et se servir du tube double, disposé de telle sorte que l'externe demeure toujours en place ; l'interne serait un peu plus long, il dépasserait un peu par son extrémité inférieure, et on pourrait le retirer quand on le jugerait à propos, sans toucher à l'autre.

Le mode opératoire habituel est susceptible de quelques modifications, lorsque le danger imminent de la suffocation résulte de la présence d'un corps étranger. Alors l'incision des tégumens étant faite à la place convenable, l'opérateur place le doigt indicateur de la main gauche dans l'angle inférieur de la plaie, conduit le bistouri d'avant en arrière, de manière à opérer la section d'un nombre d'anneaux cartilagineux proportionné au volume du corps étranger, de telle sorte que la division soit assez grande pour donner une libre issue à ce corps; celui-ci s'échappe à l'instant même avec bruit, sans qu'il soit besoin d'aller le saisir, l'émission de l'air suffisant pour l'expulser. La plaie, réunie par première intention, et traitée comme une plaie simple, ne tarde pas à se cicatriser. Si le corps étranger se trouvait arrêté par l'œsophage, de manière à comprimer très-fortement le canal aérien, on se contenterait de pratiquer à celui-ci une légère ouverture qui permît à l'air de passer, jusqu'à ce qu'on fût parvenu à triompher de l'obstacle. *Voyez* CORPS ÉTRANGERS et ŒSOPHAGOTOMIE.

Parmi les exemples nombreux que nous pourrions rapporter de l'application de la trachéotomie au cheval, nous nous contenterons de citer les suivans; ils suffiront pour faire voir que cette opération n'est ni plus dangereuse, ni plus difficile à exécuter que nous l'avons dit, et que ce serait à tort qu'on s'exagérerait les inconvéniens de la présence du tube, en permanence même, dans l'intérieur de la trachée-artère.

Une jument de cabriolet, affectée de cornage à un tel degré qu'elle ne pouvait plus être d'aucune utilité, fut envoyée à l'école d'Alfort pour y être traitée. Après avoir mis la trachée-artère à découvert par une incision, M. Barthélemy reconnut que le conduit aérien avait éprouvé, vers le milieu de l'encolure, une torsion qui avait changé ses rapports avec les parties voisines, et que deux cerceaux cartilagineux, redressés, ne présentaient plus qu'une légère courbure. M. Barthélemy jugea que le seul moyen de rendre à la jument la respiration, ne pouvait s'obtenir qu'à l'aide d'un tube placé à demeure dans la trachée; il fit en conséquence la trachéotomie sur les deux cerceaux redressés, et engagea dans l'ouverture un tube de fer-blanc, long de onze centimètres (quatre pouces), et assez gros pour remplir tout le conduit de l'air; ce tube fut assujéti par le moyen d'une courroie qui enveloppait l'encolure, et qu'il arrêta avec une boucle. Dès que l'opération fut terminée, la jument fut montée par un élève, et exercée, tant au trot qu'au galop, pendant une demi-heure, sans qu'on remarquât la moindre gêne dans la respiration. Le cornage ayant reparu six mois après l'opération, et cet accident ayant été attribué au redressement des cerceaux situés immédiatement au dessous du tube, M. Barthélemy le fit cesser en employant un tube de dix-neuf centimètres (sept pouces), afin de pouvoir arriver au-delà de la portion de la trachée qui s'aplatissait. Ce nouveau moyen fut si efficace, que la jument put faire un service très-actif sans donner le moindre signe de cornage; il y avait dix-sept mois qu'elle ne respirait plus que par un tube de fer-blanc, au moment où le vétérinaire publia cette intéressante observation, ce qui ne laisse aucun doute sur l'innocuité et l'efficacité du moyen. La bête a fini par mourir asphyxiée et faute de secours, le tube qu'elle portait s'étant déplacé accidentellement pendant la nuit. Depuis trois ans, elle ne respirait plus que par ce tube ; elle avait toujours conservé assez d'embonpoint, de vigueur, et de liberté dans la respiration, pour pouvoir parcourir plus de deux lieues, en trois quarts d'heure, étant attelée à un cabriolet. A l'autopsie cadavérique, on trouva, comme on s'y attendait, les cerceaux de la trachée-artère complétement redressés, et ce canal entièrement aplati dans les deux tiers inférieurs de son étendue.

Un cheval entra à l'infirmerie, pour y être traité d'une angine laryngée. Les moyens les mieux indiqués ayant été employés sans succès, et la suffocation paraissant imminente, M. Berger se décida à pratiquer sur-le-champ la trachéotomie, et à introduire dans la trachée-artère un tube de plomb de treize décimètres et demi (cinq pouces) de longueur, et du diamètre de douze à quatorze millimètres (cinq à six lignes). Les accidens se calmèrent presque instantanément, et le tube put être supprimé le troisième jour, la respiration se faisant alors assez librement par les naseaux. Le cheval fut parfaitement guéri dix jours après l'opération.

Un poulain âgé de deux ans, malade depuis trois jours, avait les flancs très-agités, la respiration bruyante, accélérée et excessivement gênée ; la parotide droite était très-soulevée. Tandis que M. Milhau se préparait à faire la trachéotomie, l'animal chancela plusieurs fois et manqua de tomber ; à peine l'opération fut elle pratiquée, que la respiration devint libre. Au quatrième jour, un abcès s'ouvrit, et donna lieu à un écoulement abondant de pus par les narines ; un tube de fer-blanc, placé dans la trachée, fut retiré, et une suture pratiquée à l'endroit de l'ouverture ; la suppuration s'établit d'une manière avantageuse, et la guérison fut complète le dix-neuvième jour.

Un cheval fut amené le soir à M. Leblanc. Deux heures auparavant on s'était aperçu qu'en mangeant il faisait entendre un bruit inaccoutumé ; d'abord on s'inquiéta peu, mais voyant que le bruit augmentait et que l'animal ne mangeait plus, on conçut des craintes. A son arrivée, il chancelait, tendait l'encolure, ouvrait la bouche, dilatait les naseaux outre mesure, et faisait entendre un râle laryngé sibilant et sec ; les pulsations de l'artère glosso-faciale étaient à peine sensibles, les muqueuses nasale et buccale injectées et violacées, les muscles abdominaux contractés avec force lors de l'expiration : la respiration devint de plus en plus difficile, et l'asphyxie de plus en plus imminente. M. Leblanc pratiqua la trachéotomie, d'après son procédé ; le râle cessa aussitôt ; la cause qui l'avait déterminé diminua promptement d'intensité, car, au bout d'une heure, on pouvait déjà tenir l'ouverture du tube fermée pendant assez long-temps. L'appareil fut enlevé le sixième jour, et la plaie ne tarda pas à se cicatriser.

TRAITEMENT. Ensemble des précautions que l'on prend, des médications qu'on met en usage, et des pratiques auxquelles on a recours pour déterminer ou hâter la guérison d'un animal malade, diminuer le danger qu'il court, calmer les souffrances qu'il éprouve, prévenir, atténuer ou dissiper les suites de l'état morbide dont il est atteint. *Voyez* THÉRAPEUTIQUE.

TRANCHÉES. *Voyez* COLIQUE.

TRANCHÉES DE BEZOARD. *Voyez* BEZOARD et CALCULS.

TRANCHÉES ROUGES. *Voyez* COLIQUE et ENTÉRITE SURAIGUE.

TRANSFORMATION. Changement que subit un tissu dont l'organisation devient analogue à celle d'un autre, soit dans l'état de santé, soit dans celui de maladie. Toutes les transformations dépendent de la manière dont s'exécute la nutrition, et les morbides ont pour résultat, les unes de produire, dans un lieu où ils ne devraient pas exister, des tissus semblables à ceux qu'on rencontre dans d'autres régions, les autres d'en faire naître dont les analogues n'existent nulle part. Ces transformations ne sont pas rares; elles n'ont lieu qu'entre tissus peu différens. *Voyez* TISSUS ACCIDENTELS.

TRANSPIRATION. Synonyme d'exhalation, de perspiration cutanée, dans le langage physiologique, et de sueur dans celui du vulgaire. La suppression ou la suspension subite de cette exhalation, qui se fait habituellement à la surface de la peau et par ses pores, peut donner lieu aux diverses affections catarrhales, à l'engorgement du bas des membres locomoteurs, et aux maladies qui en sont la suite, particulièrement, dans ce dernier cas, lorsqu'on suit la mauvaise méthode de passer les chevaux à l'eau, ou de leur laver les membres à l'eau froide dans le moment où ils rentrent du travail et sont en sueur. On voit des arrêts de transpiration produire des coliques, l'entérite diarrhéique, la pleurésie, la pneumonie, la bronchite, la néphrite, l'arthrite, etc. Le passage subit du chaud au froid, le placement des animaux de service dans des logemens humides, lorsqu'ils sont en sueur, leur exposition à l'air et au vent dans la même circonstance, les boissons d'eau froide lorsqu'ils sont dans cet état, et l'inaction absolue après des courses violentes, sont autant de causes de la suppression de la transpiration; le traitement dépend des maladies qui s'ensuivent. Au surplus, *voyez* SUEUR.

TRAUMATIQUE. Se dit de tout ce qui a rapport aux plaies, aux blessures, et notamment des accidens, des fièvres de réaction, des hémorrhagies et des névroses, qui viennent les compliquer.

TRAVAIL. Machine que les maréchaux ont ordinairement à l'extérieur de leur forge, pour ferrer ou assujétir les chevaux. *Voyez* Assujétir.

TRAVAIL-MURAILLE. *Voyez* Assujétir.

TRAVERSINES (mules). *Voyez* Crevasses.

TREMBLANTE. Sous ce nom, et sous ceux de *maladie convulsive, maladie folle, maladie chancelante, mal de nerfs, brandellens*, on désigne une maladie des bêtes ovines, que Tessier a signalée le premier en 1810, sans d'ailleurs en faire connaître ni les caractères, ni la marche, ni le traitement. Neuf années après, Thaer en parla sous le nom de *vertige*. M. Girard en a esquissé le tableau dans le compte rendu des travaux de l'école d'Alfort pour 1821. M. Stœrig l'a décrite depuis en 1825, et M. Richthosen en 1827. Enfin M. Girard en a donné une histoire plus complète en 1829. C'est à ce dernier travail que nous empruntons ce que nous allons dire de la tremblante, n'ayant jamais eu occasion de rencontrer cette maladie.

En Allemagne, M. Stœrig, compare cette affection à la phthisie dorsale de l'homme, en établit le siége dans la moelle épinière, et lui assigne pour caractères, à ses premiers degrés, la rigidité de la peau sur le dos, des démangeaisons à cette partie qui obligent l'animal de se frotter et de se gratter, et une manière particulière de marcher indiquant que le sujet n'est pas entièrement libre de ses mouvemens. M. Richthosen la considère comme une maladie cutanée profonde, causée par un animalcule qui, en irritant le tissu de la peau, produit la démangeaison, l'inquiétude, et par suite les autres accidens morbides. M. Girard, se fondant sur ce qu'elle s'accompagne, pendant toute sa durée, d'une altération particulière de la région des reins, à l'origine de la queue, l'envisage comme une névrose ayant son siége vers la partie postérieure de la colonne épinière, et la désigne en conséquence sous le nom de névralgie lombaire des bêtes à laine.

Quoiqu'il en soit, cette maladie, qui paraît s'être introduite en France avec les mérinos, ne s'est fait jusqu'à présent remarquer que sur cette race et sur les bêtes à laine améliorées. Il n'est cependant pas bien prouvé que les races indigènes, ni même les autres quadrupèdes domestiques en soient exempts. Elle attaque presque exclusivement les jeunes bêtes, depuis l'âge d'un an jusqu'à trois révolus, plus tôt ou plus tard, suivant qu'elles sont plus ou moins poussées de nourriture. On a remarqué d'une manière générale qu'elle se développait avec d'autant plus de précocité que l'accroissement était plus prompt et plus avancé. Elle détermine le dépérissement graduel des bêtes, la fonte de la graisse, et la production de certains vers intestinaux. Sa durée ordinaire est de cinq à six mois; quelques individus périssent avant ce terme, tandis que d'autres le dépassent. On regarde comme étant à l'abri de son invasion les individus qui ont dépassé leur troisième année: cependant il y a des exemples de bêtes plus âgées qui en ont été atteintes.

La tremblante ne suit pas toujours la même marche. Le plus souvent elle se montre avec tous les caractères d'un prurigo ; d'autres fois elle se rapproche de l'épilepsie, et constitue une véritable maladie convulsive. Dans le premier cas, elle débute par des démangeaisons, qui vont toujours en augmentant, et qui persistent aussi long-temps que la maladie elle-même. Ces démangeaisons se manifestent d'abord à l'origine de la queue et à la croupe, d'où elles se propagent peu à peu aux reins, dans les membres, et finissent par gagner les pieds et la tête: elles deviennent parfois si violentes, que les animaux se mordent et se déchirent. La faiblesse des reins qui les accompagne et s'accroît dans la même proportion qu'elles, dégénère en paralysie complète, de sorte qu'avant de mourir, l'animal, perclus de ses membres, reste plus ou moins long-temps étendu par terre, sans pouvoir bouger de place.

La maladie se décèle par les frottemens réitérés que l'animal exerce contre tous les corps durs qui sont à sa portée. Durant les premiers temps, les démangeaisons sont légères, et ne résident que dans la queue; elles durent peu, et n'excitent que de temps en temps des frottemens légers ; après qu'elles se sont apaisées, l'animal se remet à manger comme à l'ordinaire, et paraît jouir de la plus parfaite santé. Mais à mesure que le prurigo fait des progrès, les frottemens tant de la queue que de la croupe et des reins, deviennent plus fréquens, plus forts et plus longs. La bête remue souvent la queue, et l'agite parfois d'une manière violente. A une certaine époque, elle se livre à des accès de frottemens qui durent jusqu'à l'épuisement des forces, et déterminent l'arrachement de la laine. Le mouton chez lequel l'affection est un peu avancée ne mange pas comme il a l'habitude de le faire, il saisit les alimens avec brusquerie, et les mâche par intervalles. La plupart des bêtes se mordent la queue et les parties inférieures des membres ; elles exécutent ce genre de frottement principalement tandis qu'elles sont couchées, et prennent même cette position afin de pouvoir se mordre plus à leur aise, ou quand elles n'ont plus assez de force pour se plier sur elles-mêmes et saisir les parties, elles arrachent la laine des endroits où elles portent la dent, et finissent par y produire des excoriations. A force de se retourner dans la litière, quelques individus s'empètrent dans le fumier; d'autres, en se frottant contre les râteliers, s'embarrassent et se prennent entre les fuseaux.

Outre les démangeaisons, on remarque d'autres signes maladifs qui annoncent une complication progressive de désordres. Le mouton prend un air inquiet et égaré, il devient extrêmement

craintif, et la moindre chose lui inspire de la frayeur ; hors de
la bergerie, il porte la tête haute , tient les oreilles basses , fait
de petits pas, et semble marcher en cadence; il va seul , s'arrête souvent pour se frotter ou se mordre, et vacille, tantôt du
derrière, tantôt du devant, parfois de tout le corps. La marche
devenant de plus en plus incertaine et chancelante, il tombe fréquemment sur les genoux et reste long-temps couché. Une époque arrive enfin où il ne peut plus se tenir debout et demeure
étendu sur la litière ; dans cette fâcheuse position , il cherche
encore à manger et à boire; en ayant soin de le retourner et de
lui procurer quelques alimens, on peut prolonger son existence
de huit à dix jours; on observe aussi qu'il emploie ses derniers
efforts pour se mordre et se gratter.

Lorsque la maladie est un peu avancée , la laine prend une
teinte terne, jaunâtre , surtout aux environs de la tête et aux
reins, mais elle ne s'arrache pas, comme dans le cas de pourriture. L'œil devient pirouettant et hagard , la pupille reste
dilatée, la conjonctive est rouge, ses vaisseaux sont gorgés de
sang.

En tondant le plus près possible la région lombo-sacrée , on
n'aperçoit nulle éruption boutonneuse , mais seulement de petites plaques irrégulières, ayant l'apparence de dartres, et laissant échapper une matière furfuracée.

L'autre variété de la maladie, celle qui se rapproche de
l'épilepsie , commence toujours par une raideur particulière de
la région lombaire. Cette partie du tronc décrit une voussure
en contre-haut, état qu'elle conserve plus ou moins long-temps.
Ici, le malade, plus ou moins embarrassé dans ses mouvemens ,
tient les oreilles très-basses , il chancelle du train de derrière ,
et ses conjonctives ont un aspect rouge. Il est sujet à des tremblemens généraux, qui ne durent que quelques instans et se
renouvellent à différens intervalles; la moindre frayeur fait
naître cette sorte de tremblement , qui cesse dès que la bête
redevient calme et tranquille. A une certaine époque, ces tremblemens dégénèrent en convulsions, qui se renouvellent par
accès, pendant lesquels il y a tension et raideur extrême de
tout le corps; ces accès , peu différens de ceux de l'épilepsie,
sont d'autant plus intenses et fréquens, que l'affection a fait
elle-même plus de progrès; à chaque accès, le malade reste
étourdi , comme abattu , et il ne reprend que lentement ses
forces. Ces secousses réitérées produisent chez lui l'affaiblissement progressif, et un moment arrive où il ne peut plus se tenir
sur ses membres. En perdant ses forces , il ne perd pas tout-à-
fait l'appétit, mais ses digestions se font mal , le ventre devient
dur , tendu , et le trouble augmentant amène enfin la mort.

Parmi les allemands, qui ont beaucoup écrit sur la tremblante , les uns la croient transmissible par la voie de généra-

tion, et même par contagion. D'autres, au contraire, disent qu'elle n'est ni héréditaire ni contagieuse. Quelques uns enfin pensent qu'elle est contagieuse, mais non héréditaire. Il en est qui l'attribuent à la procréation par des béliers trop ardens qu'on empêche, dans leur état de surexcitation, de satisfaire suffisamment leurs besoins. Un seul la fait dépendre de la présence d'une espèce d'acare. En résumant toutes les observations qu'il a eu occasion de faire, M. Girard se croit fondé à admettre que la maladie est héréditaire, qu'elle peut se déclarer spontanément et se transmettre ensuite par voie de génération. Il ne croit pas qu'elle puisse dépendre, comme on l'a prétendu, de mauvaise nourriture ou de refroidissement.

Les ouvertures de cadavres ne lui ont pas offert de lésions organiques constantes. Les vers qu'on rencontre le plus souvent sont de diverses sortes et occupent différens endroits. Les traces d'inflammation le long du tube intestinal et ailleurs sont rares. Quant aux infiltrations partielles qu'on observe quelquefois à l'origine des nerfs lombaires, elles ont paru n'être que des effets cadavériques. Parmi les entozoaires, les plus fréquens sont les hydatides, qu'on rencontre presque toujours dans l'abdomen, fixées aux estomacs, au mésentère, à l'épiploon, à la vessie, au diaphragme, assez souvent à la région sous-lombaire ou sous-sacrée. Les autres sont des crinons qu'on rencontre dans l'arbre bronchique et dans la cavité abdominale, enveloppés par des kystes. On a quelquefois remarqué des inflammations partielles, plus ou moins étendues, dans le mésentère, le long du tube intestinal, autour des reins et à la face interne de la vessie. La peau des lombes d'un antenois était parsemée d'ecchymoses irrégulières, ayant leur siège dans le corps même du derme, et formant des sortes de plaques ou de dartres farineuses : ces parties dartreuses semblaient avoir altéré, usé le cuir, qui avait perdu là une partie de son épaisseur. Le tissu adipeux paraissait transformé en une substance gélatineuse, et il existait, à la face inférieure du corps de la quatrième vertèbre lombaire, une ecchymose noire entourant un caillot de sang. Chez un bélier de deux ans, la vessie présentait des plaques noires, qui paraissaient être autant de surfaces frappées de gangrène. Les animaux qui meurent après être restés étendus pendant plusieurs jours sur la litière, laissent apercevoir des infiltrations sous-cutanées, dans l'intérieur de l'abdomen, même à l'origine des nerfs lombaires. Chez quelques individus, le liquide céphalo-rachidien est plus abondant que dans l'état normal. La moelle épinière, les nerfs lombaires et la gaine rachidienne ont presque toujours paru dans un état d'intégrité parfaite.

On a d'abord opposé à la maladie les saignées à la jugulaire, aux veines sous-cutanées des membres et à la queue, on a

donné différens breuvages, on a essayé les frictions d'huile de
térébenthine sur les reins et la croupe, on a tenté les affusions
froides sur la tête et la colonne dorso-lombaire, on a diversement modifié le régime; tous ces moyens, variés et combinés
de diverses manières, n'ont point produit de résultats avantageux, et la tremblante est considérée depuis long-temps comme
incurable. Les allemands paraîtraient avoir été plus heureux
que les vétérinaires français. M. Richthofen assure avoir employé avec succès les lotions avec les décoctions d'ellébore
blanc, de colchique et d'aristoloche; mais la méthode qui lui
a le mieux réussi et qui a donné les résultats les plus avantageux, consiste en des injections d'essence de térébenthine,
qu'on met en usage au début de la maladie; on soulève la peau
du dos à quelques pouces en avant de la partie malade, et l'on
fait en cet endroit une incision à la faveur de laquelle on introduit, entre cuir et chair, une petite canule ou un tuyau de
plume qu'on dirige en arrière; soufflant ensuite par ce conduit,
on fait parvenir de l'air dans le tissu cellulaire sous-cutané, et
l'on détermine ainsi un petit emphysème; puis, à l'aide d'une
seringue adaptée au tube, on injecte environ deux cuillerées
d'essence de térébenthine, et on ferme l'ouverture pour vingt-
quatre heures. L'essence détermine une vive irritation, et fait
promptement naître un phlegmon, qui suppure au bout de quelques jours. L'abcès une fois formé doit être entretenu pendant
quelque temps avec des bourdonnets enduits de goudron. Il
serait à désirer qu'on essayât chez nous ce puissant moyen dérivatif.

La tremblante étant considérée chez nous comme au dessus
des ressources de l'art, on s'attache seulement à la prévenir.
Sacrifier les bêtes attaquées, réformer toutes celles qui provenaient de montes faites par des béliers ayant donné ultérieu-
rement des signes évidens de maladie, tels étaient les soins
auxquels devait conduire l'idée de l'hérédité. Les premiers essais en ce genre ayant été couronnés de succès, ils en provo-
quèrent de nouveaux, et cette méthode préservative est aujourd'hui mise en pratique par les agronomes. Les jeunes béliers sont le plus ordinairement les propagateurs de la maladie:
les jeunes femelles la transmettent aussi, mais seulement à
leur propres productions, tandis que l'influence des mâles est
bien plus étendue et plus fâcheuse.

Nous n'ajouterons que très peu de réflexions à cette description, abrégée de celle qu'a donnée M. Girard. On voit que la
tremblante est encore mal connue, que très-probablement deux
maladies distinctes sont comprises sous ce nom, et qu'il reste
encore beaucoup de recherches à faire, sur ses caractères anatomiques principalement; jusque-là on ne saurait dire au juste
en quoi elle consiste, quoique la nuance accompagnée de pa-

raplésie et de convulsions indique bien positivement une lésion de l'axe cérébro-spinal. Dans tous les cas, le nom proposé de névralgie lombaire nous paraît mal choisi; des démangeaisons, des convulsions et des paralysies ne sont point des symptômes qui se rallient à l'idée qu'on attache chez l'homme au mot né-vralgie, qui d'ailleurs nous paraît devoir être banni de la no-menclature vétérinaire, par les motifs que nous avons déve-loppés à l'article NÉVRALGIE.

TREMBLEMENT. Mouvemens fréquens indépendans de la volonté ; secousses multipliées et involontaires qui agitent tout ou partie du corps, le plus ordinairement un ou deux mem-bres du même côté, ou les quatre membres, ou le muscle sous-cutané du thorax et de l'abdomen (pannicule charnu), soit d'un côté, soit des deux côtés. Le tremblement est évidem-ment symptomatique, et constitue le signe d'une irritation exercée sur un point quelconque du système nerveux, et plus ou moins partagée par les centres de ce système. Il est quel-quefois un résultat de la colère et de la peur. Il est l'effet d'un excès de colère dans le taureau, au sortir du combat où l'ar-deur amoureuse et la fureur l'animaient ; l'animal reste alors immobile, et les muscles du poitrail et des membres sont agi-tés d'une espèce de mouvement convulsif, que le repos et l'ab-sence de son ennemi dissipent promptement. Mais le tremble-ment que la crainte d'un danger imminent ou d'une mort cer-taine excite, ne se calme pas avec la même facilité ; il faut plus de repos et de temps. La grande peur rend la brebis im-mobile. Dans le tremblement du muscle sous-cutané du thorax et de l'abdomen, les tégumens sont agités de semblables mou-vemens, sensibles vers le poitrail, les épaules, les côtes et le ventre, quelquefois sur la croupe et aux extrémités posté-rieures. Quand le phénomène qui nous occupe est dû à ce qu'on appelle vulgairement un refroidissement subit, si le repos, les frictions, les couvertures et la chaleur de l'écurie, ne le cal-ment pas, du vin chaud édulcoré, pur ou coupé, ou une in-fusion de plantes excitantes, celles qui sont connues pour fa-voriser l'exhalation cutanée, et qu'on nomme *sudorifiques*, sont propres à faire cesser cet état. Dans les autres cas, le trem-blement étant toujours un phénomène symptomatique d'une irritation primitive ou secondaire du système nerveux, il n'offre pas d'indication spéciale.

TRÉPAN. *Voyez* TRÉPANATION.

TRÉPANATION. Action de trépaner ou d'appliquer méthodi-quement le trépan, instrument chirurgical assez semblable à un vilebrequin, et qui sert à perforer les os. Cette opération, qui consiste à faire une ouverture à travers un tissu osseux, a pour but de remédier à des désordres mécaniques, tels que ceux qui résultent de la présence d'un épanchement sanguin ou purulent dans le crâne , ou de l'enfoncement ou déplacement de quelques portions des os qui forment cette boîte osseuse. Peu dangereuse par elle-même , quand elle est indiquée et bien faite , il est certains cas où , appliquée aux animaux , on en retire de bons effets ; mais aussi il en est d'autres où , bien qu'on l'ait conseillée , elle est inutile et peut même devenir nuisible. Comme c'est une opération grave et compliquée , il ne faut jamais s'y décider légèrement ; c'est pourquoi il est bien essentiel de savoir distinguer les circonstances où elle est avantageuse ou non.

Lafosse conseille la trépanation pour combattre la morve avec plus d'avantage et de facilité , et pour y remédier : considérant cette maladie comme une affection particulière de la membrane pituitaire , il pense que des moyens curatifs locaux peuvent être suffisans pour la guérir ; que les sinus de la tête étant tapissés par des prolongemens de la membrane nasale , ces prolongemens participent à l'état maladif de la membrane ; il se fonde encore sur ce que ces mêmes sinus sont souvent remplis de pus consistant , dont il n'est pas facile de les débarrasser par les ouvertures naturelles. Mais on a renoncé à l'opération considérée sous ce point de vue , l'expérience ayant prouvé que les chevaux morveux trépanés ne guérissent pas plus tôt que les autres. En effet , la trépanation appliquée dans ce cas ne peut remédier qu'à l'un des effets de la maladie , et non à l'état pathologique organique qui détermine ces effets. *Voyez* MORVE.

Chabert recommande la trépanation des sinus de la tête dans les individus de l'espèce ovine , pour débarrasser ces animaux des larves de l'œstre , qui se trouvent quelquefois en certaine quantité dans les sinus frontaux , et y déterminent des symptômes fâcheux ; les bêtes sont tourmentées , maigrissent , éprouvent des vertiges , et même peuvent périr. Comme il n'est pas possible de faire sortir , quand on le veut , ces larves par les ouvertures naturelles , Chabert avait eu la pensée de leur établir artificiellement une voie de sortie ; mais cette méthode est inutile dans le plus grand nombre des cas : l'état maladif des bêtes dans la tête desquelles les larves se sont introduites , cesse spontanément au bout d'un certain temps ; ces mêmes larves sortent de leur propre mouvement lorsqu'elles sont arrivées à une certaine époque , elles ne pourraient même rester plus long-temps sans périr. Ce n'est donc que dans un très-petit nombre de circonstances , lorsque l'animal paraît dangereusement malade , qu'il maigrit trop rapidement , et que la mort est à craindre , que la trépanation peut être pratiquée sur lui.

On a aussi conseillé la trépanation du crâne des bêtes à laine atteintes du *tournis* , affection causée par la présence de l'hydatide qui se développe dans le crâne ; mais nous avons vu , à l'article TOURNIS, que ce moyen mécanique n'est pas d'un grand secours, et que rarement les animaux à qui on l'a appliqué guérissent ; aussi a-t-on à peu près renoncé à trépaner en pareille circonstance. Nous avons dit aussi que la trépanation paraissait avoir plus de succès chez les bêtes bovines.

On a parlé de la trépanation du scapulum, dans le cheval, lorsque, par suite du *mal de garrot*, le pus s'étant amassé entre l'épaule et le thorax, il y a là une espèce de puits qu'on ne peut vider, et dans lequel le pus arrive continuellement ; nous ne répéterons pas ce que nous avons dit, à cette occasion, à l'article MAL DE GARROT.

On a encore recommandé la trépanation de l'enveloppe cornée du pied des monodactyles, dans le cas de *fourbure* et dans celui d'*étonnement du sabot ;* l'ouverture pratiquée dans la paroi aurait pour but de faciliter la pratique des saignées locales, ainsi que l'évacuation du sang qui peut s'être extravasé entre le tissu feuilleté du dernier phalangien (os du pied) et celui du sabot ; mais il est rare que cette opération soit avantageuse en pareille circonstance.

Le nombre des cas où la trépanation peut être appliquée avec avantage se trouve donc très-réduit. En général ce sont les suivans :

1° Celui de fracture des os du crâne, lorsque les portions fracturées sont enfoncées ou broyées ; il importe alors de faire cesser la compression occasionée au cerveau par les fragmens osseux qui sont rentrans, d'extraire les esquilles qui sont quelquefois séparées, ou autres corps du dehors, de donner issue au sang ou à la matière qui peut être épanchée sur la méninge : en trépanant alors on peut prévenir la mort de l'animal, en ramenant dans leur position normale les parties osseuses déplacées. Pour y parvenir, il faut soulever ces parties, et une force quelconque, appliquée à leur face interne, est nécessaire à cet effet ; c'est pourquoi, à l'aide du trépan, on pratique une ouverture donnant passage à un instrument convenable, qui fait office de levier. Mais la trépanation ne convient nullement dans les fractures sans enfoncement et sans épanchement, encore moins dans les fêlures et fissures. Lorsqu'il n'y a ni plaie ni contusion aux parties molles, on s'aperçoit de la lésion des os du crâne aux accidens consécutifs qui peuvent faire présumer la compression du cerveau par suite de la solution de continuité de sa boîte solide ; ces accidens sont la tuméfaction inflammatoire qui ne manque pas de survenir, l'empâtement, la douleur, souvent l'engourdissement et une somnolence continuelle ; il n'y a plus d'incertitude si, au tact, des enfoncemens et des inégalités se font sentir. Quelquefois, en outre, la membrane pituitaire s'irrite sympathiquement, s'exulcère, les ganglions lymphatiques logés sous l'auge se tuméfient ; s'il s'agit d'un cheval, il finit par jeter, et on dirait qu'il est morveux. Nous avons fait plus d'une fois cette remarque. Il est au reste de la plus grande difficulté de reconnaître le lieu d'un épanchement dans la cavité crânienne, quand il n'est pas indiqué par l'existence d'une fracture ; on n'a même que cette seule indication pour pratiquer la trépanation, qui, dans ce cas, doit toujours être opérée à l'endroit même de la fracture.

2° Celui où un corps étranger contondant, une balle, par exemple, lancée par une arme à feu, se trouve enclavée dans l'épaisseur des os du crâne, de manière à pénétrer au-delà de son plus grand diamètre, et qu'on ne puisse lui imprimer aucun mouvement ; il n'y a alors que la trépanation qui puisse faciliter l'extraction de ce corps.

3° Celui de la rupture et de l'enfoncement des os de la face, effet des coups ou des chutes sur cette partie, circonstance dans laquelle le passage de l'air est quelquefois intercepté. On ne peut, dans ce cas, rétablir les fragmens osseux dans leur position et leurs rapports naturels qu'à la faveur d'une ou plusieurs ouvertures à quelque distance de la fracture, car les ouvertures naturelles ne sont pas toujours suffisantes, surtout quand la lésion est un peu haut ; on place les couronnes de trépan sur les surfaces osseuses qui résistent et qui sont demeurées intactes, et, comme dans le cas d'enfoncement des os du crâne, on dirige par le passage qu'on a pratiqué le levier qui doit servir à ramener dans leur position naturelle les parties déprimées. Quelquefois aussi il faut extraire des esquilles ou petites parcelles d'os qui se trouvent dénudées, et qui deviennent de véritables corps étrangers. Mais avant de procéder à cette réduction, il est une opération préalable, souvent beaucoup plus pressante, c'est la trachéotomie, afin de prévenir les effets d'une suffocation menaçante.

La trépanation est aussi indiquée quelquefois dans la carie et la nécrose, pour faciliter l'exfoliation ; mais elle ne doit jamais être employée comme moyen de prévenir les accidens des plaies et blessures de la tête ; car, loin de s'opposer à l'arachnoïdite ou à l'encéphalite, elle ne pourrait que hâter leur développement, et par conséquent accroître les dangers que court l'animal. On doit également s'en abstenir sur les animaux actuellement en proie aux inflammations cérébrales, celles-ci ne pouvant qu'en recevoir un surcroît d'activité qui les expose nécessairement à devenir plus graves. Il serait bien à désirer qu'on pût découvrir quelque moyen d'obtenir des saignées abondantes et permanentes de la tête ; aidées d'un traitement antiphlogistique et d'une compression égale et continuelle exercée sur le crâne, peut-être pourrait-on parvenir par là à prévenir quelquefois ou souvent le développement des accidens à la suite des plaies et des blessures de la tête ; la pratique de la trépanation ne serait plus alors aussi nécessaire.

Au surplus, cette opération est rarement instante ; presque toujours elle donne le temps d'y préparer l'animal. Les moyens préparatoires sont la diète et un régime adoucissant et délayant. Avant d'opérer, on doit bien s'assurer de la situation et du lieu où il importe d'appliquer le trépan, mettre à découvert la partie osseuse sur laquelle on se propose d'opérer, et préparer les instrumens nécessaires, ainsi que tout ce qu'il faut pour l'appareil. Il faut un bistouri ou un scalpel, pour inciser et disséquer la peau, des pinces anatomiques, une rugine pour dépouiller la surface osseuse du tissu cellulaire et du périoste, un trépan, un élévatoire, un tire-fond, un couteau lenticulaire, une tente pour l'engager dans l'ouverture, si l'on ne veut pas que celle-ci se ferme, une aiguille et un fil pour maintenir la peau dans sa position naturelle. Si l'on doit trépaner le crâne, il faut en outre une toile fine, dans laquelle on implante un fil, et qui porte le nom de *sindon*.

Ces précautions prises, ou ces conditions remplies, on couche l'animal, pour le maintenir d'une manière fixe, car l'opération est douloureuse, et ne se fait pas en un instant. En supposant qu'on ait à opérer à la tête, on abat l'animal sur le côté opposé à celui où l'on veut trépaner ; on lui met plusieurs bottes de paille entières sous le cou, et une autre un peu plus forte et enveloppée d'une couverture sous la tête, afin de placer et d'assujétir cette partie dans une situation convenable, ayant soin que l'animal soit contenu par plusieurs personnes.

L'opérateur, placé dans la position qui lui paraît la plus avantageuse, rase les poils, s'ils sont trop longs, et incise crucialement les tégumens, en donnant à chaque incision environ quatre centimètres (dix-huit lignes) de longueur. Il peut aussi placer les incisions de manière à ce qu'elles figurent un T. Il doit observer de couper en sciant, de peur que la pression n'enfonce dans le cerveau les fragmens osseux qui seraient mobiles, et de couper et détacher le péricrâne, autant que possible, en même temps que les parties molles qui le recouvrent ; s'il en restait quelque portion adhérente à l'os, on la séparerait du lambeau, et on la détacherait en ruginant, comme il va être dit. On prend successivement avec les pinces chacun des lambeaux par leur pointe ; on les dissèque avec précaution, leur laissant le plus d'épaisseur possible ; on saisit la rugine, qu'on peut tenir de la même manière que la renette, et on s'en sert pour gratter toutes les parties d'os qui se trouvent à découvert : cette dénudation est nécessaire, parce que le trépan, en déchirant le périoste, occasionerait de très-grandes douleurs, et les tissus mous se mettant entre les dents de la scie, elle ne mordrait pas sur la surface dénudée. Les angles

formés par les lambeaux étant soulevés, et l'os bien dénudé,
on creuse celui-ci légèrement, au moyen du trépan perforatif,
sur le centre de la partie que l'on veut emporter; puis on applique la couronne du trépan, armée de sa pyramide, sur la
surface osseuse, ayant soin que la tige soit toujours disposée
de manière à ce que la couronne attaque également l'os dans
toutes ses parties. Si cependant elle n'était pas d'une égale
épaisseur partout, il faudrait diriger la couronne de telle sorte
qu'elle mordît davantage sur le point le plus épais; c'est ainsi
que quand on pratique la trépanation sur le sinus maxillaire,
à quelque distance de la crête de l'os, cette partie étant plus
épaisse, il faut incliner le trépan de ce côté. Lorsqu'on applique l'instrument, la pyramide s'enfonce et se fixe; pour qu'il
puisse bien prendre, il est utile d'appuyer dessus, surtout
dans les commencemens; mais plus la rainure dont il va être
parlé se creuse, et moins l'appui doit être fort, autrement le
trépan s'enfoncerait tout-à-coup dans la cavité, et pourrait
blesser les parties sous-jacentes. On fait faire à la couronne
plusieurs tours de droite à gauche; on lui fait décrire un cercle
plutôt que de la diriger alternativement de côté et d'autre,
jusqu'à ce que l'on ait creusé une rainure suffisamment profonde pour que la couronne puisse en agissant rester en place
sans le secours de la pyramide. On peut alors se passer de
celle-ci; on la supprime en la dévissant, et l'on évite ainsi les
accidens qui pourraient résulter de l'implantation de sa pointe
dans les tissus sous-jacens. Cette attention est surtout indispensable lorsqu'on opère sur le crâne, car autrement on pourrait blesser les méninges avant que la section de l'os fût entièrement achevée. La pyramide étant ôtée, on replace la couronne, et on la fait tourner dans le même sens qu'auparavant.
On interrompt de temps en temps l'opération pour nettoyer la
couronne avec une petite brosse ou avec un cure-dent, et la
rainure avec du papier. Lorsque la pièce osseuse est près d'être
sciée, ce qu'on reconnaît à sa mobilité commençante, on cesse
de scier; on introduit, dans le sillon tracé par la couronne,
un élévatoire, qui, agissant en manière de levier, sert à soulever la pièce osseuse d'un côté, tandis que le pouce de la
main gauche lui sert de point d'appui de l'autre; on engage
ensuite l'élévatoire sous la surface interne de la portion d'os
détachée, et on la fait sauter au dehors; si par malheur elle
tombe dans la cavité, on se sert du tire-fond pour l'extraire.

S'il s'agit de la trépanation du crâne, il faut redoubler de
précaution, surtout à mesure que la rainure devient profonde.
La pièce d'os étant enlevée, on se sert du couteau lenticulaire
pour détruire les aspérités qui existent presque toujours à la
circonférence de l'ouverture; puis on relève les os, s'il s'en
trouve d'enfoncés, ou on favorise la sortie des liquides épan-

chés, des matières ou du pus, s'il y en a, en donnant à la tête une position favorable. On a grand soin, dans la très-grande majorité des cas, de ne pas toucher à la méninge, soit avec la couronne, soit avec aucun autre instrument tranchant; si cependant l'on avait lieu de soupçonner, après l'opération, qu'il y eût épanchement sous les enveloppes de l'encéphale, il deviendrait à propos d'y faire une petite incision; mais il faudrait aussi être très-attentif à ne couper aucune artère. Dans ce cas il n'arrive pas d'accident, au moins ordinairement; mais il est rare qu'il faille toucher aux méninges.

Le but étant atteint et les manœuvres opératoires terminées, on s'occupe de placer les pièces de l'appareil. On commence par appliquer le sindon, qui, comme il a été dit, est une petite pièce de toile fine, arrondie, imbibée d'eau-de-vie et d'eau, dont on couvre l'ouverture, ou qu'on pose entre la méninge et le crâne, en l'assujétissant par un fil qui passe au milieu et qui est contenu dans le reste de l'appareil. Le sindon doit excéder le diamètre de l'ouverture faite à l'os; il a pour objet de garantir le cerveau du contact immédiat de l'air et des liquides qui doivent s'échapper des parties extérieures; les fils, dont les bouts restent libres, doivent répondre à l'ouverture; ils servent à retirer cette pièce de toile, qu'on renouvelle à chaque pansement. On couvre ensuite l'ouverture d'un plumasseau imbibé qui empêche la réunion des lambeaux de la peau, qu'on rapproche néanmoins par dessus le premier plumasseau; on recouvre ces lambeaux, ainsi rapprochés, d'un autre plumasseau léger, également imbibé; l'on en applique un troisième, plus garni, mollet et plus grand, sur toute la surface du crâne, et, par dessus le tout, de grandes compresses assujetties au moyen d'une bande longue de sept à huit mètres, dont les circonvolutions sont dirigées comme pour le *mal de taupe*, avec cette différence que les croisés doivent être dirigés sur l'endroit même qui a été trépané. On ne lève l'appareil qu'au bout de quelques jours, et dans l'intervalle on humecte de temps en temps les compresses avec de l'eau-de-vie affaiblie. On continue les pansemens jusqu'à parfaite cicatrisation de la plaie résultant de l'opération.

La trépanation sur les os du nez ou de la face n'a pas besoin de cet appareil; il suffit d'engager un bouchon de liége dans le bord circulaire de l'ouverture, de rapprocher les lambeaux, de mettre sur leurs angles un léger plumasseau enduit du digestif, et par dessus un emplâtre de peau de mouton, dont les bords sont enduits de poix grasse ou d'un autre agglutinant, pour l'incruster dans le poil et le faire tenir.

Quel que soit l'endroit où l'on trépane, si l'on a dessein de conserver l'ouverture un certain temps, on y introduit une tente ; on rapproche les lambeaux par la section en T, et l'on met et maintient par dessus une étoupade molle.

Après une opération de cette importance, on conçoit bien la nécessité de soumettre l'animal à une diète sévère, de pratiquer une ou plusieurs saignées, de donner des boissons délayantes, d'administrer des lavemens, et de placer le sujet dans une écurie d'une température douce, où rien ne l'inquiète et ne puisse l'agiter en aucune façon. C'est, au reste, au vétérinaire qu'il appartient de reconnaître et d'apprécier les cas ou tel ou tel moyen serait plus avantageux que tel ou tel autre.

N'omettons pas de dire qu'on opère quelquefois la trépanation des cornes, dans l'espèce bovine ; c'est ce qu'on appelle *térébration*. On n'abat point l'animal, on l'assujettit debout. On pratique une ouverture par laquelle on pénètre jusqu'à l'apophyse qui sert de base à la corne ; cette cavité est tapissée par une membrane muqueuse, qui quelquefois est le siége d'une inflammation, laquelle se termine par suppuration, et donne lieu à une collection de pus, qui remplit la cavité et devient une cause de phlegmasie chronique. On ne peut obtenir la guérison qu'en donnant issue à la matière purulente. Nous tenons d'un Allemand, que, dans son pays, on paraît avoir obtenu des résultats avantageux de cette térébration dans le cas de typhus, surtout si l'on introduit quelque peu de mercure par l'ouverture que l'on a pratiquée. Nous ne croyons pas qu'on ait répété cette expérience en France, et nous serions embarrassé d'expliquer les effets qu'on lui attribue en Allemagne, au dire de celui qui nous l'a communiquée. Quoi qu'il en soit, quand on a procédé à la trépanation des cornes du bœuf ou de la vache, on ne fait pas d'autre pansement que de fermer l'ouverture avec un bouchon disposé à cet effet, pour pouvoir faire et répéter quelques injections, si elles sont jugées indiquées.

TRESSAILLEMENT. Agitation vive et passagère, occasionée subitement aux animaux par la frayeur, la peur de quelque mauvais traitement ou d'une opération douloureuse qu'ils ont déjà subie, et même par la crainte d'un danger pressant.

TRICHIASE ou **TRICHIASIS**. Déviation des cils en dedans, c'est-à-dire vers le globe oculaire ; état morbide, ou plutôt disposition vicieuse qui dépend toujours d'un changement de direction des bulbes des cils, ou du renversement du rebord de la paupière supérieure. Le contact des pointes de ces corps filiformes sur le globe de l'œil est une cause continuelle d'irritation pour cet organe, et la source d'ophthalmies très-longues et très-opiniâtres. Lorsque le rebord palpébral n'est pas déplacé, le moyen le plus sage est d'arracher avec une pince les cils qui sont dirigés contre le globe, et de recommencer à mesure qu'ils prennent de l'accroissement, si l'on ne parvient pas à en détruire les bulbes en les arrachant. Si l'accident est la suite du renversement, ce qui peut arriver après les blessures et les morsures négligées, on relève la paupière, avec la précaution de faire l'excision de la peau très-près du bord, pour redresser les cartilages, dont la déviation persisterait, si la suture était faite près du sourcil.

TRISME, TRISMUS. Serrement des mâchoires l'une contre l'autre, causé par la rigidité tétanique des muscles de l'inférieure. *Voyez* TÉTANOS.

TROCHISQUE. Ce mot n'a pas précisément la même acception dans la chirurgie vétérinaire que dans la chirurgie humaine. Dans celle-ci, il signifie, tantôt une préparation pharmaceutique et officinale qui est solide et doit sa consistance à du mucilage, ou de véritables conserves simples ou composées; tantôt à un médicament solide, dont on ne fait usage qu'à l'extérieur, dont la forme est presque toujours conique, et qu'on prépare avec des poudres réunies au moyen de mucilages, de mie de pain, de farine, ou de sucs de plantes. En chirurgie vétérinaire, on entend par trochisque un morceau de racine d'ellébore noir, qu'on fait macérer dans du vinaigre, ou un morceau de deutochlorure de mercure (sublimé corrosif), de sulfure d'arsenic (réalgar), etc., gros comme une noisette, qu'on enveloppe dans un nouet de toile claire, et qu'on place principalement au poitrail du cheval et au fanon des bêtes à cornes; on incise la peau de haut en bas, dans une longueur de deux travers de doigt; on la détache du tissu lamineux par dissection, et l'on y introduit la substance dont il s'agit. Le but de l'application du trochisque est de produire une tumeur et de la suppuration; c'est surtout dans le cas de typhus qu'on conseille l'usage de ce moyen, dont on a beaucoup trop abusé, et auquel on ne doit avoir recours que comme cathérétique, pour agrandir les ouvertures fistuleuses, et qu'autant qu'il est impossible d'appliquer l'instrument tranchant, parce qu'il en résulte trop d'irritation et des callosités qui retardent le travail de la cicatrisation. Quoi qu'il en soit, lorsque la tumeur que le trochisque a développée est bien prononcée, on prescrit de la traverser d'un séton; mais, pour ne pas faire ainsi deux opérations, Gilbert a imaginé de fixer la substance caustique au séton, qu'en ce cas l'on passe d'abord, et de faire tourner la mèche de ce séton quand l'humeur est bien formée, ce qui permet de retirer et supprimer le trochisque. *Voyez* SÉTON.

TROMBUS. *Voyez* THROMBUS.

TROP DE SANG (le). *Voyez* CHARBON.

TROUSSE-GALANT. *Voyez* CHARBON.

TROUSSE-NEZ. *Voyez* ASSUJÉTIR.

TROUSSE-PIED. *Voyez* ASSUJÉTIR.

TROUSSER. *Voyez* ÉPARVIN.

TRUMBUS. *Voyez* THROMBUS.

TUBERCULES. On appelle ainsi une production morbide qui se présente sous l'aspect de corps arrondis, opaques, friables, assez durs cependant, formés d'une matière blanchâtre, inodore et sans nulle trace d'organisation.

Trois hypothèses principales se partagent les opinions eu égard à l'origine de ce produit morbide. On le regarde ou comme une dégénérescence des tissus au milieu desquels il se rencontre, ou comme un tissu de nouvelle formation, ou enfin comme le produit d'une sécrétion à laquelle l'état inflammatoire donnerait lieu en certaines circonstances.

De ces trois hypothèses, il n'y a que les deux dernières qui méritent examen. Celle de la transformation d'un tissu en un autre présente à l'esprit quelque chose qui répugne à admettre, parce qu'aucun fait positif ne parle en sa faveur parmi les observations qu'on est à portée de recueillir sur les êtres vivans.

Suivant Laënnec, les tubercules naîtraient par de petites granulations grisâtres, demi-transparentes et d'une dureté considérable, qui ensuite perdraient de leur consistance, deviendraient opaques, et prendraient une teinte de blanc jaunâtre. M. le docteur Andral, qui n'admet ces granulations que dans les poumons, les regarde comme des pneumonies partielles, au milieu desquelles se développent souvent, mais non nécessairement, des tubercules devant passer à l'état de ramollissement.

En examinant avec soin les poumons de chevaux qui ne présentaient d'ailleurs aucun symptôme de maladie thoracique, on a rencontré fréquemment de petites taches rouges, arrondies, disséminées dans leur parenchyme, offrant à leur centre tantôt un point plus foncé, semblant être dû à une hémorrhagie, tantôt une infiltration purulente. Ces mêmes organes présentaient en outre de petites masses nacrées, résistantes, mais contenant dans leur centre une petite quantité de pus blanc et cremeux. C'est de cette observation que sont partis ceux qui regardent les tubercules comme une sécrétion d'un organe enflammé. Mais les partisans de l'autre hypothèse, suivant laquelle les tubercules sont un tissu de nouvelle formation, se fondent sur ce qu'autour de beaucoup d'entre eux on ne découvre absolument rien qui indique une inflammation antécédente, aucun épaississement, aucune infiltration des tissus environnans. MM. Trousseau et Leblanc ont cherché à concilier les deux hypothèses. Suivant eux, le tubercule est toujours une sécrétion, mais selon qu'il s'enveloppe ou non d'un kyste, il constitue une sécrétion excrémentitielle, ou devient un tissu accidentel. Voici, d'après cette idée, comment ils s'en expliquent la formation. En vertu d'une prédisposition, sur l'existence de laquelle tout le monde est d'accord, en vertu peut-être d'une modification organique inappréciable, en vertu enfin d'une irritation spéciale démontrée seulement par ses effets sur nos parties, un tissu devient le siége d'une infiltration, diffuse ou circonscrite, de produits morbides. Ces produits morbides, de nature spéciale et facilement organisables, s'épanchent dans les mailles du tissu, et finissent par prendre la place des molécules parenchymateuses. Jusque-là ils sont combinés avec les parties et participent à la même vie qu'elles, puisqu'ils ne les irritent pas par leur présence. Parvenus à un certain degré de développement, ils cessent de croître, et peuvent rester ainsi long-temps sans entraîner d'accidens; mais que l'excitation subinflammatoire qui leur a donné naissance s'exaspère par une cause occasionelle quelconque, ce ne sera plus un liquide organisable qui se sécrétera, mais une matière plus ou moins analogue à du pus, qui s'infiltrera peu à peu dans le tissu accidentel, dont elle augmentera le volume, en prenant sa place dans les parties vivantes, et devenant bientôt corps étranger. A cette époque donc, c'est-à-dire quand le tubercule est entièrement passé à l'état cru, il n'est plus qu'une sécrétion excrémentitielle, qui, comme telle, doit se faire jour au dehors, si elle ne s'enkyste pas.

Au reste, la matière tuberculeuse ne se sécrète pas seulement dans les tissus. Elle s'épanche aussi à la suface des membranes muqueuses, et y constitue tantôt des masses amorphes, tantôt des fausses membranes. On en observe la production chez tous les animaux vertébrés. Chez le cheval elle est très-commune à la membrane nasale, et plus encore dans le poumon. Le bœuf, au contraire, offre moins souvent des tubercules dans le parenchyme pulmonaire que dans les ganglions lymphatiques. Chez toutes les espèces, les individus qui y sont le plus exposés, sont ceux qui vivent dans des localités basses, sous l'influence du froid humide, des fatigues, d'une mauvaise alimentation, etc. Quand ces circonstances se réunissent d'une manière permanente sur les mêmes sujets, il est rare que ceux-ci échappent aux tubercules, pour peu qu'ils éprouvent des coryza, des bronchites, des pneumonies ou des pleurésies, qui se répètent et se terminent par un état chronique.

Jusqu'à présent la cure de la dégénérescence tuberculeuse n'a pas été obtenue, et l'on ne peut espérer de prévenir la manifestation de cet état qu'en changeant les conditions propres à le faire naître, en faisant observer aux animaux menacés un régime approprié, consistant dans une modération et une égalité parfaite de tous les modificateurs de l'organisme. Malheureusement on n'est pas le maître de changer la manière d'être des animaux, dans l'état où ils sont placés pour servir à nos besoins, et c'est surtout ce qui éloigne beaucoup tout espoir de guérison.

TUMÉFACTION. Gonflement d'un tissu organique, qui devient plus épais, ou forme TUMEUR.

TUMEUR. Éminence ou saillie anormale développée sur quelque partie du corps, ou procédant soit de l'engorgement du tissu cellulaire, soit de l'augmentation de volume ou du déplacement d'un organe. On ne saurait apporter trop d'attention à l'examen des tumeurs, ni rechercher avec trop de soin de quelle partie et de quelle lésion elles dépendent; c'est le moyen d'éviter les graves inconvéniens d'une erreur de diagnostic, et de ne pas confondre, par exemple, une hernie avec un abcès.

Les tumeurs présentent un grand nombre de différences dont les principales sont relatives à leur siége, aux organes qu'elles intéressent, et à la nature des substances dont elles sont formées. Considérées sous ce dernier rapport, on a distingué des tumeurs formées par des corps étrangers, par le déplacement des parties solides, par des humeurs.

Les tumeurs formées par des corps étrangers ne sont pas des maladies, mais seulement un symptôme, un phénomène de la présence de ces corps. *Voyez* CORPS ÉTRANGERS.

Les tumeurs formées par le déplacement des parties solides ont été distinguées en celles qui résultent du déplacement des parties dures, et en celles qui sont formées par le déplacement des parties molles. Les tumeurs formées par des parties dures déplacées ne sont que des symptômes de FRACTURES et de LUXATIONS; celles qui résultent du déplacement des parties molles sont les HERNIES.

Les tumeurs humorales ont été distinguées en celles qui sont formées par le chyle, par le sang, par des liqueurs émanées ou séparées du sang, par la lymphe, par le sang et la lymphe en même temps, par le pus, etc.

On a admis aussi des tumeurs *anormales*, c'est-à-dire des tumeurs qu'on ne peut rapporter à aucune des classes qu'on a créées; des tumeurs *blanches*, nom donné à toutes les maladies qui déterminent le gonflement des parties extérieures des articulations, telles que les engorgemens lymphatiques du tissu cellulaire placé au voisinage de ces parties, l'accumulation de la synovie dans leur enveloppe séreuse, les tuméfactions des os, des ligamens, des cartilages, etc.; des tumeurs *enkystées* (*voyez* KYSTE); des tumeurs *fongueuses*, c'est-à-dire des tuméfactions formées par des fongus; des tumeurs *variqueuses* (*voyez* VARICE); des tumeurs *gommeuses, graisseuses, sarcomateuses,* etc.

De telles classifications sont insignifiantes, et ne doivent pas être conservées; il est même à désirer qu'on ne se serve plus du terme de tumeur que symptomatiquement parlant, dans le sens générique d'une augmentation locale de volume en largeur ou circonférence et en hauteur; si l'on veut diviser, qu'on n'emploie plus que des noms tirés de la nature et du siège des altérations pathologiques auxquelles on a appliqué toutes les dénominations dont on doit proposer et admettre le rejet. Quoi qu'il en soit, les vétérinaires admettent encore des tumeurs *charbonneuses, gangréneuses, osseuses, vermineuses*, etc. *Voyez* CHARBON, CLAVELISATION, EXOSTOSE, GANGRÈNE, ŒSTRES, etc.

TURGESCENCE. État d'un ou plusieurs organes vers lesquels le sang afflue, où la sensibilité s'exalte, où la sécrétion et l'exhalation sont plus actives ou imminentes. *Voyez* INFLAMMATION.

TURQUOIS (le). Espèce de tétanos des brebis.

TYMPANITE. Formation et accumulation de gaz dans le tube digestif, plus particulièrement dans le rumen des bêtes bovines et ovines. Le *météorisme* en est le premier degré. L'abdomen est distendu, la respiration s'exécute avec peine, l'animal bat des flancs et témoigne de la douleur, par l'agitation continuelle où il est; il y a souvent constipation. La tympanite est quelquefois assez développée pour distendre les parois abdominales au point de leur imprimer une forte tension; si alors on les percute, on en tire un son plus ou moins analogue à celui d'un tambour. Si l'on ne remédie promptement à cet état, qui n'est pas une maladie, mais seulement un symptôme, au moins dans la majorité des cas, les animaux qui l'éprouvent peuvent périr, même en peu de temps.

Les ruminans sont plus sujets à la tympanite que les monodactyles; on s'en aperçoit, à leur retour des champs, par le volume plus ou moins considérable que leur abdomen a acquis, spécialement au flanc gauche, côté du rumen, dont la capacité est plus particulièrement le siége de la collection gazeuse, et aussi parce que ces animaux ont peine à se soutenir en marchant, et qu'il respirent difficilement. Ce phénomène tient au refoulement du diaphragme, qui est repoussé vers le thorax par le rumen très-dilaté, ce qui diminue la capacité thoracique. La tympanite commençante, ou le météorisme, se manifeste, même à l'étable, dans les circonstances propres à la faire développer; elle survient promptement, avant la fin du repas, et même lorsque l'animal n'a encore pris qu'une petite quantité d'alimens. Dès que cet état s'est développé, le malaise, la tristesse, l'anxiété, etc., surviennent; les animaux halètent; le poumon ne pouvant plus se dilater en arrière, les mouvemens respiratoires sont moins étendus, et la respiration est fréquente et courte; le sujet court quelquefois le risque de l'asphyxie, quand la tympanite est très-forte; dans ce dernier cas, il existe d'autres phénomènes : les quatre membres sont rapprochés du centre de gravité, l'épine dorso-lombaire est voûtée, il y a insensibilité, défaut de motilité, sueur aux flancs, aux épaules, mugissemens ou bêlemens plaintifs, suivant l'espèce des animaux, abaissement de la température de la surface du corps. Mais nous ne voulons pas répéter davantage ce que, dans un autre article, nous avons dit plus en détail de ces phénomènes, non plus que ce qui se rapporte à l'ouverture des cadavres, aux causes, au pronostic et au traitement. *Voyez* INDIGESTION.

L'indigestion intestinale du cheval est quelquefois accompagnée de tympanite, et cette complication, peu dangereuse par elle-même quand elle n'est qu'au degré de léger météorisme, devient cependant très-grave et offre un véritable danger quand elle est portée au point de menacer de suffocation. Voyez aussi l'article INDIGESTION, et particulièrement le paragraphe de l'*indigestion gazeuse dans le cheval*.

TYPE. Disposition générale que suivent les maladies dans la succession de leurs symptômes ; ordre suivant lequel se succèdent, s'exaspèrent, cessent et reparaissent les symptômes d'une maladie. Il y a le type *continu* et le type *périodique :* le type *continu* s'applique à toute maladie qui dure sans interruption, sans retour momentané à la santé, depuis son commencement jusqu'à sa terminaison ; quant au type périodique, *voyez* PÉRIODICITÉ et PÉRIODIQUE.

TYPHODE. Relatif au TYPHUS.

TYPHOMANIE. Sorte de délire particulier au *typhus*, et qui a lieu avec stupeur.

TYPHUS. Cet article doit être regardé comme la suite et le complément nécessaire de celui d'ÉPIZOOTIE, où nous avons exposé quelques notions préliminaires, des considérations sur la vente et la consommation des chairs et du lait des animaux attaqués, sur le parti que l'on pourrait tirer de leurs peaux, enfin sur le traitement préservatif, où nous avons examiné la précaution de l'isolement, la pratique de l'assommement, celle de l'inoculation, et donné le projet d'un plan neuf de prophylactique, au moyen duquel le remède se trouve rapproché du mal et le combat dès son origine, de manière à l'étouffer au moment même de sa naissance. Nous ne reviendrons pas sur ces matières ; il ne nous reste donc à traiter que la partie purement médicale des épizooties.

En y réfléchissant bien, on est très-porté à ne voir qu'une seule et même affection dans toutes ces maladies terribles ; elles peuvent bien offrir des différences dans leur marche et leurs symptômes, mais elles n'en présentent pas de pathognomoniques dans leurs phénomènes essentiels. Quand on consulte les auteurs qui ont écrit sur les épizooties, quand on dissèque en quelque sorte leurs ouvrages pour s'attacher particulièrement à ce qu'ils ont de constant et d'uniforme, quand on rapproche leurs idées, en ce qu'elles ont d'identique, des observations

nouvelles d'anatomie pathologique, on est frappé d'un phénomène qu'on rencontre partout, la phlegmasie sur-aiguë des
voies gastro-intestinales, au moins en partie ; cette phlegmasie, qui ne diffère des autres gastro-entérites que parce qu'elle
est ordinairement due à un empoisonnement miasmatique, est
tellement prononcée, qu'il nous paraît impossible de se refuser
à mettre les caractères qu'elle présente à la tête de tous les
autres, et à les considérer comme l'expression du phénomène
le plus essentiel, celui qui exige la plus grande attention. Mais
ce phénomène n'existe pas seul ; il s'en présente avec lui d'au-
tres-importans et diversement combinés, de manière cependant que le premier domine les autres, comme nous espérons
le démontrer dans le cours de cet article. Si l'on s'en est tenu
aussi long-temps à des distinctions que nous ne croyons plus
nécessaire de conserver, c'est sans doute sur la foi des auteurs
qui les ont consacrées ; l'autorité de leur mérite et de leur nom
en aura imposé, et l'on aura préféré de se traîner sur leurs
pas, plutôt que de se frayer une route nouvelle, et d'envisager les maladies dont il s'agit sous un autre point de vue. Nous
pensons donc qu'on ne devrait admettre qu'une seule épizootie :
cependant, pour ne pas heurter trop l'usage consacré depuis
plusieurs siècles et jusqu'à nos jours, nous distinguerons ici
deux variétés principales, le *typhus charbonneux*, et le *typhus
contagieux ;* mais auparavant nous devons dire quelques mots
de la *fièvre adynamique* et de la *fièvre ataxique*, ainsi que du
typhus considéré en général, parce que ces sortes d'affections
nous paraissent appartenir évidemment aux épizooties meurtrières qui, à différentes époques, ont parcouru presque toute
l'Europe et la France en particulier.

Fièvre adynamique. Cette fièvre, généralement grave et
meurtrière, se manifeste souvent avec le caractère épizootique,
et affecte indistinctement toutes les espèces d'animaux. Souvent
elle est contagieuse ; les caractères qu'on lui assigne sont la
faiblesse, la débilité, et l'atonie générale des muscles. On l'a
nommée *adynamique*, à cause des symptômes qu'elle présente,
la diminution apparente des forces vitales, la prostration de
l'action musculaire. On lui a aussi donné le nom de *putride*, à
raison de la rapidité avec laquelle les cadavres se putréfient.

La fièvre adynamique est bien rarement simple ; presque
toujours elle est compliquée de symptômes nerveux, de fièvre
ataxique ; dans ce cas, on la dit *putride et maligne*, ou ataxico-
adynamique. La marche en est alors le plus souvent irrégulière ; elle s'accompagne de troubles et de désordres divers. Le
bœuf et le cheval sont ceux de nos animaux qui y sont le plus
exposés, et elle a fait de grands ravages parmi eux. Les symptômes qu'on rapporte à cette fièvre sont les suivans ; nous les
discuterons après les avoir exposés.

Couleur pâle, livide même, des membranes muqueuses apparentes; langue quelquefois gercée, recouverte d'un enduit jaunâtre, brunâtre, noirâtre, d'abord humide, puis sec et aride: bouche sèche, haleine fétide, soif variée, déglutition difficile ou impossible; constipation ou diarrhée, matières alvines diversement colorées, souvent noires, et toujours excessivement puantes; pouls petit, faible, mou, vacillant, lent ou fréquent, précipité même, souvent dur et développé les premiers jours, mais passant subitement à un état opposé; quelquefois, dès le début, apparence momentanée d'une congestion vers la tête ou la poitrine; respiration accélérée ou ralentie; chaleur âcre au toucher, augmentée ou diminuée; sécheresse de la peau, ou moiteur partielle, froide et odorante; température du corps plus généralement abaissée; froid remarquable, principalement sur les parties éloignées du centre de la circulation, telles que les oreilles, le bout du nez, et le bas des membres; urine rare, foncée en couleur, et huileuse dans les premières périodes, trouble et sédimenteuse ensuite; conjonctive injectée, pâle ou jaunâtre; yeux chassieux, larmoyans; affaiblissement de la vue et quelquefois de l'ouïe; paupières tuméfiées, agglutinées, collées par la chassie; air hébété, prostration, nonchalance, tristesse; dégoût, indifférence; allure mal assurée; si l'animal est couché, les extrémités, et même quelquefois la tête, sont étendues sur le sol ou la litière; s'il est debout, il chancelle sur ses membres, qui le soutiennent à peine; impossibilité d'exciter l'organisme; gangrène des parties qui appuient sur le sol tandis que l'animal est couché.

D'abord, la pâleur, la lividité des muqueuses, et l'affaissement général ne sont point des symptômes qui tiennent essentiellement à la faiblesse, puisqu'on les rencontre dans les maladies aiguës, et même dans les inflammations les plus intenses. L'enduit jaunâtre, brunâtre ou noirâtre, de la langue, n'est pas plutôt un signe de faiblesse qu'un enduit blanchâtre, et n'autorise pas à admettre que la maladie a passé de l'excès de force à l'excès de faiblesse. La sécheresse de la langue et de la bouche, même l'aridité, annoncent seulement que la membrane muqueuse des voies digestives est dans un état analogue, suite de la suspension de l'action sécrétoire. La soif variée n'est qu'une indication vague et insignifiante. La difficulté ou l'impossibilité de la déglutition annonce bien l'affaissement des muscles qui concourent à cette fonction, mais ne prouve pas que tout l'organisme soit dans un état de faiblesse, et prouve seulement que le système nerveux ne prend plus part à l'accomplissement des fonctions de ces muscles. La constipation n'est pas non plus, dans le cas qui nous occupe, un signe de faiblesse; elle annonce plutôt l'irritation légère du canal intestinal. Quant à la

diarrhée, elle n'est jamais due à la faiblesse ; elle est ici l'effet
de l'irritation de la membrane muqueuse intestinale. La fétidité
des excrémens n'indique pas non plus la faiblesse, puisqu'elle
a lieu à la suite de l'indigestion qui a stimulé les organes digestifs. La couleur des excrémens ne mérite pas l'attention. L'état
du pouls, tel que nous l'avons exposé, n'annonce pas une faiblesse générale ; les variations des pulsations dénotent seulement celles de l'action du cœur, qui peut être languissante,
tandis que d'autres organes peuvent être violemment agités.
Le développement du pouls n'annonce-t-il pas la sur-activité
du cœur ? et s'il s'y joint de la fréquence et de la dureté,
n'est-ce pas un indice certain d'irritation ? N'est-ce pas aussi à
la congestion vers la tête ou la poitrine, observée parfois dès le
début, qu'on peut attribuer la lenteur et la mollesse du pouls ?
L'élévation de la température des tégumens, ainsi que l'accélération de la respiration, ne peuvent pas être non plus attribuées à la faiblesse. Le refroidissement de la peau annonce bien
qu'elle est dans l'asthénie, mais non qu'il y ait faiblesse générale, essentielle, puisque tout démontre, au contraire, que,
lorsque la surface du corps se refroidit, l'action des organes intérieurs augmente jusqu'à ce qu'ils ressentent l'impression de la
cause sédative qui agit sur la peau. Comment la moiteur, ou même
la sueur froide, partielle, visqueuse ou odorante, indiquerait-elle
la faiblesse, quand elle a lieu sur une peau chaude et âcre ? La
rareté de l'urine n'est qu'un signe de la suspension de l'action cérébrale ; la suppression de cette excrétion ne serait
qu'un effet de l'irritation des reins. Si l'urine est sédimenteuse,
ce signe n'est pas d'une grande valeur. L'état des paupières,
de la conjonctive, de l'œil, la chassie et l'épiphora, annoncent
plutôt l'irritation que l'asthénie. L'air hébété, et l'affaiblissement
de quelques uns des sens, ne sont que l'effet de la diminution
des fonctions cérébrales, sans prouver nécessairement l'affaiblissement du cerveau ; et quand il en résulterait cette preuve,
il ne s'ensuivrait pas que tout l'organisme dût être plongé dans
la faiblesse. La prostration musculaire est un symptôme commun à presque toutes les maladies ; elle s'observe aussi bien
dans les aiguës que dans les chroniques, aussi bien dans les
maladies inflammatoires que dans celles qui ne sont pas réputées telles. La manière dont l'animal malade se tient couché
n'est qu'une suite de la prostration, et a lieu dans beaucoup
de maladies inflammatoires, évidemment reconnues pour telles.
L'impossibilité de surexciter la peau est encore un des derniers
phénomènes de toutes les maladies graves ; elle annonce une
concentration profonde sur les viscères intérieurs, et l'extinction ou au moins la suspension de l'acte circulatoire à la périphérie. La gangrène des parties du corps qui appuient sur le
sol tandis que l'animal est couché, ne s'établit jamais qu'après

l'inflammation préalable de ces mêmes parties ; c'est un fait qu'on ne saurait contester.

Cette discussion aurait eu besoin d'une plus longue étendue pour être tout-à-fait satisfaisante ; mais les limites obligées, dans un article nécessairement fort long , nous ont contraint de la réduire à sa plus simple expression. Au surplus , ce que nous avons dit nous paraît propre à établir que la plupart des symptômes de la fièvre adynamique ne sont pas essentiellement dus à l'affaiblissement de la force vitale , mais bien plutôt à un surcroît de force qu'à un état atonique. Voyons maintenant si l'étude de l'action des causes ne fournira pas quelques nouvelles preuves en faveur de cette opinion.

Ces causes sont : 1° le séjour habituel des animaux dans des lieux bas et humides , ou dans des logemens plus ou moins étroits, dont l'air n'est pas renouvelé, ou est vicié par les émanations de matières en putréfaction , par l'entassement de beaucoup d'individus, surtout quand ils sont malades ; même quand ils sont sains, ils vicient eux-mêmes l'air qu'ils respirent dans ces locaux impurs et malpropres , où on les emprisonne très-souvent ; et cet air, altéré encore par les émanations des animaux , de leurs urines et de leurs excrémens , n'a plus les qualités requises ; il devient lourd , privé d'élasticité et de sa proportion d'oxygène ; l'hématose se fait imparfaitement, et les fonctions languissent ; 2° le voisinage des marais, surtout de ceux qui sont susceptibles de se dessécher, et par conséquent l'exposition aux effluves marécageuses ; 3° l'usage habituel d'alimens altérés, avariés ou gâtés par la pluie , et les boissons d'eaux corrompues ; 4° l'abus des médicamens stimulans et de toute substance excitante ; 5° les fatigues excessives ou l'inaction complète , etc. Ces différentes conditions ne sont pas absolument débilitantes , et celles d'entre elles qui paraissent l'être ne débilitent que la surface , et stimulent sympathiquement les viscères. Celles qui agissent directement sur les voies digestives sont évidemment irritantes ; en général , la plupart de ces conditions portent en définitive leur action sur les voies de la digestion.

Ne résulte-t-il pas de ce qui vient d'être exposé, que la fièvre adynamique , ou plutôt le groupe de symptômes auquel on a donné ce nom, n'est presque toujours que le degré le plus intense d'une gastro entérite primitive ou secondaire, ou, à la rigueur, de quelque autre irritation primitive ? S'il pouvait rester quelques doutes à cet égard, les ouvertures de cadavres viendraient les dissiper.

En effet , que rencontre-t-on aux autopsies cadavériques faites avec attention, à la suite de l'état pathologique qui nous occupe ? Les principales lésions se font remarquer à la membrane muqueuse des voies digestives , qui offre des traces évi-

dentes d'inflammation. Outre cette altération, il en est d'autres
que l'on rencontre aussi quelquefois, même assez souvent; ce
sont des traces de l'afflux du sang dans l'encéphale; des traces
d'inflammation au foie, au poumon, aux bronches, à la trachée-
artère, etc., selon que ces divers organes ont participé plus ou
moins à l'irritation des voies digestives. Les cadavres sont bientôt météorisés, ballonnés; ils deviennent emphysémateux, la
putréfaction s'en empare promptement, et ils exhalent une
odeur très-infecte. Le sang s'échappe par les ouvertures naturelles, et surtout par les naseaux; les membranes muqueuses,
celle de la bouche principalement, sont ecchymosées, et présentent des taches noires, ainsi que les membranes séreuses qui
enveloppent le cœur. Nous voyons bien là des signes d'irritation
inflammatoire, mais nous n'en découvrons point qui indiquent
une asthénie primitive ou essentielle. Cette irritation peut réagir
sympathiquement de l'organe qui en est primitivement le siége
sur d'autres organes, et déterminer, tant les symptômes de la
prétendue fièvre adynamique, que les désordres qu'on rencontre
dans les cadavres. Au surplus, d'importantes recherches sont
encore à faire sur ce point.

Quoi qu'il en soit, l'état maladif auquel on a donné le nom de
fièvre adynamique, est toujours dangereux et souvent mortel;
le pronostic doit donc être en général fâcheux. Toutefois il l'est
d'autant moins que la maladie est plus simple, que le traitement
a été commencé à temps, et qu'il est approprié à la nature de
la lésion principale. Celle-ci est plus meurtrière en automne,
dans les saisons chaudes et humides, dans les lieux bas et marécageux, que dans des lieux secs et élevés, et sous l'influence
de saisons différentes. Si les animaux habitent dans les endroits peu aérés, bas et petits, on doit les loger ailleurs; si
les alimens sont de mauvaise nature, ou altérés, on doit en
choisir d'autres.

Le traitement le plus généralement prescrit se compose des
toniques, des excitans les plus forts, notamment des décoctions
de racine de gentiane, d'aunée, d'écorce de chêne, de marronier d'Inde, de saule, de têtes de chardon; des cordiaux, du
vin, de la bière, du cidre, et même de l'ammoniaque et du
quinquina, si les animaux valent la peine qu'on en fasse la dépense. On y ajoute les dérivatifs à l'extérieur, tels que les vésicatoires et les trochisques. Si l'on a fait attention à ce que
nous avons dit de la nature inflammatoire et du siége le plus
ordinaire de la fièvre adynamique, on reconnaîtra les dangers
des excitans et toniques de toute espèce, et surtout celui d'administrer des substances de cette classe dans une maladie où
il y a irritation des voies digestives. C'est donc dans un traitement curatif opposé qu'il faut chercher des agens thérapeutiques salutaires contre une telle maladie; peut'être alors cau-

sera-t-elle moins de mortalité ; mais pour éviter autant que possible de nous répéter , *voyez* le traitement de la GASTRITE , de la GASTRO-ENTÉRITE , de l'ENCÉPHALITE , de la PNEUMONIE , et celui qui sera exposé à la troisième et à la cinquième divisions de cet article.

FIÈVRE ATAXIQUE. Cette fièvre a été nommée *maligne* à cause de son degré de gravité , de la marche insidieuse et trompeuse de ses phénomènes , et *ataxique* , parce que ses symptômes annoncent les plus grands désordres. La marche de la maladie est irrégulière , les redoublemens des accès sont sans rémission et sans ordre , le cours est généralement rapide. Plusieurs de nos animaux domestiques , le bœuf et le cheval principalement , peuvent être atteints de cette fièvre ; néanmoins elle n'est pas fréquente chez eux. Elle n'est peut-être jamais simple : le plus souvent les symptômes ataxiques ne sont que des complications du genre précédent et des suivans, qu'on observe dans les épizooties et les enzooties.

Les symptômes de la fièvre ataxique sont incohérens, et montrent le désordre dans le rapport qu'ont entre elles les diverses fonctions. Ils éclatent tout à coup , brusquement , et la promptitude et l'intensité avec lesquelles ils se manifestent , font qu'ils deviennent alarmans. La langue est ou non recouverte d'un enduit blanchâtre , humide ou sec ; la soif est nulle ou très-grande ; la déglutition est gênée ou impossible ; l'animal a bien parfois quelque velléité de saisir des substances alimentaires, mais le dégoût absolu ne tarde pas à survenir ; il y a constipation ou diarrhée. Dans un moment l'animal est triste , abattu ; son pouls est petit , faible , presque effacé , irrégulier ; ses sens paraissent comme anéantis ; bientôt après l'agitation est extrême , l'inquiétude et l'anxiété se manifestent ; l'animal se lève , se couche , s'agite , se débat ; la conjonctive devient rouge ; les yeux sont hagards , saillans ; les flancs sont agités , toute la surface du corps est brûlante ; alors le pouls bat avec force , il est fréquent et même précipité. Cet état violent est remplacé par une espèce de rémission ; après l'agitation , l'animal retombe dans une espèce de stupeur, et ces deux états se succèdent rapidement et irrégulièrement , ou à des époques plus ou moins rapprochées et indéterminées. Pendant ces paroxysmes de mouvemens désordonnés , on pourrait peut-être confondre la maladie avec la rage , tant le désordre et l'agitation sont extrêmes : les animaux mordent les corps environnans , la mangeoire , le râtelier et les personnes qui les approchent. La respiration est alternativement facile et difficile ; parfois il y a toux. On observe que la chaleur est souvent entremêlée de frissons peu durables et partiels. L'excrétion de l'urine est suspendue ou augmentée ; ce fluide , ordinairement limpide et huileux , est quelquefois sédimenteux. Il y a lar-

moiement ou sécheresse de la conjonctive , état obtus ou exaltation de la sensibilité des organes des sens ; la vue est égarée ;
on observe le coma ou des vertiges , de la douleur et de la sensibilité le long de l'épine et aux hypochondres, la prostration,
des tremblemens généraux ou partiels , des soubresauts des
tendons , des convulsions ou des symptômes de paralysie, des
symptômes de tétanos , d'immobilité , d'épilepsie , etc.

La maladie parcourt rapidement ses périodes. A la suite de
plusieurs paroxysmes , les animaux s'épuisent , l'accablement
devient plus grand , les mouvemens sont bornés et plus lents ;
il n'y a plus cette énergie qu'on observait d'abord ; la marche
est mal assurée; l'animal chancelle, finit par tomber, et meurt
dans des convulsions, ou n'en éprouve pas.

Parmi ces phénomènes , les plus remarquables et les plus
graves se manifestent évidemment dans le système nerveux ,
et peuvent se diviser en deux branches. A la première appartiennent l'exaltation des organes des sens , la vue égarée , le
vertige , l'agitation , la douleur le long de l'épine et aux hypochondres, le tremblement , les soubresauts , les convulsions, les
symptômes de tétanos, d'immobilité , d'épilepsie ; et comme le
cerveau est l'aboutissant des sensations et impressions internes,
on est porté à croire que ce viscère est la principale source de
ces symptômes , ou du moins qu'ils ne peuvent avoir lieu sans
une lésion primitive ou secondaire de ce même viscère. Or, ces
symptômes sont des signes non équivoques d'irritation. La seconde branche de symptômes se compose de l'état obtus des
sens , du coma , de l'insensibilité , de la prostration , de la paralysie. Ces symptômes dépendent bien de la suspension ou de
la diminution de l'activité vitale dans une partie du système
nerveux, dans le cerveau par conséquent ; mais ils ne sauraient , pour cela , être attribués à la faiblesse , puisqu'on les
retrouve dans l'arachnoïdite , l'encéphalite ou le vertige ; on ne
doit donc les rapporter qu'à une irritation ou à une altération
de texture du cerveau ou de ses membranes , d'où résulte l'afflux du sang , et par conséquent l'irritation ; c'est l'irritation de
cet organe , qui , devenue intense , empêche ou abolit les facultés et les fonctions qui lui sont départies.

Les symptômes gastriques ou entéro-gastriques de la fièvre
ataxique méritent actuellement notre attention , bien que plusieurs d'entre eux n'aient pas une grande valeur ; mais on y retrouve la sécheresse de la langue , la soif excessive , la diarrhée ou la constipation , ce qui annonce l'irritation des voies
digestives. Nous en avons dit assez sur ce point , à l'occasion
de la fièvre adynamique , pour être dispensés d'y revenir. Si
nous voulions passer en revue et soumettre à un examen
rigoureux chacun des symptômes de la fièvre ataxique , nous
prouverions de même qu'ils ne procèdent pas de la faiblesse ,

mais bien de l'irritation; mais, encore une fois, le défaut d'espace nous interdit les développemens nécessaires à ce genre de preuves. Nous ne pouvons toutefois passer sous silence ce que les autopsies cadavériques nous découvrent.

Si, dans quelques cas, on ne trouve aucune trace de lésion à l'ouverture des cadavres; dans beaucoup d'autres, on rencontre des traces d'inflammation aux méninges ou au cerveau, et quelquefois la moelle épinière participe à cet état. Quelquefois encore les mêmes altérations se montrent dans le canal digestif. Souvent aussi il y a des ecchymoses à la surface des différens viscères, et coloration de quelques membranes séreuses; les méninges sont ordinairement infiltrées et épaissies.

On voit donc que le plus souvent c'est l'inflammation du cerveau, ou l'irritation simultanée du cerveau et d'un autre organe, qui produit les symptômes de la fièvre ataxique. La fièvre ataxique est donc due à l'inflammation primitive ou secondaire du cerveau; peut être même cette inflammation est-elle le plus souvent primitive, soit à l'encéphale, soit à ses membranes; mais c'est ce qu'il ne nous est pas possible d'affirmer.

Quoi qu'il en soit, le diagnostic est des plus difficiles, tant parce qu'il peut y avoir gastro-entérite, que parce qu'une irritation cérébrale primitive donne souvent lieu à une irritation sympathique de l'estomac et des intestins. Quant au pronostic, il est généralement fâcheux; les malades meurent en très-peu de temps, même au bout de vingt-quatre ou quarante-huit heures, rarement du quatrième au cinquième jour. Le pronostic est d'autant plus fâcheux, que, dans quelques cas, il devient impossible d'appliquer le traitement qui serait convenable, attendu l'agitation trop grande des animaux, les mouvemens violens et la fureur même, qui empêchent d'en approcher.

Nous ne disons rien des causes, parce qu'elles sont les mêmes que celles de la fièvre adynamique, de laquelle celle qui nous occupe diffère, sous le rapport étiologique, en ce qu'elle est l'effet des influences qui agissent sur le cerveau, influences d'où résulte un état morbide qui ne peut être autre chose qu'une irritation primitive ou sympathique. Quand elle complique l'irritation de la membrane muqueuse gastro-intestinale, l'irritation sympathique du cerveau n'en réclame pas moins des moyens qui lui soient appropriés; car ceux qui sont susceptibles de combattre l'irritation primitive de l'estomac, des intestins, ou de tout autre organe, ne suffiraient pas pour faire cesser la lésion de l'encéphale et les symptômes qui la caractérisent.

Que prescrit-on le plus généralement pour atteindre ce but? Des excitans très-actifs, pris dans la classe des antispasmodiques, le camphre, l'éther sulfurique, l'opium: pour ne parler que de ce dernier médicament, il présente ici un grave inconvénient, celui de déterminer des congestions cérébrales, de faire affluer le sang au cerveau, d'injecter les veines de cet organe. Si, comme nous croyons l'avoir démontré, il y a déjà irritation cérébrale, que peut-on attendre de bien de l'usage de l'opium, qui augmente encore la tendance à l'engorgement des vaisseaux cérébraux? N'est-ce pas aggraver la maladie, au lieu de la mettre en voie de se guérir? Si quelque chose peut contre elle, ce ne saurait jamais être que la méthode antiphlogistique dans toute son étendue. On a encore parlé des dérivatifs, des sétons, des vésicatoires, etc., comme moyens de déplacer l'inflammation, de la faire terminer par résolution, par délitescence. Quand ces agens pourraient quelque chose dans le cas qui nous occupe, que pourrait-on en obtenir d'immédiat dans une affection aussi prompte, sur des animaux qui vont bientôt périr, et que peut-être on ne peut pas même approcher? Au surplus, nous aurons occasion de revenir sur ce point. En ce qui concerne les moyens curatifs convenables, voyez ceux qui sont ou seront exposés aux articles auxquels nous avons renvoyé à l'occasion de la fièvre adynamique.

TYPHUS CONSIDÉRÉ EN GÉNÉRAL. Le mot *typhus* signifie stupeur, et on l'a employé pour désigner génériquement les épizooties. C'est ce qu'on a appelé *fièvre ataxo-adynamique*, *fièvre maligne pestilentielle et contagieuse*, *fièvre charbonneuse*, *peste*, etc. Le typhus doit être considéré comme constitué par les symptômes d'une maladie aiguë, épizootique ou enzootique, caractérisée par la stupeur, par des signes de gastro-entérite et d'encéphalite, et même de bronchite. On le croit contagieux et presque constamment mortel ; il est l'expression d'une gastro-entéro-céphalite, ou d'une pneumo-céphalite, ou à la fois d'une gastro-entéro-pneumo-céphalite, qui peut être causée par le mauvais régime, la contagion et l'infection. Voici en peu de mots les symptômes qu'on peut rapporter à cet état ; nous les exposons dans l'ordre de leur succession, et suivant qu'ils suivent une marche régulière ou irrégulière.

Premier cas. Indifférence, fatigue assez considérable après le travail, fétidité de l'haleine, vertiges, région dorso-lombaire sensible, douloureuse à la pression, surtout chez les bêtes bovines ; torsion du cou, tremblemens partiels, suivis de chaleur, avec altération ; soif et appétence pour les boissons froides et acides pendant la chaleur ; tête pesante et basse, malaise, éructations ; muqueuses rouges, animées ; langue blanchâtre, urine rare, foncée ; excrémens peu différens de l'ordinaire ; pouls plein, vite, souvent déprimé ; augmentation de la chaleur, commencement d'agitation, accroissement de la pesanteur de la tête ; émoussement des sens, vertige faisant des progrès ; prostration ; yeux très-animés ; conjonctive, pitnitaire et muqueuse de la langue comme épaissies ; déglutition pénible, oppression, quelquefois toux; hypochondres, surtout le droit, tendus et douloureux au toucher ; sécheresse de la langue et de la peau ; appétit nul, déglutition difficile ; air hébété ; mucosités dans les narines, respiration plus élevée et plus fréquente ; excrémens plus fréquens, liquides et très-fétides ; symptômes de colique, quelquefois météorisation, dans les animaux ruminans ; pouls variable ; tremblemens, soubresauts des tendons, légers mouvemens convulsifs, spasmes; dureté de l'ouïe, diminution de la vue ; mouvemens incohérens, peau moite, humidité des membranes buccale et nasale, ébrouement, léger écoulement nasal ; langue rouge vers sa pointe et successivement vers sa base; écoulement nasal plus abondant ; transpiration ou sueur ; urine plus abondante, trouble, foncée en couleur et sédimenteuse ; parfois diarrhée.

Deuxième cas. Tantôt symptômes de frénésie ou d'apoplexie ; tantôt phénomènes d'une inflammation locale quelconque, à la gorge et aux parotides par exemple ; tantôt symptômes de gastro-entérite, de tranchées, et fétidité des excrémens ; tantôt sécheresse de la peau, stupeur, soubresauts des tendons, convulsions, spasmes, paralysies partielles. Ces derniers phénomènes paraissent quelquefois les premiers, et d'autres fois ils viennent remplacer les autres : le premier de ces deux cas peut être promptement mortel ; dans le second, il se développe souvent des tumeurs dites charbonneuses, une disposition à la gangrène, des diarrhées et une odeur cadavéreuse. Les symptômes inflammatoires persistent parfois malgré l'apparition des symptômes nerveux ; ou bien des symptômes d'inflammation du cerveau, du poumon, du foie, des intestins, se manifestent au milieu de ces derniers. La langue est sèche, la soif très-grande, la peau sèche et brûlante, l'abdomen des gros ruminans météorisé et sensible au toucher; il survient un tremblement général, des convulsions, la paralysie des paupières, de la langue, des sphincters, de l'anus, et le serrement des mâchoires. A la fin on voit survenir les fuliginosités de la langue, la gangrène des parties comprimées sur lesquelles l'animal est couché, la mauvaise couleur de la matière de l'écoulement nasal, le froid des oreilles, des cornes et du bas des membres, la sueur visqueuse, etc.

Après la mort, les parties molles sont ramollies, flasques, se déchirant avec facilité ; on trouve des gaz dans l'abdomen ; le sang veineux est aqueux ; on observe des ecchymoses et des taches gangréneuses ; les vaisseaux du cerveau et de ses enveloppes sont engorgés, quelquefois les fluides extravasés, quelquefois aucune espèce d'épanchement et peu d'engorgement ; il est rare qu'on trouve des abcès au cerveau ou dans ses enveloppes ; on voit des traces d'inflammation aux intestins.

Ce tableau est sûrement très-incomplet, de même que celui des symptômes ; il y aurait notamment à rapprocher les altérations pathologiques trouvées après la mort, des symptômes qui se sont présentés pendant la vie ; mais nous ne faisons que jeter un coup d'œil. D'ailleurs les phénomènes du typhus sont tellement semblables à ceux de la fièvre adynamique et de la fièvre ataxique, à ceux principalement des deux variétés qui vont suivre, et où nous entrerons dans les développemens nécessaires, qu'il ne serait pas possible d'offrir ici une histoire plus étendue du typhus, sans tomber dans des redites que nous n'avons pas déjà été le maître d'éviter, et qui deviendraient fastidieuses si nous les continuions davantage.

Si donc les symptômes du typhus se rapportent si bien à ceux des gastrites, des gastro-entérites, des fièvres adynamiques et ataxiques avec symptômes cérébraux ; si ces symptômes ne sont que des effets d'une irritation, d'une inflammation d'un organe quelconque, propagée à d'autres organes, ou de plusieurs phlegmasies également propagées, le typhus est-il autre chose, suivant les cas, qu'une gastrite, une gastro-entérite, une pneumonie, une pleurésie, avec participation du cerveau ou de ses enveloppes, ou de l'un et des autres à la fois, à l'état de l'estomac, des intestins, du poumon, de la plèvre, c'est-à-dire une gastro-céphalite, une gastro-entéro-céphalite, une pneumo-céphalite, une pleuro-céphalite, ou bien une encéphalite primitive, avec ou sans irritation sur l'estomac, les intestins, le poumon ou la plèvre ?

Dans tout ceci, le typhus n'est pas davantage le résultat de la faiblesse que les fièvres adynamique et ataxique ne le sont ; autrement il faudrait ne tenir aucun compte des phénomènes inflammatoires observés pendant la vie, ni des traces d'inflammation que l'on trouve après la mort, à la suite de ces affections. Rien, dans les symptômes ni dans les lésions cadavériques, n'indique que le typhus soit une maladie spéciale, puisque ces symptômes et ces lésions sont les mêmes que ceux et celles des autres fièvres mortelles ; les différences qui peuvent exister dans l'intensité et la persistance des symptômes, ne sauraient suffire pour faire du typhus une maladie particulière. Les causes même ne prouvent rien en faveur de cette spécialité, puisque ce sont également celles de toutes les phlegmasies avec fièvre, et souvent mortelles, avec cette seule différence que, au lieu d'être locales, de ne s'étendre qu'à un seul ou à un petit nombre d'animaux de la même espèce, elles s'étendent à un grand nombre, quelquefois d'espèces différentes, à toute une commune, un canton, un département, etc. La constance de la stupeur et la propagation de la maladie pourraient, à la rigueur, indiquer cette spécialité ; mais puis-

que les causes des symptômes, les symptômes eux-mêmes et
les lésions cadavériques sont les mêmes que dans les autres
maladies meurtrières accompagnées de fièvre, pour un seul
phénomène, que l'on retrouve aussi chez elles, faut-il faire du
typhus une maladie particulière?

Relativement aux causes, nous les avons déjà rapportées au
mauvais régime, à la contagion et à l'infection.

Lorsque c'est l'usage continué d'alimens insalubres qui cause
le typhus, l'affection a évidemment son siége principal sur la
membrane muqueuse gastro-intestinale, principalement sur
celle de l'intestin grêle; aucune explication n'est nécessaire
pour le démontrer.

Le chapitre de la contagion sera traité avec les développemens qu'il comporte aux sections suivantes; nous dirons seulement ici, par anticipation, et pour en offrir une idée générale,
que le typhus qui reconnaît cette cause est dû aux émanations
fournies par des animaux atteints de maladies contagieuses;
que ces émanations peuvent être transportées à des distances
diverses, néanmoins assez limitées, des animaux malades, et
même déposées, soit sur les plantes dont se nourrissent les animaux, soit à la surface cutanée, soit à la surface de la membrane muqueuse des voies respiratoires. Mais ce mode de propagation du typhus d'animal à animal ne nous paraît pas suffire
pour en faire une maladie spéciale, puisqu'on l'observe dans
beaucoup de maladies aiguës compliquées de fièvre très-grave,
quand les animaux sont réunis en trop grand nombre dans un
local étroit, peu ou point aéré et malpropre. Il n'est pas d'ailleurs prouvé que, dans ce cas, les émanations exhalées des
corps malades occasionent, par leur intromission encore pro-
blématique dans l'organisme, une altération particulière de
certains organes; elles ont seulement pour résultat l'inflammation de quelques uns des principaux viscères.

On peut en dire autant des émanations effluviennes. Les dégagemens des différens gaz des marais, qu'on a désignés sous
le nom d'*effluves*, et que les animaux peuvent respirer, avec
l'air atmosphérique qui tient ces gaz en suspension, ne peuvent certainement que nuire à leur santé; mais peut-être en
a-t-on exagéré les propriétés malfaisantes. Ces émanations,
comme celles des matières animales et végétales putréfiées,
dégagées sous forme volatile, et mélangées à l'air atmosphérique, sous l'influence de la chaleur et de l'humidité, semblent
avoir pour véhicule la vapeur d'eau mêlée à l'air; elles peuvent être déposées sur les plantes par la rosée, et peuvent
aussi être transportées à des distances variables, toujours plus
réduites qu'on ne le pense généralement, des lieux où elles se
dégagent, conduites par les vents chauds et humides; mais
cette distance n'a pu être encore appréciée avec précision.

Nous devons faire remarquer que, dans la grande chaleur sèche et les grands froids, les animaux sont infiniment moins exposés à en ressentir les impressions, ce qui tient sûrement,
dans le premier cas, à la trop grande dilatation de l'air, et dans
le second, à la non-vaporisation et à la non-putréfaction des
matières dégagées. Notons encore que les émanations des marais, comme les émanations putrides et les miasmes, peuvent
être déposées sur les plantes dont les animaux se nourrissent,
et, en contact avec une membrane muqueuse, déterminer des
gastro-entérites capables d'amener sympathiquement l'irritation du cerveau ou de ses membranes, et même des nerfs.
Aussi existe-t-il des phénomènes qui indiquent que les fonctions du cerveau et du système nerveux sont troublées d'une
manière grave.

Sous le rapport du traitement, il serait de la plus grande
importance de savoir quels organes sont affectés dans le typhus, et de quelle manière ils le sont. Dans le cas où la cause
serait des émanations d'un terrain marécageux, dont l'influence
s'ajouterait à celle de la chaleur, si cette épizootie avait commencé à se montrer dans des logemens mal bâtis, humides,
tenus malproprement et encombrés d'animaux, il faudrait changer ces conditions, changer les animaux de lieu, ou au moins
de demeure, les répartir, en les isolant aux environs, dans des
baraques construites exprès, à défaut d'autres logemens, et
placées autant que possible sur une hauteur, ou au moins à mi-
côte; il faudrait aussi les exposer à l'air libre, sur un terrain
élevé, quand la saison le permet, et les y cantonner. Cette
mesure n'est plus praticable quand le typhus se développe
sous l'influence du froid humide; mais alors c'est plutôt par les
miasmes qui se dégagent des corps malades qu'il se propage.
Dans ce dernier cas, et pour ne pas exposer les autres animaux à l'action de la cause la plus puissante de la maladie,
il s'agit de recourir à l'isolement. Au surplus, voyez l'article
ÉPIZOOTIE, où tout ce qui est relatif à la prophylaxie se trouve
exposé.

Quant au traitement curatif, tant qu'il n'y a que malaise,
abattement, léger mouvement fébrile, anorexie, lassitude ou
fatigue, les boissons mucilagineuses, surtout avec les acides,
sont susceptibles de réussir. Ce sont encore les acides qui conviennent quand la phlegmasie se développe dans les voies digestives, ce dont on s'aperçoit à la souffrance de l'animal, à
l'anxiété, à la contraction du pouls, à la prostration plus ou
moins prononcée. Si des excrémens bilieux, fétides et abondans
semblent indiquer les purgatifs, on doit les choisir parmi les
substances purgatives acides, et ne pas oublier qu'ils nuiraient
s'ils étaient trop énergiques, ou si le péritoine se trouvait trop
enflammé. Si la poitrine est particulièrement affectée, le pouls

est large ; quelques petites saignées de la sous-cutanée thoracique et des applications stimulantes sur les fesses peuvent
être indiquées. Lorsque le cerveau est plus lésé que les autres
organes, on saigne de la jugulaire et des saphènes, on stimule
les fesses, on projette de très-haut sur le sommet de la tête des
seaux d'eau très-froide, et l'on fait sur cette partie, si on le
peut, des applications de glace pilée ou de neige, toutefois
après les émissions sanguines, qui sont surtout nécessaires si la
circulation est impétueuse, et si le sang se porte au cerveau.
Si au contraire la circulation est languissante, et que l'animal
soit plongé dans un état comateux, comme apoplectique, on
applique des vésicatoires au frontal et aux parties latérales de
la nuque, et l'on stimule la partie inférieure du canal digestif.
On prodigue volontiers, dans ce cas, le vin et les autres stimulans à l'intérieur ; mais ils conviennent à peine dans les circonstances suivantes : 1° quand l'affaiblissement général et la stupeur se présentent sans rougeur très-marquée à la langue, et
sans signes d'inflammation dans les trois cavités ; 2° quand ces
moyens, loin d'augmenter les symptômes, les diminuent, pro-
curent la souplesse du pouls, et disposent à la diaphorèse ; encore faut-il s'arrêter au moindre signe de surexcitation, pour
recourir aux acides, sauf à revenir aux premiers moyens, si
l'indication les réclame de nouveau ; 3° quand, après que la
fièvre est dissipée, le malade tombe dans une faiblesse qui ne
peut être attribuée à la souffrance d'un viscère enflammé ; c'est
alors le premier moment de la convalescence ; mais il importe
essentiellement dans ce cas de bien graduer les doses des stimulans, de ne pas y recourir prématurément, et d'éviter toute
exaltation qui pourrait dissiper ce qui reste de force vitale ;
4° enfin, quand tout espoir est perdu, et que les congestions
s'accroissent avec rapidité, malgré l'emploi des révulsifs les
plus puissans. Au surplus, cette méthode désespérée, qui est
susceptible de beaucoup de modifications, ne fait que des victimes quand on l'emploie trop tôt ou trop énergiquement ; les
adoucissans et les acides sont souvent préférables. *Voyez* EPI-
ZOOTIE et les deux divisions qui suivent.

TYPHUS CHARBONNEUX. Ainsi que nous l'avons dit, le typhus
charbonneux ressemble beaucoup, par son caractère essentiel,
au typhus contagieux, dont il sera ci-après parlé. Le premier
se développe dans les mêmes circonstances que le second, sous
l'influence des mêmes causes, et réclame, à peu de chose près,
un traitement analogue. On l'a vu régner dans le même temps,
dans les mêmes circonstances et dans les mêmes endroits. La
différence consiste en des nuances très-légères, et spécialement en une éruption de tumeurs particulières, qui se développent à l'extérieur, quelquefois du premier au quatrième jour,
dans le tissu lamineux sous-cutané. Ces tumeurs, auxquelles

on a donné le nom de *charbon*, sont quelquefois d'une petit volume, mais elles se développent avec la plus grande rapidité, et acquièrent parfois un volume considérable. Le typhus charbonneux diffère encore du typhus contagieux sous le rapport de la contagion, comme nous le ferons voir plus loin. Nous montrerons alors qu'on lui a vu prendre un caractère contagieux tellement grave et insidieux, qu'il s'est propagé aux animaux d'espèces différentes, et que l'homme lui-même n'a pas toujours été à l'abri de ses atteintes ; aussi arrive-t il quelquefois que cette maladie exerce de tels ravages, qu'elle n'épargne nul animal quelconque qui se trouve dans les conditions propres à en être affecté. Elle est parfois sporadique ; mais le plus souvent elle règne épizootiquement ou enzootiquement, devient très-meurtrière, occasione de grandes mortalités, et constitue un fléau des plus désastreux.

Une aussi formidable affection se déclare souvent au moment où l'on s'y attend le moins, si ce n'est toutefois dans ces grandes circonstances épizootiques qui désolent et dévastent des contrées entières, même des régions étendues. Les signes précurseurs ne se présentent pas toujours d'une manière assez sensible pour faire soupçonner son apparition ; souvent l'animal qui doit être attaqué mange et boit comme à l'ordinaire ; la maladie se déclare tout à coup, avec des symptômes très-graves, et fait des progrès si rapides, qu'il est impossible d'apporter du secours au sujet que la mort va bientôt surprendre. D'autres fois, on observe des prodromes : les suivans, tels que la tristesse, l'anorexie, la faiblesse des muscles et des lombes, la sensibilité du rachis, le ralentissement et même la cessation de la rumination dans les espèces bovine et ovine, la diminution de la sécrétion du lait dans les vaches, ne sont encore que des signes précurseurs communs à presque toutes les maladies ; mais pour peu que les animaux menacés éprouvent particulièrement de la faiblesse ou une prostration considérable des forces musculaires, de la difficulté à se mouvoir ; qu'ils s'arrêtent tout à coup en marchant, comme s'ils avaient de la raideur ; que leurs yeux soient battus, chassieux, humides, et les oreilles pendantes ; surtout si le typhus charbonneux règne aux environs, bien que ces animaux mangent peut-être encore, et ne paraissent pas d'ailleurs très-malades, on doit néanmoins s'attendre à une invasion prochaine, qui peut avoir lieu, soit d'une manière subite et violente, soit moins promptement. Au moment où elle se manifeste, la phlegmasie du tube intestinal est déjà très-vive ; elle gagne la membrane muqueuse gastrique, s'irradie dans les viscères voisins, réagit sur le cœur, qu'elle irrite, et dont elle précipite les contractions, développe ainsi la fièvre, et détermine sympathiquement l'irritation des vaisseaux sanguins de la peau. Ces

vaisseaux s'engorgent ; s'il y a un ou plusieurs points plus sensibles , plus impressionnables , il y a prédominance d'engorgement , et charbon ou tumeur charbonneuse crépitante ; s'il
n'y en a point , tout le tissu lamineux sous-cutané se gorge
de sang ou de fluides blancs , et l'on a ce que l'on a jusqu'ici
appelé *charbon blanc* ; enfin , si les vaisseaux apparens du système dermoïde participent à l'irritation , il y a , suivant l'expression admise , *charbon érysipélateux* , ou *érysipèle gangréneux* , variété qui se rencontre plus particulièrement dans
les bêtes à laine , et à laquelle il faut rapporter l'*ignis
sacer* des anciens et de la *cristalline* de Hallé. Telle est l'idée
nette et précise que nous devons nous faire des maladies dites
charbonneuses , idée dont la justesse sera rendue évidente par
l'exposé des symptômes , et par celui des altérations pathologiques que les autopsies cadavériques nous découvriront. C'est
pour ne pas avoir apporté une attention assez sérieuse, un examen essez approfondi à la nature et au siége principal de l'affection , aux organes essentiellement lésés , et à la lésion à laquelle ils se trouvent en proie , qu'on a obscurci le véritable
jour sous lequel on devait envisager les différentes variétés
du typhus charbonneux , et travesti en hypothèses les faits les
plus palpables. C'est ainsi que , s'attachant précisément au
symptôme le plus saillant de chaque variété , on en a fait autant de maladies distinctes et séparées , autant d'êtres imagi-
naires , auxquels on a prêté des propriétés qu'on a refusées à
la lésion organique qui tombe sous les sens.

Toute invasion du typhus charbonneux est donc caractérisée essentiellement par une phlegmasie aiguë très-intense de
la membrane muqueuse du tube alimentaire ; une fièvre particulière , et des phlegmons appelés *charbons* , en sont les principaux symptômes. La prostration peut être très - considérable ; mais le principal danger n'est pas celui de l'affaiblissement général , il réside dans la désorganisation des organes
attaqués. Cette fièvre est tout à coup très-prononcée , et s'annonce par un pouls d'abord fréquent , plein et dur, puis intermittent , mollet, irrégulier. La température du corps est iné-
galement élevée, et l'est davantage aux cornes et aux oreilles,
avec des alternatives de froid. La bouche est sèche , la soif
vive , l'haleine chaude et souvent fétide , la respiration en général accélérée ; les flancs sont agités , quoique l'animal ne
tousse point ou presque point. Les membranes muqueuses sont
extrêmement rouges , surtout la conjonctive, qui ne tarde pas
à prendre une teinte violacée. Les yeux paraissent injectés ou
jaunâtres ; le regard est inquiet , quelquefois farouche ; l'a-
nimal porte souvent la tête , tantôt sur un côté du tronc , tantôt
sur l'autre , comme pour indiquer le point où il souffre le plus.
Quelquefois il s'arrête tout à coup au milieu de la marche ,

comme s'il éprouvait de la raideur ; d'autres fois ce sont des
espèces de frayeurs paniques ; ou bien le malade court çà et là,
comme s'il sentait un feu intérieur qui le dévore, ou quelque
chose qui le tourmente et qu'il semble vouloir éviter ; ou bien
enfin il se couche et se relève avec précipitation, comme s'il
était attaqué de coliques ; ou il reste debout, est triste, accablé, bave, tremble quelquefois sur ses membres, ne tarde
pas à chanceler, tomber et mourir. Cet état fébrile va toujours
en augmentant, et conduit ordinairement le malade à la mort,
en se compliquant de divers phénomènes pathologiques dont
il sera parlé. C'est cette même fièvre qu'on a appelée *fièvre
charbonneuse*, *peste charbonneuse*, et qu'on a jusqu'ici confondue avec la maladie dont elle n'est qu'un effet sympathique, qu'un symptôme dominant ; elle précède ordinairement
le développement des phlegmons charbonneux, et même les
malades succombent quelquefois si précipitamment, que le
plus léger de ces phlegmons n'a pas même le temps d'apparaître. Cela arrive dans quelques invasions extrêmement intenses, et plus particulièrement chez les sujets forts et vigoureux, d'un tempérament irritable, où l'énergie vitale détermine une réaction très-grande, lesquels sujets se trouvent
anéantis dans un laps de temps très-court, sans que l'éruption des tumeurs ait pu s'effectuer ; ou si quelquefois elles se
montrent, elles n'ont lieu qu'imparfaitement, et n'empêchent
pas que les individus qui en sont atteints succombent. On
a observé, au contraire, que les animaux les plus faibles sont
ceux qui, le plus ordinairement, se défendent avec le plus
d'avantage contre les atteintes du typhus charbonneux, et
chez lesquels les éruptions de tumeurs à l'extérieur et les
changemens favorables se font le plus facilement. Quelquefois
ces mêmes tumeurs se montrent en premier lieu, constituent
le signe apparent de la maladie, ou deviennent le symptôme
prédominant ; d'autres fois, dans quelques invasions moins
promptes, elles ne paraissent sur différentes parties du corps
qu'au bout de trois, quatre ou cinq jours. Ces sortes d'éruptions sont souvent précédées ou accompagnées de convulsions ;
quelquefois aussi elles sont suivies de métastase ou de délitescence, symptômes presque toujours mortels. Mais leur apparition n'est pas toujours précédée de tous les symptômes exposés ci-dessus ; dans bien des cas, ce n'est qu'après leur éruption, et même lorsqu'elles ont fait des progrès, qu'elles sont
accompagnées de tous les phénomènes d'irritation, d'inflammation et d'anxiété. Souvent au bout d'une heure ou deux elles
sont au plus haut degré d'intensité ; c'est alors que les yeux
sont ardens, très-enflammés et hagards, que le pouls est soulevé et très-accéléré. Ces symptômes ne subsistent pas long-
temps ; car, dès que l'affaissement et la déorganisation dite

gangréneuse se sont emparés des tumeurs, toutes les forces se trouvent anéanties, le pouls devient petit, lent, intermittent, un abattement général se fait remarquer dans toute la machine, et l'animal ne tarde pas à succomber. Quelquefois les forces se raniment pour un instant; mais elles ne sont que le prélude d'une mort prochaine. Ainsi qu'il a été dit, tous ces phénomènes se succèdent quelquefois avec une telle rapidité, que la mort survient dans le court espace de quelques heures; d'autres fois, plus rarement à la vérité, la marche de l'affection est moins rapide, et l'animal prolonge sa vie pendant douze, vingt-quatre, trente-six heures, ou même plusieurs jours. Quand la maladie se prolonge plusieurs jours, on a lieu d'observer quelques convulsions, quelques secousses, des plaintes et une inquiétude quelquefois très-grande; la bouche se remplit de bave, la constipation a lieu, et les excrémens sont coiffés; d'autres fois il y a diarrhée fétide de matières sanguinolentes, et le rectum fait saillie au dehors, en laissant voir sa membrane muqueuse rouge et enflammée. Des matières sanguinolentes et fétides s'écoulent quelquefois par les naseaux. L'urine, qui était d'abord claire, devient trouble et roussâtre, et est expulsée difficilement.

Les tumeurs désignées sous le nom de charbonneuses sont de la nature du plegmon, avec une tendance particulière à prendre promptement un mauvais caractère; elles varient considérablement sous plusieurs rapports; tantôt ce sont des efflorescences, dont l'éruption est toujours précédée, accompagnée ou suivie de la fièvre dont nous avons parlé; tantôt elles constituent de petites tumeurs arrondies, dures, rénitentes, circonscrites; tantôt elles forment des tumeurs hémisphériques considérables, peu sensibles d'abord. Ainsi elles affectent des formes et des grosseurs variées, sont parfois étendues, et peu ou point apparentes. Elles paraissent tout à coup, ou se développent peu à peu; elles sont multiples dans les bêtes à cornes, et presque toujours uniques dans le cheval, l'âne et le mulet. Elles dilatent le tissu lamineux, rendent la peau tendue, crépitante et extrêmement sensible, comme on le voit principalement le long du dos et des lombes. Leur sensibilité est toujours plus marquée dans le cheval que dans les ruminans. Certaines de ces tumeurs ont dans leur centre une sorte de dépression, peut-être même une ouverture imperceptible, qui répond à un filament regardé comme un bourbillon; d'autres présentent à leur sommet une vésicule qui ne tarde pas à crever, et laisse écouler un liquide corrosif. Il est des cas où le corps se couvre de phlyctènes, qui s'étendent et sont bientôt frappées de désorganisation des parties; il est d'autres cas où les tumenrs acquièrent un volume quelquefois énorme; on en a vu d'aussi grosses que la tête d'un enfant, et même du diamètre de trois décimètre un quart (un pied). Toutes sont plus ou moins consistantes, très-adhérentes dans le fond, comme œdémateuses, emphysémateuses, crépitantes, et l'impression du doigt s'y remarque facilement. Plus souvent étendues que circonscrites et rénitentes, elles communiquent quelquefois entre elles, dans les bêtes à cornes, par des espèces de traînées. Si pendant la vie de l'animal on plonge un instrument tranchant dans l'intérieur de ces tumeurs, il s'en échappe ordinairement des gaz souvent fétides, il s'écoule de la plaie une sérosité jaunâtre, plus rarement brune ou sanguinolente qu'on ne le croit généralement, laquelle infiltre le tissu lamineux sous-cutané et intermusculaire, et donne à toutes les parties l'aspect d'une gélatine peu ou mal prise. On a quelquefois trouvé des hydatides dans ces tumeurs. Lorsque les chairs ainsi infiltrées ont été incisées sur le vivant, elles deviennent assez souvent blafardes, et se désorganisent avec une extrême facilité. Quand l'humeur contenue dans les tumeurs se fait jour d'elle-même à travers les tégumens, elle se répand sous la forme d'une sérosité roussâtre, qui désorganise bientôt les parties sur lesquelles elle est répandue, et ces ouvertures spontanées laissent après elles des ulcères qui ne tardent pas à faire des progrès, comme à faire tomber, en partie ou en totalité, les parties qui en sont le siége. Si, dans ces circonstances périlleuses, la nature n'est pas secourue efficacement et à temps, les tumeurs, même celles non ouvertes, s'affaissent et semblent rentrer en dedans ; l'irritation sympathique qui les a développées réagit à son tour sur quelque organe essentiel à la vie, souvent sur celui qui est primitivement et essentiellement affecté, dont elle accroît violemment la phlegmasie et hâte la désorganisation ; alors l'existence des individus n'est pas seulement compromise, elle est dans le danger le plus grave et le plus pressant. Que les tumeurs ne s'ouvrent pas d'elles-mêmes, ou ne soient pas ouvertes artificiellement, elles ne sont pas long-temps à se désorganiser de même, et toujours complétement.

Les tumeurs dites charbonneuses peuvent affecter différentes parties du corps ; mais il est des régions où elles se rencontrent plus particulièrement, telles que la tête, la bouche, la ganache, le cou, le poitrail, les coudes, les parties inférieures et latérales du thorax et de l'abdomen, quelquefois aussi, mais plus rarement, les mamelles, le dedans des cuisses, les parties génitales et les membres. Elles sont plus ordinairement placées, non pas comme quelques personnes avaient cru le remarquer, vers les parties déclives inférieures, par rapport à la position de l'animal, mais dans les endroits où le tissu lamineux est très-abondant et lâche.

Si les auteurs qui jusqu'ici ont traité du typhus charbonneux sous différens noms ont fait de cette maladie presque autant d'espèces qu'elle peut présenter d'aspect différens, aucun ne paraît encore s'être spécialement attaché à la lésion principale et pathognomonique qui la caractérise. D'abord, ils ont distingué le charbon en interne et en externe, suivant que la phlegmasie gastro-intestinale sur-aiguë, qui en est le caractère essentiel, est accompagnée de la fièvre dite charbonneuse, sans apparition ou avec apparition du phénomène des productions tumorales ; ensuite ils ont adopté improprement le nom de *charbon essentiel* et de *charbon symptomatique*, suivant qu'ils ont distingué ce qu'ils ont appelé *la nature des tumeurs* en *charbon noir* et en *charbon blanc :* enfin, suivant les différentes parties du corps sur lesquelles se manifestent ces mêmes tumeurs, ils leur ont fait porter des noms très-multipliés et singulièrement disparates, dont nous nous dispensons de rapprocher la collection bizarre. Toutes ces divisions et subdivisions incohérentes ont plutôt embrouillé le diagnostic qu'elles ne l'ont éclairé ; on a vu toutes les prétendues espèces de charbon venir en même temps dans un foyer assez borné, être le résultat des mêmes causes, le produit de la même lésion, et n'offrir de modifications plus ou moins variées qu'en raison des dispositions individuelles. Ce serait donc mal à propos qu'on voudrait conserver un nombre considérable de dénominations insignifiantes et vicieuses, qui, bien loin d'être avantageuses, ne peuvent que nuire à la pratique et entraver l'avancement de l'art.

C'est après avoir analysé les caractères communs et généraux, qu'on trouve plus détaillés et même diffus dans beaucoup de descriptions, que nous avons tracé l'histoire des symptômes du typhus charbonneux. Sans doute ces symptômes offrent des modifications à raison des différentes circonstances dans lesquelles diverses invasions épizootiques de cette nature ont lieu, et eu égard aux différentes espèces d'animaux qui en sont attaqués ; des modifications semblables ou analogues se rencontrent également dans l'histoire des causes, de la contagion, des autopsies et du traitement ; mais elles ne sont pas de nature à établir autant de maladies distinctes, et nous ne devons pas nous y arrêter en ce moment. Plus loin, et en terminant, nous offrirons un rapide aperçu des principales épizooties charbonneuses qui se sont manifestées à différentes époques ; là nous aurons soin de faire ressortir ce qui peut manquer ici, et par les rapprochemens faciles que l'on pourra faire, on aura, sans d'inutiles répétitions, une histoire du typhus charbonneux aussi complète que possible dans un dictionnaire que nous avons à cœur d'étendre le moins possible.

Nous avons dit que le typhus charbonneux, quelle qu'en soit la forme, avait pour caractère spécial et essentiel la phlegmasie sur-aiguë du canal alimentaire : déjà, au premier aspect des symptômes, on a pu préjuger l'exactitude de cette assertion ; mais il faut achever de la justifier par les résultats que les autopsies cadavériques vont nous offrir. Notons d'abord une chose très-remarquable dans les épizooties des herbivores, c'est que la décomposition de viscères a lieu d'une manière très-rapide après la mort, surtout dans les pays chauds et pendant l'été. Quelques heures suffisent pour altérer toutes les parties ; aussi, quand on veut observer les effets d'une maladie sur les cadavres, il est très-important de les ouvrir immédiament après la mort, sans quoi les gaz se dégagent très-rapidement dans le canal intestinal, et quelquefois dans le tissu cellulaire qui unit les organes entre eux ; le sang et les autres humeurs s'extravasent, et il en résulte des engorgemens dans les vaisseaux capillaires, des taches ou de larges ecchymoses violettes, brunes ou noires, formées par de simples exhalations peu de temps après la mort, lorsque le corps est encore chaud, ou peut-être aussi dans les derniers temps de la vie, lorsque toutes les propriétés vitales organiques sont en partie éteintes. Ces altérations, qu'on observe souvent sur les cadavres des herbivores morts de maladies aiguës, en ont souvent imposé à des hommes peu exercés en anatomie pathologique, et ils ont pu les prendre pour des traces d'inflammation, qui n'ont peut-être pas eu lieu pendant la vie, ou pour de véritables gangrènes des poumons, du foie, de la rate, du diaphragme, etc., toujours très-rares dans les animaux.

Quand on ouvre l'animal au moment où il expire, voici ce qu'on remarque de plus notable en explorant anatomiquement son cadavre : indépendamment des tumeurs dites charbonneuses, dont nous avons parlé, et que nous avons fait suffisamment connaître, on remarque, sur le tissu lamineux sous-cutané, les interstices des muscles et différens organes de la poitrine et du bas-ventre, des taches ou ecchymoses brunes ou noires, appelées communément gangréneuses, et des infiltrations d'une sérosité jaunâtre, comme glaireuse, quelquefois limpide, d'autres fois sanguinolente, principalement autour des tumeurs dont il s'agit et des ganglions lymphatiques, qui sont assez souvent plus ou moins engorgés et noirs. Dans les cadavres de ceux qui sont morts subitement et sans éruption de tumeurs, on trouve de ces mêmes taches très-noires dans le mésentère, le foie, la rate et plusieurs autres viscères. Le foie et la rate notamment, suivant plusieurs auteurs, ont été trouvés volumineux, gorgés d'un sang très-noir, et les ganglions mésentériques noirs, ecchymosés et ramollis. Les gros vaisseaux sont injectés de sang noir. La membrane muqueuse du nez est ordinairement rouge ou violacée, et quelquefois garnie de petites ulcérations. Quelques traces d'inflammation se remarquent aussi sur la membrane muqueuse de l'œsophage ; mais les caractères de la phlegma-

sie la plus aiguë sont surtout manifestes et très-marqués sur
un grand nombre de points de la muqueuse du canal intestinal
et des estomacs, que l'on a trouvée rouge, épaissie, infiltrée
de sang et de sérosité, désorganisée et décomposée; il y a souvent si peu d'adhérence entre les parties, qu'elles tombent
quelquefois en morceaux entre les mains de ceux qui les touchent. Dans les bêtes à cornes, on trouve ordinairement le
feuillet rempli d'alimens desséchés, durcis, d'une masse
énorme, à laquelle adhère la membrane interne de cet organe.
La caillette, ou principal estomac, est aussi en état de désorganisation à sa surface interne, et renferme des matières d'une
odeur infecte. Le diaphragme, la vessie, le péritoine même,
quelquefois les reins, participent à la phlegmasie, et il est des
cas où la capacité de l'abdomen est remplie de sang ou de sérosité roussâtre. Audouin a trouvé la plèvre, le péricarde et
le péritoine remplis de sérosité sanguinolente, ainsi que des infiltrations de même nature à leur surface externe. Ce qui rapproche encore le typhus charbonneux du typhus contagieux,
c'est l'état de la bile, constamment altérée d'une manière plus
ou moins notable dans les bêtes à cornes, dont la vésicule biliaire est en même temps gonflée. On sait que cette vésicule
manque dans le cheval et les autres solipèdes. La rate, gorgée
de sang noir, est molle et toujours d'un volume considérable.
Les poumons sont constamment engorgés par un sang très-noir;
ils sont crépitans et marqués d'ecchymoses. Le cœur est ramolli, et présente des taches noires ecchymosées dans sa substance même, ainsi qu'au dessous de sa membrane interne;
celle-ci est rouge, non-seulement dans cet organe, mais encore
dans les gros vaisseaux. Le sang est plus fluide, ne se coagule
plus, et exhale une odeur particulière. Quand le typhus charbonneux a paru à l'extérieur, les organes internes sont moins
fortement lésés; mais les intestins et les estomacs le sont toujours à un très-haut degré. Le système nerveux n'a pas toujours été examiné avec soin; le rachis n'a jamais été ouvert;
mais l'encéphale a offert quelquefois un ramollissement très-
prononcé; d'autres fois ses enveloppes étaient couvertes de
points noirs; souvent on n'y a rien trouvé de remarquable.
Ainsi on peut voir que la plupart des altérations pathologiques
observées à l'ouverture des animaux, dans le typhus charbonneux, sont communes au typhus contagieux, et ne diffèrent
que secondairement par l'infiltration séro gélatineuse, environnant les ganglions, ainsi que les tumeurs dites charbonneuses.

Il est actuellement facile d'établir le diagnostic, de préciser
par conséquent la nature et le siége principal, même spécial, de
l'affection. Pour peu qu'on y réfléchisse mûrement et sans prévention, on voit clairement qu'une phlegmasie très-aiguë est
le caractère saillant et essentiel de la maladie, que celle-ci est

presque toujours précédée des signes qui annoncent que la phlegmasie attaque primitivement les viscères digestifs, et que le phénomène des tumeurs appelées charbonneuses n'est qu'une irradiation sympathique de l'état inflammatoire des estomacs et des intestins. Telle est la proposition que nous avons soutenue en commençant, et que nous croyons avoir rendue palpable et à l'abri de toute contestation. Les changemens avantageux que l'on peut, dans quelques cas, très-rares à la vérité, observer après l'apparition des tumeurs, ne sont pas une raison pour regarder l'éruption dont il s'agit comme la maladie essentielle ; ce n'est là véritablement qu'un symptôme, qu'il ne faut pas toutefois négliger, car il devient souvent un moyen dont la nature se sert pour sortir triomphante de la lutte, si elle le peut.

Le pronostic est en général très-fâcheux, et d'après ce que nous avons exposé, il est bien facile de le concevoir. Comment en effet administrer assez promptement les secours convenables dans un cas où la désorganisation et la mort arrivent en quelques heures ? Quand il ne règne pas d'épizootie charbonneuse, il est souvent difficile de reconnaître tout d'abord le typhus charbonneux, qui se manifeste sans aucun symptôme apparent, et même, lorsque des tumeurs se développent, on ne peut guère décider avec certitude, dans le commencement, si elles sont véritablement de celles qu'on appelle charbonneuses ; ce n'est que lorsqu'on y remarque une tension forte et une rénitence bien prononcée, que lorsque, malgré tous les moyens possibles, ces tumeurs ne peuvent être amenées à la résolution ou à une suppuration louable, qu'on peut savoir à quoi s'en tenir. Il ne peut y avoir d'espérance qu'autant que, après l'éruption des tumeurs, on voit l'animal manger, boire, reprendre sa gaieté, et la réaction fébrile diminuer d'intensité. Mais ce cas est infiniment rare dans les épizooties du typhus charbonneux.

Cette trop funeste affection peut bien quelquefois se développer spontanément, mais le plus ordinairement elle revêt la forme épizootique, et elle est due à une multitude de causes très-variées et presque toujours obscures. Les uns l'attribuent à la morsure des animaux venimeux, à des plantes vénéneuses dans les pâturages ; d'autres à la succession des saisons très-pluvieuses, aux grandes sécheresses, à des brouillards, à des débordemens de rivières, aux vapeurs qui s'élèvent des amas d'eaux corrompues et des terrains desséchés ; d'autres encore à l'usage pour boisson des eaux bourbeuses et stagnantes des marais, de l'eau de puits chargée de matières pierreuses ou terreuses, ou de sulfate de chaux (sélénite) ; à la consommation de fourrages vasés, mal récoltés, submergés, rouillés, chargés d'insectes, etc., ou venus dans les terrains bas, aqua-

tiques, marécageux, abondans en renoncules, laiches, tros-
carts, et autres végétaux malfaisans; à l'usage du foin nouveau, altéré, de l'avoine plâtrée, du son et résidu de grains
fermentés, comme celui qui a servi aux distilleries et à faire la
bière; au trèfle pour toute nourriture, sans être mélangé à aucun autre aliment moins excitant, telle que la paille; enfin à une
foule de circonstances analogues dont le détail serait trop long.
Mais, dit Gilbert, il est facile de voir que presque toutes ces
causes se réduisent à l'altération des substances alimentaires
(et aussi de l'atmosphère), soit par les pluies, les inondations,
les grandes chaleurs suivies de sécheresses extraordinaires,
ou autres circonstances du même genre. Les erreurs de régime,
auxquelles on les attribue aussi, peuvent bien, suivant le même
auteur, augmenter les dispositions qu'ont les animaux à contracter la maladie, mais Gilbert pense qu'elles sont suffisantes
pour la produire, et il ajoute que cette proposition explique
assez bien pourquoi les affections charbonneuses règnent tous
les ans dans quelques cantons, puisqu'il n'est pas d'années où
il n'arrive quelque inondation locale, etc. Au reste, le typhus
charbonneux peut être le produit d'une infinité de causes aussi
inexplicables qu'inaccessibles à nos investigations; c'est pourquoi il n'est pas étonnant qu'il se montre quelquefois sans que
l'on puisse en découvrir les sources véritables.

Quand la maladie attaque un grand nombre d'animaux à la
fois, on peut bien reconnaître ou présumer une cause générale; mais qui sait si, dans le plus grand nombre des individus,
cette cause ne resterait pas inactive si son effet n'était pas
développé par une vraie contagion propre à transmettre le
principe de la maladie? On ne peut pas dire cependant que le
typhus charbonneux soit contagieux au même degré sous toutes les formes; il l'est réellement; mais, dans la plupart des
aspects qu'il présente, la contagion ne se transmet qu'à la
manière de certaines enzooties, ou elle a besoin pour se propager d'un contact immédiat ou très-approchant, d'une sorte
d'inoculation, comme le prouvent les expériences faites à Fossano par Brugnone, et les nombreux exemples de la communication de la maladie, des animaux malades aux animaux
sains de la même espèce ou d'espèces différentes, et même à
l'homme. Comment concevoir en effet que, sans ces conditions,
un animal frappé comme d'un coup de foudre, cessant de
manger, de ruminer, mourant en peu d'instans, et ne donnant
issue à aucune sécrétion morbide, puisse infecter d'autres
animaux? Les exemples de contagion transmise immédiatement
sont aussi très-rares dans certaines variétés du typhus charbonneux, surtout à quelque distance du lieu infecté, ce qui
semble indiquer que les émanations délétères sont promptement
détruites dans l'atmosphère, et qu'elles ne peuvent pas toujours,

comme celles du typhus contagieux épizootique des bêtes à grosses cornes, étendre leur sphère d'activité au-delà du corps même qui les a fournies.

Mais il est certaines épizooties très-subtiles et très-insidieuses du typhus charbonneux, dans lesquelles l'activité de la contagion ne le cède en rien à celle du typhus contagieux du gros bétail, et des faits bien observés et recueillis par des hommes de l'art prouvent incontestablement qu'elle peut se propager très-promptement, non seulement aux divers animaux d'espèce semblable ou différente, mais aussi aux hommes qui, dans les opérations ou les autopsies qu'ils ont faites sur des victimes de la maladie, ont eu le malheur de se couper ou de se verser des gouttes de sang sur quelque partie de leur corps. On rapporte qu'une truie et huit jeunes cochons périrent pour avoir flairé les restes sanglans d'une vache enterrée à quelques pas de là. Des poules, des oies, des canards, des dindons, jusqu'à des merles et des étourneaux, sont morts pour avoir avalé du sang d'animaux infectés. Gilbert rapporte avoir vu périr le même jour deux ours et un loup auxquels on avait donné de la chair d'un cheval mort du charbon sur la hanche. Dans d'autres cas analogues, d'ailleurs assez nombreux, les personnes et les animaux qui ont mangé de cette chair infectée, n'ont éprouvé aucun accident : peut-être le sang chaud de l'animal attaqué recèle-t-il des principes délétères plus susceptibles de se communiquer. On a vu des chevaux contracter le charbon pour avoir porté en croupe une peau fraîchement dépouillée d'un bœuf infecté du même mal, bien que cette peau fût contenue dans un sac. Un vétérinaire faisant l'ouverture d'un bœuf mort du typhus charbonneux, porta imprudemment ses mains teintes de sang à son visage, naturellement couvert de boutons ; il survint un érysipèle charbonneux, accompagné de frissons, ne nausées, de syncopes, et l'homme succomba. Une femme qui avait introduit le bras dans le rectum d'un cheval atteint du charbon, pour extraire les excrémens de cet intestin, mourut de la maladie au bout d'un temps très-court. Un vétérinaire blessé à la main ayant fait, dans cet état, l'extirpation d'une tumeur charbonneuse, contracta lui-même le charbon, et en mourut, malgré tous les soins qui lui furent administrés. Deux hommes avaient saigné à la gorge un taureau affecté d'un charbon de la nature de celui qu'on dit très-malin ; ils éprouvèrent un gonflement très-considérable au bras droit, avec des taches livides, suite du contact du sang sur cette partie ; peu de temps après l'apparition du gonflement, ils ressentirent des maux de cœur, ainsi qu'une fièvre violente, et ils furent très-dangereusement malades. Une femme, après avoir saigné un mouton mort du charbon, ayant laissé tomber deux seules gouttes de sang sur sa main, il survint deux pustules malignes aux endroi*s où ces gouttes étaient tombées. Petit cite un exemple d'affection charbonneuse produite, chez deux enfans, par l'intermédiaire d'un vêtement qui avait d'abord servi à couvrir les peaux de bestiaux morts de la maladie qui nous occupe ; mais ce fait est extrêmement rare, et si l'on peut en rapprocher quelques autres analogues, ce ne doit être qu'en très-petit nombre. Outre les faits cités, il en est un grand nombre d'autres que nous pourrions rapporter ici ; nous craignons d'occuper trop d'espace, mais ceux auxquels nous nous réduisons suffisent bien pour faire reconnaître la nature éminemment contagieuse de certaines invasions du typhus charbonneux.

Il serait trop long de passer en revue tous les moyens curatifs indiqués contre cette trop funeste affection ; d'ailleurs, les principaux d'entre eux, généraux et locaux, tels que les toniques, les purgatifs, les sétons et trochisques divers, etc., ont été également proposés contre le typhus contagieux épizootique du gros bétail, et là nous nous réservons de les examiner, de les apprécier à leur juste valeur. Qu'il nous suffise de dire ici qu'en général les moyens de traitement ont été choisis dans la classe des médicamens excitans les plus énergiques, et parmi les applications externes les plus actives. On a essayé à peine la méthode antiphlogistique ; nous croyons cependant qu'elle est la seule susceptible, peut-être, de produire de bons effets, au début surtout des affections charbonneuses ; on ne risque rien d'ailleurs d'en tenter l'application raisonnée, puisque la méthode opposée s'est montrée partout inefficace. Ce qui déjà prouve beaucoup en faveur du traitement antiphlogistique, c'est ce qui est arrivé en 1823, en une circonstance qui, si elle n'est pas tout-à-fait semblable, est du moins très-analogue, dans la commune de Védrin, arrondissement de Namur, où une gastro-entérite aiguë, épizootique et compliquée, a été exaspérée par un traitement incendiaire, et guérie par un traitement opposé. Nous donnerons, en terminant, une courte notice de cette épizootie, parce qu'elle est d'un grand intérêt pour la médecine vétérinaire. On lit aussi dans le compte-rendu des travaux de l'École vétérinaire d'Alfort, pour 1823, que, du 4 au 5 mai de cette même année, un propriétaire vit périr, au bout de quelques heures de maladie, deux vaches, sur huit dont une étable se composait ; le caractère aigu de l'affection et la nature des lésions cadavériques ne permettant pas de méconnaître la maladie, la ration journalière fut diminuée ; on saigna, on plaça un séton, les boissons furent acidulées ; on administra quelques lavemens, et les six vaches furent sauvées ; une génisse de cinq mois, que l'on avait négligé de soumettre au même traitement, fut trouvée morte le 30 juin suivant. Or, l'affection est bien celle désignée par Chabert sous le nom de *fièvre charbonneuse*. L'observation que nous rapportons, et d'autres semblables consignées dans les rapports de 1818 et 1822, à la même École, portent fortement à penser que, dans le cas dont il s'agit, on peut espérer d'arrêter, par les moyens les plus simples, les effets les plus désastreux. De ce que les moyens antiphlogistiques ne produiraient pas, dans tous les cas, des résultats avantageux, ce ne serait pas une raison de les repousser comme nuisibles ou seulement inutiles. Comment en effet triompher toujours d'une affection qui attaque avec tant de promptitude le principe de la vie, qui entraîne la désorganisation subite et la plus complète des organes attaqués ! Par exemple, le typhus charbonneux avec réaction fébrile très-intense et sans éruption de tumeurs, a tant de promptitude et de rapidité dans sa marche, tant de célérité dans les funestes effets qui en sont les suites trop ordinaires, qu'on n'a pas le temps de soumettre le malade à quelque traitement que ce soit.

En général, la saignée est indiquée dès l'apparition de l'affection ; mais il est préférable de la faire petite, surtout dans les ruminans, à la veine sous-cutanée qui descend de la face latérale et inférieure du thorax jusque sous l'abdomen, et de la répéter de chaque côté à courts intervalles. Les saignées générales ont ici le grave inconvénient de décider un collapsus, et de ne produire qu'un mieux momentané. En 1793, elles ont été pratiquées, dans le département de l'Indre, par Gilbert et d'autres hommes de l'art ; elles ont aussi été pratiquées ailleurs à d'autres époques, et l'on ne voit pas qu'on en ait retiré un grand bien. Il est donc sage de s'en tenir aux émissions sanguines locales. Il est bon d'en seconder l'effet par la diète, les boissons chaudes miellées, les breuvages adoucissans, des lavemens émolliens administrés d'heure en heure, de fréquentes fumigations de vapeurs aqueuses sous le ventre, des frictions long-temps continuées sur toute la surface du corps, avec des bouchons de paille, et des applications très-chaudes et non interrompues de cataplasmes épais de son gras et de graine de lin. Il est beaucoup moins difficile de les mettre en emploi qu'on pourrait le penser au premier abord : on a un sac au grain, de moyenne grandeur, au fond duquel on introduit autant de ces substances qu'il en faut pour que, après avoir été bien bouillies, elles puissent garnir, dans une épaisseur de trois à quatre doigts, presque toute la moitié du sac, qu'on ferme en cet endroit par une couture de trois décimètres un quart (un pied) ; plus loin on fait une autre couture, on introduit la même quantité des mêmes substances, pour que le poids soit égal de chaque côté, et l'on coud la gueule du sac pour le fermer ; on a ainsi une espèce de large besace close. On met ensuite le sac ainsi déposé dans une chaudière d'eau bouillante, dont on entretient l'ébullition, et quand la graine de lin a donné son mucilage, on expose un moment le sac suspendu à une perche, afin qu'il s'égoutte, et dès qu'il est descendu à une température supportable, quoique toujours élevée le plus possible, on l'expose très-chaud sur le dos de l'animal, de manière à embrasser la plus grande surface possible. On est quelquefois obligé de le soulever un peu, jusqu'à ce que la chaleur puisse se souffrir, et l'on met par dessus de grosses couvertures, qui enveloppent le malade. On remet dans la chaudière un second sac semblable au premier, et préparé d'avance, et l'on renouvelle l'application toutes les deux heures. Nous pouvons assurer avoir retiré, dans plusieurs phlegmasies aiguës très-intenses du thorax et de l'abdomen, de grands effets, des effets quelquefois surprenans, de l'usage de ce moyen assez simple, dont l'idée nous appartient en propre, et nous pensons qu'il pourrait être appliqué avantageusement, avec bonheur peut-être, aussitôt que les symptômes d'une fièvre violente dénotent l'invasion du typhus charbonneux.

Au lieu de donner des breuvages aromatiques, avec ou sans addition de camphre, de thériaque, ou d'autres médicamens excitans, au lieu de chercher inutilement à soutenir les forces avec des alimens analeptiques, ainsi qu'on le recommande expressément et fort mal à propos, on doit au contraire prescrire une diète sévère, tout au plus quelque peu d'herbe tendre, si l'on est en saison, et pour boisson celle que nous avons indiquée, à laquelle on peut ajouter une petite dose de nitrate de potasse. En fait de breuvages, les seuls qui conviennent sont les mucilagineux et les adoucissans; encore ne doivent-ils être administrés que chauds. Au surplus, comme notre méthode antiphlogistique va être exposée avec plus de développemens à l'article du traitement du typhus contagieux des bêtes à grosses cornes, nous y renvoyons, pour ne pas nous répéter.

Ajoutons seulement que tous les soins du vétérinaire doivent tendre, d'une part, à calmer, à éteindre le feu qui dévore les animaux, et de l'autre, à favoriser l'éruption des tumeurs à l'extérieur. Quand cette éruption s'effectue, le traitement local doit varier suivant les régions du corps que les tumeurs occupent, et aussi suivant les différentes formes qu'elles affectent. Sont-elles placées sur la langue, comme dans le glossanthrax, on s'empare de cet organe avec la main gauche, on le tire hors de la bouche, on ampute les bords et le fond de l'ulcère, et l'on touche avec quelques brins d'étoupes imbibées d'acide sulfurique ou nitrique, et attachées au bout d'un petit bâton en forme de pinceau : on doit en outre injecter plusieurs fois par jour de l'eau acidulée dans la bouche, et pendant l'opération l'on a soin de tenir la tête de l'animal un peu basse, afin d'éviter que le sang et la sécrétion des ulcères ne soient entraînés dans l'estomac. Si les tumeurs occupent d'autres parties du corps, on se conduit en conséquence de leur grosseur et de leur forme ; si elles sont petites et arrondies, on en fait l'extirpation aussitôt qu'elles paraissent, avant qu'elles n'aient porté le germe de la désorganisation dans les parties environnantes, en se bornant à enlever tout ce qui peut l'être sans inconvénient, et l'on détruit même avec le feu les parties qui n'ont pas été emportées avec l'instrument tranchant. Si après l'extirpation le mal étend ses progrès, on renouvelle les applications du feu à toutes les parties affectées, et l'on panse les plaies cautérisées avec l'onguent digestif, dans lequel on recommande de mêler du deutochlorure de mercure (sublimé corrosif) en poudre, ou de l'arsenic. Si la tumeur est volumineuse ou de forme aplatie, on ne doit point songer à l'extirpation ; les grands délabremens que l'opération entraînerait nécessairement pourraient devenir funestes ; on se contente alors, aussitôt qu'une tumeur de cette sorte se manifeste, de faire des scarifications dans plusieurs endroits de l'étendue de la circonférence tuméfiée, dans toute sa longueur et son épaisseur, sans toutefois atteindre le vif, et ensuite de presser les côtés des ouvertures de manière à donner issue à la sérosité et au sang altéré dont le tissu lamineux et les chairs sont infiltrés. Les scarifications ont pour premier avantage de détruire l'étranglement qui entretient et propage l'irritation ; mais comme ces sortes de plaies prennent aisément un mauvais caractère, et désorganisent promptement les tissus, il importe dans ces circonstances de changer le mode anormal de vitalité de la partie, de pénétrer chaque taillade d'une bonne cautérisation, et de panser ensuite comme dans le cas précédent ; tel est du moins ce que l'on prescrit généralement. Il suffit aussi, d'après les mêmes erremens, d'appliquer des boutons de feu plus ou moins profondément sur les petites tumeurs charbonneuses qui s'étendent en fusées sous la peau. Le phlegmon charbonneux est-il ancien, et même le tissu vivant en état de désorganisation, il n'y a guère d'espoir de sauver le malade ; cependant l'on ne risque rien, conseille-t-on encore, de circonscrire la tumeur à l'aide du cautère cultellaire, par une raie de feu qui traverse les tégumens et pénètre dans les chairs, non par coupure et par la force, que l'on peut employer en appuyant sur le manche de l'instrument, mais par l'action seule et unique du calorique dont le cautère est pénétré. On ampute ensuite tout ce qui est désorganisé, l'on cautérise tout le fond de l'ulcère avec le cautère ovoïde, et l'on panse comme il a été dit. Quand il existe une infiltration dite charbonneuse sous-cutanée, on doit donner jour à la sécrétion morbide infiltrée par de fréquentes scarifications, suivies d'une cautérisation presque immédiate, et pratiquée dès que l'écoulement cesse. On cherche aussi à déterminer des eschares en appliquant le feu sur toutes les surfaces malades, à l'effet de provoquer la séparation prompte des parties altérées, et plus ou moins désorganisées, d'avec celles encore vives. Suivant Chabert, l'application du feu ne paraît pas être, dans ces circonstances, aussi douloureuse qu'on pourrait se l'imaginer; elle a fait cesser les douleurs que les points charbonneux occasionaient sur les parties tendineuses et nerveuses; c'est ce dont cet ancien chef de l'école d'Alfort a été assuré une infinité de fois par la cessation de l'anxiété ou de l'agitation dans laquelle le malade avant était la cautérisation. *Voyez* pour d'autres détails l'article CHARBON.

Malheureusement il arrive quelquefois que, malgré tous les moyens possibles, même ceux qui paraissent le mieux indiqués, le typhus charbonneux continue ses progrès, tant sur les organes primitivement et essentiellement frappés de phlegmasie sur-aiguë, que sur les surfaces extérieures; l'infiltration gagne tout le ventre, la poitrine, l'encolure, la tête, les membres postérieurs; les ressources de la nature s'épuisent, elles sont insuffisantes pour amener à bien d'aussi grandes surfaces, déjà en état de désorganisation commençante ou plus avancée; de nouveaux désordres s'opèrent dans les organes intérieurs, et un affaissement général fait bientôt succomber les animaux.

Nous avons annoncé un exposé très-raccourci des principales invasions épizootiques du typhus charbonneux; nous allons auparavant offrir un exemple de cette maladie sous forme enzootique, et nous choisissons le pays d'Auvergne, où elle est le plus ordinaire.

Typhus charbonneux enzootique de l'Auvergne. Cette variété offre des nuances particulières, qui méritent d'être notées. Petit, qui en a donné une description, observe qu'après les symptômes de l'invasion, qui sont à peu près les mêmes que dans les autres épizooties du typhus charbonneux, il survient ordinairement une rémission sensible, pendant laquelle les animaux boivent et mangent comme dans l'état de santé, et sont assez gais. Cette rémission est si complète qu'elle en impose presque toujours aux habitans du pays, qui n'ont cependant que trop d'exemples funestes de leur erreur. Mais cette rémission est de courte durée; le frisson survient, et les tumeurs charbonneuses paraissent, particulièrement autour de la ganache et au grasset. Si elles ne se présentent pas au dehors, ou que même, lorsqu'elles sont apparentes, la maladie ne prenne pas une tournure favorable, l'animal pousse des plaintes, s'agite, étend le cou et la tête en avant, ou porte celle-ci extrêmement basse; le pouls devient alors très-faible; il se manifeste des mouvemens convulsifs dans les muscles des mâchoires et dans ceux de la queue, laquelle est courbée, tantôt d'un côté, tantôt de l'autre ; on observe quelquefois une très-grande difficulté de respirer, qui paraît, dans ce cas, déterminée par un engorgement emphysémateux du tissu cellulaire autour du larynx et du pharynx. Quelques animaux sont constipés, et rendent des excrémens secs et recouverts de lambeaux qui paraissent fournis par la mucosité des intestins. D'autres fois il y a de la diarrhée, et le rectum, saillant au dehors, laisse suinter un sang noir et caillé de la surface de sa membrane interne, qui est brune ou violette, et épaissie.

A l'ouverture des cadavres, Petit a remarqué des épanchemens sanguins et lymphatiques, et des infiltrations dans le tissu cellulaire des cuisses, des jambes, des aines. La peau était couverte de taches noires, la membrane muqueuse de la caillette très-enflammée ; les intestins grêles étaient noirs et désorganisés ; il a observé aussi des taches noires sur les gros intestins ; la rate était engorgée d'un sang noir, quelquefois beaucoup plus volumineuse que dans l'état ordinaire, et très-souvent ramollie ; le foie était également mou et comme macéré. Petit a trouvé des infiltrations dans la poitrine, le larynx, le pharynx, et les parties adjacentes étaient jaunes et livides ; les gros vaisseaux ne contenaient, ainsi que le cœur, qu'une très-petite quantité de sang noir.

L'enzootie du typhus charbonneux de l'Auvergne communique, par le contact immédiat, des inflammations cutanées, dites gangréneuses, à l'homme, ainsi que toutes les épizooties du même genre.

Relativement aux causes, les montagnes de l'Auvergne sont humides et froides ; elles sont couvertes de neige jusqu'au mois de juin, et depuis cette époque jusqu'au mois d'octobre, elles sont environnées de brouillards très-épais. Les pâturages y sont assez fertiles, mais très marécageux, surtout au pied des montagnes. Les vaches de ces montagnes sont renfermées dans les étables pendant tout l'hiver ; mais depuis le mois de juin jusqu'en octobre, elles couchent en plein air, au milieu des pâturages. Ces animaux ne peuvent souvent résister à ces transitions brusques dans leur manière de vivre, surtout à l'influence des brouillards, qui sont encore très-froids vers la fin de juin, de sorte qu'on en a vu périr, dans une seule nuit, trente-six sur cent vingt. L'eau des sources qui arrosent les prairies est si froide, surtout sur la montagne la plus élevée, nommée *le Paillasson*, que si les vaches y plongent les pieds pendant les grandes chaleurs de l'été, elles saignent aussitôt du nez, et le sang coule jusqu'à ce que les extrémités aient repris la chaleur qu'elles avaient avant l'immersion. Les vaches qui meurent sont enterrées sans précaution, à très-peu de profondeur, et souvent au milieu même des pâturages, de sorte que les exhalaisons des cadavres en putréfaction ajoutent à la fétidité des émanations qui s'échappent, pendant les grandes chaleurs, de toutes ces prairies plus ou moins marécageuses. C'est aussi le temps du développement du typhus charbonneux, qui se manifeste au pied du Paillasson dès le milieu de juin, et seulement en juillet au haut de la montagne, où il dure seulement jusqu'au mois d'août. Sur les autres montagnes, il se développe en juillet et finit en octobre. Il paraît donc que les émanations marécageuses et l'exposition à l'air froid et humide, pendant les nuits, sont les causes principales de cette enzootie de l'Auvergne.

Nous ne voulons rien dire des moyens chirurgicaux employés par Petit : ils ne sont pas seulement inutiles ; il est évident que leur application a rendu la maladie plus grave, puisque la mortalité a été moins considérable dans les animaux auxquels on n'avait administré aucun moyen préservatif. Quand on réfléchit sur la cause probable de cette maladie enzootique, on est porté à croire qu'après les mesures de l'isolement, les véritables préservatifs doivent consister principalement dans le changement de régime des bestiaux. Il est vraisemblable, en effet, qu'on pourrait parvenir à prévenir l'affection en plaçant les animaux dans des étables bien aérées et situées sur les coteaux les plus secs, exposés au nord-est, et les y laissant toute l'année, avec la précaution de ne les faire paître qu'après la chute des brouillards et des rosées.

A l'égard du traitement curatif, Petit n'hésitait pas à pratiquer la saignée, au début de la maladie, si l'animal était jeune et vigoureux : il secondait ce moyen antiphlogistique par les boissons délayantes ; mais si l'animal était faible, il débutait de suite, suivant l'aveugle routine, par des boissons aromatiques et des sétons, qu'il faisait suppurer avec l'onguent épispastique. Il scarifiait les tumeurs charbonneuses, et même les tumeurs crépitantes des lombes, et lotionnait, avec l'huile volatile de térébenthine, les plaies, qu'il laissait ensuite exposées à l'air. Lorsque l'éruption tumorale était incomplète, le même auteur plaçait au fanon des cautères composés d'ellébore macéré dans le vinaigre et de deutochlorure de mercure ; il faisait ensuite usage de décoctions amères, de racine de gentiane jaune, de quinquina, etc., auxquelles il ajoutait de l'hydrochlorate d'ammoniaque et du camphre. Nous avons précédemment fait connaître ce que nous pensons de ces moyens excitans.

Typhus charbonneux des porcs. Dans le département de l'Aveyron, et surtout dans l'arrondissement de Saint-Affrique, on appelle *rouget, rougeole, mal rouge, vilain,* un typhus charbonneux qui, depuis longues années, ravage les porcheries de cette contrée, comme aussi celles des départemens du Tarn et de la Lozère, et sur lequel M. Roche-Lubin a publié une notice.

Cette maladie ne se montre pas toujours avec les mêmes caractères. Le plus souvent elle attaque les porcs, sans distinction d'âge, avec une force et une promptitude étonnantes, puisqu'on voit quelquefois toute une porcherie succomber à son attaque dans le court espace de quelques heures. D'autres fois, elle est beaucoup plus lente, elle a des symptômes moins intenses, moins alarmans, et l'on peut encore se promettre des succès quand on l'attaque dès le principe. Il est donc nécessaire d'établir deux séries distinctes, tant sous le rapport de la connaissance de la maladie que sous celui du traitement qu'elle réclame.

Les porcs compris dans la première série meurent le plus souvent sans qu'on ait aperçu le moindre symptôme précurseur. M. Roche-Lubin signale les symptômes suivans comme étant les seuls qu'il ait pu recueillir : perte subite de l'appétit, prostration générale, petitesse et fréquence du pouls, oreilles pendantes, rembrunies et douloureuses, yeux saillans et hagards, conjonctives d'un rouge foncé, bouche entr'ouverte, rougeâtre et le plus souvent écumeuse, groin porté en avant, caché dans la litière, et prenant sensiblement une teinte plombée, respiration fréquente et laborieuse, anxiété, cris plaintifs, convulsions continuelles, précédant toujours l'apparition aux oreilles, au ventre et à la face interne des cuisses, de taches rougeâtres qui deviennent de plus en plus foncées : paralysie du train de derrière, sortie involontaire des excrémens, qui exhalent une odeur fétide. La mort arrive au bout d'une heure, terme moyen. En ouvrant sur-le-champ l'animal, on trouve le ventre ballonné, la bouche presque béante et violacée, la langue épaisse, noirâtre et pendante hors de la cavité buccale ; des taches noires, qui varient d'étendue depuis un pouce jusqu'à quatre, existant le plus souvent sous le ventre, aux aines et sur différentes parties du corps ; elles se réunissent quelquefois de manière à former de larges plaques. De ces taches, qui sont produites par du sang épanché et décomposé dans les mailles du tissu adipeux et même dans les interstices musculaires, découle une sérosité jaunâtre ou brune. Lorsqu'elles apparaissent, les soies s'arrachent avec la plus grande facilité aux endroits malades. Les poumons sont gros, brunâtres et pleins de sang ; les ventricules du cœur gorgés de sang coagulé ; le péricarde présente de larges ecchymoses, ainsi que les plèvres, les bronches et la trachée-artère sont remplies d'une humeur jaunâtre ; les méninges sont épaisses, couvertes d'un sang noir et coagulé ; la substance cérébrale présente des points enflammés et abreuvés de sérosité ; la gaîne rachidienne est aussi fort épaisse ; la moelle épinière est ramollie, souvent dans toute son éten-

due, mais le plus souvent à la région lombaire, et alors il y
avait eu paralysie du train de derrière. Le foie et la rate sont
très-volumineux et gorgés de sang ; la vésicule biliaire est très-
resserrée, contenant une bile épaisse, noire et fétide ; l'épiploon, la muqueuse de l'estomac et celle de l'intestin sont ta-
chetées de points noirs, épaissies, d'un rouge foncé, infiltrées
de sang ou de sérosité, désorganisées ou décomposées ; le mésentère, les ganglions de l'aîne et ceux de l'aiselle ont des
points infiltrés, noirs et charbonnés ; la vessie est rougeâtre,
épaisse, et contient une urine huileuse et rouge ; il n'y a jamais d'épanchemens ni dans la poitrine, ni dans l'abdomen,
mais on trouve quelquefois du sang dans les ventricules cérébraux. Ce tableau résulte de soixante ouvertures faites par
M. Roche-Lubin.

La seconde série se compose des porcs chez lesquels le typhus charbonneux suit une marche moins rapide et offre des
périodes assez distinctes. Les symptômes qu'on remarque alors
sont moins alarmans, et la maladie est moins rebelle ; l'animal
est abattu, il demeure toujours couché, et ne se relève qu'avec
beaucoup de peine ; l'oreille est chaude et douloureuse, le
pouls vite, mais assez régulier, la conjonctive rouge, le regard
fixe, la respiration un peu agitée, le flanc tendu et douloureux, la queue pendante ; l'animal boit difficilement, et mange
sans appétit, même les alimens les plus savoureux : il est constipé. Cet état dure quelquefois deux jours, sans changemens
notables ; mais du troisième au quatrième jour au plus, si le
traitement mis en usage demeure sans effet, les symptômes
redoublent d'intensité, le porc grince des dents ; bientôt survient un tremblement général et des convulsions ; le pouls devient intermittent, et s'efface peu à peu, la pupille se dilate ;
on voit paraître les taches rouges, qui prennent une teinte de
plus en plus foncée, et la mort ne se fait pas attendre. Les lésions qu'on trouve à l'ouverture du corps sont à peu près les
mêmes que dans le cas précédent, seulement les altérations des
tissus sont plus profondes. On trouve quelquefois la muqueuse
nasale et buccale décomposée ; l'arrière-bouche présente alors
des points noirs et charbonneux, comme dans la maladie connue sous le nom de soie.

Les mauvais alimens et la malpropreté des toits sont, d'après
M. Roche Lubin, les seules causes de la maladie. Quoique
celle-ci ne suspende jamais ses ravages, elle les exerce cependant
dant avec plus de force dans le courant de l'été et au commencement de l'automne. Elle est enzootique dans certaines fermes
et communes. M. Roche Lubin n'hésite pas à la déclarer contagieuse de porc à porc ; elle ne paraît pas transmissible aux
chiens, mais deux brebis, inoculées avec la matière ichoreuse,
ont péri deux jours après, offrant tous les symptômes et tou-

tes les lésions pathologiques d'une fièvre charbonneuse.

La nature étant le plus souvent impuissante, ainsi que les secours de l'art, surtout eu égard aux porcs de la première catégorie, il faut employer tous les moyens possibles afin de prévenir les causes de la maladie : ainsi tenir les toits propres, non humides et bien aérés, renouveler souvent la litière, procurer une nourriture saine, réglée et suffisante, donner une eau pure et limpide pour s'y désaltérer et s'y baigner pendant les grandes chaleurs, empêcher les porcs de sortir pendant les temps froids et pluvieux. Dans le courant de l'été, il est de toute nécessité, dit M. Roche-Lubin, de donner de temps à autre quelques boissons légèrement nitrées, salées et acidulées. L'administration de quelque décoction amère produit aussi un bon résultat. Lors des grands ravages de l'épidémie, ce vétérinaire a obtenu quelques succès du camphre et du nitre, administrés à petite dose dans une décoction d'oseille. Ce remède donné à titre de préservatif, et aidé des moyens précédens, procure une grande salivation, surtout quand on y ajoute quelques grammes de calomélas ; la membrane nasale sécrète alors abondamment, les urines sont claires et fréquentes, l'éjection des matières fécales est facile et abondante. Cette indication doit être suivie pendant une huitaine de jours. Dès qu'un porc vient à être atteint, il faut le séparer des autres, qu'on change aussi de toit, et fumiger au chlore le lieu qu'il vient de quitter.

Quant au traitement curatif, quel qu'il soit, même le mieux appliqué, il est inutile, surtout à l'égard des porcs de la première série, vu l'inefficacité de tous les moyens proposés et le peu de valeur des animaux qui résistent ; car presque tous, s'ils échappent à la mort, tombent dans le marasme, deviennent perclus des membres, et finissent par succomber tôt ou tard.

Aussitôt qu'un porc est reconnu atteint de la maladie, on le sépare des autres, on le met dans une loge propre et assez chaude, on lui place un trochisque d'ellébore ou d'arsenic un peu au dessus du poitrail, et on lui administre une verrée de décoction d'oseille, contenant en dissolution quelques grammes des substances médicamenteuses énoncées plus haut : on fait des frictions avec du vinaigre tiède le long de l'épine dorsale et lombaire ; des lavemens émolliens, légèrement nitrés ou acidulés, et des fumigations aromatiques sous le ventre sont mis en usage. Si, après cette médication, on voit les symptômes perdre de leur intensité, ce qu'annoncent la régularité du pouls, l'absence des cris plaintifs, la respiration moins laborieuse, le manque de convulsions, la non-apparition des taches sur la surface du corps, et le léger engorgement qu'offre le trochisque, l'animal offre beaucoup de chances de guérison.

Dans cet instant, il faut se contenter d'administrer toutes les deux heures les breuvages et les lavemens prescrits plus haut, et mettre le porc à l'eau blanchie avec de la farine d'orge ou de seigle. Mais lorsqu'au lieu d'obtenir cet heureux résultat les symptômes redoublent d'intensité, mieux vaut abandonner l'animal, car rarement obtient-on quelques succès d'une médication plus active. La saignée pratiquée aux oreilles ou à la queue est toujours dangereuse, selon M. Roche-Lubin, qui la croit même inutile, pratiquée à titre de préservatif, et qui assure que, dans le cas de maladie déclarée, elle ne fait que hâter la mort de l'animal. Il y aurait beaucoup à dire contre cette proscription, qui paraît fondée sur l'idée d'une altération, d'une décomposition du sang. D'ailleurs M. Roche-Lubin ajoute qu'en repoussant la saignée, même au début de la maladie, il doit dire que de larges mouchetures faites le long de l'épine, et dans lesquelles il plongeait un fer chaud, après une légère effusion de sang, l'ont aidé dans la guérison de quelques porcs. A cette opération, il joignait l'excision de toutes les taches, suivie d'une cautérisation profonde, et l'administration de quelques cuillerées d'esprit de Mindererus; des lavemens émolliens étaient donnés toutes les fois que la diarrhée existait, et des frictions faites aux membres. Du reste, M. Roche-Lubin fait remarquer que les breuvages stimulans, le vin, la thériaque, la teinture d'assa fœtida, les purgatifs, etc., n'ont jamais produit de bons résultats, quoique administrés à une période de la maladie qui semblait les exiger.

Aperçu des principales épizooties du typhus charbonneux qui ont régné en Europe depuis le commencement du dix-septième siècle jusqu'à nous. Les époques les plus remarquables des épizooties du typhus charbonneux qui ont régné en Europe depuis le commencement du dix-septième siècle jusqu'à nous, sont celles de 1682, 1705, 1711, 1712, 1714, 1731, 1757, 1758, 1772, 1773, 1774, 1775, 1780, 1783, 1786, 1788, 1795, 1822, 1823, et peut-être, 1824.

1682. On trouve dans le *Journal des savans* de cette année la description d'une maladie charbonneuse qui régna sur le grand bétail dans le Lyonnais et le Dauphiné, d'où elle se répandit avec fureur dans plusieurs provinces du royaume de France. Les animaux qui en étaient attaqués mangeaient et travaillaient comme à l'ordinaire, jusqu'au moment où on les voyait tomber morts tout à coup. Il se formait sous la langue une vésicule noire ou violette, qui formait une eschare en quatre ou cinq heures de temps, et, après la chute de l'eschare, l'animal mourait. On en ouvrit un très-grand nombre, dont on trouva les intestins gangrénés; la langue de la plupart était aussi gangrénée, et tombait quelquefois en morceaux. Cette maladie était ce qu'on a nommé depuis GLOSSANTHRAX. Le meil-

leur remède que l'on trouva contre elle fut de ratisser la partie
malade jusqu'au sang, avec une pièce d'argent, et de laver la
plaie avec du vinaigre assaisonné de poivre et de sel. Les autres
moyens curatifs, tels que que nous les avons indiqués, eussent
pu sans doute se trouver bien placés. Ce mal était si contagieux,
qu'un homme mourut pour s'être servi d'une cuiller d'argent
qui avait servi à râcler les langues.

1705. On lit dans l'ouvrage de la Société de médecine de
Genève, que la maladie du bétail appelée *chancre volant*, qui
avait déjà été observée dans le Dauphiné en 1682, y reparut
en 1705.

1711. L'épizootie la plus remarquable, et dont les ravages
fixèrent l'attention des peuples et des souverains, fut celle de
1711. Elle parut d'abord en Italie, d'où elle se répandit dans
différentes parties de l'Europe. Selon Ramazzini et Lancisi,
médecins italiens, elle s'annonçait par des frissons, un froid
subit, auquel succédaient bientôt une chaleur et une soif extrêmes ; il y avait aussi difficulté de respirer, avec abattement
général, qui était bientôt suivi d'un écoulement, par la bouche
et les naseaux, d'une mucosité épaisse, d'odeur forte et désagréable ; mouvemens convulsifs, déjections fréquentes, fétides
et sanguinolentes ; les animaux étaient dégoûtés de tout, et la
rumination cessait ; il survenait, le cinquième ou sixième jour,
une éruption de pustules dans la bouche, elles couvraient la
langue et le gosier, et s'abcédaient ; les os passaient promptement à l'état de carie, et les sujets mouraient, pour l'ordinaire, du cinquième au neuvième jour ; ceux qui allaient au-
delà de la semaine, ce qui était fort rare, en réchappaient souvent, surtout si, après la chute du poil, leur cuir devenait
plus ferme, ou si le mal se portait sur les jambes, les cuisses,
et empêchait l'action de marcher. Les vaches qui pouvaient
donner du lait à leurs veaux guérissaient pour la plupart,
mais leurs veaux périssaient. À l'ouverture, on trouvait des
hydatides sur le cerveau et le poumon ; ces hydatides ne paraissaient renfermer quelquefois qu'un air infect, qui frappait
vivement l'odorat. Lorsqu'on ouvrait les animaux ayant succombé, on leur trouvait presque toujours des ulcères à la racine de la langue, à ses bords, des vésicules pleines de sérosité, et dans les viscères, des traces de gangrène. Le troisième
estomac contenait toujours une masse alimentaire dure, noire,
infecte, et adhérente à ses parois, ce qui indique l'état de
phlegmasie de cet organe et probablement des autres parties
des voies digestives. Lancisi assure qu'on ne trouva aucun remède efficace contre une aussi cruelle maladie ; selon lui, les
sétons et les cautères actuels furent les secours qui réussirent
le mieux. Ramazzini confirme cette assertion par la sienne, et
établit que l'eschare et les ulcères qu'on procure à la peau dans

ces circonstances, au moyen d'un fer chaud et d'un séton,
sont les moyens les plus capables d'amener une terminaison
heureuse. Il assure que tous les bœufs dans lesquels un séton
ou des pustules avaient procuré un écoulement de matière fétide, épaisse ou purulente, réchappaient, et qu'aucun ne
guérissait sans éprouver quelque éruption de pustules qui sup-
puraient, ou sans quelques ulcères à la peau, opérés par l'art
ou par la nature. Les causes de cette épizootie furent attribuées
à un bœuf qui, abandonné dans la campagne par des marchands
de Dalmatie, fut trouvé par un domestique, et mis avec d'autres dans une étable, où il mourut quelques jours après, et infecta si bien ceux qui y étaient, que tout le troupeau fut entièrement détruit en peu de jours, à l'exception d'un seul, auquel on avait placé des sétons au cou.

Du territoire de Padoue, le mal se répandit en très-peu de
temps dans le Milanais, le duché de Ferrare, la campagne de
Rome, le royaume de Naples, etc., où il y fit périr presque
tout le bétail.

En 1712, on observa, parmi les chevaux, aux environs
d'Augsbourg, une autre épizootie du typhus charbonneux, qui
se communiqua aux bœufs, aux bêtes fauves, aux porcs, aux
oies, poules, dindons, etc. Elle se manifestait principalement
par des tumeurs qu'on apercevait sur la poitrine et aux aines;
ces tumeurs faisaient bientôt des progrès, s'étendaient aux
parties voisines, et faisaient périr les animaux en très-peu de
temps. On les attribua à la piqûre des frelons, qui furent très-
nombreux cette année, qui s'étaient nourris dans les chairs
putrides des bœufs morts l'année d'auparavant et qu'on n'avait
pas enterrés assez profondément. Ce qui fortifia alors cette
idée fut l'observation de Jean, qui prétendit avoir trouvé un
aiguillon noir implanté dans l'une des tumeurs à l'aine d'un
cheval (nous ne sommes ici qu'historien); l'humeur qui y était
contenue était si caustique, qu'un paysan ayant voulu couper,
d'un coup de hache, le pied d'un cheval mort qu'on n'avait pas
enterré assez profondément, le sang qui sortit ayant rejailli sur
ses yeux, y causa une tumeur inflammatoire qui se communiqua
en très-peu de temps aux parties voisines, et fit enfler la tête au
point de mettre le malade en danger de mort. Le traitement
fut conforme aux idées du temps; on employa un mélange de
thériaque, de bol d'Arménie, de nitrate de potasse et de vinaigre. Les scarifications sur les tumeurs, et l'extirpation surtout, paraissent avoir sauvé la vie à plusieurs animaux. Cette
maladie épizootique ne dépassa pas les environs d'Augsbourg,
et y dura depuis le printemps jusqu'au mois de juillet.

1714. Le Piémont, qui s'était garanti jusqu'alors de la contagion épizootique du typhus charbonneux, commença à en
éprouver les atteintes en 1714, et vit périr une prodigieuse

quantité de bêtes à grosses cornes. Fantoni, alors professeur de médecine à Turin, fit monter la perte de ce pays à soixante-dix mille têtes. Ce fut par le Piémont que la maladie s'introduisit. La même année elle attaqua en France, avec la même ardeur, les bestiaux du Dauphiné, du Lyonnais, de la Bourgogne, et généralement de toutes les provinces septentrionales de la France, du côté de l'Allemagne. Elle pénétra dans l'Alsace, le Brabant, la Hollande, et ce dernier état perdit plus de deux cents mille bêtes à cornes. Le commerce l'introduisit en Angleterre, où elle fut aussi meurtrière qu'en France. Elle se manifesta par des accidens remarquables. Lorsque la force de la phlegmasie, à laquelle on donna le nom de *venin*, de *virus*, réagissait sur la membrane pituitaire ou sur les parties qu'elle recouvre, il y avait un écoulement morveux considérable; le mal se bornait quelquefois à ce seul symptôme, et l'animal mourait sans en éprouver d'autres. Lorsque l'intensité de la phlegmasie restait fixée sur les premières voies, il survenait une entérite diarrhéique, dysentérique même, et lorsque la réaction inflammatoire suraiguë avait lieu du côté de la bouche ou à la peau, il y avait non seulement écoulement de bave, mais aussi une quantité de boutons dits charbonneux dans la cavité buccale des animaux ou à leurs tégumens, ce qui arrivait ordinairement du cinquième au sixième jour. Avant cette époque, l'animal éprouvait des alternatives de froid et de chaud, et des mouvemens convulsifs. Guyot, alors professeur de médecine à Besançon, dit que les vessies qu'on observait sur la langue et dans l'intérieur de la bouche étaient rouges, avec un cercle bleu autour. Cette terrible maladie se soutint quelque temps en Europe parmi les bêtes à cornes. On eut lieu de remarquer que des paysans ayant tué un bœuf qui en était attaqué, et dont le foie et les poumons se trouvaient très-malades, furent atteints de charbon au bras, avec fièvre aiguë, vomissemens, diarrhée fétide, et moururent.

1731. La même maladie épizootique qui avait ravagé les bêtes à cornes en 1682, se renouvela en 1731 sur les bœufs et sur les chevaux. Elle parut d'abord en Auvergne, d'où elle s'étendit dans le Bourbonnais, surtout aux environs de Moulins, et notamment à Gannat, où elle apparut au mois d'avril. Elle se manifestait, ainsi que celle de 1682, par une vessie à la langue, occupant tantôt la base, et tantôt la partie supérieure, ou quelquefois la partie latérale de cet organe. Cette vessie était d'abord blanche, ensuite rouge, et en très-peu de temps elle devenait livide et noire; elle augmentait considérablement en grosseur, et dégénérait en un ulcère dit chancreux, qui rongeait en croissant toute l'épaisseur de la langue, ce qui conduisait l'animal à la mort. Le mal était si prompt, qu'en moins de vingt-quatre heures on voyait quelquefois le commencement, les progrès et la fin de la maladie ; d'ailleurs aucun signe extérieur sensible ne l'annonçait ; il n'y avait que l'inspection de la langue qui la faisait reconnaître. Ce qu'il y a d'étonnant dans cette maladie, c'est que l'animal buvait, mangeait, faisait toutes ses fonctions comme à l'ordinaire, jusqu'à ce que la langue lui tombât par pièces. On remarqua en 1731 que les chevaux supportaient ce mal plus que les ruminans. On attribua la cause de la maladie à la sécheresse de cette même année, qui obligea le bétail à brouter les feuilles des arbres, couverts de chenilles. Le traitement fut le même que celui de l'année 1682.

1757. Une épizootie charbonneuse compliquée se manifesta en Brie, sur la fin de l'été et au commencement de l'automne 1757, dans plus de soixante communes. D'après la description qu'en a donnée Audouin de Chaignebrun, et d'après les résultats de l'ouverture des cadavres qu'il a explorés, il paraît que ce typhus charbonneux était principalement accompagné d'inflammation des membranes séreuses. Il divise les animaux malades en deux classes, par rapport à l'intensité et au traitement de la maladie. Dans la première classe, tous les symptômes étaient légers ; les animaux mangeaient et buvaient presque comme dans l'état de santé ; ils n'avaient point ou presque pas de fièvre, peu d'oppression et d'agitation ; les tumeurs charbonneuses paraissaient promptement, et presque tous les accidens cessaient après l'éruption. Dans cette première division, les animaux guérissaient presque tous, à moins qu'il ne survînt métastase ou délitescence des tumeurs, ou que les charbons, très-volumineux à la ganache, au poitrail ou aux parties génitales, ne formassent quelques fusées dans l'intérieur des cavités. Dans la seconde division, les animaux étaient très-agités et oppressés ; ils battaient des flancs ; les tumeurs étaient étendues, très-emphysémateuses, et placées autour de la poitrine et du ventre, ou, dans quelques cas, aucune tumeur n'apparaissait au dehors. A l'approche de la mort, les naseaux, les oreilles et les parties génitales étaient froids ; les animaux râlaient pendant quelque temps, et ils périssaient en trois ou quatre jours, quelquefois en vingt-quatre ou trente-six heures. A l'ouverture des cadavres on trouvait, lorsque les symptômes les plus graves s'étaient dirigés vers la poitrine, et que les tumeurs étaient placées autour de cette cavité, des épanchemens plus ou moins considérables d'une sérosité sanguinolente et gélatineuse dans les plèvres et dans le péricarde. Lorsque les symptômes les plus fâcheux s'étaient dirigés vers le ventre, que l'animal avait paru tourmenté de coliques, et que les charbons étaient principalement situés sur les parois de l'abdomen, ou vers les parties génitales, on trouvait des épanchemens de même nature dans la cavité abdominale. Du reste, les poumons, le foie et les autres viscères étaient le plus sou-

vent gorgés de sang, et d'un tiers plus mous que dans l'état
sain ; on y remarquait aussi quelquefois des taches noires et
comme gangréneuses. D'après les observations d'Audouin de
Chaignebrun, le traitement qui convenait aux malades de la
première division était celui qui tendait à faciliter la résolution
des tumeurs charbonneuses. Une ou plusieurs saignées, dans
l'espace de douze à quarante-huit heures, suivant les forces de
l'animal, des boissons abondantes acidulées, des lavemens
émolliens et quelquefois purgatifs : tels étaient les principaux
moyens qui ont paru avoir des succès. Audouin employait aussi
à l'extérieur les cataplasmes résolutifs et légèrement excitans.
Si enfin la résolution ne s'opérait pas, et que la maladie fît des
progrès, il incisait les tumeurs, et suivant l'état des parties incisées, il pansait les plaies avec des digestifs animés et tous les
moyens convenables pour y exciter la suppuration. Pendant
toute la durée de la maladie, Audouin nourrissait seulement
les animaux malades avec de l'eau blanche et du son mouillé.
La cure, selon l'usage bannal d'alors, était terminée par des
purgatifs. Les malades qui appartenaient à la seconde division
avaient encore, suivant le même, un plus pressant besoin de
la saignée ; il la réitérait, suivant l'exigence des cas, cinq à
sept fois dans l'espace de quarante-huit heures. Il assure, et
avec raison, que c'était le seul moyen de réprimer la violence
de cette maladie, et il n'a eu de succès qu'avec cette méthode ;
mais, passé le deuxième jour, il a remarqué que les saignées
étaient nuisibles : c'est alors qu'il conseille les épispastiques et
les excitans extérieurs, surtout pour éviter la délitescence des
tumeurs charbonneuses. Enfin, Audouin avait encore recours à
l'usage des purgatifs, dont il abusait sans doute beaucoup trop ;
mais c'était alors le règne des purgatifs en médecine, et il est
bien difficile à un homme, même de mérite, de résister à l'empire de l'usage. Il paraît vraisemblable, au reste, en comparant les caractères de l'épizootie décrite par Audouin avec ceux
de plusieurs autres maladies analogues, et en rapprochant de
ces caractères les altérations trouvées à l'ouverture des cadavres, et les succès non équivoques obtenus par la méthode antiphlogistique, que le typhus charbonneux de 1757 était compliqué d'une espèce de pleuro-péritonite, et que les épanchemens remarqués dans les cavités thoracique et abdominale
étaient le résultat de cette phlegmasie des membranes séreuses.

La maladie dont nous nous occupons s'était d'abord déclarée, au milieu des chaleurs de l'été, parmi les bestiaux qui
paissaient dans la forêt de Crécy, remplie d'étangs, de mares,
d'eaux bourbeuses et stagnantes : des communes les plus voisines de la forêt, elle en avait successivement gagné beaucoup
d'autres ; elle attaqua également les chevaux, les ânes, les
bêtes à cornes, les cochons, les chiens, les poules ; même les

poissons de certains étangs s'en ressentirent; mais on assure que ces quatre derniers animaux n'en furent attaqués que parce qu'ils avaient mangé des chairs des premiers. Quelques cerfs de la forêt de Crécy moururent de la même maladie, et plusieurs troupeaux de moutons périrent cette année-là dans divers cantons de la Brie. Depuis le 15 juin 1757 jusqu'au 31 juillet suivant, sur quatre cent quatre-vingt-dix animaux frappés de l'épizootie, il en était déjà mort deux cent quatre-vingt-dix, dont cent soixante-douze chevaux, quatre-vingts vaches et trente-huit bêtes à laine, particularité assez remarquable, car c'est presque le seul exemple du typhus charbonneux sur les ânes, indiqué par les auteurs.

1758. La maladie qui se déclara l'année suivante en Finlande et même en Russie, parmi les bestiaux, et dont Hartmann a donné la description, nous paraît offrir de nombreux rapports avec celle qu'on vient de décrire. On l'attribua à l'ardeur du soleil, à l'éloignement des eaux pures, à l'abondance des eaux stagnantes et limoneuses restées après les inondations, et à la mauvaise qualité des fourrages recueillis dans un sol marécageux. Les bestiaux malades périssaient à deux époques différentes : les uns perdaient tout d'un coup l'appétit et la rumination ; le corps n'était point enflé, mais convulsif et tremblant ; les oreilles étaient chaudes et pendantes ; le sang sortait par le nez, et l'écume par la bouche ; des taches noirâtres, quelquefois gangréneuses, étaient éparses en différens endroits du corps ; ceux-là mouraient en vingt-quatre ou trente heures ; les autres ne mouraient que le quatrième jour. La fièvre était moins forte ; il se formait une tumeur aux cuisses, au poitrail, ou au dessous de la mâchoire : cette dernière était plus dangereuse que celle des extrémités ; il en sortait une eau fétide. Si la diarrhée était accompagnée, dans le principe, de quelques filets de sang, ce n'était point un mal ; dans la suite, au contraire, c'était un pronostic très-grave. Cette épizootie fit périr plusieurs chevaux dans la province de Tarasthie ; elle attaqua aussi les personnes qui furent assez imprudentes pour s'exposer de trop près au contact des bestiaux malades. Il paraît que Hartmann fit usage des stimulans, condamna la saignée comme dangereuse, et tenta, avec quelque succès, les scarifications, sur les tumeurs et les plaies, jusqu'au sang. La maladie passa de la Finlande en Russie.

1772 et 1773. Le typhus charbonneux régna dans le Dauphiné.

1774. La même maladie fut observée à la Guadeloupe par Bertin, et elle se renouvela à la même époque en Finlande, où elle fut alors observée par Zand, Begersten et Biornlund ; les symptômes décrits par ces médecins sont les mêmes que ceux dont Hartmann avait donné précédemment l'histoire. La maladie se manifestait souvent par des bubons au cou, et les cornes se détachaient, comme Turson dit l'avoir vu en 1756. Les personnes qui communiquèrent de trop près avec les bestiaux, éprouvèrent également les funestes effets de leur imprudence.

1775. En juillet 1775, il se déclara sur les bêtes à cornes et quelques chevaux, à Endiville, près Chartres, une épizootie du typhus charbonneux, dont Barrier a donné les détails suivans : les symptômes précurseurs, tels que la tristesse, l'abaissement de la tête et des oreilles, la chaleur, la perte de l'appétit, se faisaient d'abord apercevoir ; peu de temps après, il survenait un anthrax ou charbon. Cette tumeur, qui acquérait bientôt un volume considérable, attaquait indistinctement toutes les parties du corps ; ses progrès et son danger étaient tels, que les remèdes les mieux administrés, a-t-on dit, n'ont pas sauvé un seul malade ; quelquefois la tumeur ne faisait que paraître, et, par une funeste délitescence, la phlegmasie suraiguë qui l'avait développée se portait vers l'intérieur. Plusieurs bestiaux sont morts subitement, et comme assommés d'un coup de massue ; quelques uns ont été attaqués en mangeant, et ont succombé en un quart d'heure, au milieu des convulsions les plus violentes. A l'ouverture des cadavres, on a trouvé l'encéphale et ses enveloppes dans le plus grand état d'inflammation, la membrane interne de la bouche et des narines, ainsi que celle des bronches, également enflammées ; le poumon violet et parsemé de taches noires ; le péricarde livide et rempli d'une sérosité visqueuse et puante ; le cœur flétri, flasque et nageant dans cette liqueur ; le diaphragme rempli de sang et d'une couleur plus foncée qu'à l'ordinaire ; les estomacs gangrénés, ainsi qu'on le disait alors ; les alimens desséchés dans le feuillet des ruminans ; les gros intestins presque dans l'état naturel, les intestins grêles distendus par des gaz extrêmement fétides ; le foie très-gros, et là bile de couleur brune ; le mésentère noir et sphacélé ; enfin, toutes les graisses fondues et fétides. Cette affreuse maladie régnait parmi les bêtes à cornes, et attaquait quelques chevaux.

1780. Une épizootie du typhus charbonneux s'est manifestée sur les oies, à Maroles-sur-Seine, pendant l'été de 1780 ; elle s'annonçait par des taches, dites gangréneuses, sur différentes parties du corps, par la mortification prompte des parties, par des tumeurs charbonneuses dans les digitations palmées des pattes, et elle parut être occasionée par l'excès des grains que les oies trouvaient dans les champs, ainsi que par le défaut de boisson et la malpropreté des logemens. Le traitement fut la séparation des animaux malades, la propreté de leurs logemens, l'abstinence des champs où les grains étaient tombés , les lavemens d'eau vinaigrée , les breuvages d'infusion de quinquina , tenant en solution du camphre et de nitrate de potasse, les scarifications des tumeurs , les lotions et les bains de quinquina. On ne savait alors traiter ces sortes d'affections que par une méthode excitante. On ne dit pas quelle espèce de succès on en a retiré dans cette circonstance.

1783. Le professeur Brugnone, de Turin , dans un mémoire inséré dans le Recueil de l'Académie de cette ville , a décrit , sous le nom de *fièvre maligne*, *pestilentielle* et *contagieuse* , une épizootie de typhus charbonneux dans laquelle on n'a observé aucune complication particulière , et remarquable autant par son état de simplicité que parce qu'elle n'était presque accompagnée d'aucune éruption charbonneuse; la plupart des animaux moururent très-promptement. Elle commença vers la moitié du mois de mars 1783 , et se communiqua rapidement à la plupart des chevaux des quatre compagnies de dragons qui étaient en garnison à Fossano. On ne prit d'abord aucune précaution d'isolement ; mais cependant , quand on vit qu'elle se propageait successivement des chevaux d'une compagnie à l'autre, qu'en moins de dix huit heures il en périt moitié dans une seule compagnie , que les chevaux des officiers , qui étaient beaucoup mieux nourris que ceux des soldats , contractaient la même maladie , et que trois chevaux de la ville étaient également infectés , on soupçonna enfin , mais trop tard , le caractère contagieux de cette épizootie. Des trois chevaux de la ville qui périrent , deux avaient suivi de très-près le chariot qui conduisait les cadavres de ceux qui avaient succombé à la maladie ; le troisième avait sous la fenêtre de son écurie le fumier que l'on tirait d'une écurie infectée. Il est vraisemblable que cette épizootie était réellement contagieuse , et qu'elle aurait causé de très-grands ravages si on n'avait pas pris le parti de l'étouffer dans sa naissance , en faisant tuer tous les chevaux qui restaient des quatre compagnies , ainsi que tous ceux qui avaient eu quelques communications avec les malades. Ce qui confirme cette opinion, c'est que , d'après les expériences de Brugnone , cette maladie se transmettait facilement par inoculation. On avait fait venir de Saluces deux chevaux qui n'avaient eu aucune espèce de communication avec les malades , ni avec ceux qui pouvaient paraître suspects. Brugnone introduisit , sous la peau du poitrail de l'un d'eux , un petit tampon d'étoupes trempées dans le sang extrait de la jugulaire d'un cheval très malade ; douze heures après , l'animal inoculé avait perdu l'appétit ; il était chancelant , faible , et battait des flancs ; mais sept à huit heures après , il recommença à manger ; la plaie se gonfla , et , après avoir suppuré pendant quelques jours , elle se cicatrisa. On croyait ce cheval guéri , lorsque , dix-neuf jours après l'inoculation, on reconnut que la plaie, gonflée et rouverte, laissait suinter un sang noir, épais, et que tous les symptômes de la maladie s'étaient manifestés. L'animal mourut le même jour au soir; à l'ouverture du cadavre, on reconnut les mêmes désordres que sur ceux qui avaient succombé à la maladie contractée spontanément. On remarqua seulement que les parties voisines de l'endroit inoculé, telles que le thymus (était-ce bien le thymus ou les glandes lymphatiques qui le remplacent dans l'adulte?) et les poumons, étaient plus affectées que les autres. Un morceau du thymus de ce même cheval mort des suites de la maladie inoculée fut placé sous le cuir de la jambe droite postérieure du second cheval venu de Saluces, et, huit heures après, cet animal, auparavant très-vigoureux, était alors abattu, sans forces et chancelant : il mourut dans la nuit, dix-huit heures environ après l'inoculation.

Quant aux causes de cette affection contagieuse, on attribua celle-ci à la mauvaise nourriture, parce qu'on donnait aux chevaux, au lieu d'avoine pure, un mélange d'avoine avec beaucoup d'autres petites graines de graminées, telles que celles du bromus secalinus, du lolium temulentum, du cynosurus echinatus, mélangées en outre de graines de coquelicot, d'allium roseum, de sisymbrium sylvestre, et surtout de campanula speculum, de vicia sativa et d'ervum tetraspermum. Pour s'assurer si en effet quelques une de ces graines avaient pu être nuisibles, Brugnone donna à quatre chevaux venus de Saluces la même quantité de ces criblures, que l'on distribuait aux chevaux de cavalerie avant l'invasion de la maladie, et il ajouta même à l'un d'eux quatre onces par jour de ces même criblures, bien concassées et réduites en poudre, après en avoir ôté l'avoine, le seigle et le froment. Ces animaux furent ainsi nourris quinze jours, sans qu'on pût apercevoir aucun dérangement dans leur santé; mais malheureusement Brugnone ne put continuer plus long-temps ses observations parce qu'il reçut l'ordre de faire tuer ces chevaux, avec tous ceux qu'on regardait comme suspects. Quoique cette expérience soit très-incomplète, le professeur de Turin pense néanmoins qu'il est peu vraisemblable que toutes ces graines aient été réellement nuisibles; il serait plus disposé à croire que le seigle seul aurait pu causer quelque mal, parce que l'entrepreneur, par intérêt, le faisait gonfler dans l'eau, afin qu'il occupât plus de volume avant de le donner aux chevaux. On voit au reste que les causes de cette épizootie sont très-obscures; il ne paraît pas qu'on puisse l'attribuer à la mauvaise nourriture, et Brugnone ne parle point de l'encombrement ni de la malpropreté des écuries; de sorte qu'on ne peut pas présumer que la maladie ait été déterminée par cette cause.

Dès l'invasion de la maladie, l'animal perdait l'appétit; il

avait l'air triste, le poil terne et hérissé, les yeux égarés, le
regard farouche ; sa démarche était chancelante, surtout du
train de derrière ; il se tenait presque toujours couché, quelquefois dans un état assez tranquille ; mais de temps en temps
il paraissait tourmenté de coliques, et alors il se couchait et se
relevait à chaque instant, tournant la tête tantôt d'un côté, tantôt d'un autre, comme pour indiquer le siége de sa douleur.
Chez quelques uns, des trémoussemens universels de la peau,
ou même de légers mouvemens convulsifs des muscles des extrémités antérieures ou postérieures, succédaient aux coliques ;
tous avaient les oreilles et les extrémités alternativement chaudes
et froides. On remarquait, dès le début de la maladie, que les
anciens ulcères, ou que les cautères et les sétons, chez les animaux qui en portaient, se gonflaient sur les bords, et laissaient suinter un sang noir et épais. Dans la seconde période
de la maladie, les flancs, qui étaient d'abord peu agités, battaient ensuite avec une extrême vitesse ; les pulsations du cœur
et des artères étaient extrêmement fréquentes, les naseaux
très-dilatés et en convulsion. L'animal, pour respirer plus facilement, allongeait le cou, élevait la tête. A cette époque avancée de la maladie, il était d'une faiblesse telle, qu'il ne pouvait
plus se relever quand il était couché, ou que, lorsqu'il restait debout, il était dans un tremblement continuel, et chancelait
tellement, qu'il manquait à chaque instant de tomber. Presque
tous les chevaux, surtout dans la seconde période, avaient la
bouche sèche, la langue blanche, l'haleine très-chaude et
quelquefois puante ; il s'écoulait par les naseaux des matières
sanguinolentes, jaunâtres et fétides, et une plus ou moins grande
quantité de sang par l'anus. Pendant tout le temps de la maladie, les matières fécales étaient en général comme dans l'é-
tat de santé ; mais les urines, d'abord très-claires, devenaient,
sur la fin, troubles et roussâtres ; quelques malades éprou-
vaient beaucoup de difficulté à uriner. La durée de la maladie
n'était souvent que de douze à vingt-quatre heures, mais elle
se prolongeait quelquefois jusqu'au septième ou huitième jour
chez les animaux qui avaient été quelque temps à la campagne ;
alors, deux ou trois jours avant la mort, on remarquait ordinairement un gonflement de la tête et de la gorge, ou des partie de la génération. La mort les frappait souvent lorsqu'ils
étaient dans une sorte d'adynamie ; parfois, au contraire, elle
était précédée de violentes convulsions.

On remarquait, à l'ouverture du cadavre, des taches noires,
plus ou moins grandes, au milieu du tissu cellulaire sous-cutané, dans le tissu des muscles, entre les membranes musculaire et muqueuse de l'estomac, de sorte qu'on n'apercevait ces
taches qu'à leur face interne. Les vaisseaux de la rate étaient
très-dilatés, et son tissu plus noir qu'à l'ordinaire. Le foie

était sain. Les ganglions mésentériques et lymphatiques en général étaient très-engorgés, noirs, comme gangrenés, et le tissu cellulaire environnant tous ces ganglions rempli d'une humeur gélatineuse jaunâtre. La membrane muqueuse du nez, de l'arrière-bouche, et de la vessie, était enflammée. Les poumons étaient crépitans, mais remplis d'un sang noir et écumeux, ou garnis en différens endroits de taches noires et livides. L'encephale et les méninges ont paru dans l'état naturel.

On a successivement employé, dans cette épizootie, d'une manière empirique, tous les moyens qui avaient été considérés jusqu'alors comme curatifs, ou même préservatifs, dans les autres maladies graves des bestiaux. La saignée surtout a été mise en usage; mais Brugnone l'a blâmée, comme plus nuisible qu'utile : s'il eût connu alors l'application des émissions sanguines capillaires ou locales, et les moyens de les pratiquer, il n'eût pas sûrement porté le même jugement. Les acides, les cordiaux, les purgatifs, les cautères et les vésicatoires ont été successivement mis en usage, sans aucun succès. De cent-seize chevaux, treize seulement ont échappé à la contagion; vingt-cinq ont guéri, et tous les autres ont succombé.

Brugnone a observé qu'un homme qui avait déterré les cadavres des chevaux, pour en tirer la graisse, fut attaqué d'un anthrax à la gorge, dont il mourut en deux jours; deux cochons et quelques chiens qui avaient mangé de la chair de ces cadavres, moururent aussi en peu de temps.

1786. Une autre épizootie du typhus charbonneux, sur laquelle Desplas a écrit un mémoire, a régné sur les bœufs de la province de Quercy, en 1786. La maladie, suivant Desplas, s'annonçait par l'apparition subite des tumeurs dites charbonneuses. Ces tumeurs étaient seulement quelquefois précédées de la tristesse, du dégoût et de fréquens bâillemens. On les observait dans le voisinage des glandes parotides, ou axillaires, ou sur les tubérosités ischiatiques. Lorsqu'on les ouvrait, il en sortait du sang noir; le tissu cellulaire était jaunâtre ou verdâtre, et formait au centre une espèce de noyau ou de bourbillon. Si les tumeurs n'apparaissaient point, l'animal périssait tout à coup, en deux ou quatre heures. Dans le deuxième degré de la maladie, à un abattement général se joignaient la difficulté de respirer, l'accélération et l'intermittence du pouls, chez les animaux forts, sa lenteur, au contraire, dans ceux qui étaient faibles, la chaleur des cornes, la sécheresse du mufle, la tuméfaction des paupières, l'inflammation de la conjonctive, une salivation visqueuse, l'écoulement d'une humeur sanguinolente par les naseaux, la crépitation de la peau du dos, le hérissement des poils, principalement aux épaules, enfin, la cessation de la rumination. Au troisième degré, tous les symptômes s'aggravaient, le pouls s'affaiblissait, les urines devenaient rares et rouges, les déjections peu abondantes, noires, marronnées et fétides. Quelques animaux étaient affectés d'une diarrhée d'odeur insuportable, les tumeurs disparaissaient, et la mort suivait de près la délitescence.

L'ouverture des cadavres a fait voir le tissu cellulaire infiltré dans l'endroit des tumeurs, les viscères voisins gangrenés suivant l'expression de Desplas, les alimens contenus dans les estomacs d'une odeur insupportable, les intestins marqués d'une infinité de taches noires, le poumon quelquefois parsemé de taches comme gangréneuses, et le cœur ecchymosé; les membranes de l'encéphale étaient aussi couvertes de taches noires; les ventricules de ces organes contenaient quelquefois du sang épanché; les plexus choroïdes étaient gorgés de sang, et la membrane nasale presque toujours très-rouge.

L'origine et la cause de cette épizootie, qui en très-peu de temps s'étendit dans un espace circulaire de dix à douze lieues, sont assez obscures. Desplas attribue les causes générales à la sécheresse du printemps, aux brouillards épais et fétides qui régnèrent dans les mois de mai, juin et juillet, avant le développement de la maladie. Les causes locales paraissent dépendre, selon ce vétérinaire, de la mauvaise construction et de la malpropreté des étables, où on laissait séjourner les fumiers, quelquefois pendant trois mois, enfin, de la mauvaise qualité de l'eau des mares, qui servait à la fois à rouir le chanvre, laver le linge et abreuver les bestiaux. Quoi qu'il en soit, la maladie ne s'étendit pas beaucoup au-delà d'un rayon de quatre lieues, quoique les habitudes des paysans soient à peu près les mêmes dans toute la province, et qu'on n'eût pas pris de précaution pour empêcher la communication avec les pays non infectés. Néanmoins Desplas a remarqué que les veaux contractèrent la maladie en prenant le lait de leur mère, et qu'un taureau fit naître la maladie dans une génisse, pour l'avoir couverte une seule fois. Six hommes qui avaient reçu du sang des animaux malades sur différentes parties de leur corps, contractèrent des affections charbonneuses; des chiens qui avaient mangé la chair des animaux malades périrent, et plusieurs poules moururent peu de temps après avoir avalé des graviers couverts du sang des bœufs malades. Il est donc vraisemblable que cette épizootie était contagieuse, de la même manière que toutes celles du typhus charbonneux.

Le traitement externe consistait principalement dans l'extirpation des tumeurs, lorsqu'elle était possible, ou dans de profondes scarifications, quand l'extirpation était impraticable, à cause du voisinage de quelques organes importans. On eut quelquefois recours au cautère pour circonscrire les tumeurs; on pansait les plaies avec la teinture de quinquina ou d'aloës camphrée, quelquefois même avec l'onguent vésicatoire, afin d'exciter l'inflammation et la suppuration, qui devaient changer le mode de vitalité, et déterminer la chute des eschares ; mais, en général, la suppuration ne s'établissait jamais avant le sixième, huitième ou neuvième jour. Le traitement interne était purement excitant ; on employait, dès les premiers jours de la maladie, des boissons aromatiques, animées d'alcool camphré et d'ammoniaque ; on bouchonnait le malade, et on l'enveloppait de couvertures ; on lui donnait de l'eau blanche nitrée et des lavemens émolliens. A une époque plus avancée de la maladie, on fait prendre de fortes décoctions de quinquina et de fleurs de sureau, ou même le quinquina en poudre, dans du vin. Il faut certainement que, dans cette circonstance, les forces et les ressources de la nature aient été plus puissantes que les médicamens et la maladie, puisque Desplas se flatte d'avoir obtenu les plus heureux effets d'un traitement qui aurait tué tous ses malades, sans les réactions sympathiques qui furent déterminées à la peau, jusqu'au point de faire reparaître les tumeurs en délitescence. Sur cent bêtes, soixante ont été guéries ; mais ce succès, quel qu'il soit, ne doit pas éblouir les vétérinaires, et encore moins les entraîner dans une marche qui, pour être heureuse une fois, est dangereuse et funeste dans cent autres cas.

Indépendamment de la précaution d'isoler les animaux sains, on leur donnait des boissons d'eau blanche, nitrées et vinaigrées, on leur mettait des billots ou masticatoires d'assa-fœtida dans la bouche, et des sétons au fanon ; il est à remarquer que beaucoup de ceux sur lesquels on avait appliqué ces pratiques, furent affectés de tumeurs charbonneuses au bout de quelques heures. Il arrive souvent, au reste, que l'irritation que déterminent les sétons pendant la période de l'accroissement d'une phlegmasie, ou avant son déclin, provoque le développement de certaines tumeurs très-rapprochées, par leur nature, de celles qu'on appelle charbonneuses, dans de simples maladies sporadiques, ou même dans des maladies externes ; et, ce qui est très-digne de remarque, la matière de ces sortes de charbons accidentels, inoculée à différens animaux, peut, comme le prouvent les expériences de M. Dupuy, donner naissance à des affections très-analogues au typhus charbonneux. A l'ouverture des chiens et des chevaux qui ont péri par suite de l'inoculation de la matière d'un charbon survenu après l'application d'un séton dans une maladie de l'articulation, on a trouvé, à l'inspection des membranes muqueuses et des autres organes, les mêmes altérations pathologiques que dans le typhus charbonneux épizootique.

1788. Dans le mois d'août de cette années, le typhus charbonneux affecta épozootiquement les bêtes à cornes dans la commune de Villeneuve-les-Cerfs, aux environs de Gannat

(Allier); il fut observé par Gervy. Le premier bœuf que vit ce vétérinaire était au deuxième jour de maladie; il avait les oreilles, les cornes et toute la superficie du corps très-chaudes; l'intérieur de la bouche, couleur de rose, ne l'était pas moins; l'adhérence du cuir sur les côtes et sur les lombes, ainsi que la sensibilité dans ces dernières parties, se manifestaient visiblement; le pouls était petit et accéléré, et le malade faisait entendre un grincement de dents. Dès le commencement, il avait refusé toute espèce de nourriture, et la rumination avait été interceptée. La soif était ardente; on la crut occasionée par un traitement incendiaire prescrit par un charlatan, qui avait en outre pratiqué un grand nombre d'incisions aux tégumens. Gervy fit présenter à l'animal environ deux sceaux d'eau tiède, blanchie par la farine d'orge, et aiguisée par le vinaigre et le sel commun : il but le tout avec avidité. Cette boisson avalée, la respiration devint plus laborieuse, le pouls se concentra, un frisson général survint, et l'animal expira peu de temps après, dans des anxiétés douloureuses. Quelques heures avant sa mort, il lui était survenu une diarrhée, que Gervy qualifie de vraiment *putride*. On fit l'autopsie du cadavre. Le rumen, le réseau, le feuillet, les gros intestins, les reins et la vessie étaient sains, à quelques légères marques d'inflammation près : la caillette et les intestins grêles se montrèrent dans le plus mauvais état; entre la première et la seconde membranes de ces viscères, à la jonction de la caillette au duodénum, il y avait une extravasation de sang considérable; les intestins grêles étaient généralement ce que Gervy appelle gangrénés, leur membrane externe était détachée en plusieurs endroits, et ils contenaient une liqueur sanguinolente; la rate, plus volumineuse que dans l'état naturel, était gorgée d'un sang noir, écumeux, et son tissu paraissait comme décomposé; on voyait au foie quelques marques d'inflammation; la vésicule biliaire était enflammée et pleine d'une liqueur noire; les viscères de la poitrine étaient sains; les vaisseaux du cerveau étaient engorgés, et ses ventricules contenaient beaucoup de sérosité. La même nuit, une vache mourut; l'autopsie de son cadavre fit voir les mêmes phénomènes, avec cette différence néanmoins, que la capacité de la poitrine contenait en abondance une liqueur très-limpide et de couleur d'urine. Trois bœufs moururent subitement, sans qu'aucun symptôme maladif eût précédé l'instant de la mort. Dix-huit bœufs, au rapport des métayers, avaient succombé de la même manière, dans l'espace de huit jours. Une tumeur charbonneuse se manifesta en premier lieu à la mâchoire inférieure d'une vache, précisément à l'endroit de la symphyse. Cette tumeur était flasque et indolente, on en fit l'extirpation, on appliqua ensuite le cautère actuel sur la plaie, les antiseptiques furent administrés intérieurement, et la guérison eut lieu. Dans d'autres animaux qui tombèrent malades, les premiers symptômes que l'on apercevait étaient un engorgement à l'un des boulets des extrémités antérieures, qui donnait lieu à la claudication; la chaleur excessive sur toute la superficie du corps, particulièrement du mufle et de la bouche, l'adhérence du cuir sur les côtes et aux lombes, ainsi que la sensibilité de ces dernières parties, se manifestaient d'une manière frappante; le pouls était très-accéléré, et tellement concentré qu'à peine pouvait-on distinguer les pulsations. L'appétit et la rumination étaient en partie interceptés, mais la soif était inextinguible. Le second jour, ordinairement, le boulet du côté opposé était affecté, tandis que le premier atteint se guérissait. Un régime très-sévère, pour boisson l'eau salée blanchie par la farine d'orge, des tisanes avec la racine de bardane et les fleurs de sureau, avec addition de petit-lait et de nitrate de potasse, et matin et soir de vinaigre et d'assa-fœtida, des cataplasmes anodyns sur les boulets malades, une grande propreté, des bouchonnemens réguliers trois fois par jour, le séton, etc., tels furent les moyens qui parurent réussir à Gervy : à l'égard des malades auxquels il survenait une sueur abondante après quelques jours de traitement, ils guérissaient.

On a cherché les causes générales de cette épizootie dans la position du lieu, la nature du terrain et la mauvaise qualité des eaux dont les animaux s'abreuvaient. Villeneuve-les-Cerfs est situé dans un endroit bas et marécageux; son sol est une terre argileuse; on y fabrique de la tuile. Partout aux environs on trouve des creux remplis d'une eau stagnante chargée de sulfate de chaux, comme l'indique aisément sa couleur laiteuse. Ces creux servent aussi, dans la saison, de routoir pour le chanvre; les émanations résultant des matières végétales qu'on y laisse corrompre répandent dans le village une odeur infecte. Si l'on ajoute que les bestiaux sont obligés de s'abreuver de ces eaux altérées; que les étables sont bâties au dessous du niveau d'un sol très-humide; que les planchers en sont bas et chargés de fourrages; que ces logemens malsains manquent d'ouvertures, et ressemblent à de véritables étuves; que les animaux y passent les nuits dans une transpiration abondante, et sans renouvellement d'air; qu'ainsi excités, ils sont obligés de sortir de l'étable pour aller pacager pendant les nuits de l'automne; que par conséquent ils passent tout à coup d'un endroit très-chaud dans une atmosphère très-froide, on pourra alors se former une idée des maladies aiguës qui règnent si fréquemment dans ces cantons.

1795. En cette année, une épizootie charbonneuse, d'un caractère très-alarmant, s'est déclarée sur les chevaux de quelques communes des environs de Paris, et plusieurs, un grand nombre même de ces animaux, que leur rareté rendait alors de plus en plus précieux, ont péri victimes d'un fléau qui parcourait quelquefois ses périodes avec une telle rapidité, que le malade mourait avant qu'on eût pu lui administrer aucun secours. Comme toutes les maladies du même genre, celle-ci était éminemment contagieuse ; elle passait avec une extrême facilité d'une espèce à l'autre, et ses effets étaient toujours plus ou moins foudroyans, à raison des dispositions qu'elle trouvait dans les individus qu'elle affectait. Gilbert, qui s'occupa beaucoup de cette épizootie, et qui la décrivit, s'attacha d'abord à la recherche des causes ; celles qu'il indique sont les mêmes que celles qui ont été relatées dans notre histoire générale du typhus charbonneux. Il en est à peu près de même des prodromes, des symptômes qui accompagnèrent et suivirent l'invasion, et des altérations pathologiques observées aux autopsies ; c'est pourquoi nous ne rappelons rien de ces matières, pour ne pas tomber dans des répétitions. Quoi qu'il en soit, tous les efforts de la nature, dans cette maladie cruelle, paraissaient tendre à déposer sur une partie quelconque de la surface du corps, mais de préférence sur les parties précordiales, la phlegmasie sur-aiguë qui déterminait tout le mal : c'est ce qui engagea Gilbert à diriger aussi de ce côté les moyens de l'art. Déjà il avait remarqué que tous les remèdes excitans et cordiaux, tant vantés comme propres à seconder les efforts de la nature, sont constamment funestes quand on les emploie à grandes doses, et d'un effet nul et insuffisant à petites doses dans les ruminans, surtout à raison de la volumineuse capacité de leurs estomacs et de la masse d'alimens qu'ils contiennent toujours ; en conséquence de cette observation, il était dans la persuasion qu'on ne pouvait que par des applications extérieures obtenir ce qu'il appelle les dépôts, si conformes au vœu de la nature. Or, parmi ces applications, le séton armé d'un caustique le fixa exclusivement. Il en seconda les effets par les incisions, les scarifications profondes des tumeurs, leur extirpation dans certains cas, leur cautérisation dans d'autres, la destruction des parties désorganisées par le fer, le feu, ou l'application des substances caustiques. A ces moyens il ajouta les secours des lavemens émolliens, des masticatoires, des fumigations d'eau chaude sous le ventre, des frictions long-temps continuées avec le bouchon de paille, des bains, des fomentations, des alimens de bonne qualité donnés avec modération, et les précautions les plus sévères pour écarter des animaux sains tout ce qui avait pu être exposé au contact des animaux malades, et pour détruire et annuler les principes contagieux sur tous les corps qui avaient pu être exposés à les recevoir.

1822. Au commencement de juillet 1822, une épizootie s'est

manifestée dans quelques parties des Basses-Pyrénées; elle a présenté tous les symptômes caractéristiques du typhus charbonneux, et attaqué les chevaux et surtout les vaches; cependant tous les animaux étaient susceptibles de la contracter, et les hommes n'étaient pas à l'abri de ses atteintes : elle a même étendu ses ravages à quelques communes des Hautes-Pyrénées et des Landes. On a attribué ce malheur aux fortes chaleurs que l'on éprouvait depuis quelque temps ; la maladie n'a cessé ses progrès qu'au moment où les chaleurs ont beaucoup diminué. En cette circonstance, le préfet des Basses-Pyrénées a ordonné la formation d'un conseil de salubrité dans chaque chef-lieu de canton où l'épizootie s'était déclarée ou viendrait à se déclarer. Des forces, tirées des régimens qui avaient garnison dans ce département, étaient susceptibles d'être mises, sur leur demande, à la disposition des commissions cantonnales, pour être employées partout où la nécessité pourrait le requérir. En outre, il a été pris des mesures rigoureuses pour empêcher la mise en vente de la viande provenant des bestiaux attaqués de la maladie. Du reste, cette épizootie n'a pas été aussi funeste que beaucoup d'autres du même genre qui se sont manifestées à différentes époques.

1823. Vers le milieu d'avril 1823, une maladie éminemment meurtrière se déclara tout à coup sur les bêtes à cornes de la commune de Védrin, arrondissement de Namur. Brabant, qui fut chargé de la combattre, lui donna le nom de *gastro-entérite aiguë épizootique*, *compliquée de péripneumonie*, *quelquefois de phénomènes cérébraux* ; il a reconnu qu'elle avait été exaspérée par un traitement incendiaire, et guérie par la méthode antiphlogistique. Dès l'invasion du mal, un empirique perdit sept vaches en trois jours. Effrayé des symptômes alarmans de la maladie et de la promptitude avec laquelle les animaux mouraient, il donna à cette affection un nom vulgaire du pays, et déclara qu'elle était incurable. L'alarme générale que ce bruit répandit excita l'attention de l'autorité administrative, et ce fut alors que le vétérinaire Brabant reçut la commission de suivre l'épizootie. Il lui assigna pour causes la rareté des fourrages, la disette d'eau, les grands froids d'un hiver long et rigoureux les vicissitudes atmosphériques, les changemens subits de température au commencement du printemps, la mauvaise qualité des alimens, la mauvaise construction des étables, toujours exactement closes, la malpropreté qui y règne, le peu d'air qui y circule, et qui n'est pas assez renouvelé, la privation trop prolongée de la lumière, le trop long séjour des fumiers, etc. Il paraît qu'au bout de douze, vingt-quatre ou trente-six heures au plus, la maladie faisait périr les animaux qui en étaient attaqués. Elle présentait les symptômes suivans : dégoût de tout aliment solide et liquide, tristesse, prostration générale des forces musculaires, pesanteur de la tête , perte de la vue , conjonctive rouge, peau sèche et adhérente aux surfaces osseuses, poil terne et hérissé, chaleur de la bouche, remplie de bave écumeuse , membrane muqueuse de cette cavité enflammée, langue recouverte d'un enduit jaunâtre , suppression du lait, cessation de la rumination, sécheresse du mufle, chaleur alternée des cornes et des oreilles, respiration laborieuse, dilatation de l'orifice des naseaux , frisson, sensibilité très-grande de la colonne vertébrale , surtout vers le garrot ; mouvement des mâchoires, craquement des dents , déglutition difficile des liquides , gargouillement pendant l'action d'avaler, rétrécissement et sensibilité très-grande du ventre , urine rare et limpide, déjection salvines noires, marronnées, fétides et recouvertes d'une matière muqueuse très-abondante, quelquefois diarrhée d'une odeur infecte , inquiétude de la part de l'animal , action de se coucher et de se relever, coliques, mouvemens convulsifs dans les muscles du cou et des membres. On vit aux autopsies les muscles atrophiés , infiltrés de sérosité sous le thorax ; la cavité abdominale , la matrice (qui recélait un fœtus presque à terme), les fœtus et leurs enveloppes , n'ont rien présenté de remarquable ; l'épiploon était sain ; la portion du péritoine qui recouvre la face inférieure du sac droit du rumen était rouge et injectée : cette couleur était plus prononcée le long des scissures de ce viscère ; la surface extérieure du feuillet saine, la membrane intérieure de ce troisième estomac gangrénée dans toute son étendue , la lame épidermoïde détachée et formant une espèce d'enveloppe autour des alimens dans sa cavité ; le réseau participait de l'inflammation du feuillet et du rumen ; la membrane muqueuse de la caillette épaissie, de couleur rouge foncée ; celle des intestins grêles gangrénée , d'une couleur livide , tirant sur le noir, dans toute son étendue ; les autres portions de l'intestin étaient saines ; la rate d'une couleur violette , épaisse , se déchirant facilement ; le foie engorgé, rempli d'un sang noir et épais ; la vésicule pleine d'une bile jaune ; le pancréas, les reins et la vessie n'ont rien présenté de particulier ; cavité thoracique et poumons très-phlogosés, d'une couleur rouge très-foncée , parsemés de taches noires, surtout vers le sommet; parenchyme du viscère tellement gorgé de sang, que ce fluide paraissait être identifié avec le tissu de l'organe ; la membrane muqueuse de la trachée-artère et des bronches, d'une couleur rouge brunâtre dans toute son étendue, devenait ardoisée à mesure que l'on s'approchait de l'extrémité des conduits aériens ; le cœur, d'une consistance molle , était, à la surface interne du ventricule droit et de l'oreillette du même côté , d'un rouge brun ; ses cavités étaient remplies d'un sang noir et coagulé ; le ventricule gauche contenait un coagulum assez considérable de fibrine ; le péricarde était rempli de sérosité ; le pharynx et le larynx étaient fortement enflammés, d'une couleur rouge écarlate , ainsi que la face interne de l'œsophage ; les vaisseaux sanguins du cerveau et du cervelet , ainsi que ses membranes, étaient fortement injectés ; les ventricules étaient remplies de sérosité.

Voilà le traitement suivi par Brabant : saignée copieuse à la jugulaire , diète sévère , eau blanchie avec la farine d'orge pour toute nourriture , sétons au fanon, enduits d'onguent vésicatoire , fomentation faite avec des couvertures trempées dans l'eau chaude , qu'on attachait sous le ventre ; breuvages et lavemens mucilagineux. Après deux jours de ce traitement , les déjections devenaient plus faciles, la rumination reparaissait par intervalles : continuation des mêmes moyens , la saignée exceptée. Le troisième jour , les animaux commençaient à prendre d'eux-mêmes l'eau blanche , qu'on acidulait alors avec le vinaigre. Le quatrième jour, la rumination avait reparu , et les malades cherchaient à manger ; on leur donnait trois fois par jour une petite ration de carottes cuites , et l'on ajoutait successivement à leur nourriture un peu de bon fourrage sec, qu'ils préféraient au vert. A l'aide de ce régime et du traitement antiphlogistique, continué pendant tout le temps de la maladie , les animaux étaient hors de danger en moins de huit jours , et entièrement rétablis dans l'espace de quinze. Le bouchonnement deux fois par jour, la propreté et la circulation de l'air dans les étables, rien de tout cela n'a été négligé pendant la durée de la maladie.

Brabant fait suivre son histoire de réflexions fort judicieuses ; il fait voir, dans la maladie qui nous occupe , une prédisposition aux phlegmasies viscérales préparée par la disette des fourrages et par la mauvaise qualité des alimens qu'on donnait aux animaux ; il appelle cette prédisposition une irritation qui ne s'élève pas tout-à-coup au degré de phlogose , mais qui prend enfin ce caractère à la suite d'un changement subit de température au commencement du printemps ; les symptômes et les autopsies lui ont appris que les trois grandes cavités viscérales sont attaquées successivement ; les voies digestives souffrent les premières ; bientôt la phlegmasie s'étend aux poumons, sans abandonner la muqueuse gastro-intestinale , et dans quelques animaux , le cerveau reçoit sympathiquement cette irritation , la déverse dans tout le système nerveux de relation, ce qui donne lieu à des convulsions assez fortes. Il blâme et critique avec raison la méthode plus qu'excitante de l'empirique si malheureux qui donne de l'eau de savon vert en lavemens , et en breuvages la suie de cheminée avec du lard fondu , la cendre de bois délayée dans l'huile et l'urine d'homme , ainsi qu'une forte décoction de racine de bryone ; qui fend l'oreille, ou

coupe le bout de la queue, sans prescrire aucun régime aux
animaux malades, et en faisant même boucher exactement les
petits créneaux qui laissaient encore circuler un peu d'air dans
les étables. Les résultats d'une pareille médecine ont été tels
qu'ils devaient être : la maladie s'est exaspérée au point qu'il
n'était plus possible d'aborder les animaux malades, leurs convulsions étant si violentes que les paysans les croyaient enragés.
En effet, l'estomac recevait les premières impressions des
substances irritantes prescrites par l'empirique, et l'on connaît
les nombreuses sympathies de cet organe, essentiellement lié
à tout l'organisme, et l'on se rappelle que la phlegmasie à commencé par sa membrane muqueuse et celle des intestins grêles.
L'emploi des saignées, au contraire, accompagné et secondé
par les autres moyens antiphlogistiques, explique naturellement pourquoi la phlegmasie a pu céder si subitement. Si, loin
d'y recourir, on eût administré les excitans diffusibles, le camphre, l'alcool, etc., ou bien des toniques, dans l'intention de
relever les forces abattues, suivant l'aveugle routine, la phlogose aurait produit ce qu'on appelle communément la gangrène,
ou bien une suppuration et des tubercules dans les poumons ;
si les animaux n'avaient pas succombé, ils eussent resté languissans, et auraient fini par la phthisie pulmonaire : c'est ce
qui arrive tous les jours dans la clinique de ceux qui attaquent
les phlegmasies du poumon, aussi bien que les autres, par les
stimulans, béchiques, incisifs, toniques, etc. En effet, si la
nature, dont les ressources sont incalculables, épargne un animal vigoureux, en transportant l'irritation des viscères sur un
sécréteur, ou dans un foyer de phlegmasie externe, il s'en
trouve des milliers qui, s'ils ne succombent pas à l'état aigu,
tombent dans l'état chronique, avec un épanchement dans la
plèvre, ou avec un foyer d'induration du parenchyme pulmonaire, qui se garnit bientôt de tubercules. De ces animaux,
les uns languissent pendant plusieurs mois, ou même durant
des années, et les autres sont dévorés par le marasme le plus
actif, qui les immole en quelque semaines. Cette différence
dépend ou de l'idiosyncrasie des individus, ou de la nature des
inflammations persistantes. Par exemple, une pneumonie du
sommet des poumons marche plus vite que celle de sa base,
tandis que des pleurésies simples déterminent des adhérences
du parenchyme, qui durent quelquefois plusieurs années.
Nous offrons ces réflexions de Brabant à la méditation des vétérinaires, et nous pensons qu'il y a beaucoup de profit à en
retirer.

1824. Cette année, il régna sur les animaux de l'espèce
bovine, dans le canton de Beaumont, près Bergerac, une maladie charbonneuse, que M. Félix a décrite. Dans les premiers
momens de la maladie, on observait d'abord un abattement

général des forces musculaires ; un instant après, il se manifestait une inflammation générale, une anxiété considérable ;
une heure et demie plus tard, la maladie était à son plus
haut degré : pouls excessivement accéléré et plein, faisant
sentir soixante à soixante-et-dix pulsations par minute ; yeux
ardens et hagards ; une tumeur se manifestait, soit à l'encolure, soit au fanon, ou au poitrail, ou à la pointe de l'é-
paule ; elle était, chez presque tous les animaux, de la grosseur d'un œuf, très-adhérente dans le fond, excessivement
dure et résistante, et s'accroissait dans l'espace de deux heures ;
alors, et seulement alors, la douleur cessait, la chaleur dispa-
raissait, les signes d'inflammation se calmaient, de légers
frissons s'apercevaient, des sueurs partielles avaient lieu aux
épaules et sous le ventre, et la gangrène se manifestait par le
froid de la tumeur, son insensibilité, et des phlyctènes ; un
instant seulement les forces se ranimaient, et elles étaient alors
au plus haut degré : la mort suivait de près cet état. L'animal
éprouvait des convulsions violentes, et se livrait à des mouvemens désordonnés, qui se terminaient avec la vie.

Chez d'autres, les tumeurs s'étendaient en largeur entre la
peau et les chairs, et il s'y logeait une quantité considérable
de sérosité roussâtre, qui, à mesure qu'elle augmentait, devenait plus foncée et exhalait une odeur fétide ; la peau était
décollée, boursoufflée, et si on la pressait, elle rendait un son
pareil à celui qu'on produit en feuilletant des parchemins.

M. Félix a remarqué que cette espèce de tumeur attaquait
plus particulièrement les animaux chez lesquels les tissus
étaient flasques, et qui paraissaient d'un tempérament lymphatique. Ces animaux offraient une raideur singulière ; ils se
mouvaient difficilement ; lorsqu'on voulait les faire changer de
place, ils chancelaient, tombaient et mouraient à l'instant
même. Chez eux, les tumeurs s'étaient toutes manifestées dans
le train postérieur, et la prostration où ils se trouvaient était si
grande, qu'ils mouraient sans convulsions.

L'ouverture des cadavres a présenté les lésions suivantes :
les intestins étaient très-enflammés, et particulièrement le cœcum ; les estomacs ne se ressentaient point autant de cette inflammation ; le foie était comme desséché, et la rate tuméfiée
par le sang ; le pancréas surtout paraissait, chez plusieurs
sujets, avoir pris un accroissement considérable ; les reins
étaient très-volumineux, la vessie pleine, et son col très-enflammé ; les vaisseaux pleins, le sang entièrement coagulé,
surtout celui des artères ; celui des veines très-noir. En ouvrant
les parties tuméfiées, on voyait les petits vaisseaux pleins,
macérés, entièrement gangrénés ; les os étaient parsemés de
taches noirâtres, les poumons couverts de taches *gangréneuses*
et d'hydatides, le lobe gauche plus particulièrement affecté,

dans presque toute sa longueur ; le cœur flasque et infiltré
d'une humeur jaunâtre, avec quelques taches noirâtres; chairs
molles, blafardes, faciles à déchirer ; plèvre infiltrée, diaphragme gonflé, et, dans presque toute son étendue, recouvert d'ecchymoses, mais plus particulièrement à sa face thoracique.

Cette maladie, attaqua d'une manière spéciale les jeunes
bœufs ; les effets en furent prompts sur ces animaux, qui tous
succombèrent dans de violentes convulsions.

Voici quelles sont les causes auxquelles on la rapporta : les
fourrages avaient été mal faits, humides, rouillés ; la qualité
des plantes n'était pas d'ailleurs excellente, les prairies se
trouvant dans des bas fonds, et abondant en plantes âcres et
dures ; les ouragans furent fréquens; le foin n'avait ni odeur
ni saveur ; il était sec, facile à casser, à réduire en poussière;
il n'avait ni substance ni sucs nutritifs. Aussi les animaux
étaient-ils généralement en mauvais état : leur poil était terne
et hérissé, on exécutait mal le pansement de la main, et la
transpiration cutanée ne s'accomplissait qu'avec beaucoup de
difficultés. L'eau à boire était boueuse et croupissante. A toutes
ces causes, il faut joindre un travail excessif pendant les plus
fortes chaleurs.

Les moyens préservatifs consistèrent à faire séparer les animaux malades de ceux qui étaient sains. Il importait de s'assurer si ces derniers étaient dégoûtés et mal disposés. On leur vi-
sitait scrupuleusement l'intérieur de la bouche, afin de découvrir l'état inflammatoire ; on examinait si la tristesse s'empa-
rait d'eux, s'ils étaient abattus, si les yeux n'étaient point
larmoyans ; on faisait attention à l'état de la rumination, et si
elle n'était point retardée. Lorsque les veines et les artères se
gonflaient et battaient avec force, c'était un symptôme presque
certain de l'invasion prochaine de la maladie. On avait soin
d'empêcher que les individus préposés à soigner les malades
pénétrassent dans les étables non encore infectées ; on faisait
brûler le fumier des granges infectées, et sur le seuil de la
porte, afin que les particules qu'aurait pu contenir le fumier
ne portassent point le ravage au loin; on faisait enterrer les
cadavres le plus profondément et le plus loin des granges qu'il
était possible. On avait soin de bouchonner, brosser, étriller
les animaux, afin de rétablir la transpiration cutanée et d'exciter légèrement la peau ; on parfumait les granges de vinaigre,
on faisait tenir les animaux très-chaudement, et pour cela on
leur mettait une couverture de laine ; on exigeait beaucoup de
propreté, soit dans les alimens, soit dans le pansement ; ils
respiraient un air frais, soit en se promenant, s'il faisait beau,
soit parce qu'on établissait un léger courant d'air ; on donnait
peu de foin ou presque pas ; on le faisait arroser de vinaigre

salé : pour unique boisson on donnait de l'eau farinée de seigle nitrée ; on administrait, même aux animaux en santé, des lavemens légèrement laxatifs.

Quant au traitement curatif, aussitôt qu'on s'apercevait qu'un animal éprouvait le moindre frisson, qu'il avait les yeux hagards, qu'il était inquiet, que les forces musculaires s'affaissaient, que la tumeur commençait à paraître, on pratiquait promptement une saignée, en raison de l'âge et de la force du sujet ; on répétait d'heure en heure cette opération jusqu'au moment où les symptômes inflammatoires se calmaient. Cette opération ne fut pratiquée que chez les sujets sanguins, et quand la tumeur se manifestait au train de devant. Aussitôt que celle-ci était parvenue à un volume qui fît craindre qu'elle ne se gangrénât, on l'incisait dans toute sa longueur, on séparait le lambeau résultat de cette longue incision, on enlevait ainsi la tumeur, on cautérisait fortement le fond de la plaie et les parties environnantes qui annonçaient le plus de mortification, on remplissait l'ulcère de chanvre chargé d'onguent basilicum, auquel on ajoutait de l'essence de térébenthine et de l'eau-de-vie, quelquefois un peu de sublimé corrosif, ou bien des cantharides, afin d'entretenir une légère inflammation et de procurer une plus facile suppuration ; on pansait tous les jours avec le même onguent, jusqu'à ce que la suppuration parût de bonne nature, ce qui arrivait très-difficilement dans cette circonstance, le pus étant presque toujours âcre, et altérant, corrodant le poil sur lequel il se répandait. Quelquefois on employait du digestif simple et un peu animé. Lorsque les chairs étaient baveuses et noirâtres, on se servait avec succès de l'onguent égyptiac. Aussitôt que l'ulcère prenait une tournure favorable, c'est-à-dire que les chairs étaient belles et d'un rouge vermeil, on ne faisait plus que laver les chairs avec une simple décoction de jeunes branches de saule, tiède et un peu salée. On coupait de la charpie avec des ciseaux, et on en saupoudrait la plaie. Les tumeurs ne se sont manifestées au train de derrière que chez les lymphatiques. Ceux-là ne furent point saignés : on se contenta de scarifier la peau dans plusieurs points de son étendue, on avait toujours soin de faire sortir le pus, en comprimant fortement les bords de la plaie, ainsi que le sang noir qui s'était extravasé. On lavait souvent les plaies résultant des longues incisions avec de l'eau-de-vie ou de l'essence de térébenthine, et on introduisait du chanvre dans la plus longue ouverture. Pendant tout le traitement de l'ulcère, on le lavait avec une forte décoction d'écorce de saule ; on donnait tous les matins, à jeun, une forte dose de cette décoction, et, pendant cinq ou six jours, on faisait prendre toutes les quatre heures une infusion amère nitrée. On donnait immédiatement après un ou deux lavemens rafraîchissans.

Il ne sera pas hors de propos maintenant, pour donner une idée de l'importance du typhus des bêtes à cornes, de reprendre ces diverses épizooties meurtrières de 1711 jusqu'en 1815, et de montrer combien elles ont fait périr de bestiaux, d'après un calcul qui sera loin cependant d'être rigoureux.

Le typhus épizootique de 1711, après avoir pris son origine dans la Hongrie, s'avança directement en Italie et en Allemagne. Apporté d'abord dans le territoire de Padoue, il pénétra de là dans le Milanais, le duché de Ferrare, la campagne de Rome et le royaume de Naples, et fit périr trente mille bêtes à cornes dans les seuls états de l'Eglise. Du Milanais, il s'avança dans les états de Sardaigne, puis en Piémont, et enleva dans cette dernière province soixante-et-douze mille bestiaux, de 1714 à 1715; en 1717, époque à laquelle il se termina, le nombre de ses victimes s'élevait à un total de quatre-vingt mille. Du Piémont, il s'étendit en Suisse, pénétra en France par le Dauphiné, remonta au Nord, puis descendit au midi de notre pays, et y occasiona des pertes presque aussi considérables qu'en Italie et en Piémont. Du centre de l'Italie, il se porta au Nord, entra dans les montagnes du Tyrol, et parut en Allemagne, où d'ailleurs il s'insinuait aussi d'un autre côté, en remontant le Danube, et où partout il causa une grande mortalité. Abandonnant bientôt le sol de Germanie, il passa en Alsace, arriva dans le Brabant, et détruisit deux cent mille bêtes en Hollande. Le commerce l'introduisit de cette contrée en Angleterre, où il ne fut pas moins meurtrier. Enfin, après avoir ravagé l'Europe durant sept années, et lui avoir coûté plus de six cent mille bêtes à cornes, il s'éteignit.

Au bout de vingt-trois ans, on le vit reparaître, en 1740, dans la Bohême, parmi les bestiaux qui approvisionnaient l'armée française occupée au siége de Prague. De ce premier foyer, il se répandit au midi et à l'est, dans la Hongrie, la Bavière, la Styrie, la Carinthie et le Tyrol, descendit encore une fois en Italie, et se glissa dans les provinces méridionales de la France. Au nord, il s'avança vers le centre de l'Allemagne, et passa en Hollande. Du Luxembourg, il arriva par l'Alsace dans la Franche-Comté, la Lorraine et la France, puis en Picardie, aux portes de Paris, dans plusieurs provinces du centre de la France, et en Angleterre. Trois millions de bêtes à cornes furent enlevées par lui dans un espace de dix années.

En 1770 et 1774, il se montra de nouveau en Hollande, où il fit de terribles ravages. La seule province de Frise perdit quatre-vingt-dix-huit mille bêtes, de 1769 à 1770, et la Hollande méridionale cent seize mille en une année. Dans la Hollande septentrionale, sur deux cent vingt-six mille malades, cent soixante-et-deux mille périrent. La perte totale de la Hollande dans le cours d'un an fut de trois cent soixante-et-quinze mille têtes.

De la Hollande, la maladie se propagea dans la Flandre, et le Laonnais, d'où elle pénétra dans la Picardie et l'Artois, où elle enleva onze mille bêtes.

A peine la Flandre et la Picardie commençaient-elles à réparer leurs pertes, que le typhus reparut en 1773, dans le Hainaut d'abord, puis aussitôt en Hollande, avec une nouvelle fureur; bientôt l'épizootie ravagea les bestiaux de la France, de la Picardie, du Soissonnais et de la Champagne; mais les pertes qu'elle occasiona ne furent point estimées à cette époque.

Depuis l'épizootie de 1740, les provinces méridionales de la France avaient été épargnées, lorsqu'au mois d'août 1774, cette maladie, qui ravageait alors la Hollande et la Picardie, éclata tout à coup au bord de l'Océan, à Bayonne et dans les environs. De ce point, le typhus se répandit, d'un côté, dans le Bordelais et l'Angoumois, de l'autre, dans le bas Languedoc et la Provence. De cette dernière province, remontant à l'Est, il parcourut le Dauphiné, pénétra dans l'Auvergne et la Bourgogne, tandis que, faisant toujours des progrès rapides dans le nord, il s'avançait au centre de la Picardie et arrivait dans le Boulonnais. A cette époque, le gros bétail de la France entière fut ravagé durant trois années. Les provinces de l'ouest, la Vendée, la Bretagne et une partie de la Normandie, furent préservées du fléau; le nombre des bêtes qui périrent fut si grand que, dans quelques contrées du midi, autrefois couvertes de bestiaux, c'était à peine si l'on en trouvait assez, après l'épizootie, pour cultiver les champs. La perte fut estimée à cent cinquante mille bêtes.

Pendant les guerres de la république française en Italie, sous Bonaparte, le typhus, qui se déclara sur les bœufs de cette contrée, passa rapidement dans le Piémont, où il fit périr trois à quatre millions d'animaux durant les années 1793, 1794 et 1795.

En 1796, il se manifesta parmi les bœufs formant les convois de l'armée française sur les bords du Rhin, et se propagea avec une effrayante rapidité à tout le département du Bas-Rhin. Bientôt il envahit l'Alsace, la Lorraine, la Belgique, la Picardie, les Vosges et la Franche-Comté. De ce dernier point, il pénétra dans la Suisse, revint en France par la Bourgogne, et arriva jusqu'aux portes de Paris. Partout où il s'éjourna, il fit périr un grand nombre de bestiaux. Dans le seul département du Bas-Rhin, la mortalité fut de onze mille bêtes; on l'évalua à cent trente mille pour les vingt-sept départemens de la France.

A cette époque, 1796, d'après un relevé fait par le docteur Faust, le typhus avait fait périr, depuis 1711, seulement en

France et dans la Belgique , dix millions de bêtes à cornes , de sorte qu'en estimant à cent cinquante francs la valeur individuelle de celles-ci , la perte en argent s'élèverait à la somme énorme d'un milliard et demi.

Typhus contagieux épizootique. L'origine du typhus contagieux épizootique paraît se perdre dans les temps les plus reculés ; il ne paraît pas cependant que les anciens s'en soient beaucoup occupés. Hippocrate, le médecin le plus célèbre et le plus habile de l'antiquité , en dit à peine quelques mots ; Moïse , l'auteur le plus ancien que l'on connaisse , fait à peine mention, dans l'Exode, de quelques maladies épizootiques qui désolèrent les animaux d'Egypte ; Aristote paraît avoir oublié d'en parler. Les poëtes et les historiens nous en ont bien laissé quelques peintures, mais leurs tableaux ont plutôt pour objet de plaire et d'émouvoir, ou de noter certains événemens remarquables à telles ou telles époques , que de tracer des descriptions exactes et vraiment médicales. C'est surtout depuis le commencement du siècle dernier que l'on voit se renouveler, à des époques malheureusement trop rapprochées, une épizootie d'origine assez ancienne pour avoir été observée sous Charlemagne , il y a plus de mille ans aujourdhui. Paulet, qui s'est livré à des recherches historiques et physiques sur les maladies épizootiques , pense que la principale et la plus étendue , celle qui a tant de ressemblance avec l'épizootie de 1815 et de 1816, a pris naissance en Hongrie. Elle nous est en effet assez constamment transmise par des bœufs venant de Hongrie ; mais ce qui est fort singulier, c'est que ces bœufs ne sont pas malades au moment où on les déplace ; il faut donc attribuer la maladie qu'ils contractent et qu'ils répandent, soit en route , soit à leur arrivée à destination, à tout ce qu'ils ont à éprouver d'un voyage long, pénible, et si éloigné des habitudes et des moyens physiques de ces sortes d'animaux. Ne pourrait-on pas découvrir une autre source à ce véritable fléau qui , depuis une certaine période d'années surtout, s'est propagé avec une sorte de fureur par toute l'Europe, et penser que , sorti de la Tartarie , il a suivi l'armée des Russes et autres guerriers du Nord , et qu'il a ensuite pénétré avec eux sur le sol de notre belle patrie ? Il paraît du moins que c'est de cette manière qu'à la suite des événemens qui suivirent la reprise des hostilités en 1772, entre les différentes confédérations et les Russes , il pénétra dans toute l'Allemagne. Bientôt il infecta la Poméranie, le Mecklenbourg, le Holstein, le Danemark , la Westphalie et la Hesse. Il s'empara ensuite de la Hollande , et la France ne tarda pas à se ressentir de ce voisinage dangereux. Mais les considérations historiques ne doivent pas nous arrêter davantage.

Le typhus contagieux peut naître spontanément, comme on

en a des exemples ; il peut aussi se propager par contagion , et
même ce dernier mode de transmission est le plus commun. Le
typhus contagieux peut naître spontanément sous l'influence
pernicieuse de certaines circonstances réunies en tout ou en
partie ; telles sont le défaut de nourriture , la mauvaise qualité
des alimens et des eaux , cause de mauvaises digestions ;
l'exposition à la pluie et autres intempéries de l'air, qui sus-
pendent l'exhalation cutanée ; le séjour dans les lieux bas, humides , mal aérés , dans les boues marécageuses et fétides ,
d'où émanent des effluves délétères ; le voisinage des lacs et
des eaux stagnantes , qui laissent échapper des émanations
analogues ; le voisinage d'une grande quantité de substances
végétales ou animales en putréfaction ; celui des voieries ,
d'une grande quantité de cadavres putréfiés , dont le nombre
est quelquefois si considérable dans la plupart des pays qui ont
le malheur d'être le théâtre de la guerre ; les fatigues excessives
du service que la présence et le séjour d'une armée occasionent ; l'absence des soins dans les maladies autres que celle
du typhus contagieux , et surtout dans les plaies devenues
gangréneuses ; l'encombrement d'un trop grand nombre d'animaux , malades ou non , dans des espaces trop circonscrits ,
dans des logemens bas et malsains , où ils sont toujours entretenus dans la malpropreté , dans des étables hermétiquement
closes , où l'air, qu'on ne renouvelle point, s'altère sans cesse,
en se chargeant d'émanations nuisibles. Il est des départemens,
comme celui des Pyrénées-Orientales , et surtout dans la Cerdagne, où les étables, par leur construction et leur position ,
sont aussi malsaines qu'il est possible de se l'imaginer ; la litière
n'y est pas renouvelée chaque jour, et le fumier n'en est pas
même enlevé une fois par semaine. Dans la Cerdagne notamment, on voit de grandes basse-cours, qu'on appelle *porches* ;
c'est là qu'est placée la vacherie : les pauvres animaux qui l'habitent sont toute la nuit dans l'humidité, couchés sur le fumier,
ou plutôt dans la boue , ce sont des espèces de mares d'où
s'exhalent sans cesse des émanations fétides et délétères ; aussi
n'est-il pas étonnant que le typhus contagieux y exerce quelquefois des ravages. Les marches forcées et les fatigues excessives des bêtes bovines rentrent dans la catégorie des mêmes
causes , ainsi que les vicissitudes et les traitemens divers
qu'elles ont à essuyer lorsqu'elles sont traînées à la suite des
armées , dans des guerres qui nécessitent souvent de rapides
déplacemens à des distances considérables , ainsi que nous en
avons eu tant d'exemples dans les derniers temps du gouvernement impérial. Quoique ces causes générales , sur l'action
immédiate desquelles nous n'avons d'ailleurs aucune donnée
bien positive, soient susceptibles de donner lieu à la production de la maladie, elles ne lui sont pas pour cela particu-

lières, et il est même difficile de penser qu'elles la développent toujours, surtout au degré où nous l'avons connue ;
mais le résultat de faits extrêmement nombreux, et qu'il est
inutile de rapporter, tant ils sont connus, prouve jusqu'à
l'évidence que le typhus dont il s'agit est éminemment contagieux, qu'il ne respecte ni l'âge, ni le sexe, ni la constitution ;
c'en est assez pour nous rendre raison de son effroyable propagation.

La contagion a pour caractère distinctif de se communiquer
par le contact immédiat d'un sujet actuellement sain avec un
malade, ou par le contact immédiat de ce sujet sain avec des
corps organisés, inertes ou aériformes, qu'un malade a touchés.
Nous avons vu le typhus contagieux se transmettre constamment de cette façon sur un très-grand nombre d'individus à la
fois, parcourir ses périodes ordinaires, et se terminer sans s'é-
tendre à d'autres individus, tant que les uns sont restés entièrement isolés des autres. L'effet de la contagion résulte ici de
l'impression faite sur l'économie vivante par un miasme : ce
miasme a de l'action sur la peau, et peut être pompé par les
bouches absorbantes de cet organe ; mais c'est surtout par les
voies de la respiration et de la déglutition que l'imprégnation
s'opère. Le principe contagieux typhoïde, une fois introduit
dans l'économie, agit en stimulant la surface muqueuse des intestins grêles particulièrement, des estomacs, des conduits
bronchiques, peut-être aussi en altérant le sang, et en provoquant des mouvemens désordonnés dans l'organisme, résultats
des rapports, des liaisons sympathiques qui enchaînent en quelque sorte les organes et les rendent dépendans les uns des autres. La transmission de ce typhus s'exécute d'autant plus facilement, que le principe qui en détermine la production a une
énergie plus développée, et que les individus sains qui en reçoivent la funeste impression ont une plus grande susceptibilité
d'affection, ou sont sous l'influence de différentes causes prédisposantes. Ainsi le contact immédiat d'un individu à l'autre
n'est pas toujours rigoureusement nécessaire pour communiquer la maladie. Qu'un animal sain flaire la litière, le fumier
ou les débris d'un animal infecté ; que le premier mange le
fourrage laissé par le second ; qu'un cheval, un âne, une poule,
un chien ou autre animal, passe de l'étable ou de la ferme où
sont des animaux malades, dans l'étable ou la ferme où se trouvent des animaux bien portans, il donnera lieu au développement de la maladie. Les personnes elles-mêmes, ne fût-ce
que par leurs vêtemens, la transporteront d'un endroit dans un
autre, si elles fréquentent les lieux infectés. Bien plus, l'on a
prétendu aussi que l'air était susceptible de se charger des
miasmes contagieux qui se détachent des corps malades, et que,
surtout s'il était agité, il pouvait les propager au loin dans les

directions diverses que les vents leur imprimaient ; mais cette
proposition n'est pas exacte, l'autorité des faits la détruit. Nous
en avons de concluans par devers nous; le défaut d'espace nous
empêche de les rapporter , mais il n'en résulte pas moins que
le typhus épizootique n'est pas épidémique, qu'il est seulement
contagieux, dans toute la force de l'acception de ce terme. En
effet, il n'est pas le résultat des altérations générales du fluide
atmosphérique dans une contrée ou un pays; en ce qui le concerne, l'air n'est vicié qu'autour de quelques foyers épizootiques ou de quelques individus malades , comme dans les étables ou infirmeries, où l'air intérieur , à l'abri des mouvemens
de l'atmosphère, se charge avec une grande facilité des dangereux produits de la maladie.

Si nous demandons quels sont les caractères essentiels du
typhus contagieux , la solution de cette question , qui est de la
plus haute importance , ne nous sera pas difficile , parce que
nous avons beaucoup observé, non sur quelques individus isolés, mais en grand, et sur des masses considérables d'animaux,
dans des momens de malheur où nos départemens du Nord
étaient grièvement menacés de la plus épouvantable mortalité
parmi leurs gros bestiaux. Que le typhus contagieux se déclare
spontanément ou par contagion , il résulte des investigations
faites sur de nombreux animaux malades et sur leurs cadavres,
que le principe qui provoque la manifestation du mal a une
action spéciale sur la membrane muqueuse des intestins grêles,
puis sur la membrane muqueuse des estomacs , quelquefois des
autres intestins, et en même temps des voies de la respiration;
c'est ce que les explorations anatomiques nous ont rendu sensible et certain. Or cette action modifie en plus le mode ordinaire de vitalité de ces surfaces, y détermine une irritation locale , et occasione ainsi l'inégale répartition des forces , de laquelle dérivent d'autres phénomènes dans l'organisme. Si ce
principe délétère qui cause l'irritation , a une faculté active
très-énergiquement développée, quelquefois, au lieu de s'exercer d'abord sur les tissus dont on vient de parler, cette faculté
agissante frappe fortement le système nerveux , y porte une
profonde atteinte , anéantit les forces vitales , et tue promptement, avant même que l'inflammation locale ait eu le temps de
se développer sur les parties qui en sont ordinairement le siége.
Quand le trouble nerveux général n'a pas signalé les premiers
effets de la maladie, ou quand il n'a pas été assez exaspéré pour
déterminer la mort tout d'abord, d'autres phénomènes pathologiques se présentent; l'inflammation se développe avec énergie sur l'appareil muqueux des voies intestino-gastriques et
aériennes ; la partie malade attire à elle toute la somme des
forces vitales, et laisse les autres organes , les musculeux surtout, dans un état de langueur et de prostration tel , qu'il en

impose souvent, et qu'on le prend communément pour le caractère essentiel, tandis qu'il n'est en réalité qu'un effet secondaire de la phlegmasie locale. Plus la concentration des forces
est grande sur le tissu enflammé, et plus l'affaiblissement des
autres organes est extrême, sans que cela influe en aucune
manière sur l'exaltation de cette même phlegmasie locale. Elle
est ici trop intense pour borner ses effets aux tissus qui en reçoivent les premières atteintes; elle réagit sur tout l'organisme
et détermine la fièvre; elle exalte sympathiquement l'action vitale sur les parties qui ont avec celles déjà attaquées des connexions immédiates, des rapports plus ou moins intimes d'organisation ; de là la complication fort ordinaire de bronchite,
d'irritation hépatique, etc. La douleur de l'organe essentiellement malade est quelquefois si forte qu'elle détermine le phénomène d'une vive réaction sur les systèmes sanguin et nerveux ; de là encore ces fièvres aiguës, ces congestions mortelles, ces anomalies nerveuses plus ou moins prononcées, qui
font aussi prendre le change sur le siége de l'affection. Mais
nous aurons occasion de revenir sur ce sujet ; il est temps de
nous occuper de la description de la maladie.

Nous laissons de côté cette foule de symptômes divers et précurseurs dont quelques auteurs ont surchargé leurs écrits. Qui-
conque n'est pas nouveau dans l'exercice de l'art, sait que la
plupart de ces nombreux phénomènes précèdent ou accompagnent presque toutes les maladies internes un peu graves des
animaux, et qu'ils ne caractérisent point spécialement celle
dont notre attention est en ce moment occupée. Néanmoins les
amateurs qui voudraient en avoir une collection complète, n'ont
qu'à ouvrir les ouvrage de Vicq-d'Azyr, Paulet, Gohier, de
MM. Girard, Dupuy, Rodet et autres. Arrivons directement aux signes les plus susceptibles de déceler l'existence de
l'affection; offrons-les le plus simplement possible, et tels que
nous les avons observés aux différens degrés de la maladie.

Symptômes du premier temps. Incubation de sept à huit jours,
dérangement de l'appétit, air triste ou comme farouche ; tête
appuyée sur la mangeoire ou penchée vers la terre, retombant
aussitôt après qu'on l'a soulevée; poil piqué, âpre, hérissé le
long de l'épine dorsale ; peau sèche, comme adhérente dans
quelques animaux, alternativement chaude et froide, principalement à la base des oreilles et des cornes; frissons ou tremblemens vagues et partiels, emphysème crépitant du tissu lamineux
aux parties latérales des lombes ; grincemens de dents; convulsions locales au grasset, au coude et au cou ; gonflement du
ventre ; tension des hypochondres, particulièrement du côté
droit ; articulations sensibles au toucher ; membres antérieurs
écartés l'un de l'autre, les postérieurs rapprochés du centre de
gravité, avec ou sans flexion de l'articulation métatarso-pha-

langienne. Yeux humides , fixes et animés ; pupilles dilatées ;
conjonctives et troisième paupière (clignotante) , injectées ,
et d'un rouge bleuâtre ; pituitaire animée , chaude , présentant la même couleur, exsudant une mucosité plus ou moins
épaisse et abondante, quelquefois ressemblant à de la mousse ,
d'autres fois un peu visqueuse : même humeur sortant de la
bouche; membrane buccale également animée. chaude ; langue
plus rude que d'ordinaire, sèche , puis recouverte d'un enduit
blanchâtre, excepté au pourtour, qui est rouge , surtout antérieurement ; état d'irritation catarrhale plus ou moins sensible sur les parties génitales externes ; toux fréquente , quinteuse; oppression de poitrine, haleine chaude ; soif augmentée ,
et bientôt ardente, appétence pour les boissons acides; anorexie,
déglutition gênée; abattement, angoisse, vertiges , action de se
coucher et de se relever difficile à effectuer ; stupeur, engourdissement des extrémités et des forces musculaires ; difficulté
de se tenir debout et de marcher. Le premier ou le second
jour, pouls vif et plein; urines transparentes, rougeâtres , peu
abondantes, très-fétides et d'une émission douloureuse. La durée de ce période est d'environ trois jours , rarement deux ,
plus rarement quatre ; en général, plus il se prolonge , moins
il y a de danger; plus il est court, et plus on doit craindre. Ces
symptômes ont une marche continue , avec de légères exacer-
bations vers le soir. *Symptômes du deuxième temps.* Augmentation des symptômes précédens ; chaleur plus développée , appréciable au toucher sur toute la surface de la peau ; celle-ci
toujours aride ; oreilles, cornes et pieds tantôt chauds , tantôt
froids, tantôt chauds d'un côté et froids de l'autre ; gonflement
des faces latérales de l'épine du dos; yeux larmoyans, paraissant
enflammés ; vue obtuse ; conjonctive et paupière nasale violacées, paupières fermées, quelquefois gonflées ; langue chargée
d'un enduit muqueux jaunâtre , toujours animée autour et à sa
pointe ; les naseaux et la bouche laissant couler des mucosités
visqueuses, fétides, sanguinolentes quelquefois : la membrane
muqueuse de ces cavités et celle de la vulve et du vagin des
vaches, enflammées et violacées; quelquefois des aphthes. Toux
diminuée, mais plus pénible; respiration plus gênée et entrecoupée par des gémissemens, par une sorte de bruissement, de
hoquet, et même d'éructation dans quelques individus; inspira-
tions courtes, quelquefois incomplètes ; flancs creux et irréguliers. Défaut absolu de rumination et d'appétit ; déglutition de
plus en plus gênée; soif inextinguible. Somnolence interrompue
par des secousses convulsives, inquiétude, agitations , prostration; sens émoussés; locomotion difficile à déterminer; affaiblissement des mouvemens volontaires, augmentation des involontaires, soubresauts des tendons; spasmes. Pouls petit, dur, accéléré ; alternatives d'augmentation et de diminution dans la

fièvre , au moment où elle augmente , efforts répétés pour se
coucher et se relever ; exacerbation plus régulière pendant la
nuit que pendant le jour. Estomac , ou plutôt rumen gonflé ,
ventre tendu , hypogastre douloureux au toucher , apparences
de douleurs d'entrailles ; constipation , suivie de diarrhée très-
fétide de matières rarement brunes ou noirâtres , quelquefois
foncées en couleur , mais se décolorant de plus en plus , et fi-
nissant par ressembler à de l'eau dans laquelle on aurait lavé
des chairs ou des tripailles , à des matières que les gens de la
campagne appellent *glimassure* , *raclure de boyaux*, lesquelles
sont lancées impétueusement , à plusieurs pieds de distance ,
avec dégagement de gaz. Mamelles flasques et ne donnant plus
de lait. Reins douloureux ; urines pâles, troubles, plus rares et
plus fétides , plus douloureuses à rendre , émises quelquefois
par petites portions , à des reprises fréquentes. Ce deuxième
temps dure ordinairement deux jours ; il est assez souvent le
terme de la vie des individus chez lesquels la diarrhée commence avant le troisième de la maladie. *Symptômes du troisième
temps*. Lorsque l'affection se prolonge au-delà du cinquième
jour, sans décroissement dans les symptômes, on observe ceux
qui suivent: chaleur vive de toute la surface du corps ; peau
moiteuse; sueurs partielles, d'une odeur particulière; tête penchée sur le côté; extrémités, mufle, cornes, oreilles et air expiré
très-froids; horripilations ; épine dorsale et lombes insensibles
au toucher; gonflement emphysémateux de leurs surfaces latérales augmenté, se propageant au flanc et à tout le tronc. Yeux
mornes, ternes , quelquefois fixes , enfoncés dans les orbites ;
paupières souvent tuméfiées , membrane muqueuse de l'œil,
du nez et de la bouche injectée, terne , ou livide, ou plombée ,
ou violacée; haleine et mucosités du nez et de la bouche d'une
odeur insupportable, ces mucosités quelquefois striées de sang;
langue toujours très-fuligineuse ; vulve des vaches et anus tuméfiés, leur membrane interne rubéfiée. Respiration plus courte,
plus pressée ; les efforts qui constituent la toux difficiles à effectuer; gémissemens plus forts ; râle, mugissemens dans quelques mourans. Déglutition tout-à-fait impossible. Etat soporeux , quelquefois carus ; diminution de la sensibilité et des
forces; affaissement du malade , qui ne peut plus changer de
place , se tient à peine levé, tombe au lieu de se coucher , ne
se relève que très-difficilement, et seulement quand il est bien
aidé, tant la prostration est extrême. Augmentation des contractions du cœur ; les artères battent par momens avec violence; puis il y a des rémissions, durant lesquelles le pouls, toujours très-accéléré, est mou, petit, inégal, faible, concentré, et
presque insensible. Météorisation de l'abdomen, dans quelques sujets; déjections abondantes , très-fréquentes , quelquefois mêlées de filets sanguinolens , plus apparens vers les der-

niers momens; leur odeur de plus en plus fétide , très-putride, et à la fin cadavéreuse. Urines troubles , décolorées , quelquefois striées de sang noir , et toujours de plus en plus fétides. Aux approches des derniers momens, les forces et le pouls s'effacent, la bête reste étendue , ne pousse plus que des gémissemens plaintifs, et, sans s'agiter, tombe dans l'accablement , où elle demeure jusqu'à ce que la voix s'éteigne et la mort survienne. Ces divers phénomènes s'observent en général du cinquième au septième jour. C'est durant cette période que les vaches pleines avortent , si elles n'ont pas avorté auparavant. Un petit nombre de bêtes échappent toutefois à cette parturition prématurée. Le fœtus reste mort, quelquefois plusieurs jours, sans sortir ; putréfié dans le ventre de la mère , il n'y est plus qu'un corps étranger, dont la présence devient pernicieuse. L'avortement est quelquefois un indice de guérison ; le plus souvent il présage et précède l'instant de la mort. Plusieurs veaux, nés vivans et à terme dans le cours de la maladie , en ont ensuite donné tous les signes, et y ont succombé.

Nous suivrons, à l'égard des autopsies cadavériques, la même marche que dans l'exposition des symptômes, et nous négligerons tout ce qui n'est pas essentiel. Lorsque , durant la vie, toute la force de la phlegmasie typhoïde s'est concentrée vers le cerveau , que la mort a été subite , comme due à un coup de foudre , sans être précédée par d'autres symptômes que des irrégularités nerveuses , on ne trouve dans les cadavres aucune lésion organique appréciable, si ce n'est parfois un peu de ramollissement et une congestion sanguine à l'encéphale. Lorsque la mort arrive violemment ou naturellement au commencement de la maladie, et que les symptômes n'ont pas tous été nerveux , si les victimes n'ont pris avant de mourir ni purgations , ni breuvages ou médicamens excitans, l'autopsie n'offre encore rien de bien notable ; les intestins grêles ont encore extérieurement une couleur blanche, et, en les incisant longitudinalement , on aperçoit à peine une faible nuance de rosé sur leur surface interne. Mais les animaux échappés aux premiers coups de la maladie, et qui y ont ensuite succombé , offrent à l'exploration anatomique de leurs cadavres les lésions que voici : d'abord, la phlogose de la membrane muqueuse de l'intestin grêle à un degré variable , depuis la teinte la plus faible jusqu'à l'état le plus aigu, selon l'époque de la maladie à laquelle l'animal a succombé. La même altération s'observe, avec la même variation , mais toujours à un degré plus faible , sur la membrane muqueuse des estomacs, de l'œsophage , du pharynx , et sur celle des bronches, de la trachée-artère et du larynx. Lorsque la phlegmasie duodéno-gastrique a été très-intense, on remarque des taches noires , qui ne sont sûrement que des ecchymoses, sur la face externe des estomacs et de l'intestin grêle, et une rougeur marquée sur leur membrane muqueuse, dont la lame épidermoïde reste collée sur les substances alimentaires que contiennent le rumen et le feuillet. La phlogose se remarque encore quelquefois sur la membrane interne du colon et des voies urinaires. La bête étant morte dans le premier période de la maladie, si les symptômes nerveux et les vertiges ont été les phénomènes dominans, l'encéphale et les méninges offrent pour l'ordinaire des traces manifestes d'inflammation, et quelquefois des congestions sanguines ou séreuses. C'est la membrane muqueuse de l'intestin grêle qui réunit toutes les forces vitales à leur plus haut degré d'exaltation ; on la voit colorée en rouge-cerise, violette, ou noire, ridée, ramollie, épaissie dans sa portion la plus malade, et recouverte de mucosités plus ou moins consistantes. En observant de près cette coloration, après avoir enlevé la couche de matière muqueuse, ou cette lame, comme épidermoïde et naturelle, dont l'épaisseur se trouve fort augmentée, on reconnaît que la coloration est due à l'injection de capillaires sanguins en nombre prodigieux sur ce tissu. C'est surtout au duodénum que ce genre de lésion est le plus prononcé ; très-souvent cette portion du canal intestinal se trouve, même extérieurement, livide, marbrée de bleu, de rouge-brun et de noirâtre, et par conséquent en état de gangrène. Les vaisseaux qui rampent autour des estomacs sont aussi très-dilatés et gorgés de sang ; la membrane interne de la caillette est flasque et lisse ; le mucus qui l'enduit naturellement et qui en forme le velouté, est beaucoup plus épais et abondant que dans l'état naturel, affecte la forme de fausse membrane, et se détache facilement, comme à la suite de toutes les fortes inflammations. A l'égard des rides irrégulières et très-nombreuses qu'on rencontre aussi sur la tunique muqueuse du dernier ou principal estomac, elles sont ordinaires dans l'état de vacuité de ce viscère. On rencontre aussi quelquefois, dans les divers cas, le foie engorgé, augmenté de volume, et assez constamment la vésicule biliaire distendue par une grande quantité de bile porracée, mêlée à une matière jaune brunâtre ; cette bile se voit aussi, avec les mêmes caractères, répandue dans l'intérieur du canal alimentaire ; d'autres fois le poumon est plus volumineux que dans l'état ordinaire et gorgé de sang noir ; la substance du cœur est ramollie, et cet organe offre aussi des taches noires ou des ecchymoses sur la face interne des ventricules, surtout dans celui du côté gauche.

Telles sont les altérations pathologiques que nous avons nous-même observées et notées sur de nombreux cadavres, lors de l'épizootie que nous avons été chargé de combattre en 1815 et 1816 : rapprochons-en ce qu'il y a de plus saillant dans les autopsies faites par différens observateurs ; nous pourrons tirer quelques nouvelles lumières du résultat de ce rapprochement. Vicq d'Azyr a vu le poumon noir et gangréné, la membrane interne des estomacs dans le même état, et les boyaux (pour nous servir de son expression) dans leur état naturel à l'extérieur, mais presque toujours enflammés et sphacélés intérieurement; il a notamment reconnu la gangrène des estomacs et des intestins (grêles sûrement) dans le typhus contagieux épizootique de Normandie, en 1775; il déclare que, dans la même épizootie de Picardie, en 1779, la dissection a fourni, entre autres résultats, les suivans : état inflammatoire et en partie gangréneux de l'arrière-bouche, de la membrane interne de la trachée-artère, des poumons, de la plèvre, de l'épiploon, des estomacs, et surtout de la caillette, toujours enflammée, l'*inflammation* poussée au plus haut degré dans les intestins grêles, etc. Mayeur, qui a vu en 1799 cette même épizootie dans le département de la Meurthe, met au nombre des altérations qu'il appelle intérieures la forte rubéfaction et les ecchymoses de la caillette, la rougeur brune, les ecchymoses et la gangrène de la membrane muqueuse des intestins, la même couleur souvent à leur face péritonéale, l'inflammation du poumon, et la rougeur de la vessie et de l'utérus. Beaumont, dans l'instruction qu'il a publiée en l'an V (1797), n'a pu méconnaître dans les désordres pathologiques occasionés par le typhus contagieux régnant alors dans les départemens des Haut et Bas-Rhin, les suites de l'inflammation la plus violente sur les intestins grêles, parsemés de taches noirâtres, et en partie gangrénés. Gohier reconnaît la membrane muqueuse des estomacs, principalement du feuillet et de la caillette, très-phlogosée et gangrénée dans beaucoup d'endroits; il reconnaît encore une grande partie des intestins grêles d'une couleur blanchâtre à l'extérieur; leur intérieur très-enflammé ou sphacélé, et des lésions analogues, plus ou moins prononcées, sur plusieurs autres parties de l'appareil muqueux. MM. Girard et Dupuy disent que les viscères abdominaux sont généralement peu altérés; que cependant la membrane interne de la caillette et du canal intestinal offre toujours des surfaces rouges plus ou moins étendues, et qui n'ont pas de situation déterminée; qu'assez souvent cette membrane porte dans certains points quelques taches noires, ou des vergetures violacées; que les poumons offrent aussi une inflammation plus ou moins forte, qui se propage dans l'intérieur de la trachée et de la membrane nasale; que l'ouverture du crâne ne laisse apercevoir le plus souvent qu'un peu d'inflammation dans les méninges, et un fluide aériforme répandu sous la membrane qui revêt immédiatement la substance cérébrale; qu'il n'est pas rare de rencontrer, soit à l'origine des nerfs, soit sur les lobes du cerveau, des taches noires, ou quelques ecchy-

moses, ainsi que l'augmentation de la sérosité renfermée dans
les ventricules. Tous les auteurs s'accordent ensuite à signaler
d'autres phénomènes moins essentiels, coïncidant néanmoins
avec les altérations pathognomoniques que nous avons notées,
et qui en sont sûrement dépendans. Les principaux sont la météorisation et la forte distension du rumen par une très-grande
masse d'alimens décolorés ; la tuméfaction des lames du feuillet, leur friabilité, leur couleur violette ou noire, leur adhérence aux alimens durcis et compacts, signes certains de phlegmasie ; tous le canal intestinal injecté d'air infect, ne contenant
qu'une très-petite quantité de résidus alimentaires à l'état de
fluidité, ressemblant à de l'eau trouble, blanchâtre ou jaunâtre ; la vésicule du fiel très-dilatée, quelquefois d'un volume
énorme, toujours pleine d'une bile liquide, jaune ou porracée ; le foie sans consistance, quelquefois décoloré, couleur
de tabac d'Espagne, d'autres fois plus brun que naturellement ; tous les environs de ce viscère, ainsi que les portions
d'épiploon et d'intestin qui l'avoisinent, colorés de jaune
foncé ; la membrane muqueuse de l'utérus des vaches, de la
vessie, et quelquefois des urétères, plus ou moins rouge ; l'a-
nus dilaté, une partie du rectum sortie, les lèvres de la vulve
des vaches ouvertes et écartées, les bords du vagin sortis, leur
surface enflammée.

Maintenant, nous le demandons à tout homme non prévenu
et jaloux de procéder à la recherche de la vérité avec le désir
sincère de la trouver, à tout homme doué de cette heureuse
sagacité qui s'exerce à discerner les véritables caractères des
maladies de quelques symptômes avec lesquels il serait possible de les confondre, l'affection désignée sous le nom de typhus contagieux, et généralement connue sous celui d'épizootie, est-elle autre chose qu'une inflammation vive et profonde
des organes digestifs, qu'une entéro ou plutôt une duodéno-
gastrite, ordinairement compliquée de bronchite, de l'irritation
du cœur et de l'organe pulmonaire, qui, par ses communications sympathiques avec le cerveau, ainsi qu'avec le système
nerveux, détermine les divers désordres dont nous avons fait
l'exposition ? Jusqu'ici la médecine vétérinaire n'a encore étudié les intestins que collectivement sous le rapport pathologique ; elle n'est pas encore assez avancée pour assigner aux
maladies de chaque portion du canal les signes qui lui appartiennent ; cependant le duodénum est ici le siége spécial de l'affection, l'organe primitivement et essentiellement lésé, et ses
liaisons matérielles avec le foie et les estomacs expliquent d'une
manière satisfaisante la participation de ceux-ci à la phlegmasie
sur-aiguë qu'il éprouve ; oui, une phlegmasie sur-aiguë : ce
que nous avons exposé, d'après les résultats positifs de l'observation, ne permet plus d'en douter. Si le typhus contagieux

était une asthénie , comme quelques uns s'obstinent encore à
le soutenir , par erreur ou par entêtement , comment se rendre
raison des lésions inflammatoires de l'appareil muqueux , spécialement des intestins grêles, des estomacs et du système hépatique ; comment (sans parler des phénomènes sympathiques nerveux) expliquer la phlegmasie constante de la tunique muqueuse
qui tapisse intérieurement les premières voies, de la phlegmasie spéciale des intestins grêles , et surtout du duodénum , que
les autopsies ont généralement et constamment montré gangréné ? Si ce typhus était une asthénie , par cela qu'il est symptomatiquement accompagné d'adynamie, il faudrait donc rayer
de la classe des phlegmasies la pneumonie, la pleurésie et autres
maladies inflammatoires non contestées, parce qu'elles amènent
aussi , au bout d'un certain temps , la prostration, les fuliginosités, la fétidité de l'haleine et des excrétions , etc. ? Mais non
la dénomination de typhus contagieux , ou simplement d'épizootie, n'est plus applicable aux symptômes de faiblesse générale qui succèdent plus ou moins rapidement à toutes les
phlegmasies internes graves, insidieuses et exaltées ; cette dénomination doit être spécialement consacrée à exprimer le nom
de cette même affection qui consiste dans l'impression irritante
due à l'effet d'un miasme délétère ou d'une certaine modification de l'économie ; un effet qui se réalise sur les surfaces
intestino-gastriques et pulmonaires , de manière à occasioner
quelquefois la mort subite, en anéantissant tout à coup la force
nerveuse , ou à développer des points d'irritation sur quelques
autres tissus, selon la prédisposition ou l'aptitude des individus , et peut-être selon la constitution médicale prédominante,
ou l'influence de circonstances physiques ou accidentelles. Il
est bien vrai que les signes de prostration , qui jouent un si
grand rôle dans l'épizootie du typhus contagieux, sont plus
prompts à se manifester que dans les phlegmagsies internes
qui ne sont pas typhoïdes ; mais c'est parce que, dans le typhus , le point irrité l'est plus fortement , parce qu'en peu de
momens il attire à lui seul toutes les forces , les dépense rapidement , et subit l'action désorganisatrice à un assez haut
degré d'énergie et de vigueur pour rendre la destruction
inévitable et plonger bientôt le reste de l'économie dans
cette funeste prostration qui se termine si promptement par
la mort. Plus un organe est fortement irrité , plus il est susceptible de le devenir davantage ; plus cet organe envahit de
forces vitales , plus la vitalité des autres organes diminue
proportionnellement. De tous les tissus de l'économie , les
membranes muqueuses, surtout gastriques, passent pour être
celles qui , lorsqu'elles sont irritées , entretiennent le plus
grand nombre d'irritations sympathiques ; c'est ce qui peut rendre raison de ces phénomènes variés et multipliés dont le ty-

phus contagieux offre le sombre tableau. Il ne nous paraît pas
inutile de prévoir une objection possible. Si le typhus, pourrait-on alléguer, est une maladie inflammatoire aiguë, comment se fait-il que cette même maladie, où nous soutenons
que la force vitale s'élève avec une énergie et une activité
remarquables, s'exerce avec vigueur, éclate tout à coup sans
antécédens appréciables sur une série d'animaux que les
mauvais alimens, le défaut de nourriture, la fatigue excessive
des marches forcées, les mauvais traitemens, ont tellement
affaiblis qu'ils ont peine à se soutenir? L'objection n'est que
spécieuse, et, sans qu'on puisse nous taxer d'inconséquence,
il est facile d'y répondre. Nous supposons ce sujet si singulièrement affaibli, et qu'une ou plusieurs des causes qui amènent ordinairement le typhus contagieux agissent activement
sur lui; suivez-en attentivement le mode d'action et les effets
qui en résultent; comparez ceux-ci sur un sujet fort et robuste, placé dans les mêmes circonstances, et vous verrez que
celui-là qui se trouve le plus faible est aussi le plus exposé
à être victime d'une irritation d'autant plus ardente chez lui
que tout ce qui stimule un peu trop énergiquement est trop
actif pour des organes énervés, hors d'état d'opposer une
résistance suffisante au nouvel ennemi qui vient fondre sur lui
et l'accabler.

Tout ce qui vient d'être dit explique assez pourquoi le typhus contagieux est mis avec raison à la tête des maladies les
plus redoutables des gros ruminans. En général il est toujours
très-dangereux et presque constamment funeste de sa nature;
c'est ce que d'effroyables mortalités sur de grandes masses
d'individus attestent sans réplique. Comment en serait-il autrement quand les inflammations intenses intestinales, déjà si
souvent mortelles dans l'espèce humaine, sont plus graves encore dans les animaux ruminans, à cause de la disposition de
leurs organes digestifs? Ces organes, dans cette classe d'animaux, ont une vaste capacité; ils sont toujours remplis d'une
masse énorme d'alimens, même dans les individus qui meurent
d'inanition; ils sont très-peu sensibles; ils ne peuvent être irrités, et surtout frappés d'inflammation fort intense, que par
une cause de la plus grande énergie; et cette inflammation une
fois fixée, comment la résoudre ou la déplacer? A cet égard
les médecins ne sont même pas plus avancés que les vétérinaires; les uns et les autres savent bien calmer souvent, ou attirer à l'extérieur les irritations qui se sont dirigées sur le cerveau, la gorge, la poitrine; mais ils ne peuvent presque rien
contre celles qui sont fixées sur les intestins grêles et l'estomac.
Nous croyons cependant, et même nous savons par expérience,
que la nature du typhus contagieux est bien connue; on s'est
beaucoup trop exagéré l'inefficacité prétendue d'un traitement

bien entendu, et en s'y prenant de bonne heure, il n'est pas absolument impossible de parvenir à sauver un certain nombre de sujets ; mais n'anticipons pas, et exposons les signes qui ne peuvent laisser aucun espoir, et ceux qui peuvent autoriser l'application raisonnée d'un bon traitement curatif.

La continuation et l'augmentation de la fièvre, la fréquence, la faiblesse, l'irrégularité, la concentration et l'intermittence du pouls ; les frissons, les tremblemens, surtout ceux du pannicule charnu ; la chute facile des poils ; les gémissemens répétés et comme étouffés, l'extinction plus ou moins subite d'une soif ardente ; la puanteur de l'haleine, celle du flux nasal, de la bave, des urines, des déjections alvines, etc., sont les signes précurseurs manifestes de la cruelle catastrophe qui met un terme aux souffrances des victimes. Mais si le pronostic doit être favorable, les progrès du mal sont moins rapides, les symptômes sont modérés, et décroissent d'une manière lente, mais marquée ; la fièvre diminue, la respiration s'exécute moins difficilement, la toux se calme, le flanc est moins agité ; les malades ne refusent pas constamment les alimens, et ont des momens où ils se rapprochent de la mangeoire, flairent de côté et d'autre, et annoncent ainsi le désir de manger ; les matières évacuées par l'anus ne sont pas trop abondantes, ni trop déliées, ni trop décolorées ; c'est d'un assez bon augure si elles deviennent homogènes et se maintiennent de couleur naturelle, même un peu foncée. Quelquefois il survient des aphthes dans la bouche ou sur le bord des lèvres, surtout de la lèvre supérieure, et ce n'est pas non plus un mauvais signe. On a vu aussi, dans le cours de la guérison, les bêtes éprouver des éruptions cutanées, diverses petites tumeurs et des boutons, surtout aux mamelles et aux trayons des vaches ; mais nous n'avons pas observé ces phénomènes dans l'épizootie du typhus contagieux que nous avons suivie, à différentes reprises, et sur une étendue de pays assez considérable. Toutefois ce n'est pas pour nous une raison de nier l'existence possible, dans certains cas, de ces terminaisons éruptives ; nous y croyons d'autant plus que nous aimons à tenir un grand compte des effets sympathiques dans les phénomènes des maladies, et que nous considérons ces éruptions comme le résultat des rapports de correspondance qui unissent les tégumens au système muqueux. Au demeurant, il y a beaucoup à espérer toutes les fois que le malade n'empire pas du troisième au cinquième jour, et, s'il passe le septième, il est rare qu'il périsse. Un petit nombre néanmoins peut succomber un jour ou deux plus tard ; mais tous ceux qui ont passé le neuvième jour peuvent être considérés comme décidément sauvés. Non seulement nous n'en avons pas vu périr de la maladie proprement dite après ce terme (si toutefois nous exceptons quelques individus exténués

par des circonstances antérieures , ou dans lesquels le typhus
a été exaspéré par des circonstances accidentelles , comme un
traitement contraire à l'état de la maladie , un régime contre-
indiqué , ou autre) , mais nous avons constamment remarqué
ensuite un mieux progressif , et le rétablissement peut dater
du quinzième jour de la maladie. Nous avons vu comment le
principe du typhus contagieux , élevé tout d'un coup au plus
haut degré d'exaltation , se porte au cerveau et détermine ces
morts comme foudroyantes qui jettent partout l'épouvante.
D'autres fois les effets du mal , sans être aussi prompts , sont
encore tellement rapides qu'on voit les animaux périr en deux
ou trois jours ; ce qui arrive lorsque quelque circonstance particulière aggrave le danger , ou lorsque la diathèse inflammatoire , en s'attachant violemment sur des organes essentiels ,
n'y accumule avec excès tous les moyens de la puissance vitale que pour y tarir ensuite toutes les sources de la vie. Beaucoup de ces morts perfides , arrivées avant que tous les symptômes et les périodes dont on vient de parler aient eu le temps
de se succéder, sont causées par des saignées copieuses intem-
pestives , ou par des purgatifs , ou par cette foule de médicamens incendiaires qui allument le feu le plus ardent sur les
parties souffrantes , et qui mettent en peu de momens les malades à l'extrémité. Mais cet affaiblissement général dont on
s'effraie tant , et qui n'est que consécutif à l'affection principale , n'est pas précisément ce qui est le plus à redouter dans
le typhus contagieux ; le principal et le plus grand danger réside dans cette stimulation immodérée qui excite , irrite outre
mesure la membrane muqueuse des voies intestino-gastriques ,
quelquefois pulmonaires , et le système hépatique ; dans cette
stimulation immodérée qui concentre sur la partie malade toute
l'action et l'énergie vitale exaltées au dernier point , qui paralyse les forces générales , et entraîne bientôt la désorganisation
si souvent inévitable des organes affectés. Ce qui prouve encore cette tendance à la désorganisation , c'est l'extrême facilité et la promptitude avec lesquelles l'excitation organique ,
une fois fortement exercée , cesse et fait place à la prostration
et à la gangrène : plus l'inflammation est forte , plus ce funeste
changement est subit et fatal.

Quelquefois les animaux guéris se ressentent plus ou moins
long-temps de leur affaiblissement , selon que la phlegmasie
typhoïde a été plus ou moins violente dans le cours de sa durée.
Il semble que les organes digestifs ont de la peine à se relever,
et conservent une certaine susceptibilité , qui exige un choix
d'alimens bien appropriés à l'état des forces vitales digestives ,
et donnés en petites rations à la fois. Lorsque la température
atmosphérique se maintient très-élevée , ou que l'on commet
des fautes dans le régime , il y a des bêtes qui tombent dans

le marasme, et qui succombent, même au bout de plusieurs mois; d'autres n'obtiennent leur guérison complète que fort lentement, lorsque la température se refroidit et que les fautes du régime sont réparées.

L'observation a démontré qu'en général le typhus contagieux est plus violent et plus meurtrier dans les premiers temps de son invasion, mais qu'à mesure qu'il envahit une plus grande étendue de pays, et qu'il se propage en s'éloignant tant du foyer primitif de la contagion que du moment où lui-même a commencé, l'intensité et la violence de ses effets, la rapidité et la facilité de sa propagation diminuent. D'un autre côté, il n'est pas moins constant que beaucoup de faits prouvent l'aptitude des élémens contagieux à se conserver très-long-temps inactifs, pour ensuite, quand les circonstances deviennent opportunes, manifester de nouveau leurs funestes effets. Aussi la diminution du nombre des malades après un certain laps de temps de durée n'est-elle fort souvent qu'une trève momentanée, après laquelle les ravages de la maladie recommencent, souvent avec plus de fureur que la première fois.

Quel est le traitement curatif le plus convenable du typhus contagieux des bêtes à grosses cornes? L'art vétérinaire possède-t-il des moyens de modérer cet impétueux accroissement d'accidens formidables, d'arrêter cette tumultueuse discordance de symptômes, de rendre le calme aux organes, à la nature ses directions, à la maladie une marche régulière? Une multitude innombrable de médicamens ont été administrés, tantôt avec méthode, tantôt avec toute la témérité et la hardiesse de l'empirisme le plus grossier; les sentimens les plus divergens ont partagé les praticiens: les uns ont vanté leurs manières, leurs vues, leurs moyens, leurs succès même, quoiqu'en employant respectivement des traitemens différens et souvent opposés entre eux; les autres, plus francs peut-être, ont avoué de bonne foi leurs insuccès et le peu de confiance que leur inspiraient tant de remèdes divers contre une seule maladie; d'autres encore, embrassant un scepticisme désespérant, ont prononcé en dernier ressort l'inefficacité de tout traitement, et n'ont trouvé de salut que dans un massacre général. Quelques vétérinaires éclairés, du petit nombre de ceux que leur génie et leur savoir mettent dans le cas de reculer les bornes de l'art, ne désespèrent pas de ses ressources, et ne craignent pas d'appeler de ce jugement barbare. On doit se rallier à leur avis raisonnable; nous croyons avec eux, et nous savons par notre propre expérience, dont nous donnerons plus loin les résultats, qu'on a beaucoup trop insisté sur l'inutilité de tout traitement. Si tous ceux qu'on a condamnés ou dont on a proclamé les résultats avantageux se sont montrés insuffisans, c'est qu'on n'était pas dans la bonne voie, c'est qu'on ne s'est

pas appuyé sur les principes qui doivent diriger dans toutes les
phlegmasies en général. Nous avons eu recours aux élémens
qui constituent la méthode antiphlogistique, toutefois avec les
modifications qu'apportent nécessairement l'espèce de l'animal, les forces de l'individu et l'intensité de la maladie ; on
verra plus loin si nous avons eu lieu de nous en repentir. Nous
ne voulons pas dissimuler toutefois l'incertitude du traitement,
même le meilleur ; nous convenons même que les succès les
plus heureux peuvent n'être dus qu'aux seules forces de la nature, qui peut tout sans les remèdes, tandis que les remèdes
ne peuvent rien sans elle ; nous reconnaissons pareillement
l'inutilité et le danger de tous les prétendus spécifiques, qui ne
méritent aucune confiance de la part de l'homme médecin ;
depuis plus de cent ans on en cherche un, et dans ce laps de
temps le typhus contagieux a détruit cinquante millions de
bêtes à cornes. Nous improuvons également ces tâtonnemens,
ces essais, ces traitemens généraux appliqués par une main
routinière de la même façon dans tous les cas, sans modifications, comme sans discernement. Nous ne saurions nous élever
avec assez de force contre ces funestes pratiques d'amples saignées répétées indistinctement sur tous les animaux sains et
malades, jusqu'à extinction des forces, contre cette foule de
recettes ou breuvages composés de substances excitantes portées à des doses excessives et qui n'ont jamais produit que des
mortalités ; enfin contre cette horde d'empiriques ou de guérisseurs qui fourmillent dans la médecine vétérinaire encore
plus que dans la médecine humaine, qui marchent hardiment
d'écueil en écueil, de malheur en malheur, sans être arrêtés
par le nombre prodigieux de victimes dont leurs procédés des-
tructeurs sont flétris. Les insensés ! leurs effroyables résultats
ne les avertissent pas que, d'une part, en provoquant imprudemment de copieuses évacuations, d'énormes déperditions,
ils portent une atteinte mortelle à la vie, et que, d'autre part,
ils achèvent de la consumer par l'incendie qu'ils allument.
Hélas ! que de maladies deviennent ainsi mortelles, lors même
que des choses fort simples ou les seuls efforts de la nature
auraient suffi pour sauver les malades ! Mais laissons ce sujet.
Parce que certains préceptes de l'art dont il est possible de tirer
un parti avantageux ne sont pas toujours infaillibles, faut-il,
dans des circonstances aussi graves, désespérer tout-à-fait,
et renoncer absolument à seconder les mouvemens salutaires
de la nature par des moyens appropriés, appliqués convenablement, et modifiés selon les circonstances ? nous ne le croyons
pas. Le grand obstacle à l'emploi d'une méthode curative, dans
l'affection qui nous occupe, est presque toujours la négligence
dans les premiers momens, une multitude de soins inséparables
de tout plan méthodique, souvent l'importance de quelques

frais inévitables, et enfin le très-grand nombre d'animaux malades en même temps et le défaut de monde pour s'en occuper. Souvent le vétérinaire, appelé trop tard, n'a que de fâcheux regrets à exprimer, ou bien les effets du mal sont tellement prompts qu'il ne faut rien attendre, même du traitement le plus rationnel et le mieux indiqué; mais hors ce cas, hors ces grandes épizooties au dessus des facultés des particuliers et des richesses même de l'Etat, nous pensons qu'on ne doit pas négliger les ressources de la thérapeutique, ni les considérer comme absolument en pure perte, par cela qu'elles n'ont pas toujours le succès qu'on en espère. Ce que nous avançons à cet égard, l'observation le confirma dans l'épizootie du typhus contagieux que nous avons été chargé de suivre en 1815 et 1816; mais avant de mentionner le résultat des faits sur lesquels nous nous appuyons, examinons la juste valeur de quelques moyens curatifs généraux pris parmi les plus accrédités, étayés même de l'autorité de grands noms. Nous exposerons ensuite la méthode de traitement la mieux appropriée à la nature de la maladie, celle qui nous a procuré quelque réussite.

Dans l'ordre ordinaire des choses, la saignée semblerait indiquée, puisqu'il s'agit d'un état morbide où l'irritation est prédominante; cependant l'observation pratique ne confirme pas toujours cette présomption spéculative; aussi les sentimens sont-ils singulièrement partagés sur cette question. Columelle, Végèce, Ramazzini, les médecins de Genève, la Faculté de Montpellier, Herment, Chirac, Helvétius, Lecler, Bourgelat, Vicq-d'Azyr, Vitet, etc., admettent la phlébotomie dans le traitement du typhus contagieux épizootique, les uns sans réserve, le plus grand nombre au début de la maladie seulement; Lancisi, Goelike, Dufot, Camper, Paulet, etc., émettent un sentiment diamétralement opposé. Cette divergence vient sûrement de ce que les uns regardent le typhus comme une affection inflammatoire, et les autres comme une affection atonique. Comme c'est à l'expérience qu'il appartient de résoudre une semblable question, voici ce qu'elle a appris depuis 1814. Quatre bœufs chez lesquels le typhus contagieux commençait à se manifester, et qui tous avaient le pouls assez fort et plein, furent saignés en 1814 à l'École vétérinaire de Lyon, et périrent du quatrième au cinquième jour de la maladie. MM. Girard et Dupuy, qui se sont livrés, à l'École d'Alfort, à une suite d'expériences sur le traitement du typhus, n'hésitent pas à prononcer que la saignée est nuisible, même au début de l'affection. Ceci est conforme à nos propres observations. Quatorze vaches, cinq génisses et un veau meurent dans les vingt-quatre heures d'une saignée qui leur est faite à notre insu, au mois de juillet 1816, dans l'arrondissement de Montreuil-sur-Mer. Toutes les saignées que nous avons vu prati-

quer, même au premier moment de l'invasion, ont constamment accéléré la mort; c'est ce que nous pouvons certifier par
des procès-verbaux authentiques. Des bêtes saignées durant le
paroxysme sont mortes dans le jour. Si quelques individus ont
été guéris après la saignée, ce que nous n'avons pas eu lieu
d'observer par nous-même, c'est que sans doute le temps était
très-chaud, le sol sec et aride, et que les animaux se trouvaient dans un état particulier de pléthore sanguine, ou dans
le cas d'une inflammation cérébrale commençante, comme nous
aurons bientôt occasion de le faire voir. En attendant que l'on
ait recueilli assez d'observations cliniques sur l'emploi de la
saignée dans le typhus contagieux, que l'on ait appris à reconnaître les avantages ou les inconvéniens des émissions sanguines, non générales, mais locales, à l'épigastre par exemple, qui n'ont jamais été essayées dans le cours de cette maladie, sûrement parce qu'on ne connaît pas encore une manière
commode de les appliquer, puisque les effets de ce moyen thérapeutique paraissent si peu avantageux, attendu le danger si
grand de porter l'affaiblissement qui pourrait en résulter au-
delà du terme où il conviendrait de s'arrêter, on fera bien de
renoncer en général à la saignée, dont l'indication est si difficile à saisir par les personnes qui n'ont pas une grande habitude
du tact médical dans l'affection qui nous occupe, et d'y suppléer par le régime diététique et les adoucissans.

Les purgatifs n'ont pas été plus heureux que la saignée dans
le traitement du typhus contagieux. Ceux qu'en 1815 et 1816
on a administrés sans notre participation et contre notre volonté,
dans plusieurs communes infectées confiées à nos soins, ont
constamment été suivis d'une mort prompte, qui n'a pas laissé à
la maladie le temps de parcourir ses périodes ordinaires. Presque toutes les substances que l'on emploie pour purger les ruminans de la grosse espèce sont drastiques; leur action irritante sur la membrane muqueuse des voies alimentaires y met
en jeu la disposition à l'inflammation, ou exalte celle qui existe;
d'un autre côté, les grandes évacuations débilitent l'animal, et
enlèvent à la nature les forces dont elle aurait besoin pour résister à la désorganisation qui menace. Au surplus, cette remarque n'est pas le résultat d'une découverte récente, elle s'accorde avec les meilleures autorités, mêmes les plus anciennes.
Lancisi, Ramazzini, les médecins de Genève, Goelike, Lecler,
Camper, et une infinité d'autres, se sont depuis long-temps
prononcés contre l'emploi des purgatifs dans le traitement du
typhus. Layard les a proscrits, parce qu'ils irritent trop la
membrane des estomacs et des intestins. Vicq d'Azyr a observé
qu'ils enflammaient et même gangrénaient le côté droit du rumen, et qu'ils avaient toujours été nuisibles. L'expérience a
démontré, à l'École d'Alfort, que l'administration des purga-

tifs excite constamment dans la caillette une inflammation intense qui se propage quelquefois dans la portion de l'intestin grêle tenant à cet estomac. Il ne faut pas toutefois confondre les délayans, les évacuans doux, avec ce qu'on entend ici par purgatifs.

Nous avons déjà donné notre avis sur la proscription nécessaire des substances excitantes dans le traitement du typhus contagieux, et nous ne reviendrions pas sur ce sujet, si notre sentiment à cet égard ne différait de celui de MM. Girard et Dupuy, dont l'autorité est d'un grand poids à cause du poste qu'ils ont occupé, et qui pensent au contraire que les médicamens pris dans la classe des toniques sont généralement les plus avantageux, les plus appropriés à la nature de l'affection. La question devient ici importante, et vaut bien la peine d'être éclairée par le résultat et l'autorité des faits. Il nous en coûte beaucoup de ne pouvoir nous ranger de l'opinion de ceux que nous reconnaissons comme des maîtres de l'art ; nous nous plairons toujours à rendre hommage à leur savoir ; mais nous n'en devons pas moins le même hommage à la vérité, et confiance aux observations qui reposent sur des faits. D'abord, MM. Girard et Dupuy n'ont expérimenté que sur onze animaux, dont cinq morts, et un guéri sans traitement, et l'objet des essais était surtout de reconnaître les effets de l'acétate d'ammoniaque, qui, administré en temps opportun, paraît réellement offrir des avantages. Plusieurs des sujets en expérience ont été inoculés, et l'on sait que l'inoculation communique la maladie d'une manière moins intense. Ensuite, comme le but principal était d'arriver à la découverte des *vrais moyens* curatifs (comme s'il pouvait en exister de spécifiques), plusieurs moyens, qui n'étaient pas tous semblables, ayant été successivement tentés sur les mêmes animaux, il est difficile de fixer celui qui a pu être vraiment efficace. Quand même on serait parvenu à le déterminer, ce moyen par excellence, un aussi petit nombre d'expériences seraient-elles suffisantes pour autoriser des combinaisons positives, surtout quand on ne peut ignorer que la maladie, abandonnée à elle-même, n'immole pas tous les individus qui en sont frappés? Précisément parce que nous avons à regretter de nous trouver en opposition avec nos premiers professeurs vétérinaires (et nous le regrettons sincèrement), nous devons avoir une plus grande défiance de nous-même, et, à défaut des faits eux-mêmes, que le manque d'espace ne nous permet pas de rapporter en détail, produire au moins leurs résultats, qui entraîneront sûrement la conviction. Nous avons vu suivre la méthode excitante dans le traitement du typhus contagieux qui, en 1814, a désolé le département de la Somme; quelques cantons ont été en partie ruinés par d'effroyables pertes de bestiaux, sans que le traitement généralement suivi y ait apporté le moindre obstacle. A la même époque, on n'est parvenu, avec le même mode de traitement, qu'à sauver quelques individus par-ci par-là, et même, parmi eux, il y en avait qui n'avaient pas subi de traitement. Pas une seule bête n'est restée du superbe troupeau de Rambouillet, composé de vaches sans cornes, malgré tous les efforts de MM. Jouet et Huzard fils. A la fin de 1815 et au commencement de 1816, nous avons nous-même fort malheureusement débuté, dans le département du Pas-de-Calais, en suivant le même mode de traitement excitant. Voulant au moins pouvoir juger contradictoirement, nous nous sommes mis ensuite à essayer les antiphlogistiques : sur cent quarante-cinq sujets traités ainsi, dans différentes communes, et dès le début de la maladie, tant par nous-même que par nos délégués vétérinaires, munis de nos instructions, cent sept ont guéri, et trente-huit seulement sont morts. Au surplus, nos idées, que nous ne présentons jamais comme infaillibles, ne sont pas nouvelles, et se trouvent confirmées par des autorités autres que la nôtre. Ens, Daigneau dont nous avons été l'ami, et d'autres, s'élèvent contre l'usage des *échauffans ;* Forcade et Vicq-d'Azyr ne les tolèrent que dans certains cas. Ce sont les émolliens qui ont arraché le plus grand nombre de victimes à la fureur de l'épizootie de typhus contagieux qui a si cruellement ravagé les provinces méridionales de France, en 1774, 1775 et 1776. Qu'on ouvre les écrits de Vicq-d'Azyr, et l'on sera convaincu ; on y verra que tous les agens toniques ont été malheureux, surtout à des doses trop fortes, ou administrés au début de la maladie. M. Mayeur croit nécessaire de commencer par les délayans, les tempérans et les calmans, fondé sur cette considération que les organes digestifs sont toujours le siége d'une forte inflammation, très-apte à se terminer par gangrène, et que l'affection des autres parties n'est que secondaire. Il cite la conservation de cinq cent quatre-vingts bêtes à cornes, due à un traitement de ce genre, dans la commune de Walscheid, département de la Meurthe. Dans l'épizootie du typhus contagieux qui, en 1810, a été importée par un boucher juif dans la province polonaise de Lithuanie, la plus grande partie des troupeaux a succombé, quoique les toniques et les cautères actuels sur toutes les parties du corps eussent été prodigués ; les adoucissans et les acides furent les seuls moyens dont on retira quelque succès. Nous avons en portefeuille un précis de cette épizootie, par un médecin français estimable qui était sur les lieux et qui a été témoin oculaire. En effet, si le typhus contagieux n'est pas dû à la faiblesse, si cette faiblesse, prélude de la destruction, n'est au contraire que le produit de la vive irritation et de la douleur dont les organes souffrans sont frappés, ainsi que nous croyons l'avoir démontré, employer des médicamens excitans, n'est-ce

pas tomber dans cette méthode perturbatrice que la saine raison réprouve tant que tout espoir n'est pas décidément perdu,
et qui, dans la thérapeutique du typhus contagieux, est à peine
tolérable dans les cas désespérés où il n'y a plus que la mort à
attendre ?

Parmi les nombreux médicamens excitans qui ont été plus ou
moins long-temps en vogue, l'acétate d'ammoniaque, ou esprit
de Mindérérus, tient le premier rang, parce que l'École d'Alfort en a suivi les effets en décembre 1815 et dans les premiers
mois de 1816, sur quelques bêtes à cornes atteintes du typhus
contagieux, paraissant y attacher une grande confiance, le présenter en quelque sorte comme un spécifique, ou du moins le
considérer et le proposer comme la base fondamentale du
meilleur traitement à suivre. Nous ne prétendons pas nier les
avantages que l'on peut espérer de l'usage de ce moyen ; mais,
à coup sûr, si l'on en obtient quelque peu, ce ne sera pas en
l'administrant au début, par conséquent pendant l'accroissement
de la phlegmasie typhoïde, ainsi que le veut l'ancien directeur
de l'École ; nous ne pouvons convenir avec lui que l'acétate
d'ammoniaque ne soit réellement avantageux qu'à ce premier
moment, ni que plus tard il ne détermine point de changement
favorable. Ce sont encore les faits qui vont parler pour nous.
Dans le mois de mai 1816, soixante-dix bêtes à cornes, prises
dans quatre communes rurales de l'arrondissement de Boulogne-
sur-Mer, sont soumises à l'expérience de l'acétate d'ammoniaque, et cela, dès les premiers indices de la maladie ; il n'en
est réchappé que quatre, qui ont été plus fortes que la maladie
et les remèdes. Les mêmes essais ont été faits très-en grand et
sous nos yeux, dans la commune de Verchocque, arrondissement de Montreuil-sur-Mer, et tout aussi infructueusement :
c'est ce que nous offrons de prouver matériellement, si on nous
y oblige. MM. Girard et Dupuy reconnaissent eux-mêmes
que, dans quelques sujets, l'acétate d'ammoniaque à forte dose
produit une excitation violente et augmente le trouble au lieu
de l'empêcher ; le même effet s'observe quand ce sel est administré pendant la première période, celle de l'accroissement
de l'inflammation : les citations que nous ferons bientôt en offrent la preuve. Mais toujours est-il certain, d'après une expérience fort étendue de l'acétate d'ammoniaque, que l'action
de ce médicament est encore trop excitante dans les premiers
momens de l'invasion du typhus contagieux, et qu'il est préférable de le réserver pour le second temps de la maladie. En
effet, après les adoucissans et de légères évacuations, c'est le
moment de chercher à favoriser l'exhalation cutanée, à l'exciter même ; et l'esprit de Mindérérus, dans cette circonstance, a
réellement produit sous nos yeux de bons effets. Au surplus,
voilà le résultat des faits : dans la commune déjà citée de Ver-

chocque, huit vaches ont pris l'acétate d'ammoniaque au quatrième jour de la maladie ; il n'en est mort que trois, encore celles-ci ont-elles pris malgré nous, ce même jour et ensuite, d'autres médicamens que nous avions expressément défendus, de sorte qu'on ne sait pas si elles ne seraient pas réchappées comme les autres dans le cas où aucune infraction au traitement prescrit n'aurait été commise. Dans la commune de Saint-Jose-sur-Mer, arrondissement de Montreuil, seize vaches ont été soumises au même traitement par l'acétate d'ammoniaque, savoir, deux bêtes au deuxième jour de la maladie, et quatorze au quatrième jour : les deux premières et une seule des autres sont mortes ; les treize autres ont parfaitement guéri, et leur convalescence a même été moins longue qu'ordinairement. Il est à noter que nos essais n'ont pas été tentés au déclin de l'épizootie, à l'époque où ordinairement elle devient moins meurtrière, mais, bien au contraire, au moment où elle venait d'éclater, où elle était le plus furieuse ; il est également à noter que, dans le même temps, les propriétaires qui se sont entêtés à ne vouloir d'aucun secours, qui ne se sont rendus que par force aux injonctions de la police, ont perdu dans le même temps la totalité de leurs nombreux troupeaux de bêtes à cornes, branche importante de richesse agricole dans cette contrée. Maintenant examinons comparativement les résultats de MM. Girard et Dupuy, en les tirant de l'exposé même de quelques unes de leurs tentatives. Dans le nombre des bêtes à cornes infectées soumises aux expériences de ces deux professeurs vétérinaires, il en est trois dont la guérison est attribuée à l'effet du seul acétate d'ammoniaque, quoiqu'il soit évident que ce sel liquide n'a pas été administré au début de l'affection. On a d'abord essayé sur l'une d'entre elles des breuvages de levûre de bière, composés selon la formule publiée par M. Chancey, c'est-à-dire de six cuillerées de levûre délayées dans une chopine de bière, qu'on fait avaler, en répétant la même dose jusqu'à trois fois en vingt-quatre heures. L'acétate d'ammoniaque qu'on a fait prendre ensuite à cette bête n'a donc pas été donné dès le commencement de la maladie. Une autre vache, amenée à l'École d'Alfort le 28 janvier 1816, a été à l'instant même reconnue et tenue pour gravement infectée ; cependant on n'a eu pour elle recours à l'acétate d'ammoniaque que le 34 du même mois, et par conséquent à une époque où la maladie datait certainement de plus de quatre jours. Enfin, la troisième bête n'a été soumise à l'épreuve de ce moyen que le cinquième jour, à compter de celui de l'invasion. Dès-lors, si c'est l'acétate d'ammoniaque qui a guéri ces trois animaux, assurément ce n'est point parce qu'il leur a été administré au début de la maladie. Si donc, dans le sentiment de MM. Girard et Dupuy, il est indispensable pour le succès du traitement que l'acétate d'ammoniaque soit administré dès les premiers indices de l'épizootie typhoïde, il y a contradiction évidente entre les résultats des derniers faits cités et la conséquence qu'on en déduit, puisque, de l'aveu même des expérimentateurs, les trois bêtes guéries par l'acétate d'ammoniaque n'ont pris ce médicament qu'après plusieurs jours d'affection. En rapprochant ces dernières expériences de celles précédemment citées, dans les communes de Verchocque et de Saint-Josse-sur-Mer, n'était-il pas tout naturel de convenir que si l'acétate d'ammoniaque offre quelque avantage sur les autres agens curatifs connus, c'est seulement en l'administrant après que l'inflammation est calmée ou en bon train de se calmer, et non au moment où elle se declare et se développe? Au surplus les expériences contradictoires dont on vient de parler sont encore trop peu nombreuses pour prouver positivement pour ou contre l'acétate d'ammoniaque; elles peuvent seulement faire naître la présomption de son efficacité quand il est administré à propos et en temps opportun. Ne nous hâtons pas de conclure; rapportons-nous-en au fruit seul du temps et d'une longue expérience; c'est à eux qu'il appartient de prononcer sans appel la solution de la question.

Dans un article qui paraîtra sûrement bien long, quelques efforts que nous ayons faits pour le rendre concis, il ne nous est pas possible de relater tous les excitans extérieurs dont on a parlé à l'occasion des épizooties du typhus contagieux; obligé de nous réduire beaucoup, nous nous contenterons d'appeler l'attention sur les sétons et trochisques divers. Les uns leur attribuent les vertus les plus merveilleuses, les autres ne leur en accordent aucune; d'autres encore vont plus loin, et les accusent de tourmenter inutilement les animaux : de part et d'autre, il y a exagération. Il y a une différence entre les sétons et les trochisques; les effets organiques que suscitent les premiers, dans la partie du corps qu'ils occupent, consistent à y exalter les propriétés vitales; on y observe une augmentation de chaleur et de vitalité, un gonflement comme fluxionnaire, et l'écoulement d'une sécrétion purulente. Les trochisques, composés d'une ou plusieurs substances caustiques, déterminent d'autres effets dans l'endroit où ils sont établis. Leur action est plus étendue; ils attaquent d'abord la surface des parties vivantes sur lesquelles ils sont appliqués, en pénètrent peu à peu le tissu, en détruisent la vitalité, en modifient la composition matérielle, et donnent lieu à la formation d'une eschare sous laquelle les propriétés vitales se développent, et la sécrétion morbide, appelée suppuration, s'établit. L'on conçoit d'après cela la manière d'agir de ces sortes d'agens, les effets bons ou mauvais qu'on peut en attendre; effets qui nous paraissent dépendre du moment ou des circonstances où l'on y a recours, comme du lieu où on les établit. Quand il n'y a encore qu'une congestion imminente ou à peine commencée, ces excitans extérieurs peuvent offrir quelques chances de succès en produisant une révulsion favorable ; mais nous ne voyons pas de quelle utilité ils pourraient être contre cette même congestion une fois fixée sur la membrane muqueuse du duodénum et des estomacs. A une époque plus avancée, lorsque, après l'effet des adoucissans employés en premier lieu, l'inflammation du tissu lésé a beaucoup perdu de sa violence, les dérivatifs peuvent être employés utilement, et, comme tels, les sétons ou trochisques peuvent amener un changement favorable. Le choix de l'un ou de l'autre dépend de l'espèce d'effet que l'on veut produire. En augmentant l'activité vitale dans le lieu où ils agissent, et en la diminuant dans celui où elle est en plus, ces moyens tendent alors à rétablir l'équilibre dans les mouvemens nécessaires à l'exercice de la vie ; mais ils ne sont pas pour cela des spécifiques, ils sont seulement d'utiles auxiliaires dont on peut tirer parti dans certains cas ; ils deviennent des auxiliaires dangereux et souvent funestes si on les emploie à contre-temps, après la congestion établie, et pendant l'accroissement de la phlegmasie typhoïde ; ils constituent alors des moyens très-irritans, qui exaspèrent l'inflammation et en précipitent la marche, qui favorisent les mouvemens fluxionnaires au lieu de les détourner ; et, dans ce cas, il n'est pas rare de voir une désorganisation gangréneuse extérieure suivre leur application.

Mais il est temps d'arriver à la méthode curative dont nous avons annoncé l'exposition, et que nous croyons la plus convenable.

Le siége et la nature du mal étant déterminés et connus, si l'on pouvait parvenir à garantir les tissus spécialement attaqués contre l'excès d'irritation qui les menace d'une destruction prompte ou prochaine, si l'on pouvait parvenir à seconder assez puissamment les efforts conservateurs de la nature, pour faire en quelque sorte avorter la phlegmasie dont ces tissus sont la proie, ou en arrêter la marche, on les préserverait sûrement de la désorganisation, et l'on préviendrait la prostration, qui en est le funeste précurseur. Une expérience trop souvent malheureuse prouve assez combien ce résultat désirable est difficile à obtenir ; mais abandonner tout, n'est-ce pas renoncer à agrandir le cercle de nos connaissances vétérinaires, et vouer les malheureux animaux malades à une mort certaine dans le plus grand nombre des cas ? Ne vaut-il pas mieux essayer de suivre la marche naturellement tracée par la nature de l'état pathologique ? Puisque la maladie est le produit d'une irritation, ne combattons pas des effets sympathiques au lieu de l'effet essentiel ; nos efforts infructueux hâteraient la perte des sujets ; mais efforçons-nous de combattre cette irritation véritable, et, en nous y prenant à temps, peut-être parviendrons-nous à nous opposer à son accroissement. Les antiphlogistiques généraux, employés à propos et dès le commencement de la maladie, sont assurément les moyens les plus propres à approcher de ce but, s'ils ne peuvent l'atteindre ; ils sont en même temps nécessairement les plus avantageux, en ce que leur administration ne peut jamais déterminer une augmentation de danger.

L'irritation typhoïde se porte-t-elle primitivement au cerveau, comme un trouble nerveux très-violent dès le début de la maladie, la plénitude, la dureté et la fréquence du pouls doivent le faire présumer, il est à croire que la circulation est fortement accélérée, et que l'encéphale est menacé d'une congestion. L'on conçoit que, dans une affection aussi grave, dont les effets sont aussi prompts, il n'y ait pas un moment à perdre ; c'est peut-être le seul cas où la saignée soit réellement avantageuse ; mais encore doit-on n'y recourir qu'avec la plus grande réserve, et proportionner l'évacuation sanguine aux forces du sujet et à l'intensité de la maladie, afin que le relâchement qui s'ensuit n'aggrave pas le mal en favorisant la terminaison gangréneuse. Un certain nombre de mouchetures aux veinules de la tête, à défaut de sangsues, qu'il est si difficile et presque impossible de faire prendre sur la peau de nos grands animaux, ou les ventouses scarifiées à la même partie, ensuite une ou deux petites saignées de la queue ou du plat des cuisses, peuvent quelquefois déterminer une déviation salutaire. La membrane muqueuse duodéno-gastrique est-elle le foyer principal ou spécial de la phlegmasie sur-aiguë prédominante ; quelle que soit la prostration, il ne faut pas s'en laisser imposer par ce symptôme ; il faut bien se garder des médicamens excitans à l'intérieur, même des moyens appelés toniques ; la médication qu'ils produiraient ne ferait qu'ajouter à la subirritation qui amène la désorganisation ; il faut également se garder, à cette époque de la maladie, des substances ou des corps irritans appliqués à l'extérieur ou introduits sous la peau, à titre de dérivatifs ; ces moyens ne soulagent pas le sujet malade au premier temps de l'affection, ne déplacent pas l'irritation morbide, et même augmentent l'intensité de la maladie, en raison de l'énergie de leur action et de la réaction sympathique qu'ils exercent sur l'organe ou les organes souffrans. Nous avons eu lieu de remarquer qu'en cette circonstance, où la membrane muqueuse duodéno-gastrique est en proie à une phlegmasie violente dans sa plus grande activité, les sétons et les trochisques au fanon, au cou ou aux cuisses, augmentent la fréquence du pouls, la chaleur de la peau, et deviennent même le siége d'une leucophlegmatie partielle ou d'une tumé-

faction gangréneuse : c'est sûrement parce qu'on aura considéré ce genre de moyens dans cette application intempestive,
qu'on l'aura signalé comme ne servant qu'à tourmenter les animaux ; mais l'on se trouvera bien d'employer les émolliens et
les acides, et de proscrire toute espèce d'alimens. Ainsi la diète
la plus rigoureuse, l'eau blanche, les décoctions de mauve, de
guimauve, l'eau de lin, etc., conviennent, spécialement en
boisson, en breuvage et en lavemens. On y ajoute, si l'animal
ne tousse pas, une quantité suffisante de vinaigre, d'oxymel ou
d'acide sulfurique, jusqu'à agréable acidité. S'il y a constipation opiniâtre, l'on ajoute l'huile de lin aux breuvages et aux
lavemens. L'irritation de la membrane muqueuse des voies
aériennes, si elle a lieu simultanément, contre-indique malheureusement l'emploi des acides ; l'on est obligé dans ce cas
de se contenter des sels neutres, et d'employer surtout le nitrate de potasse en solution aqueuse très-étendue, en rempla-
çant l'eau pure par l'une ou l'autre des décoctions mucilagineuses ci-dessus. L'irritation cérébrale, si commune dans le
typhus contagieux, fût-elle consécutive à l'irritation sur-aiguë
des voies intestinales et gastriques, elle ne fournit point de
contre-indication à l'emploi des moyens adoucissans et antiphlogistiques ; trop considérable, elle devient susceptible du
même traitement que lorsqu'elle est primitive ; et si elle persiste, c'est peut-être le cas de tenter une dérivation par le moyen
des sétons ou des vésicatoires. La diarrhée s'établit-elle, les
déjections sont-elles abondantes et fétides, les évacuans acides
et doux, tels que le tartrate acidule de potasse, le tartrate de
potasse et d'antimoine, très-étendus et à petites doses répétées, produiront un soulagement marqué. Sur la fin du premier temps de la maladie, les malades s'affaiblissent ; il est bon
de les soutenir, d'après le conseil de M. Girard, avec des panades claires, même avec des bouillons de viandes blanches,
telles que le veau, le mou de veau, l'agneau ; ces alimens
doux et légers, propres à réparer les pertes, ne fatiguent pas
les organes digestifs, et sont susceptibles d'agir à la manière
des décoctions émollientes sur les surfaces enflammées des
membranes muqueuses des estomacs et des intestins. Il n'est
pas moins utile d'activer fréquemment les fonctions de la peau
par des bouchonnemens répétés et des couvertures de laine.

   La transition du premier au second temps de la maladie se
fait par degrés insensibles ; c'est aussi par degrés insensibles
qu'il faut arriver à une méthode de traitement moins relâ-
chante, autrement l'on n'empêcherait jamais l'épuisement des
forces vitales, si fréquent à la suite de la phlegmasie typhoïde.
Ainsi les moyens fortifians seront d'abord susceptibles d'une
action très-faible, et administrés dans des proportions très-
réduites ; il importe essentiellement d'éviter toute excitation

vive, de ne produire que des effets lents, gradués et soutenus ; plus la prostration sera grande , plus il faudra agir d'a-
bord avec lenteur, sauf à s'élever à mesure que les forces elles-
mêmes se relèveront. Dans ce période la diarrhée s'établit , si
déjà elle n'existe ; les déperditions qui en résultent augmentent encore l'affaiblissement général et concourent à amener la
stupeur. Dans cette circonstance, les purgatifs et la saignée
produiraient les plus mauvais effets. Les lavemens adoucissans
ne doivent pas être discontinués; mais dans ce cas , comme
dans celui où il se présenterait une éruption, les huileux
doivent être retranchés de leur composition. C'est à ce moment
que l'acétate d'ammoniaque , à des doses d'abord faibles ,
puis graduellement augmentées , est susceptible de devenir efficace ; l'on peut en donner depuis une once jusqu'à huit onces
dans une bouteille d'eau tiède , en se réglant (depuis le mi-
nimum, par lequel il faut toujours commencer, jusqu'au maxi-
mum , qu'il n'est pas toujours nécessaire d'atteindre) sur la
stature des animaux et l'opiniâtreté de la maladie. Il n'y a jamais d'inconvénient à diviser la dose en deux breuvages par
jour, et à continuer, dans les intervalles, les boissons acides
ou avec les sels neutres, selon l'indication; à quoi l'on peut
ajouter les décoctions de riz, de pain, de viandes blanches;
celles d'orge, de seigle , de froment , etc. Le lait , le petit-lait ,
le lait de beurre , sont encore très-propres à calmer l'irritation
d'entrailles qui peut avoir lieu dans le cas de flux de ventre , et
l'on peut y délayer de la farine de céréales. Dès qu'il existe un
mieux marqué , il est nécessaire de cesser les breuvages d'acétate d'ammoniaque, et de s'en tenir aux décoctions précédentes,
auxquelles on peut mêler un peu d'hydrochlorate de soude
(sel de cuisine). Mais si l'emploi de ces moyens paraît augmenter la rougeur du pourtour de la langue , rendre la soif plus
ardente , la peau plus chaude , les mouvemens nerveux plus
fréquens et plus irréguliers , ainsi que cela arrive quand on les
met en usage trop tôt , c'est le signal d'un accroissement de
l'irritation ; il faut vite recourir aux premiers moyens antiphlogistiques , sauf à revenir aux autres quand l'indication les réclame de nouveau. Les symptômes d'irritation étant enfin diminués de manière à ne plus s'accroître , si le froid des cornes
et des extrémités se prolonge, il devient avantageux de chercher à établir différens points d'irritation à l'extérieur, dans la
vue de produire une dérivation, s'il est possible, et en conséquence de procurer une nouvelle activité aux sétons qui peuvent
exister, d'en pratiquer de nouveaux en supprimant ceux qui
ont produit leur effet, d'employer même l'huile volatile de térébenthine le long de l'épine et sur la face interne des cuisses,
ou bien les linimens ammoniacaux aromatisés ou camphrés.
Si malgré cela , l'affaiblissement croissant, la maladie continue

ses progrès, l'on ne risque plus rien, dans ce cas désespéré, d'avoir recours aux stimulations extérieures les plus énergiques, comme les sinapismes, les vésicatoires, le moxa, même les scarifications peu étendues, avec application de fer rouge sur les parties latérales de l'épine, du thorax, ou sur les extrémités. Nous ne parlons de ces moyens extrêmes que dans la supposition d'un danger lui-même extrême ; car en toute autre circonstance ils ne sont pas sans de grands inconvéniens ; ils peuvent déterminer des désorganisations locales susceptibles de gangrène. Les scarifications à la peau, surtout longues et profondes, quoique cautérisées par le fer incandescent, ne sont pas toujours exemptes de ces accidens ; c'est pourquoi il est quelquefois moins dangereux de préférer les topiques de moutarde et de plantes irritantes sur les parties où l'on veut déterminer un point d'irritation.

La plupart des moyens indiqués pour le second temps conviennent encore dans le troisième, en les modifiant, en les variant suivant les indications. L'acétate d'ammoniaque devient à la fin de cette époque à peu près inutile, et peut être avantageusement remplacé par des boissons amères, la vieille bière bien houblonnée, à laquelle on peut mêler un peu de quinquina ou de sulfate de quinine, ou, si l'on trouve ces médicamens trop chers, des décoctions d'écorce de saule, de marronier d'Inde, de gentiane, d'absinthe, de sauge, etc. Mais il faut être extrêmement réservé sur l'usage de ces moyens excitans, ne les administrer que lorsque la diminution ou l'absence des phénomènes sympathiques indique que l'irritation est calmée, et proportionner les doses au degré d'excitabilité des voies gastriques, en différer l'administration si l'irritation paraît encore trop vive, enfin ne pas perdre de vue que l'on traite un typhus, et que, même au dernier temps de la maladie, une médication trop stimulante pourrait renouveler tous les dangers. Si les symptômes graves diminuent d'intensité, et que l'état du malade s'améliore, il est bon, dans ce dernier temps surtout, d'entretenir les forces avec les panades, les bouillies, les bouillons et les soupes de toutes sortes de viandes, de revenir par degrés à des décoctions végétales, et de ne remettre que petit à petit l'animal à son régime ordinaire. On préférera d'abord la paille de blé à celle d'avoine ; celle-ci est trop tendre, et peut ce qu'on appelle vulgairement *ensacquer* les animaux.

Mais si, après le cinquième jour, la maladie s'aggrave, le malade peut être considéré comme décidément perdu. Alors abandonnez tout traitement à son égard, pour ne pas faire de dépense inutile ; laissez-le mourir, ou assommez-le pour que les émanations délétères de son corps n'augmentent pas le danger et l'extension de la contagion sur d'autres animaux.

Dans un article de dictionnaire, nous n'avons pu poser que les principes généraux du traitement du typhus contagieux, et l'on conçoit qu'ils doivent être sans cesse modifiés dans leur application, suivant l'état particulier des individus malades. C'est actuellement aux vétérinaires à faire usage de leurs connaissances physiologiques et des investigations de l'anatomie pathologique, pour se saisir des moyens, les manier avec sagacité, et les adapter aux circonstances. Ne point forcer de malheureux animaux dévorés d'un feu intérieur à périr embrasés au milieu de toutes les substances excitantes les plus propres à augmenter l'incendie, modérer la flamme au contraire, et tâcher d'éteindre le brasier par l'usage raisonné et à propos des antiphlogistiques, des acides, ou des sels neutres, suivant l'indication ; user convenablement des dérivatifs, quand l'irritation locale se porte spécialement ou subitement au cerveau, ou lorsqu'elle demeure comme permanente dans l'organe où elle s'est fixée ; tel est en résumé le but vers lequel tous les efforts doivent tendre. Qu'on se fasse de ces principes une règle de conduite, qu'on emploie tout son discernement à les appliquer, qu'on sache, nous le répétons, calmer à propos, et tout cet effroyable cortége de symptômes adynamiques et ataxiques les plus terribles cesseront, ou plutôt s'apercevront à peine sur les victimes que les fureurs de l'épizootie typhoïde ne marquent pas tout à coup du sceau d'une mort inévitable. Tel est du moins ce que nous avons nous-même eu lieu d'observer positivement dans le typhus contagieux que nous avons suivi en 1845 et 1846 : ces moyens, depuis que nous avons pris le parti de les adopter franchement, nous ont assez réussi pour que nous n'ayons jamais eu besoin de les faire suivre par les grandes excitations extérieures dont il a été parlé. De tous les animaux traités par nous de cette façon, près des trois quarts ont été sauvés ; tandis que la maladie abandonnée à elle-même, ou mal traitée, ce qui est encore pis, a fait presque autant de victimes que l'on a compté de malades. Il serait trop long de relater ici les faits nombreux sur lesquels ces résultats favorables sont établis ; qu'il nous suffise d'indiquer qu'ils sont déposés dans notre ouvrage sur l'épizootie dont il s'agit.

Malheureusement le traité curatif, quel qu'il soit, rencontre de grands obstacles, surtout au moment des premiers développemens d'une épizootie du typhus contagieux, moment où la mortalité est toujours beaucoup plus considérable. C'est alors principalement que nos moyens thérapeutiques sont susceptibles d'être moins efficaces, et nos ressources de tous genres plus bornées. Et puis, quand un vétérinaire a de grandes masses de bêtes malades à soigner à des distances quelquefois très-éloignées, il ne lui est pas possible de les suivre toutes indivi-

duellement et jour par jour, comme cela serait pourtant nécessaire; il serait aussi hors de saison d'appliquer un traitement plus ou moins dispendieux et d'un succès trop souvent
incertain à tous les malades indistinctement. D'après ce que
nous avons observé en 1815 et 1816, la maladie n'est curable
que lorsque la phlegmasie qui la constitue n'est pas trop exaltée, qu'elle se borne à une certaine étendue de la membrane
muqueuse qui en est le siége spécial, que les réactions sympathiques ne sont ni trop multipliées, ni trop intenses, que les
malades conservent assez de force vitale pour résister à l'action morbide, et pour n'être pas précipités dans une prostration sans ressource dès les premiers momens, ou à peu près.
Mais lorsque la phlegmasie frappe en même temps et d'une
manière très-intense de grandes étendues de l'appareil muqueux, les autres tuniques des estomacs et des intestins, les
voies de la respiration, quelquefois d'autres organes, ou se dirige sur le cerveau; lorsque, dès les premiers momens, le
trouble est violent et immédiatement suivi d'une prostration
extrême, l'affection est toujours mortelle. Il importe donc de
faire un choix des animaux à traiter, et, bien entendu, ce
choix doit tomber sur ceux chez lesquels la maladie s'annonce
par des phénomènes moins graves et moins alarmans. Tel est
le parti que nous avons pris en de pareilles circonstances, et
l'on vient de voir les résultats que nous avons obtenus de cette
conduite. Ces résultats, en faveur de notre traitement curatif,
peuvent être présentés en réponse aux objections plus ou moins
spécieuses élevées par les partisans de l'assommement; si cette
méthode désespérante et si désastreuse prévalait, il faudrait
remplacer les vétérinaires par des bouchers ou des écarisseurs,
et renoncer à reculer nos connaissances sur les maladies épizootiques. Personne n'ignore que, parmi les attributions des
vétérinaires, celle qui a pour objet ces déplorables maladies
est la plus importante et la plus digne de soin, parce que de
telles affections compromettent à la fois et la santé de l'homme
et ses intérêts, la fortune même des nombreux cultivateurs qui
couvrent la surface de nos départemens. *Voyez* ÉPIZOOTIE.

U.

ULCÉRATION. Formation d'un ulcère.

ULCÈRE. On donne généralement ce nom à une solution de
continuité des parties molles, ordinairement anciennes, accompagnée de suppuration, et qui ne tend pas d'elle-même
à la cicatrisation. On considère l'ulcère comme provenant d'une
érosion, et on l'a dit aussi accompagné de perte de substance,

Il est certain que tout ulcère est produit ou entretenu par l'inflammation, et qu'il est l'état pathologique d'un tissu *qui paraît* avoir subi une perte de substance ; nous disons *qui paraît*, parce que rien ne prouve évidemment que cette perte de substance existe réellement, bien qu'elle paraisse toujours avoir lieu. Nous ne voyons pas non plus pourquoi l'on excepte les os, ou les parties dures, des tissus qui peuvent devenir le siége de la lésion qui nous occupe, car la carie ne nous paraît autre chose qu'un ulcère osseux. Au reste, la distinction entre les ulcères et les plaies paraît reposer sur la tendance que ces dernières ont à se cicatriser, et sur la persistance et l'opiniâtreté des autres, qui souvent même s'aggravent.

Les ulcères sont superficiels ou profonds, quelquefois même la surface en est exubérante, parce que les parties vives, mises à découvert, s'élèvent au-dessus du niveau des parties environnantes. Les ulcères excavés ou profonds présentent quelquefois une large surface et peu de profondeur, et d'autres sont étroits et profonds : on donne à ces derniers le nom de *fistules*. Quelques auteurs, à la vérité, réservent cette dernière dénomination pour désigner les solutions de continuité étroites qui pénètrent dans un canal naturel, tel que le canal salivaire, celui de l'urètre, etc. ; mais généralement on donne plus d'extension à l'acception du terme de fistule, et on entend par ce mot toute solution de continuité non étendue, en surface, mais en profondeur. Ainsi, et considérée de cette manière, toute solution de continuité étroite et profonde est une fistule ; il n'y a d'exception que pour les piqûres. *V*. Fistule.

Nous venons de dire que les ulcères étaient produits ou entretenus par une inflammation ; ajoutons que cette inflammation peut être idiopathique ou sympathique. Cette distinction étiologique nous paraît préférable à celle, plus anciennement admise, qui faisait reconnaître des ulcères par cause interne, et des ulcères par cause externe ; celle-ci, due à une lésion physique accidentelle et constamment locale ; celle-là, tenant à une altération physiologique, et résultant du dérangement morbide d'un organe, ou d'une partie de l'organisme autre que le tissu ulcéré. Toutes les causes que l'on assigne aux ulcères sont évidemment les causes de l'inflammation ; peut on considérer autrement, sous ce rapport, les coups, les chutes, les plaies, la pléthore locale, l'action des substance irritantes sur les surfaces vivantes dénudées, et ce qu'on appelle les diathèses nerveuses, farcineuses, aphtheuses, psoriques, avec ce changement toutefois qu'aux idées de diathèse il convient de substituer celles plus justes de l'influence sympathique des phlegmasies aiguës ou chroniques d'un organe interne ou externe sur les organes de même structure ou en rapport d'organisation avec lui ?

Les ulcères produits ou entretenus par une inflammation idiopathique sont les plus communs chez les animaux ; souvent ils sont profonds, et quelquefois fistuleux; certaines blessures, suivant la structure anatomique des parties , sont susceptibles d'offrir cette désorganisation; tels sont, par exemple, le *mal de taupe* et le *mal de garrot*. Une atteinte forte sur le talon du cheval, laquelle n'était d'abord qu'une plaie contuse, peut devenir un ulcère par suite de la carie du cartilage latéral du dernier phalangien (os du pied) ; une plaie d'arme à feu peut se transformer en ulcère, de plaie contuse qu'elle était d'abord , par suite du séjour prolongé du corps vulnérant dans les tissus blessés. Il est des circonstances où la solution de continuité peut être ulcérée dès son principe. Qu'un corps vulnérant pénètre dans quelque réservoir ou dans quelque conduit naturel, et que les liquides qui y circulent ou qui y sont renfermés s'échappent par des ouvertures accidentelles, l'écoulement anormal met obstacle à la réunion des parois et des bords de la plaie, à la cicatrisation, par conséquent, et cette plaie se trouve bientôt transformée en ulcère , en fistule, parce que ses lèvres se cicatrisent isolément , pour ainsi dire. Qu'un corps aigu pénètre dans une articulation dont les mouvemens fréquens déterminent la sortie de la synovie, cette liqueur , restant en partie engagée dans la solution de continuité , empêche le contact immédiat des lèvres de la division, et voilà un ulcère fistuleux, bien que la plaie soit récente. La disposition contre nature des lèvres de la solution de continuité peut encore convertir celle-ci très-promptement en ulcère : quand, dans une opération, par exemple, on s'attache à conserver le plus de tégumens possible , que l'on a ménagé de grands lambeaux minces, ceux-ci , n'étant plus retenus par rien , se roulent , se replient sur eux-mêmes, la face externe vers les bords devient interne , et la cicatrisation ne peut plus s'opérer , attendu l'inflammation qui résulte de l'irritation produite par le contact des poils ou de la face externe de la peau avec les parties vives dénudées. Enfin, en raison de la longue durée de certaines plaies, et peut-être aussi la disposition de l'animal, les bords s'épaississent , se durcissent, deviennent calleux; et ces accidens, en s'opposant à la cicatrisation, deviennent des causes d'ulcères. Les ulcères causés ou entretenus par une inflammation sympathique ne sont que des altérations pathologiques consécutives, que des symptômes appartenant à des lésions qui peuvent être différentes les unes des autres. Les ulcères de ce genre sont souvent peu profonds , présentent presque toujours une large surface , et même font toujours saillie , au lieu d'être excavés. Si quelquefois ils présentent quelque profondeur, c'est toujours très-peu; si au contraire ils sont saillans, exubérans, les bords peuvent être tuméfiés, et même devenir calleux avec le temps. Dans quelques uns, ces bords paraissent décharnés, et sont comme rongés, ainsi qu'on le remarque dans les ulcères qui accompagnent la morve. Ceux qui nous occupent sont très-rares dans les animaux, excepté dans le cas de morve, de farcin, et de quelques autres affections ; ils dépendent d'un dérangement morbide dont quelque partie ou plusieurs parties de l'organisation sont le siége, d'un trouble dans certaines fonctions, et qu'on n'est pas toujours à portée de connaître.

Dans les deux cas, l'ulcère ne s'établit jamais sans avoir été précédé d'une solution de continuité, et cette solution de continuité ne revêt jamais le caractère de l'ulcération sans inflammation préalable.

Si certaines plaies sont susceptibles de devenir des ulcères, comme celles qui ont lieu sur des tissus susceptibles de se carier, il est aussi des ulcères qui peuvent devenir des plaies. C'est en effet ce qui a lieu aussitôt que la cause qui s'opposait à la cicatrisation de la solution de continuité est détruite ; s'il n'en était pas ainsi, toutes les solutions de continuité ulcéreuses seraient incurables ; cependant on en guérit quand, à une certaine époque ou par un certain concours de circonstances, ces mêmes solutions de continuité tendent à se cicatriser. Toutes plaies ne sont pas susceptibles de devenir des ulcères, mais aucun ulcère ne peut se cicatriser sans devenir plaie suppurante ; cela peut aider à faire distinguer les plaies des ulcères, à se faire une idée exacte et juste de la différence qui existe entre ces deux solutions de continuité. *Voyez* PLAIE.

Nous avons exprès passé sous silence toutes les divisions que l'on a faites des ulcères, en *bénin, malin, simple, composé, calleux* ou *sec, suppurant peu* ou *ne suppurant pas, sanieux, rebelle, putride, gangréneux, carcinomateux, morveux, farcineux,* etc.; de même que cette autre division, relative au siége, qui admet des ulcères affectant la peau seule, les muscles, les tendons, les aponévroses, les ligamens, les capsules, les vaisseaux, les nerfs, même l'intérieur des articulations, parce que de telles dispositions ne sont relatives qu'au degré de l'inflammation et à la texture de la partie ; nous ne parlerons pas davantage des ulcères qui peuvent attaquer des organes internes, tels que les poumons et autres viscères, parce que ces lésions dépendent d'une autre maladie à l'histoire de laquelle il en est traité ; nous dirons seulement que les ulcères qui attaquent les tendons sont toujours très-graves, et qu'il y a encore plus de danger attaché à ceux qui ont leur siége sur les ligamens capsulaires, surtout s'ils pénètrent dans les articulations, parce qu'alors la synovie s'en échappe.

Quand on veut traiter un ulcère, il faut d'abord avoir égard à l'inflammation qui l'a produit ou qui l'entretient ; quelque obscure qu'elle soit ou paraisse, elle existe toujours, et il faut s'occuper de la combattre , tout en faisant attention à l'état du tissu qui en est le siége , ainsi qu'à celui des organes qui sympathisent avec ce tissu. La première indication est donc de calmer tout de suite , par des applications émollientes , l'inflammation qui accompagne les ulcères , quelquefois de l'augmenter doucement quand elle est trop peu intense et qu'il existe de nombreuses végétations blafardes. On s'occupe ensuite de provoquer une irritation sécrétoire modérée , mais répétée, s'il le faut, dans un autre tissu plus ou moins éloigné de celui de la maladie, et enfin on rapproche les bords de la division, afin de favoriser la cicatrisation aussitôt qu'on a amené la surface ulcérée à sécréter un pus de bonne nature , et qu'on y voit de bonnes végétations cellulo-vasculaires. Si ces moyens n'amènent pas de changement avantageux , on y substitue les topiques stimulans, le fer, les caustiques , ou le feu. Ces procédés réussissent quelquefois, sans toutefois préserver toujours d'une récidive; mais leurs effets sont souvent douteux et quelquefois nuisibles. Il arrive quelquefois qu'on a beau employer ces derniers moyens avec persévérance, les alterner même, on ne peut empêcher le mal d'empirer. Au reste, les agens thérapeutiques auxquels on doit avoir recours dans le cas d'ulcères idiopathiques, les seuls dont pour le moment nous entendons parler ici, à l'occasion du traitement , sont susceptibles de varier suivant les circonstances. Offrons quelques exemples.

Toutes lesfois qu'un ulcère est entretenu par un corps étranger engagé dans les tissus, il faut en favoriser l'expulsion, procéder à son extraction par tous les moyens connus , débrider , dilater les fistules s'il en existe, ou seconder les efforts par lesquels la nature tend à se débarrasser de ce corps , afin de pouvoir le saisir et l'entraîner au dehors,

Un ulcère fistuleux peut être entretenu par un véritable foyer de suppuration , comme cela arrive lorsque le pus n'a pas une issue libre; dans ce cas, comme dans celui où il s'agit d'un corps étranger, il faut de même favoriser l'expulsion de la matière en débridant, en agrandissant les ouvertures, ou en en pratiquant d'autres sur les parties les plus déclives. Quand il en existe une supérieure et une inférieure, et qu'elles sont petites, étroites, il est quelquefois bon de passer de l'une à l'autre un ruban de fil, et de charger celui-ci de substances propres à améliorer le travail de la suppuration , de manière à raviver pour ainsi dire les surfaces suppurantes et à obtenir un pus louable.

S'agit-il d'une carie , c'est encore la même chose. Après avoir usé des mêmes moyens, qui ne sont ici que préparatoires, il faut faire exfolier la partie cariée , l'enlever , ou la détruire par la cautérisation ; mais cela ne suffit pas toujours pour obtenir une guérison prochaine et radicale. Il est des tissus organi-

ques qui, en raison de leur structure , peuvent être plus susceptibles que d'autres d'être cariés , bien qu'ils paraissent cependant être de la même nature. Par exemple , les tissus
cartilagineux , au premier aspect, paraissent bien se ressembler, à peu de chose près peut-être ; cependant il en est dans
lesquels la carie s'établit très-difficilement , tandis que dans
d'autres elle est très facile à se manifester. Le cartilage latéral
de l'os dernier phalangien, chez les monodactyles, est au nombre de ces derniers; la carie y est facile et fréquente , il suffit
même d'une légère inflammation dans les parties, et d'une suppuration peu abondante, pour l'y déterminer. Aussi, lorsqu'elle
existe , ne suffit-il pas d'enlever la portion qui en est atteinte
pour obtenir la guérison ; la maladie se développerait bientôt
dans la partie saine : on est obligé d'enlever la totalité du cartilage, pour éviter une rechute. *Voyez* JAVART CARTILAGINEUX.

Le cas est plus grave lorsque l'ulcère est entretenu par le
passage d'un liquide naturel, comme, par exemple, lorsqu'il est
question de l'ouverture d'une articulation , par laquelle ouverture la synovie s'échappe. Pour guérir une telle lésion , il
faudrait empêcher le passage du liquide ; mais comment y
parvenir? On a proposé d'introduire dans le trajet de l'ulcère,
qui est alors fistuleux, une canule ou une sonde creuse de
gomme élastique , que l'on fait parvenir jusque dans la cavité
articulaire, afin que la synovie ne s'échappe plus que par ce
conduit artificiel; par ce moyen on ravive et on excite l'action
vitale des parois internes du trajet fistuleux ; lorsqu'on les juge
d'un beau rouge et susceptibles de se réunir, on rétablit le
contact entre les lèvres de la solution de continuité , et si l'ouverture extérieure n'est pas oblitérée , on la bouche , afin que
la réunion et la cicatrisation puissent s'opérer. Mais l'application de ce procédé n'est pas sans difficultés , surtout lorsqu'il
s'agit d'un ulcère au genou du cheval, c'est-à-dire à l'endroit
où cet accident est le plus fréquent ; la grande mobilité de l'articulation et la nécessité où est l'animal de la plier complètement pour se coucher, dérangent toujours forcément les pièces
de l'appareil que l'on met en place. Pour que celui-ci puisse
demeurer fixé , il est nécessaire non seulement d'empêcher
pendant un certain temps l'animal de se coucher, mais encore
d'appliquer au membre malade des attelles d'une longueur
convenable, qui ne permettent plus à l'articulation de se mouvoir pendant un laps de temps nécessaire. Au surplus, dans
cette circonstance, on ne peut guère espérer la guérison qu'autant que l'accident est récent ; car, pour peu qu'il soit ancien ,
ce n'est plus seulement de la synovie qui s'échappe, elle ne
sort plus seule , elle est mélangée avec une matière purulente,
sanieuse, quelquefois écumeuse ; tout ce qui paraît au dehors
a peu de consistance , et ne paraît être que de l'eau dans la-

quelle se trouvent des flocons jaunâtres, peu consistans, qui
figurent une gelée légère formée par la synovie : le reste est
purulent. Que le liquide qui s'échappe au dehors ait de l'odeur
ou non, le cas est également grave, et l'accident doit toujours
être regardé comme incurable ; mais il l'est incontestablement
si la matière est odorante, et si son odeur annonce l'existence
de la carie. Celle-ci commence par la capsule synoviale, et elle
s'étend ensuite aux bords et aux surfaces qui sont susceptibles
d'éprouver cette altération. Toutes les fois que le pus a cette
odeur, la carie peut être considérée comme profonde, l'air
pénètre dans l'articulation par l'ouverture extérieure, et son
action irritante sur les points malades aggrave nécessairement
le danger. Quand le pus n'a pas d'odeur, il ne faut pas toujours
en conclure qu'il n'existe pas de carie ; différens points peuvent
en effet être attaqués de cette dernière altération ; mais, en
raison du trajet sinueux que peut suivre l'ouverture ulcéreuse,
ou plutôt fistuleuse, l'air ne pénétrant pas, il n'a pu irriter,
ni par conséquent aggraver la carie au point de communiquer
de l'odeur au pus qui s'écoule. Ce qui, dans ces cas difficiles,
doit ôter tout espoir de guérison, c'est que toute opération
faite au genou avec l'instrument tranchant est par elle-même
très-dangereuse par ses suites, quand même des exfoliations
auraient lieu ; c'est pourquoi il est toujours moins défavorable
de les attendre des seuls efforts de la nature, bien qu'elles se
fassent toujours avec beaucoup de lenteur ; mais malheureusement, tandis qu'une exfoliation se détache, un autre point se
carie, de sorte qu'on n'en est guère plus avancé, et qu'après
une guérison apparente on n'a qu'un animal estropié.

Nous ne pousserons pas plus loin ces considérations sur le
traitement des ulcères, leur histoire plus détaillée étant exposée aux articles consacrés à chacun d'eux.

On a proposé l'application de la poudre de charbon de bois
pour dessécher les ulcères et en favoriser la cicatrisation ; cette
poudre n'agit que comme corps absorbant ; elle s'empare de
l'humidité, et voilà tout ; mais elle ne jouit d'aucune propriété
médicinale particulière. La cautérisation actuelle réussit mieux,
quand elle est applicable ; maintefois nous en avons retiré de
grands avantages sur les surfaces larges et peu profondes, ulcérées depuis long-temps, et où l'action vitale paraissait languissante. Nous recommandons ce moyen. Toutes les fois qu'il
peut devenir utile de changer le mode actuel et vicieux de vitalité de la partie, toutes les fois que cette partie présente des
portions noirâtres et livides, la teinture d'aloès, conseillée dans
ce cas, est moins efficace, et l'onguent égyptiac occasionerait
des callosités. Quand les ulcères en présentent, c'est-à-dire
quand leurs bords sont durs, squirrheux, renversés même, et
élevés au dessus du niveau de la peau, comme on l'observe

quelquefois, les émolliens et les adoucissans, tels que les mucilages de mauve et de guimauve, sont les meilleurs moyens de combattre l'inflammation qui entretient ces sortes d'accidens ; on peut y joindre le digestif ordinaire, et employer ensuite le basilicum, le diachylon, surtout lorsque les callosités se trouvent près des tendons, des articulations, du périoste et des gros vaisseaux, où il serait dangereux de se servir de l'instrument tranchant. Si ces moyens sont insuffisans, il reste celui d'enlever les callosités avec le bistouri, ou de les attaquer avec le fer rouge.

Quant au traitement des ulcères causés ou entretenus par une inflammation sympathique, on ne peut obtenir quelque succès qu'en attaquant la lésion primitive d'où ils procèdent secondairement. Ce traitement doit varier suivant la nature et le siége de l'état pathologique qui a déterminé les ulcères de ce genre, et toujours en s'adressant à la cause qui les développe ; autrement on pourrait bien arriver à une diminution d'intensité, mais on verrait bientôt après l'ulcère changer d'aspect, bien qu'il pût paraître tendre vers la cicatrisation. En détruisant la cause, au contraire, en guérissant, s'il est possible, l'affection primitive, la cicatrisation peut s'obtenir, avec ou sans l'aide des moyens locaux, qui seront toujours inefficaces tant qu'on aura négligé le traitement principal. En procédant autrement, l'ulcère résistera à tout, il restera stationnaire, il pourra même s'étendre et s'aggraver, si la maladie dont il est un symptôme prend elle-même plus de gravité. Il arrive cependant quelquefois que, pour que la cicatrisation d'un semblable ulcère puisse se compléter, il est indispensable, après en avoir détruit la cause première, de remédier à quelques obstacles locaux qui résultent de l'ancienneté de l'accident ; c'est ainsi que les duretés et les callosités mettent obstacle à la cicatrisation ; on doit alors se comporter comme il convient de le faire pour ces sortes d'accessoires. Quelquefois, dans ce cas, un exutoire, des dérivatifs, sont des moyens dont on peut retirer avantage.

Nous ne pousserons pas plus loin ces considérations sur le traitement des ulcères, leur histoire plus détaillée étant exposée aux articles consacrés à chacun d'eux. *Voyez* CARIE, CLOU-DE-RUE, CRAPAUD, FARCIN, FISTULE, JAVART, MAL DE GARROT, MAL DE TAUPE, MORVE, PLAIE, etc.

ULCÈRE CANCÉREUX A LA FOURCHETTE. *Voyez* CRAPAUD.

ULCÈRE CHARBONNEUX INTERDIGITÉ DU BŒUF. *Voyez* ZOPPINA.

ULCÈRE RONGEANT A LA FOURCHETTE. *Voyez* CRAPAUD.

ULCÈRE SQUIRRHEUX A LA FOURCHETTE. *Voyez* CRAPAUD.

ULCÉREUX. Qui est couvert d'ulcères, ou qui tient de la nature de l'ulcère.

URETÉRITE. Irritation ou inflammation des uretères. Les symptômes en sont peu connus, surtout dans les animaux, chez lesquels on confond aisément, et même toujours, cette phlegmasie avec celle des reins, qui d'ailleurs paraît assez constamment l'accompagner. L'uretérite peut provenir de calculs arrêtés dans les uretères, comme de toute cause irritante qui a porté directement son action sur la vessie ou le rein. Les phénomènes qui la caractérisent sont les mêmes que ceux de la néphrite, les suites identiques, et le traitement semblable. *Voyez* CALCULS URÉÉRAUX et NÉPHRITE.

URÉTRITE. Inflammation de la membrane muqueuse de l'urètre ; affection peu commune et peu étudiée dans les animaux, chez lesquels elle peut cependant avoir lieu, ainsi qu'on l'a observé sur le chien et même sur le cheval. Les causes en sont directes et locales, ou indirectes et internes.

Parmi les premières, on met en première ligne la présence d'un corps étranger dans le canal de l'urètre et l'accouplement trop fréquemment répété, surtout avec une femelle affectée de *vaginite*, ou lorsqu'il y a une grande disproportion entre les organes sexuels des deux individus, comme, par exemple, lorsqu'un chien assez fort s'accouple avec une chienne beaucoup plus petite que lui, avec une chienne qui, en chaleur depuis un certain temps et ayant déjà reçu un grand nombre de chiens, peut avoir la membrane muqueuse du vagin sur-excitée, irritée, peut-être excoriée, et même produisant une exhalation anormale. Après ces causes, les principales peuvent être les coups sur le membre en érection, un rétrécissement dans l'intérieur du canal de l'urètre, ou la présence d'un calcul.

Parmi les causes indirectes et internes, on compte d'abord les irritations des diverses parties du canal alimentaire, les breuvages cantharidés qu'un imprudent conducteur se permet quelquefois d'administrer à l'étalon fatigué, qu'il anime dans la vue de l'exciter à la monte, la présence des ascarides dans le rectum, une métastase d'irritation, une phlegmasie de la vessie, l'accumulation et la rétention de l'urine dans ce réservoir, comme lorsque d'impatiens charretiers ne permettent pas à leurs chevaux de s'arrêter pour satisfaire au besoin pressant d'uriner, etc.

Mais ces diverses causes n'agissent pas sur tous les individus, et ceux qui en ressentent l'influence ne l'éprouvent pas au même degré, d'où il résulte que l'urétrite n'en est pas toujours la suite, et que, lorsqu'elle vient à se déclarer sous de telles influences, elle peut être légère ou intense, passagère ou durable.

L'inflammation de la membrane muqueuse de l'urètre peut être suivie d'écoulement ou non. On ne peut guère en saisir les symptômes précurseurs, ou les premiers symptômes, l'espèce de chatouillement ou de cuisson que l'animal doit ressentir à l'extrémité de la verge n'étant pas assez douloureux pour qu'il se perçoive par des signes extérieurs. Cependant peu après, quand le cheval se dispose à uriner, il regarde son flanc, trépigne des pieds, fouette avec la queue; dès qu'il a fini, il fait entendre des plaintes, et commence les mouvemens des pieds et de la queue, ce qui annonce une véritable ardeur d'urine. On attend, pour explorer le pénis, que le cheval entre en érection, ou on lui présente une jument, pour le disposer à se mettre en état; on observe alors que l'entrée du canal est plus rouge que naturellement, que la muqueuse y est gonflée, et que souvent il en découle un liquide muqueux peu abondant. Après un délai quelconque, parfois de quelques jours, les envies d'uriner deviennent plus fréquentes, et l'émission de l'urine chaque fois plus douloureuse; peu à peu l'écoulement urétral augmente, la matière en devient plus épaisse, jaunâtre ou verdâtre; on en provoque la sortie par la pression exercée de haut en bas; la tête du membre et le prépuce se gonflent, et il survient des érections fréquentes et douloureuses. Quand cette phlegmasie arrive à un degré très-élevé, la sensibilité de la verge à la pression indique une douleur plus vive dans l'étendue du canal urétral, des stries sanguinolentes sillonnent quelquefois la matière de l'écoulement, la membrane muqueuse de l'urètre est quelquefois gonflée au point de ne plus permettre la sortie de l'urine que par petits jets ou par gouttes, dont l'émission est difficile et doit être accompagnée d'une ardeur douloureuse. Les érections deviennent presque continuelles, et paraissent faire souffrir beaucoup l'animal; il arrive même que la verge se courbe; l'engorgement des testicules, du cordon testiculaire et du scrotum ou des bourses, accompagne souvent cet état. Les testicules pendent plus bas que dans l'état naturel; ils sont quelquefois gonflés, souvent durs et douloureux, principalement les épididymes; le cordon testiculaire, également engorgé, est aussi très-sensible, et présente quelquefois les phénomènes du *champignon;* le gonflement du scrotum peut devenir considérable. En outre, on peut encore observer des ulcérations sur le corps du membre, plus particulièrement à son extrémité inférieure, et des boutons ou espèce de nodosités à base large, plus ou moins développés, quelquefois assez proéminens, adhérant fortement au corps caverneux, et soulevant le corps de la peau. Les ulcérations varient en étendue; elles ont quelquefois les bords calleux ou boursoufflés et le fond blafard. Enfin, la fosse naviculaire présente quelquefois des végétations baveuses, rougeâtres, exubérantes; il est présumable que l'intérieur du conduit est ulcéré.

D'autres phlegmasies peuvent être aussi l'effet sympathique de l'inflammation urétrale ; du moins nous avons vu celle-ci se compliquer de bronchite ou d'entérite. L'irritation de la membrane muqueuse des voies aériennes se reconnaît à la toux , à l'agitation ou au battement des flancs , à la respiration laborieuse , à la tristesse , à l'abattement , etc. L'entérite se manifeste par des coliques plus ou moins fortes, qui tourmentent beaucoup l'animal, et qui sont accompagnées d'épreintes ; le malade fiente souvent plusieurs fois de suite , se couche, se relève , regarde son flanc , etc.

Le pronostic est rarement grave , parce que la terminaison a presque toujours lieu par résolution ; cependant si le rétrécissement de l'urètre devenait considérable et persistait trop long-temps , il pourrait en résulter de grands inconvéniens et quelques désordres fâcheux.

Le traitement doit être nécessairement antiphlogistique. Des boissons blanches , tièdes , légèrement nitrées ; des breuvages délayans, mucilagineux et légèrement diurétiques , même calmans ; de bonne herbe fraîche , ou à son défaut de la fine paille , quelques racines légumineuses pivotantes, le barbotage, les bains de vapeurs aqueuses, quelques lavemens dans la journée , et l'application d'un suspensoir bien fait pour maintenir les testicules plus près du corps , et empêcher le tiraillement des cordons testiculaires ; tels sont les moyens indiqués. Une urétrite très-intense exige le repos sur une bonne litière, dans un local d'une température douce , la diète , des bains de vapeurs plus fréquens , des cataplasmes aux parties génitales , appliqués et maintenus à l'aide du suspensoir ou d'un bandage convenable , des applications de sangsues sur la verge , et quelquefois même une ou plusieurs saignées générales. Si les douleurs ressenties par l'animal étaient trop vives , on ajouterait du laudanum aux breuvages , et on rendrait les bains et les cataplasmes narcotiques. Quand il n'y a pas d'écoulement, quelques bains de vapeurs , quelques lavemens , des délayans, le camphre , l'opium , et un régime adoucissant , joints aux émissions sanguines , si elles sont jugées nécessaires, suffisent ordinairement.

Dans le cas de phlegmasie secondaire du testicule , les bains de vapeur, les lavemens et les cataplasmes émolliens sont également indiqués ; on y ajoute une ou deux applications de sangsues , en nombre suffisant, dans le premier période de l'inflammation , si elle est intense ; mais aussitôt que la douleur a disparu , et que la tuméfaction se ramollit , on substitue aux moyens précédens les astringens et les résolutifs , en commençant par ceux dont l'action est la plus faible. C'est ainsi qu'on emploie la vapeur du vinaigre, l'eau végéto-minérale , l'acétate de plomb liquide , et enfin la vieille argile ou le blanc d'Espagne délayé dans de fort vinaigre. On administre en même temps quelques breuvages et quelques lavemens savonneux, afin d'établir une révulsion sur le tube intestinal.

Les mêmes moyens antiphlogistiques et narcotiques locaux conviennent encore lorsque les cordons testiculaires sont enflammés et tuméfiés. Si le champignon, quoique bien dégorgé, présente des ulcérations qui ne cèdent pas, on les cautérise avec le nitrate d'argent fondu (pierre infernale), et on traite de même les ulcérations qui peuvent persister et se montrer rebelles sur la tête du membre.

On s'aperçoit d'un changement avantageux lorsque la douleur locale et les souffrances diminuent, lorsque les ulcérations qui peuvent exister ne sont plus calleuses et tendent à se cicatriser, lorsque l'animal urine avec moins de difficulté, sans se plaindre, sans fouetter avec la queue et sans piétiner, lorsque l'écoulement urétral diminue et cesse, lorsque les petites tumeurs arrondies, qui jusque-là adhéraient toujours au corps caverneux et soulevaient le prépuce, se ramollissent, diminuent de grosseur, etc.

Il est sûrement inutile d'ajouter que pendant tout le temps que dure le traitement, et même un peu après, on doit éloigner les chevaux des jumens, et empêcher les uns et les autres de se voir ou de se rencontrer.

URÉTRO-CYSTOTOMIE. *Voyez* CYSTOTOMIE.

URÉTROTOMIE. *Voyez* CYSTOTOMIE.

URTICAIRE. Inflammation légère de la peau, qui se caractérise par des taches proéminentes, d'une teinte plus rouge ou plus pâle que celle des parties voisines. Les taches pâles sont accompagnées d'un faible engorgement circonscrit, qui persiste rarement, mais qui se reproduit par accès. Elles se couvrent quelquefois de vésicules blanches, analogues à celles qui suivent la piqûre des orties.

Cette maladie n'était point connue en médecine vétérinaire avant la publication des deux faits suivans, recueillis par M. Jacob :

Un cheval de huit ans, fortement constitué, avait le tronc et les membres en partie couverts d'une éruption de plaques confluentes, d'une couleur pâle, et dont un certain nombre étaient entourées d'une auréole rouge. Les plaques, qu'on faisait momentanément disparaître en les comprimant, étaient irrégulières et de diverses grandeurs ; elles déterminaient de grandes démangeaisons ; la peau était, sur ces points, tuméfiée, chaude et comme humide de sueur ; le pouls dur et accéléré, la soif assez intense. L'animal fut mis à un régime adoucissant : boissons et lavemens de même nature. Le lendemain, l'éruption avait disparu, le pouls était moins fréquent, et il survint même une apyrexie complète, pendant laquelle le ma-

lade n'éprouvait aucune douleur. Le troisième jour, saignée de
trois livres , et même boisson que la veille. Le quatrième jour,
retour de l'éruption et de la fièvre ; saignée de deux livres ,
mêmes boissons et lavemens ; tous les accidens se dissipèrent
le soir. Le cinquième jour, apyrexie complète , calme sensible,
point de traces d'éruption : l'animal parut plus faible et plus
accablé que la veille ; les boissons étaient prises avec difficulté.
On donne deux gros d'émétique et deux onces de seconde
écorce de saule dans du miel. Le sixième jour, l'éruption était
aussi forte : même médication. Les septième et huitième jours,
mêmes moyens : pas d'éruption. Le neuvième jour, convalescence.

Un autre cheval de six ans , indisposé depuis quelques jours,
avait peu de fièvre , et ressentait des douleurs dans les quatre
membres. M. Jacob pratique une saignée de quatre livres. Le
lendemain , mieux sensible ; le malade ne présentait aucun des
symptômes de la veille. On lui donne des boissons et des lavemens adoucissans. Le troisième jour, les douleurs reparurent ,
avec une grande agitation et une sueur générale , accompagnée de mouvemens dans quelques muscles du corps ; saignée
de trois livres , mêmes boissons que la veille. Le quatrième
jour, anxiété extrême , pouls fréquent et dur , peau chaude ;
l'encolure se couvre de plaques irrégulières , saillantes et rougeâtres ; il survient une sueur abondante , qui calme les douleurs : saignée de trois livres ; infusion de tilleul gommée et
miellée , lavemens émolliens. Le cinquième jour , apyrexie
complète , sans aucune trace d'éruption. Le sixième jour, les
accidens de l'avant-veille se manifestent de nouveau, le pouls
est très-fréquent, les plaques d'urticaire sont très-nombreuses :
boissons de décoction d'écorce de saule émétisées , couvertures
de laine. Deux heures après , sueur abondante , qui fait disparaître les accidens. Il y eut encore trois récidives , à un jour
de distance , puis les accès cessèrent entièrement , et l'animal
fut guéri.

USAGE *de la viande* , *du lait* , *des bêtes mortes d'épizootie.*
Voyez ÉPIZOOTIE.

USTION. Action d'appliquer le calorique ou des corps qui en
sont imprégnés. *Voyez* ADUSTION , CAUTÈRE , CAUTÉRISATION
et FEU.

UTÉRINE. (fureur) *Voyez* NYMPHOMANIE.

UTÉROMANIE. *Voyez* NYMPHOMANIE.

UTÉRUS (maladies de l'). Nous avons peu de chose à dire ici
des maladies de la matrice , qui ont pour la plupart été examinées dans des articles spéciaux, notamment son inflammation
(*voyez* MÉTRITE), ses hernies (*voyez* HYSTÉROCÈLE), ses plaies
(*voyez* HYSTÉROTOMIE), la rupture et son renversement (*voyez*
RENVERSEMENT et RUPTURE), son hydropisie (*voy*. HYDROMÈTRE).

On connaît deux cas d'extirpation de l'utérus. Dans l'un, l'opération fut partielle seulement, et faite par ignorance; dans l'autre, elle fut complète, et exécutée avec intention.

Le premier fait a été rapporté par M. Chanel qui, témoin de l'opération faite sur une jeune truie par un châtreur de profession, fut curieux d'examiner les parties que cet homme avait enlevées. A sa grande surprise, il reconnut que c'étaient des portions des cornes de la matrice contenant l'une deux et l'autre un seul fœtus, avec leurs enveloppes. Afin de prévenir les accidens subséquens d'une telle manœuvre, M. Chanel fit une forte saignée en coupant le bout de l'oreille, et prescrivit des lavemens émolliens. Le lendemain, refus de nourriture, soif ardente, peau froide, puis mouillée de sueur; tremblement général; douleurs insupportables quand on touchait le flanc. Pendant quelques jours, cet état alarmant persista, mais vers le sixième, on remarqua un amendement notable dans les symptômes. Bientôt même la truie fut complètement rétablie, et deux mois après, elle mit bas cinq petits.

Depuis trois jours une chienne était atteinte d'un renversement de matrice suite de la parturition, M. Cros, dont on réclama les soins, reconnut que l'organe était entièrement renversé et reposait de tout son poids sur l'orifice vaginal de l'urètre, empêchant la sortie de l'urine, et causant de vives douleurs chaque fois que l'animal éprouvait le besoin d'uriner ou de fienter. La membrane muqueuse utérine était noire, tuméfiée, ramollie, et exhalait une insupportable odeur de gangrène. Jugeant la conservation de l'organe impossible, M. Cros proposa de l'extirper, ce qui fut accepté. Il plaça une ligature autour du col, près du fond du vagin, en la serrant le plus qu'il lui fut possible. Le lendemain, il la serra de nouveau. Puis, le troisième jour, il extirpa la tumeur, en coupant avec un bistouri à un travers de doigt environ en deçà de la ligature, qu'il fit rentrer avec les chefs du lien à l'aide duquel il avait pratiqué la section, et qui pendaient hors de la vulve. La perte de sang fut presque nulle; seulement il s'écoula du sac à parois séreuses que formait la matrice renversée une petite quantité d'un liquide ichoreux de mauvaise odeur. L'opération ne fut pas plus tôt terminée que la chienne urina abondamment, et chercha à boire et à manger. Le corps extirpé pesait quatorze onces. Il fut lavé, puis retourné dans son sens naturel, afin qu'on pût l'examiner plus facilement. Dans cet état, et à son épaisseur près, qui était notablement augmentée, cet organe paraissait sain; mais, à l'intérieur, la muqueuse était entièrement désorganisée. La corne droite, dans laquelle s'étaient développés les petits de la dernière portée, était encore distendue et allongée; mais la gauche avait tout au plus un pouce de long. Les ligamens frangés étaient déchirés à chacune des cornes, qui se terminaient par une pointe mousse. Des injections aromatiques furent faites dans le vagin, et la bête fut nourrie avec des alimens liquides, de facile digestion. Le premier jour se passa sans qu'elle parût sensiblement affectée. Le second, malgré tous les soins de propreté, il s'écoulait par la vulve un peu de matière ichoreuse. Enfin, le quatrième jour, les fils étaient tombés, et la suppuration avait cessé. Quatre mois après, la bête se portait à merveille.

V.

VACCIN. Les considérations qui nous ont fait distinguer le *claveau* de la *clavelée* et de la *clavelisation*, doivent recevoir ici leur application ; à l'exemple des médecins, nous désignons sous le nom de *vaccin* la matière vaccinale, c'est-à-dire le principe susceptible de reproduire la vaccine par voie d'inoculation, soit à des individus humains qui n'ont pas encore eu la petite vérole, et qui sont vaccinés pour la première fois avec réussite, soit à des bêtes à laine qui n'ont pas encore éprouvé la clavelée, et chez lesquelles aucune tentative de vaccination ou de clavelisation n'a encore été faite, ou n'a été pratiquée qu'avec insuccès. De même nous appliquons le nom de *vaccine* à la maladie appelée *cowpox*, ou plus vulgairement *picote des vaches*, ainsi qu'à la maladie qui résulte du transport de la matière vaccinale au bras de l'homme, soit que cette matière soit puisée directement à la mamelle de la vache affectée de *cowpox*, soit qu'on la prenne, au moment convenable, au bras d'un homme qui vient d'être vacciné avec succès. Enfin nous conservons le nom de *vaccination* à l'opération par laquelle on inocule la matière de la vaccine chez les différentes espèces d'individus.

Nous verrons aux articles VACCINATION et VACCINE l'époque à laquelle le vaccin commence à se former et est bon à prendre dans le bouton vaccinal, pour pouvoir être inoculé avec avantage, soit qu'on l'observe à la mamelle de la vache, au bras de l'homme ou sur les bêtes à laine. Ce liquide occupe les cellules du corps réticulaire de la peau. Si l'on pique le bouton, au premier moment il n'en sort rien, mais un instant après on voit paraître, à l'ouverture qu'on vient de pratiquer, une gouttelette très-limpide, qui augmente graduellement de volume. On connaît encore que le vaccin est bon à prendre pour vacciner, quand le bouton ne se vide pas complétement.

Le fluide de la vaccine est surtout efficace, et même ne jouit de la propriété de communiquer cette affection et de préserver de la variole, qu'autant qu'il est limpide, visqueux, inodore, d'une saveur âcre et salée ; qu'il a une couleur brillante, argentée ; qu'il sort avec lenteur ; qu'il prend une forme globuleuse sur le bouton qu'on vient de piquer ; qu'il file entre les doigts ; qu'il se détache difficilement de la lancette ; qu'il se dessèche promptement à l'air, sous la forme d'un enduit gommeux ; qu'il rend raides les fils sur lesquels il se dessèche, et qu'il s'en détache en écailles d'une certaine consistance et d'un aspect vitré ; enfin qu'il se mêle difficilement avec le sang. Le vaccin présente ces caractères durant la période d'irritation du bouton ; il les perd après cette époque. Le contact de la lumière, de la chaleur, de l'air atmosphérique et de tous les corps oxygénés, lui fait perdre la propriété de communiquer la vraie vaccine ; il ne produit alors qu'une pustule non préservative. Il est donc préférable de l'inoculer immédiatement de l'individu vacciné à l'individu à vacciner, et de l'employer par conséquent au moment même où on l'extrait du bouton. L'on doit, autant que possible, puiser le vaccin dans des boutons encore intacts, c'est-à-dire dans ceux qui n'ont pas encore été ouverts, soit par l'instrument, soit par accident. Il est trop tard de s'y prendre lorsqu'il existe des croûtes sur les boutons ; à cette époque la matière n'est plus aussi pure, elle a perdu de sa transparence, elle a pris une teinte jaunâtre et une consistance puriforme. Lorsque le vaccin oxide de suite les lancettes, il ne produit pas la vaccine ; à l'état visqueux, il la développe au contraire ; alors la viscosité empêche l'oxidation des métaux, cette viscosité étant une espèce d'enveloppe qui concentre dans le fluide tous les principes.

On doit s'effrayer véritablement des nouveaux progrès que fait, depuis plusieurs années, la petite-vérole en France, où l'on dirait qu'elle tend à reprendre son ancien empire. A quoi l'attribuer, si ce n'est, d'une part, à l'insouciance, au découragement, aux clameurs par lesquelles on cherche encore à décrier la vaccine, et, d'autre part, à la difficulté que l'on a souvent à se procurer de bon vaccin ? Si l'on croyait que, par l'usage et le temps, ce fluide eût perdu de sa qualité, de son énergie native, rien n'empêcherait de le faire repasser chez la vache, où il doit reprendre toute son activité première. On pourrait donc prendre des mesures pour faire trouver périodiquement, de contrée en contrée, du *cowpox frais*, et distribuer annuellement celui qui est puisé directement à la mamelle de la vache, en surveillant ensuite le cours des vaccinations. En attendant, le vaccin est quelquefois si rare dans plusieurs endroits, qu'on a beaucoup de peine à en avoir, et qu'on ne peut se procurer que de celui qu'on a conservé. On est donc obligé de le confier à des corps étrangers. Partout on a inventé des procédés pour conserver et transporter la matière vaccinale ; on a modifié ou changé ceux qui étaient en usage depuis long-temps, et l'on est parvenu à des résultats assez avantageux pour avoir la certitude qu'elle peut être utilement inoculée loin de la source qui l'a fournie. Tous les moyens employés jusqu'à ce jour pour conserver et transporter le vaccin se réduisent à cinq, savoir : certains animaux, les plaques de verre, le fil, les tubes capillaires, et les croûtes vaccinales. Le vaccin spontané est très-rare chez la vache, et ne se manifeste chez elle que dans des temps particuliers de l'année ; d'un autre côté, le vaccin produit par la maladie est promptement dénaturé par les tractions fréquentes que l'on continue d'exercer sur l'animal pour le traire ; mais, comme nous le disions tout à l'heure, pour entretenir la matière vaccinale dans toute sa perfection primitive, il faudrait l'inoculer successivement sur un certain nombre de vaches, et faire voyager celles-ci pour les distribuer de canton en canton. A défaut de ce moyen, qui serait sans contredit le meilleur, mais qui présente des obstacles, lesquels empêcheront sûrement de le mettre en emploi, on peut recourir à l'homme, qui est toujours apte à recevoir, à perpétuer et à transmettre le vaccin. On pourrait donc prendre des enfans dans les hospices où on les élève, les vacciner, les faire voyager, et transporter ainsi à toutes les distances le vaccin *vivant*, pour ainsi dire. On a aussi essayé de vacciner des chèvres, des chevaux, des ânesses, des chiens, des moutons ; on a même espéré leur communiquer ainsi la vaccine et pouvoir puiser de bon vaccin sur ces animaux, pour le transmettre ensuite à l'homme avec avantage ; mais comme la matière vaccinale paraît s'altérer dans son énergie et son action en passant par les autres espèces animales que la vache, nous ne conseillons pas ce moyen de transmission du vaccin. Quant aux autres moyens de le conserver et de le transporter, nous renvoyons à l'article CLAVEAU, à l'occasion duquel nous les avons exposés avec assez de détail pour qu'on puisse les apprécier et s'en servir. Mais en général, quel que soit le corps auquel on confie le vaccin, il faut l'éloigner du contact de l'air, et empêcher qu'il ne soit frappé par la lumière. *Voyez* CLAVEAU, CLAVELISATION, VACCINATION, VACCINE et EAUX AUX JAMBES.

VACCINATION. Opération par le moyen de laquelle on inocule la matière de la vaccine, pour reproduire celle-ci, en mettant cette matière en contact et en rapport avec les vaisseaux absorbans de la peau. Cette opération consiste à insérer le vaccin entre l'épiderme et le derme de l'individu que l'on veut vacciner ; elle a en pour but, sur le mouton, de donner la vaccine à cet animal, et de le préserver par là de la clavelée.

La vaccine ne fut pas plus tôt connue, qu'une induction que l'on pouvait naturellement tirer de l'analogie ou la ressemblance très-sensible de la clavelée avec la variole, était que le préservatif de l'une de ces affections devait l'être également pour l'autre : des expériences rigoureuses pouvaient seules décider cette question intéressante. Ce n'est pas seulement de quelques faits isolés que pouvait résulter l'évidence, mais bien du concert d'un grand nombre d'observations pratiques faites en grand par des hommes instruits, en différens temps, en différens lieux, et dans des circonstances diverses. Il appartenait sans doute au temps et à l'expérience de nous donner des lumières à ce sujet ; aujourd'hui, après trente à quarante ans de tentatives répétées dans différentes régions, non seulement de la France, mais aussi de toute l'Europe, il est peut-être permis de s'élever à des connaissances déduites de la comparaison d'une multitude de faits observés, même contradictoirement, dans presque tous les pays, et dans toutes les circonstances possibles. Des praticiens d'un grand mérite et d'un profond savoir se sont d'abord montrés les partisans de la nouvelle méthode d'inoculation vaccinale, et ce fut moins par le sentiment d'une entière conviction que dans l'espoir de procurer un bienfait nouveau à la médecine vétérinaire. Alibert, Tessier et Valois tentèrent les premiers des expériences qui parurent confirmer les espérances d'abord conçues ; ils vaccinèrent plusieurs moutons qu'ils soumirent dans la suite à plusieurs contre-épreuves, sans que la clavelée se manifestât sur aucun d'eux. Godine obtint des résultats en apparence non moins avantageux des expériences intéressantes et variées qu'il fit à l'école d'Alfort, et M. le docteur Husson étendit encore ces premiers essais : conjointement avec M. Liénard, il vaccina plus de cent soixante moutons, dont le plus grand nombre furent soumis à diverses contre-épreuves, et la clavelée ne se développa sur aucun d'eux. Malgré ces succès, ces premiers vaccinateurs n'adoptèrent pas la vaccination des bêtes à laine avec une prévention exagérée : ils tentèrent des expériences ; ils en offrirent les résultats ; et, avec cette bonne foi que l'on doit toujours apporter dans la recherche de la vérité, ils observèrent qu'il fallait un plus grand laps de temps et des faits multipliés et plus variés encore avant de se prononcer avec certitude sur le mérite d'une innovation aussi importante.

En effet, et à peu près dans le même temps, Voisin se livrait à Versailles à de semblables essais, mais il était loin d'en retirer des succès aussi heureux. Il s'assura, pas une foule de contre-épreuves, que les moutons vaccinés n'en étaient pas moins susceptibles de contracter ensuite la clavelée, seulement sous des apparences moins graves. D'autres expérimentateurs ont aussi démontré, par de nombreux exemples, que des bêtes à laine vaccinées, sur lesquelles la vaccine s'est bien développée, ont ensuite été atteintes de la clavelée, soit par contagion naturelle, soit par contagion inoculée. De cette diversité dans les faits observés devaient nécessairement

résulter des sentimens opposés, et c'est en effet ce qui est
arrivé. L'opposition remarquée dans les résultats obtenus d'une
multitude d'essais était faite pour jeter dans une incertitude
d'autant plus pénible, que la plupart des auteurs de ces
expériences sont des hommes dont le caractère et la réputation commandent la confiance. Toutefois si cette question peut
offrir encore une sorte d'indécision, on ne peut disconvenir
que les faits publiés par Voisin, corroborés par ceux particuliers à Verrier, Gohier et M. Husson lui-même, ne tendent
à rien moins qu'à prouver l'insuffisance de la vaccine comme
moyen préservatif de la clavelée; ce qui peut passer, dans
l'état actuel de nos connaissances, comme à peu près démontré.

Ce n'est pas ici qu'il serait permis de mentionner les expériences sans nombre qui ont été faites à ce sujet, tant en France
qu'en Italie et dans plusieurs autres contrées de l'Europe;
mais il ne saurait être déplacé de consigner ici les résultats de
presque toutes celles connues, telles que nous les avons re-
cherchées, rassemblées et exposées, avec leurs principales
circonstances, dans notre *Traité de la Clavelée, de la Vaccination et de la Clavelisation des bêtes à laine*. Ces résultats sont :
que sur quinze cent vingt-trois bêtes à laine vaccinées, treize
cent quarante et une l'ont été avec succès, et cent quatre-vingt-
deux sans succès; en d'autres termes, que la vaccine a bien
pris sur treize cent quarante et une bêtes, et n'a pas pris sur
cent quatre-vingt-deux; que sur les treize cent quarante et
une bêtes à laine vaccinées avec succès, quatre cent vingt-neuf
ont subi des contre-épreuves de clavelisation ou de cohabitation plus ou moins prolongée avec des moutons claveleux, et
que neuf cent douze bêtes n'ont été soumises à aucune contre-
épreuve; que sur les quatre cent vingt-neuf bêtes à laine vaccinées avec succès, soumises à des contre-épreuves, trois
cent huit ont néanmoins éprouvé ensuite la clavelée, et
cent vingt et une seulement ont paru exemptes de contracter
cette affection. N'est-il pas présumable que sur ces cent vingt et
une dernières bêtes, la plupart des contre-épreuves n'ont pas
été assez répétées, assez variées, assez éloignées les unes des
autres? C'est du moins ce que l'on peut inférer de quelques
circonstances inhérentes aux expériences, et que le défaut
d'espace nous empêche de rapporter; on ne peut expliquer
autrement une opposition aussi marquante dans les résultats
qui, au premier aperçu, semblent devoir être semblables.
D'ailleurs ne sait-on pas que toutes les bêtes à laine n'ont pas la
même aptitude à contracter la clavelée; qu'il est de ces animaux qui ne se trouvent pas à tel moment dans les conditions
propres à en être attaqués?

Envisagés sous un autre aspect, sous un autre rapport, les

résultats de toutes ces expériences donnent lieu aux conséquences suivantes, et permettent d'établir : 1° que le vaccin est transmissible de l'homme au mouton, et que plus des trois quarts des bêtes à laine sur lesquelles on en pratique l'inoculation ont la vaccine, c'est-à-dire, selon Voisin, une affection analogue, mais non identique avec la vaccine de l'homme, celle-ci étant ordinairement accompagnée, vers le neuvième jour, rarement plus tôt, quelquefois plus tard, d'un mouvement fébrile ; phénomène qu'on n'a pas encore observé sur le mouton, chez lequel la vaccination ne produit que des effets accidentels purement locaux ; 2° que la vaccine ne suffit pas pour préserver les bêtes à laine de la clavelée, puisque trois cent huit d'entre elles, précédemment vaccinées avec réussite, n'en ont pas moins pris ensuite l'affection claveleuse, qui leur a été transmise par la clavelisation ou par cohabitation avec des individus claveleux.

D'après les faits nombreux dont nous avons présenté les résultats, et d'après les conséquences qui en découlent naturellement, il nous semble qu'il ne peut plus y avoir de doute, et que l'on doit demeurer convaincu que la vaccination ne préserve pas les bêtes à laine de la clavelée. Cependant il est des hommes de l'art qui persistent à regarder la question dont il s'agit comme n'étant pas encore suffisamment approfondie ; il en est qui n'abandonnent point l'opinion née des premières expériences sur les propriétés préservatives du vaccin *contre* l'affection claveleuse des bêtes à laine, et qui hésitent pour ajouter pleine et entière confiance aux conclusions du docteur Voisin, bien que les belles expériences auxquelles il s'est livré présentent tous les caractères de l'authenticité, et qu'elles aient eu pour témoins plusieurs médecins célèbres, notamment Chaussier et M. Landré-Beauvais. On n'a pas encore vacciné directement de la vache au mouton ; une nouvelle série d'expériences telles offrirait des résultats sans réplique, si, comme on peut le penser, elles établissaient que la vaccination ne préserve pas de la clavelée ; elles répondraient d'ailleurs à l'objection tirée de ce que le vaccin, en passant par l'homme, peut subir quelques modifications qui l'empêchent d'agir aussi efficacement sur l'espèce ovine. Il est bien connu d'ailleurs que le vaccin perd de son activité sur les bêtes à laine, et qu'il reprend son énergie première en repassant par l'homme. On sait de même que les moutons antérieurement atteints de la clavelée sont tout-à-fait inaccessibles à l'action du vaccin, et que le travail qui suit la vaccination chez ces animaux, n'est pas le même que chez l'homme. A cet égard nous offrirons des rapprochemens qui pourront répandre quelques lumières et aider à expliquer pourquoi la vaccine n'est pas le préservatif de la clavelée, comme elle l'est de la variole.

Tout âge, tout sexe, tous tempéramens, toutes les races de bêtes à laine, toutes saisons, paraissent également propres à l'inoculation vaccinale; il paraît cependant que la vaccine se développe avec moins de facilité sur le mouton que sur l'homme, et qu'il est quelques circonstances, momentanées ou durables, qui mettent obstacle à son développement. Ces circonstances sont inconnues.

Les bêtes à laine précédemment vaccinées, ou qui ont eu la clavelée, ne contractent plus la vaccine; mais une vaccination préalable n'empêche pas la clavelée de se développer ensuite.

Chez l'homme, un état de sécheresse et de rigidité trop grande de la peau s'oppose quelquefois au succès de la vaccination : il n'en est pas de même chez la bête à laine, où la trop grande mollesse de l'enveloppe cutanée est plutôt à redouter pour la réussite de l'opération. Aussi cette réussite est-elle plus constante quelques mois après la naissance qu'immédiatement après, et sur les antenois que sur les agneaux; il paraît même que l'animal qui est dans la deuxième année de son âge est celui sur lequel la vaccine prend le plus facilement, tandis que des enfans ont été vaccinés quelques heures après leur naissance, sans que la vaccine se soit dévelopée chez eux avec moins de régularité, sans qu'elle ait exercé sur eux l'influence même le plus légèrement fâcheuse. Il paraît même que plus l'individu humain est vacciné jeune, moins il éprouve de trouble lorsque sa vaccine se développe. Au reste, la marche de la vaccine n'est accompagnée d'aucun trouble dans l'économie du mouton, et c'est sans doute à cela qu'il faut attribuer la nullité de ses effets pour préserver de la clavelée.

Les caractères de la vraie vaccine ne se montrent pas sur l'homme sans un mouvement fébrile, sans une fièvre presque toujours légère et souvent à peine sensible, surtout dans les petits enfans, mais très-probablement spécifique, dans laquelle réside sûrement la propriété de préserver de la petite-vérole; cette fièvre n'accompagne jamais le produit de la vaccination, et il est bien probable que c'est pourquoi la vaccine ne jouit point de la propriété de garantir les bêtes à laine de la clavelée. La vaccine ne paraît ni aussi contagieuse ni aussi énergique sur le mouton; elle se montre très-imparfaite sur cet animal, et se transmet très-difficilement de mouton à mouton; sur celui qui la reçoit le développement est encore plus faible et plus lent qu'il ne l'a été sur celui qui la donne, tandis que la transmission du vaccin du mouton sur l'homme s'opère plus aisément, et reprend, sur ce dernier, le degré d'énergie inflammatoire qu'il eût été bien à désirer de lui voir conserver sur les bêtes à laine. Il en est de même de la vache, à laquelle le vaccin même puisé sur le mouton rend le véritable *cowpox*. Quoi qu'il en soit, et malgré la faiblesse et l'imperfection de la vaccine sur le mouton, on ne peut douter qu'elle n'y conserve son caractère *sui generis*.

On ne prépare point la personne que l'on veut vacciner; il est à plus forte raison inutile d'user d'aucune préparation à l'égard de la bête à laine que l'on veut soumettre à la pratique de la vaccination, puisque les animaux de cette espèce auxquels on en fait l'application conservent leur santé intacte, sans que l'on prenne pour cela aucune précaution.

On peut vacciner les moutons à toutes les parties dénuées de laine : celles des ars et du plat des cuisses sont les plus usitées ; mais nous avons quelques raisons de préférer le bas du ventre, en avant du pis dans la brebis, et des organes génitaux dans le mâle ; nous avons exposé les motifs de cette préférence à l'article auquel nous renvoyons, qui traite de la CLAVELISATION.

La vaccination s'opère, chez l'homme, en soulevant l'épiderme avec la pointe d'une lancette trempée dans la matière vaccinale. Chez les bêtes à laine il est plus avantageux, pour la réussite de l'opération, de soulever d'abord l'épiderme, et de ne déposer le vaccin entre l'épiderme et le derme, sans percer ce dernier, que lorsque la piqûre ou petite excision a été préalablement pratiquée. On doit y laisser séjourner la lancette ou l'aiguille chargée du fluide, et ne l'en retirer qu'en appuyant un peu avec le doigt sur le milieu de la piqûre, comme pour y essuyer l'instrument. Les effets de la vaccination étant plus faibles sur l'espèce ovine, et n'atteignant pas le degré d'activité et d'énergie qu'ils présentent chez l'homme, il est plus avantageux de prendre sur celui-ci, ou plus directement de la vache, le vaccin qu'on se propose d'employer. Sur l'homme, c'est quelquefois dès le sixième jour de l'insertion, mais plus ordinairement du septième au neuvième jour, que le vaccin est bon à extraire ; sur le mouton, la matière vaccinale est toute formée et propre à être inoculée dès le cinquième jour, ce qui prouve que le développement du produit de la vaccination est plus rapide sur l'espèce ovine.

On doit employer le vaccin au moment même où on l'extrait de la pustule, celle-ci étant en bonne maturité. L'on doit, autant que possible, puiser ce fluide dans des boutons encore intacts, c'est-à-dire dans ceux qui n'ont pas encore été ouverts soit par l'instrument, soit par accident. Il est trop tard de s'y prendre lorsqu'il existe des croûtes sur les boutons ; à cette époque la matière n'est plus aussi pure, elle a perdu de sa transparence, a pris une teinte jaunâtre et une consistance puriforme, sa propriété spéciale est affaiblie.

Dès que l'insertion du vaccin vient d'avoir lieu sur la bête à laine, on voit sortir des piqûres une sérosité blanchâtre, si l'épiderme a été seulement soulevé, ou une sérosité plus ou moins colorée en rouge, si la lancette ou l'aiguille a pénétré trop avant dans le corps de la peau. On remarque aussi, tout autour du point piqué, une petite zone d'un rouge peu foncé, qui n'est que l'effet de l'instrument et s'efface bientôt après, mais qui reparaît après l'incubation, avec les premiers signes de la période d'irritation. Cette espèce d'auréole occupe peu d'espace, lors même qu'elle a acquis tout son développement, et paraît disposée comme par rayons divergens. La piqûre, à l'instant même où elle est pratiquée, se gonfle légèrement, rougit, et ne tarde pas à s'affaisser. Vers la fin du deuxième jour, quelquefois plus tôt, rarement plus tard, le travail pustulaire commence, et se développe plus ou moins régulièrement et plus ou moins promptement ; l'abaissement très-grand de la température peut en retarder la marche, et son élévation l'accélère ; ainsi le période d'incubation est très-court, puisque celui d'inflammation lui succède dès le premier ou le second jour ; celui-ci ne commence au troisième jour que dans les vaccinations dont la marche est ralentie par quelque circonstance ; ces développemens tardifs sortent dès-lors du cours ordinaire des vaccinations ovines. La sécrétion vaccinale et la dessiccation suivent très-rapidement la période d'inflammation, et, en huit jours de temps, tous les effets sont opérés. On voit que, dans les premiers jours de la vaccination ovine, les phénomènes sont à peu près les mêmes que dans la vaccine de l'homme, avec cette différence toutefois que les périodes sont plus courts et plus rapprochés dans l'espèce du mouton. Sur les individus vaccinés de cette espèce, les signes d'invasion et de développement de la vaccine sont toujours manifestes au plus tard le troisième jour ; en général, le travail pustulaire est toujours sensible du deuxième au quatrième jour, et jusqu'au cinquième, il prend tout l'accroissement dont il est susceptible ; il offre à cette dernière époque des boutons plus larges à la base qu'au sommet, et dont le sommet forme une vésicule cristalline sur laquelle on n'aperçoit que peu ou point de dépression, encore ce qu'on appelle ainsi peut-il n'être qu'un simple aplatissement. La matière vaccinale est alors toute formée et suffisamment élaborée pour être avantageusement employée, si on le juge à propos, à d'autres vaccinations. Jusqu'au cinquième jour inclusivement, cette matière est transparente et gommeuse ; elle ne tarde pas à devenir comme puriforme et ensuite concrète. Du cinquième au sixième jour, ce qu'on appelle la suppuration des boutons commence, et dure un jour et demi ; la dessiccation succède promptement, et dure à peu près le même temps.

Durant cette marche, en général constante et régulière, de la vaccine, la bête à laine vaccinée conserve son appétit, sa gaîté, son agilité, son sommeil ; elle ne paraît pas même ressentir de démangeaisons ; elle n'éprouve pas le plus léger mou-

vement de fièvre, et ne donne aucun signe d'altération dans
sa santé ; l'exercice d'aucune fonction n'est dérangé , non plus
que la marche des maladies coïncidentes. L'effet de la vaccine
est ici tout-à-fait local et toujours borné au lieu de l'insertion
du vaccin ; cet effet est donc trop faible et trop imparfait pour
agir sur le système général de l'organisation de l'espèce ovine.

De même qu'à la suite de la clavelisation , l'acte de la vaccination détermine quelquefois, sur le lieu même des piqûres ,
des tumeurs phlegmoneuses, susceptibles de passer promptement à l'état de gangrène; l'opération peut aussi occasioner le
gonflement , l'inflammation des ganglions lymphatiques voisins , même des ulcères , des eschares , etc. : tous ces accidens locaux , dont le premier surtout est presque toujours funeste , ne diffèrent en aucune façon de ceux de même nature
qui sont quelquefois particuliers à la clavelisation , et dont
nous avons exposé les circonstances et le traitement à l'article
CLAVELISATION.

L'on distingue aussi, dans les bêtes à laine, deux produits
différens de la vaccination : l'un *vrai*, dont nous venons d'exposer les caractères , et qui constitue la vraie vaccine ; l'autre
faux , appelé fausse vaccine. La fausse vaccine se reconnaît ,
sur les mêmes animaux , à ce que le bouton n'est pas entouré
d'auréole, qu'il ne présente aucune dépression ni aplatissement , que le liquide qu'il contient est toujours transparent,
jusqu'à ce qu'il se transforme en véritable pus, ce qui arrive
dès le troisième ou le quatrième jour de son apparition, les
phénomènes se succédant toujours plus rapidement , et se terminant constamment du quatrième au cinquième jour au plus
tard. Huzard et Tessier ont observé cette fausse vaccine à
Pantin, et à Champigny, près Saint-Maur. Nous l'avons nous-
même observée dans la commune de Neuville, et à Hurte-
vent , commune d'Estrée; ces deux communes sont situées
dans l'arrondissement de Montreuil-sur-mer. Nous avions en
1816 commencé une série d'expériences suivies et régulières
d'inoculations vaccinales sur les bêtes à laine; mais des circonstances impérieuses d'intérêt général nous ont forcé de les
abandonner, et depuis il ne nous a pas été possible de les reprendre.

L'inoculation ovine prise en elle-même , isolée de toutes les
complications qui lui sont étrangères et des accidens locaux
qui peuvent survenir, n'exige aucun traitement ; mais une connaissance exacte et approfondie de l'affection locale est nécessaire et indispensable pour discerner les cas où la vaccination
développe un faux produit, qu'on pourrait mal à propos confondre avec l'effet véritable et spécial de la vaccine; erreur
que le praticien jaloux de sa réputation aimera toujours à éviter. D'après cela , le bouton seul de la vaccine demande toute

l'attention et les soins du vaccinateur vétérinaire, non seulement sous le rapport de la distinction à faire entre le vrai et le
faux produit, mais encore parce que ce bouton semble être
sujet à certaines modifications, que l'on doit tâcher d'arrêter.
On pénètre que nous entendons surtout parler des eschares et
des tumeurs gangréneuses qui se développent quelquefois,
ainsi que nous l'avons dit, sur la pustule vaccinale, aussi bien
que sur celle qui résulte de l'inoculation claveleuse; nous avons
déjà renvoyé à l'article qui concerne ces accidens.

Nous allons résumer, en forme de tableau, les caractères et
la marche de la vraie vaccine ovine, comparés aux caractères
et à la marche de la vraie vaccine de l'homme; on sera par-
là plus à même de saisir les différences qui existent dans le
développement de cette affection sur ces deux espèces d'êtres
organisés.

VACCINE OVINE.	VACCINE DE L'HOMME.
Le produit de la vaccination est comparable à d'autres espèces connues d'éruption, et n'offre pas de caractère propre.	Le produit de la vaccination présente un aspect, un caractère frappant, non comparable à aucune espèce connue d'exanthème.
Du premier au troisième jour, le développement pustulaire commence, et il s'accroît jusqu'au cinquième jour.	Du quatrième au cinquième jour seulement, quelquefois plus tard, le développement pustulaire commence, et il s'accroît rapidement du sixième au neuvième jour, ou plus tard, selon la durée du période d'incubation.
La matière vaccinale est toute formée et élaborée dès le cinquième jour.	La matière vaccinale n'a acquis toute sa perfection qu'au septième ou neuvième jour.
Dès le cinquième jour, la matière vaccinale est propre à l'inoculation de la vaccine.	La matière vaccinale n'est propre à l'inoculation de la vaccine que du septième au neuvième jour.
L'auréole qui entoure la base des pustules commence avec la période de l'inflammation, s'étend peu, reste faible, rayonnée, d'un rouge peu foncé, quelquefois très-pâle; elle s'affaisse avec la maturation.	L'auréole qui entoure la base du bouton n'est bien prononcée que du septième au neuvième jour; souvent elle demeure jusqu'au quinzième jour, et quelquefois plus tard; elle se projette plus ou moins sur l'étendue du bras, et présente des zones ondoyantes, d'un rouge plus ou moins foncé, selon le

Vaccine ovine.	*Vaccine de l'homme.*
	tempérament de l'individu ou l'énergie du développement vaccinal.
Du cinquième au sixième jour, ce qu'on appelle la suppuration commencée, est promptement suivi de la dessiccation, et au huitième jour tous les effets sont opérés.	Ce qu'on appelle la suppuration ne commence que du septième au neuvième jour au plus tôt ; la dessiccation ne succède que du onzième au douzième jour, et fait ensuite des progrès.
La matière vaccinale est très-rare et se dessèche rapidement.	La matière vaccinale est abondante, et passe lentement à l'état de concrétion.
La vaccine n'a qu'une action locale, n'agit point sur la constitution générale n'opère aucune réaction de tout le système, et n'ôte pas au mouton l'aptitude à contracter la clavelée.	Indépendamment de l'action locale, la vaccine est accompagnée d'un état fébrile, souvent peu appréciable, surtout chez les enfans, mais qui n'en paraît pas moins une fièvre spéciale, nécessaire pour ôter à l'homme l'aptitude à contracter la petite-vérole.
La pustule vaccinale est plus large à sa base qu'au sommet ; si elle offre une dépression, elle est extrêmement légère, et il faut y regarder de très-près pour l'apercevoir.	La pustule vaccinale présente, au plus haut degré de la période inflammatoire, une surface plate, aussi large au sommet qu'à la base, et dont les bords sont comme renflés et arrondis en bourrelet ; elle offre, dès les premiers degrés de son développement, une dépression très-sensible à son centre ; cette dépression augmente dans la progression.
Le produit de la vaccine est faible, imparfait, et paraît perdre de sa propriété contagieuse, puisque le vaccin se transmet difficilement de mouton à mouton, perd de sa force en passant sur cet animal, et ne reprend son énergie primitive qu'en repassant sur l'homme ou sur la vache.	Le produit de la vaccine conserve au vaccin toute sa force, son énergie, sa perfection, sa contagion ; le vaccin se transmet facilement, et dans toute son intégrité, de l'homme à l'homme, et de l'homme à la vache ; il perd, au contraire, de son énergie primitive en passant sur le mouton.

Qu'on ait été frappé d'une analogie telle entre la clavelée

et la variole, qu'il ne semble y avoir de différence entre elles
que celles qu'y apportent et la texture de la peau et le tempérament des l'individus ; qu'on ait été frappé de rencontrer
tant de rapports dans l'éruption des boutons, leur forme, leur
nature, leur mode de développement, leur marche et leur
terminaison, la fièvre qui les accompagne, les précède ou les
suit, etc. ; et que dès-lors on ait conçu l'espérance que le préservatif de l'une serait aussi le préservatif de l'autre ; c'est ce
que l'on conçoit facilement : mais étendre la vaccine aux espèces canine et chevaline, en croyant à la possibilité de les préserver par là d'un genre d'affection qui n'a aucune espèce d'affinité avec la variole, non plus qu'avec la clavelée ni la vaccine,
c'était certainement aller trop loin, et l'on a lieu de s'en étonner. C'est cependant ce qui est arrivé. On a prétendu qu'en
vaccinant les jeunes chiens et les poulains, on pourrait préserver les premiers de la maladie catarrhale qui en tue beaucoup,
et les seconds de cette autre maladie catarrhale appelée
gourme. C'est ce qu'ont imprimé des médecins et des vétérinaires, entre autres le docteur Sacco, de Milan, qui rapporte
que, sur deux cent trente chiens qu'il vaccina, dans l'intention
de les garantir du catarrhe nasal, un seul en fut atteint et
mourut ; ce qui suppose que sur tous les autres le vaccin a bien
pris, et qu'il a produit l'effet que l'auteur de l'expérience s'é-
tait promis de cette vaccination. Bien plus, le docteur Sacco
dit que, pour mieux s'assurer de l'efficacité de la vaccine,
comme moyen préservatif du catarrhe nasal des chiens, il prit
un de ces animaux, affecté de la maladie d'une manière si
grave qu'il en périt ensuite ; il le fit communiquer avec trois
autres chiens qui avaient été vaccinés avec succès ; il frotta fortement, et à plusieurs reprises, leur museau avec la mucosité
fétide qui sortait du chien malade, ainsi qu'avec les larmes qui
s'échappaient de ses yeux ; aucun de ces trois chiens ne gagna
le catarrhe. Il répéta la même expérience sur deux autres
chiens, dont l'un avait été vacciné en vain, et dont l'autre ne
l'avait point été : tous deux prirent la maladie, mais ils l'eurent
beaucoup plus bénigne que le chien qui avait servi à la leur
communiquer.

Il semblerait, d'après ces résultats, que non seulement la
vaccine est un préservatif assuré du catarrhe nasal des chiens,
mais encore que ce catarrhe est très-contagieux. Il est permis
de douter de la vérité de ces deux assertions, surtout de la
première. Si le catarrhe nasal des chiens est contagieux, on ne
peut disconvenir que c'est seulement à l'égard de ceux de ces
animaux qui ne l'ont pas encore eu.

Le docteur Valentin, de Nancy, s'est aussi occupé il y a long-
temps du même objet, et il fait observer qu'il est presque
toujours parvenu à faire développer la vaccine sur les chiens,

lorsqu'ils étaient jeunes, en insérant le vaccin sous le ventre et aux parties latérales du fourreau ou des mamelles, selon le sexe. M. Valentin ne s'est pas borné à expérimenter sur des chiens, il a aussi vacciné des moutons, des chèvres, des ânesses. Selon lui, la vaccine s'est développée sur tous, sans qu'aucun eût le plus léger symptôme d'indisposition, ou la moindre altération dans ses fonctions. Il a transmis alternativement à l'homme la manière qui en a été le produit, et il assure avoir toujours eu le même succès que s'il l'eût prise sur le pis des vaches ou sur un enfant vacciné. Enfin il ajoute avoir confirmé par deux genres de contre-épreuves (l'inoculation et la cohabitation) que les individus inoculés avec la matière prise dans les boutons de ces animaux étaient inaccessibles à l'infection variolique; et il conclut des expériences très-curieuses auxquelles il s'est livré, que l'inoculation de la vaccine peut produire des résultats analogues sur plusieurs espèces de nos animaux domestiques. Certainement MM. Sacco et Valentin auraient rendu un service très-essentiel à la pratique de la vaccine, si leurs expériences étaient confirmées par d'autres expériences plus nombreuses; mais déjà celles de Gohier présentent des résultats différens. Il résulte des essais de ce dernier : 1° que sur vingt-six chiens vaccinés de différentes manières, un seul a eu un bouton qui avait quelque ressemblance avec le bouton de la vaccine humaine; mais que ce chien n'a pas été pour cela exempt du catarrhe nasal, puisqu'il s'en est trouvé affecté cinq semaines après ; 2° que deux de ces animaux vaccinés avec des fils eurent plusieurs boutons qui ne contenaient qu'une matière sanguinolente, laquelle n'a produit aucun effet sur les chiens auxquels elle a été inoculée ; 3° que, dans quatre petits chiens vaccinés par quatre piqûres, deux sur chaque côté du fourreau, il parut sur le plus jeune de ces animaux, six jours après, trois boutons du volume d'une grosse lentille, sans auréole rougeâtre à leur base, contenant un peu de matière puriforme, dont on se servit pour vacciner deux autres chiens sur lesquels le vaccin n'avait pas pris ; que, le onzième jour, les trois boutons étaient en dessiccation complète, et qu'un des deux chiens vaccinés la seconde fois avait déjà, deux jours après, un petit bouton qui ne s'abcéda point, s'affaissa et disparut les jours suivans ; 4° enfin, que le chien qui a eu trois boutons n'a pas été plus exempt du catarrhe nasal que les autres. Si ces dernières expériences de Gohier confirment une partie de ce qu'a avancé le docteur Valentin, savoir, que quand le vaccin est inséré sur un chien fort jeune, dans des endroits et où il n'y a pas de frottement, il prend beaucoup mieux que quand ces animaux sont plus âgés, et lorsqu'on l'introduit dans des lieux où l'organe cutané a moins de souplesse; d'un autre côté, ces mêmes expériences sont, comme on

le voit, tout-à-fait contradictoires à celles de M. Sacco'et de quelques'autres personnes qui se sont occupées du même objet, sans
pouvoir parvenir, malgré leurs assertions, à prouver quelque
chose en faveur de leur opinion. Gohier a aussi tenté, sur d'autres espèces que celles du mouton et du chien, quelques autres
expériences qui ne lui ont donné aucun résultat; il rapporte
lui-même avoir vacciné sans succès une vache, deux chevaux, deux autres chiens que ceux mentionnés ci-dessus,
deux chats, trois lapins et deux poulets. Cependant on a pratiqué dans différens pays la vaccination sur la vache, et l'on a
reproduit sur elle la vaccine. M. Duquénelle, à Reims, est le
premier qui ait fait cette tentative intéressante; M. Husson l'a
ensuite renouvelée à Paris, avec le plus grand succès, sur deux
vaches. La maladie s'est régulièrement développée, et à son
tour la vache a fourni de la matière qui a été inoculée à l'homme
et a reproduit la vaccine.

Enfin M. le docteur Nauche a aussi publié, au sujet de la
vaccination des chiens, des expériences qu'il a faites pour s'assurer jusqu'à quel point la vaccine peut être communiquée de
l'homme aux individus de l'espèce canine, et influer sur la maladie de ceux-ci appelée *maladie des chiens*. Ces expériences
tendent à prouver : 1° que, sur un certain nombre de chiens,
l'inoculation du vaccin a réussi et a développé des pustules sur
le lieu des piqûres; 2° que, de sept chiens vaccinés avec la
matière prise sur d'autres de ces animaux où la vaccine s'était
développée, celle-ci ne se montra que sur un seul; 3° que huit
des chiens vaccinés sont restés pendant près de deux ans sous
les yeux de l'expérimentateur, et qu'aucun d'eux n'a été affecté
ensuite de *la maladie*. M. Nauche ne se permet pas de décider
s'il faut l'attribuer à la vaccine, ou, comme le prétend celui
qui a gouverné ces chiens, à l'usage de certains purgatifs qu'il
leur administra. Cependant il a su depuis que la *maladie* s'est
manifestée d'une manière plus tardive sur deux de ces animaux; mais on n'a pu vérifier si c'était sur deux chiens du
nombre de ceux chez qui la vaccine s'était développée, ou bien
de ceux chez qui elle n'avait produit aucun effet. Le médecin
que nous citons conclut de ces essais, que la vaccine peut très-
bien se transmettre de l'homme au chien, et de ceux-ci, quoique plus difficilement, aux animaux de la même espèce; que
cette éruption offre à peu près les mêmes caractères, la même
marche et la même durée que dans l'homme, et que l'on a
quelque raison d'espérer qu'elle peut devenir, jusqu'à un certain point, préservative de la maladie à laquelle ces animaux
sont spécialement sujets. Pour nous, la question, à cet égard, est
toute résolue par le docteur Valentin, qui a vu trois des chiens
qu'il avait vaccinés avec succès contracter ensuite la maladie
qui est propre à ces animaux, et dont deux même sont morts.

Du reste il paraît malheureusement trop certain aujourd'hui que la découverte de la vaccine, si précieuse pour l'espèce humaine, ne peut préserver les animaux domestiques d'aucune maladie, pas même de celles qui paraissent analogues à la petite-vérole de l'homme. *Voyez* CLAVELÉE, CLAVELISATION, GOURME, VACCIN et VACCINE.

VACCINE. Maladie particulière à la vache, qui consiste dans l'éruption, sur les mamelles ou les trayons ou tétines, de pustules ou boutons qui ont d'abord le caractère inflammatoire, puis entrent en suppuration, et finissent par se dessécher et tomber comme les pustules claveleuses. Cette maladie n'a rien d'inquiétant pour les sujets sur lesquels elle se développe; elle est contagieuse pour plusieurs espèces d'animaux et pour l'homme; mais la matière contagieuse est fixe : elle a besoin, pour développer son action, d'un contact immédiat, d'une véritable inoculation. Il est peu d'affections qui aient occupé autant et d'une manière aussi sérieuse l'attention des médecins. On a cru que la vaccine et la petite-vérole étaient la même maladie; que la première provenait d'une source plus pure, puisqu'elle était prise sur des sujets plus rapprochés de l'état de nature, et on l'a dite pour cette raison moins grave et moins dangereuse, ce que l'expérience a confirmé. On a remarqué aussi que l'une et l'autre maladies laissaient après elles, sur la peau, des cicatrices creuses et toujours aplaties, et que la vaccine préservait l'homme de la petite-vérole; de là, dans un premier moment d'enthousiasme, on a été trop loin, en présumant que la vaccine préservait les animaux de beaucoup de maladies, notamment de la *clavelée*, de l'affection appelée *gourme*, de la *morve*, des *eaux aux jambes*, de la *maladie des chiens*, de la *peste*, etc.

La vaccine porte en Angleterre le nom de *cowpox*, et en Irlande celui de *shinach*; en France on la nomme *picotte*, *variole* ou *vérole des vaches*; c'est dans quelques départemens seulement que la variole, ou la vaccine de ces animaux, est appelée *vérole*. Mais, avant d'avancer davantage, offrons quelques notions historiques sur l'origine et les progrès de la vaccine; nous en trouverons les élémens dans plusieurs bons traités, notamment dans les écrits de Édouard Jenner, Simmons, Pearson, Woodwille, Odier, Obert, Husson, etc., et dans les rapports du comité centrale de vaccine.

Origine et progrès de la vaccine. La vaccine paraît avoir été observée d'abord en Angleterre; en 1768, puis dans le Holstein, le Mecklembourg, la Saxe, la Norwège, la Hollande, la Prusse, l'Italie, l'Espagne, l'Amérique septentrionale et la France, où Rabaut-Pommier en a fait mention avant que le docteur Jenner en ait parlé comme d'une découverte particulière et nouvelle. Il paraît aussi que la vaccine règne, en

certaines saisons de l'année, dans le Glocester, et qu'elle a
d'abord été observée dans d'autres provinces anglaises et ir-
landaises, où elle était connue de temps immémorial par les
habitans de la campagne, qui y faisaient peu d'attention; cependant, avant le docteur Jenner, cette affection était peu
connue, où plutôt elle ne l'était point. Ce médecin, établi
dans une contrée de l'Angleterre où les vaches sont communément affectées de la vaccine, s'est le premier assuré que
celle-ci se transmet souvent aux gens occupés à traire les
vaches, lorsque ces personnes, n'ayant pas eu la variole, ont
des gerçures ou des excoriations aux doigts des mains; elles
contractent parfois de cette manière des pustules aux doigts,
et, après avoir été ainsi vaccinées, naturellement pour ainsi
dire, elles sont préservées pour toujours de la petite-vérole,
et ne sont plus aptes à la contracter. D'après cette observation
de fait, Jenner a tenté, en 1796, de transmettre la vaccine,
par voie d'inoculation, à plusieurs personnes qui n'avaient pas
eu la variole, et, ayant réussi, il a exposé les sujets vaccinés
à la contagion variolique; il leur a ensuite inoculé la petite-
vérole, et le succès le plus complet a couronné son espérance.
Ainsi a été trouvée la méthode préservative de la petite vérole.
Plusieurs médecins de Londres se sont emparés de cette découverte, et on a voulu en constater l'efficacité par des expériences faites dans les hôpitaux d'enfans trouvés; ces expériences ont très-bien réussi. Il n'en a pas été tout-à-fait de
même en France lorsque la vaccine y a été introduite, en 1800,
par les soins de La Rochefoucault-Liancourt; c'est aussi dans
les hospices d'enfans trouvés qu'on en a fait les premiers essais; mais ils n'ont pas eu le même succès qu'en Angleterre.
Ce n'est que le lorsque le docteur anglais Woodiwlle, débar-
quant à Boulogne-sur-Mer, nous apporta du vaccin et l'inocula lui-même, qu'on fut plus heureux. A dater de cette époque, la vaccine s'est répandue partout.

On n'est pas encore bien sûr de la manière dont la vaccine
vient aux vaches. Jenner a pensé qu'elle vient de l'inoculation,
sur l'homme, ou sur la mamelle de la vache, de la matière
que fournit la maladie des chevaux appelée *eaux aux jambes*;
mais nous avons fait voir, à l'article de cette dernière maladie,
qu'elle n'est pas la seule origine du *cowpox*, puisque celui-ci
a été observé sur des vaches qui n'avaient point eu de communication avec les chevaux, et qui n'avaient point été traitées par des personnes dont les mains fussent chargées de la
matière dont il s'agit. Quoique, tout en laissant la question indécise, nous ayons penché pour la négative à la fin de l'article
précité, nous devons répéter que, d'après les expériences du
docteur anglais, l'inoculation de la matière des *eaux* serait susceptible de développer le cowpox des vaches et la vaccine chez

l'homme, en préservant celui-ci de la variole. *Voyez* EAUX AUX
JAMBES.

On sait que la matière vaccinale, puisée directement sur la
vache, est transmissible aux hommes et aux moutons, et qu'elle
développe la vaccine chez les uns et les autres ; on sait aussi
qu'en reportant cette matière de l'homme à la vache, on reproduit et l'on retrempe même, lorsqu'il s'est affaibli, le cowpox
sur ce dernier animal. Avant qu'un succès constant eût couronné cette expérience répétée un grand nombre de fois, dans
ces dernières années, par M. Hering, vétérinaire du royaume
de Wurtemberg, on s'est livré à des recherches pour s'assurer
si le cowpox existait réellement en France ; elles ont paru assez
positives pour que l'on puisse croire avec la certitude que cette
affection y a été observée. A la vérité Dantour, officier de
santé à Étampes, département du Gers, a eu la constance de
visiter trois cent cinquante-six vaches, et n'a découvert cette
maladie sur aucune. Carville, vétérinaire à Gierrey, département de l'Eure ; Sauvé, médecin à Ernée, département de la
Mayenne ; Hymmely, pasteur de la religion réformée, dans le
département du Haut-Rhin ; Colombo, du département de la
Haute-Saône ; Dagoreau, médecin à Saint-Calais, département
de la Sarthe, ont fait également des recherches. Les détails
qu'ils ont transmis au comité central de vaccine prouvent qu'ils
ont de fortes présomptions pour croire que le cowpox existe
sur quelques vaches de leurs départemens ; mais les expériences qu'ils ont faites pour inoculer la matière des boutons
observés sur ces vaches, n'ont donné aucun résultat. Il n'en
est pas de même des renseignemens qui ont été donnés d'ailleurs, et qui portent fortement à admettre que la vaccine a été
observée sur les vaches en France, savoir : dans quelques communes du département du Tarn, par Audouard, médecin à
Castres ; dans les cantons de Roquebrou, de Saignes, de Salers,
et surtout de Marcennat, département du Cantal, par les médecins et les vétérinaires chargés de recueillir des renseignemens à cet égard ; dans les environs de Reims, par le comité
de vaccine de cette ville.

Boujeardet et Morlanne ont d'ailleurs fourni au comité central de vaccine, des observations qui ne laissent aucun doute
qu'ils aient rencontré le cowpox en France.

Le premier de ces deux praticiens, Boujeardet, après s'être
assuré, par le rapport de plus de trente personnes des départemens de la Meurthe et des Vosges, que les vaches, dans
quelques communes limitrophes de ces deux préfectures,
avaient de temps en temps des boutons aux trayons, que les
filles chargées du soin de les traire contractaient quelquefois
des boutons aux mains, et qu'ensuite elles ne gagnaient pas
la petite vérole, poursuivit ses recherches, consulta davan-

tage encore les habitans de la campagne , et parvint à trouver deux vaches sur lesquelles il reconnut les phénomènes de l'affection décrite par Jenner. Il s'empressa d'inoculer la matière contenue dans leurs boutons à plus de quinze enfans , qui tous eurent la vaccine la plus régulière. Nous ne savons pas si l'on a transporté la matière vaccinale de ces quinze enfans à d'autres enfans.

Le second, Morlanne , a vu à Metz une vache qui avait sur un trayon deux pustules, dont la matière , insérée sur un enfant de six mois, développa chez lui une vaccine vraie, dont le fluide fut ensuite inoculé avec succès à douze autres enfans.

Le cowpox a été observé en 1834 par M. Riss, à New-Brisach ; en 1836, à Rambouillet par M. Girard, et à Passy près de Paris, par plusieurs médecins, M. Bousquet, entre autres , qui a publié une longue notice à ce sujet.

Des observations semblables ont été faites en Italie , en Espagne, dans le Wurtemberg , le Holstein , le Danemark et dans d'autres contrées de l'Europe ; mais il serait trop long de les analyser. Est-il d'ailleurs besoin d'ajouter à des faits aussi concluans que ceux cités , pour établir et prouver l'existence du cowpox des vaches en France ?

Cependant cette importante découverte, inaperçue pendant si long-temps , serait peut-être encore ignorée si Jenner ne l'avait pour ainsi dire refaite. Elle fixa dès-lors l'attention de l'Europe , et surtout celle de la France , où un comité central de vaccine fut organisé. Les premières vaccinations pratiquées en France , en 1800 , ne furent pas satisfaisantes , comme on l'a vu plus haut ; elles ne développèrent qu'une fausse vaccine ; mais de nouvelles expériences furent plus heureuses, et naturalisèrent cette méthode à Paris , d'où elle s'est propagée à toute la France , par les soins et les instructions du comité central , aboli en 1824, et auquel a succédé dernièrement une commission prise dans le sein de l'Académie royale de médecine. La vaccine s'est ensuite répandue jusqu'en Asie et en Amérique.

Comme toutes les découvertes nouvelles, même les plus utiles, celle de la vaccine a rencontré de nombreux détracteurs ; une grande partie des hommes qui l'ont ignorée pendant long-temps l'ont repoussée , parce qu'ils ne la connaissaient pas et ne voulaient pas la connaître ; plusieurs la repoussent encore et voudront probablement la repousser toujours ; il en est même qui s'attachent à la combattre , et qui le font avec d'autant plus d'avantage qu'ils flattent un préjugé qui s'accorde avec les préventions populaires : c'est un très-grand malheur. Les preuves de l'efficacité de la vaccine se tirent des remarques populaires mêmes, des épreuves et des contre-épreuves auxquelles elle a donné lieu, et de l'observation générale, qui a prouvé que les sujets vaccinés ne contractaient pas la variole. La plus forte objection que l'on ait élevée est celle que des sujets vaccinés ont eu ensuite la petite-vérole : d'abord on a beaucoup grossi et multiplié les faits vrais ou supposés de ce genre ; tous les vaccinateurs ne connaissent pas bien les véritables caractères de la vraie vaccine, ou ne veulent pas convenir que leurs vaccinations n'ont donné qu'un faux produit vaccinal, de peur de compromettre leur réputation ; ensuite on a pu prendre la varicelle et l'éruption varioloïde pour la petite-vérole, chez les sujets vaccinés ; d'ailleurs s'il est possible qu'un individu éprouve deux fois la petite-vérole, comme un petit nombre de faits exceptionnels peuvent le faire penser, la petite-vérole pourrait bien se développer après la vaccine sans que cela prouvât contre l'efficacité de celle-ci. Enfin il se peut que, sans cesser d'être un préservatif assuré, la vaccine n'ait cependant qu'une puissance prophylactique temporaire, comme on est porté à le croire aujourd'hui d'après les nombreuses recherches faites d'après les ordres de plusieurs gouvernemens d'Allemagne. Mais n'empiétons pas davantage pour le moment sur le domaine de la médecine de l'homme, terrain sur lequel nous serons pourtant encore obligé de revenir dans le cours de cet article, à cause des nombreux points de contact qu'il a avec la médecine des animaux. Voyons actuellement les symptômes que présente la vaccine chez la vache et chez l'homme.

Symptômes de la vaccine chez la vache. Cette maladie se manifeste chez les animaux de cette espèce, d'abord par le défaut d'appétit, la répugnance pour les alimens, la continuation de la rumination sans que le bol alimentaire revienne à la bouche, le soufflement, la diminution de la sécrétion du lait, qui devient plus séreux et moins épais que de coutume ; le regard sombre et triste, l'accélération du pouls, le développement de la fièvre éruptive, puis, après trois ou quatre jours, par l'apparition de pustules plates, circulaires, creusées dans leur centre en forme de chaton ou cul-de-poule, et entourées à leur base d'un cercle étroit, dont l'étendue augmente graduellement sur les mamelles ou les tétines, particulièrement autour du pis, quelquefois aussi, mais très-rarement, sur les naseaux et les paupières. Ces pustules se développent en quatre ou cinq jours, à mesure qu'elles grossissent l'animal devient de plus en plus inquiet ; elles sont enflammées, surtout à leur base, chaudes et douloureuses quand on les comprime ; elles augmentent en grosseur, tout en restant déprimées à leur centre ; bientôt elles deviennent diaphanes, prennent une couleur plombée argentine ; ensuite le cercle rouge prend une teinte livide, la mamelle s'endurcit profondément aux endroits où les pustules sont placées, l'animal est de plus en plus agité ;

le liquide contenu dans les pustules devient limpide, reste inodore, quelquefois se colore légèrement, s'épaissit insensiblement, et se dessèche vers le onzième ou le douzième jour.
Alors les pustules commencent à brunir dans le centre et graduellement vers les bords, puis elles se réduisent en une croûte
de couleur rouge obscur, unie, épaisse, et douloureuse pour
l'animal quand on le trait. Cette dessiccation ne s'accomplit
qu'en dix ou douze jours ; ensuite les croûtes tombent, et laissent autant de cicatrices rondes sur les mamelles. On remarquera que la marche de la vaccine a, chez la vache, comme
chez l'homme, des périodes dans ses développemens.

Il peut arriver néanmoins que des circonstances particulières contrarient un peu la marche régulière de cette maladie,
que, par exemple, les tiraillemens exercés sur les tétines,
dans l'action de traire, produisent la rupture de la pellicule
qui recouvrait les pustules, la sortie du liquide, et la transformation des boutons en de légers ulcères qu'on prenne pour des
gerçures ou crevasses de la peau. C'est peut-être même là ce
qui fait qu'on examine si rarement les ulcères résultant de la
fonte des pustules, lorsqu'on a ignoré l'existence de ces dernières, ce qui peut arriver lorsqu'elles ne sont précédées que
de très-légers symptômes fébriles. Toutefois il importe de ne
pas prendre pour de véritables pustules vaccinales de petits
boutons avortés, pointus, suppurant rarement, et constituant
ce qu'on est convenu d'appeler la fausse vaccine, laquelle paraîtrait être aussi fréquente que la vraie vaccine l'est peu.

Symptômes de la vaccine chez l'homme. Nous croyons ne
pouvoir mieux faire que de reproduire textuellement ici l'instruction publiée en 1830, au nom de l'Académie royale de
médecine.

On distingue deux sortes de vaccine, l'une vraie et l'autre
fausse.

La vraie vaccine préserve seule de la petite-vérole. Elle se
reconnaît aux caractères suivans : Il s'écoule au moins trois
jours entre l'insertion du virus et l'apparition des boutons.
Pendant ce temps, on n'observe absolument rien sur le lieu
des piqûres, ni ailleurs. Du troisième au quatrième jour, un
peu plus tôt en été qu'en hiver, on aperçoit un petit point
rouge, plus sensible au toucher qu'à la vue, sur chaque piqûre où l'inoculation réussit. Le cinquième, à compter de
celui de la vaccination, ou le deuxième de l'éruption, le bouton est un peu plus prononcé, et l'on sent sous le doigt un petit engorgement très-circonscrit. Parvenu au sixième jour, le
petit bouton cesse de se développer en pointe : il s'élargit, s'a-
platit, se déprime au centre, et prend une teinte blanchâtre,
tirant un peu sur le bleu, qui joue le reflet de l'argent ou de la
nacre. En même temps, chaque bouton s'entoure d'un petit

cercle rouge, qui s'étend chaque jour davantage. Le septième et le huitième jours, mêmes symptômes, avec un peu plus de développement. A cette époque, le bouton, dans toute sa vigueur, est large de deux ou trois lignes, d'un blanc légèrement azuré, entouré d'une auréole rouge, plus ou moins étendue, déprimée dans le milieu et terminée par des bords durs, saillans et plus élevés que le reste de la surface. Le neuvième et le dixième jours, les symptômes se prononcent davantage; l'auréole s'élargit, devient d'une couleur vive, vermeille, et s'étend jusqu'à huit et neuf lignes de la circonférence du bouton. L'engorgement des parties sous-jacentes est d'autant plus prononcé que l'auréole est plus étendue. A cette époque, le vacciné éprouve, dans quelques cas, un peu de tuméfaction aux glandes axillaires, accompagnée quelquefois de douleur. Il peut survenir aussi un mouvement de fièvre, marqué par des bâillemens, de la chaleur à la peau, de l'accélération dans le pouls, des alternatives de rougeur et de pâleur du visage. Ces symptômes sont, en général, proportionnés au degré de l'irritation locale, et n'offrent aucun danger. Le onzième jour, l'auréole se rétrécit, la rougeur diminue, le bouton commence à se flétrir, le reflet argenté s'altère et brunit. Du douzième au treizième jour, le bouton se dessèche et se transforme en une croûte dure, noirâtre, qui tombe du vingtième au vingt-sixième, en laissant une cicatrice indélébile. La cicatrice vaccinale est ronde, profonde, gaufrée, traversée de rayons, et parsemée d'une foule de petits points noirs. Récente, elle est très-marquée; ancienne, elle se confond un peu avec les tégumens, mais elle ne s'efface jamais.

Il est bien entendu que les symptômes ne suivent cette marche que quand la vaccine est régulière, ce qui arrive presque toujours. Quand son apparition est retardée, le retard porte uniquement sur le temps d'incubation. Quelle qu'en soit la durée, il ne faut la compter que pour trois jours, si l'on veut se retrouver avec la description que nous venons de donner.

La fausse vaccine ne préserve pas de la petite-vérole, et peut présenter des caractères divers. Le travail commence ordinairement le lendemain ou le jour même de la vaccination; il est accompagné de démangeaisons. Il se forme aux piqûres une légère dureté, qui se montre parfois immédiatement après qu'elles ont été faites, qui s'affaisse en s'étendant, et qui est recouverte d'une rougeur pâle et vergetée. Du second au cinquième jour, il paraît un bouton, dont le sommet se termine en pointe, d'une dimension variable, d'une couleur jaunâtre, qui, en se séchant, prend l'aspect de la gomme. L'auréole vaccinale n'existe pas, mais une inflammation passagère, et semblable à un érysipèle, peut accompagner le bouton. La dessiccation se fait promptement, et la croûte tombe du dixième au douzième jour, quelquefois beaucoup plus tôt.

La fausse vaccine se montre chez les personnes qui ont été déjà vaccinées, ou qui ont eu la petite-vérole naturelle. Elle peut être produite par toute espèce d'irritation qui arriverait aux piqûres vaccinales, par une vaccine trop avancée, par une lancette oxidée.

Causes de la vaccine chez la vache. La vaccine est contagieuse dans l'acception rigoureuse de ce terme, c'est-à-dire qu'elle ne se communique point par simple contact ni par voie d'épizootie, mais seulement par application du fluide vaccin sous la peau dénuée d'épiderme; la croûte vaccinale paraît jouir de la même propriété, mais le liquide est plus sûr. Cependant il est reconnu que les personnes qui traient les vaches affectées du cowpox, recevant sur leurs doigts le liquide des pustules qu'elles crèvent en passant sur le pis, portent la contagion d'étable en étable. Mais cette cause n'est pas la seule, et la vaccine a dû se développer une première fois spontanément sur la vache. Quelles en sont les véritables causes? Elles sont encore inconnues. L'on a bien cru en trouver une dans la matière des *eaux aux jambes* du cheval, déposée sur la mamelle de la vache; on a prétendu aussi que c'est la matière du *javart* qui, déposée sur les mamelles, détermine la vaccine. On a vu ci-dessus, ainsi qu'à l'article *Eaux aux jambes*, ce qu'on doit penser de ces assertions. Ce qu'il y a de certain, c'est que la vaccine se transporte, par l'inoculation, de la vache à l'homme et de l'homme à la vache, de l'homme à la brebis et de la brebis à l'homme, de la vache à la brebis et de la brebis à la vache, sans que la matière vaccinale éprouve d'altération notable, si ce n'est peut-être en passant par la brebis; mais il est facile de lui redonner son activité première en la faisant repasser par la vache : c'est ce que les expériences qui ont été faites par Voisin ont mis hors de doute. Quoi qu'il en soit, la vaccine règne particulièrement dans la saison humide, et sur les vaches qui paissent dans des prés bas et froids; elle passe même pour enzootique, à peu près, dans quelques pays.

Quoiqu'il soit vrai que la vaccine des vaches n'offre par elle-même aucun danger, quoiqu'on ait avancé que tout traitement à son égard est inutile, qu'il n'est pas même nécessaire d'avoir recours à aucun des moyens généraux, que tout au plus, lorsque les mamelles affectées sont douloureuses, on peut faire usage de topiques émolliens pour les assouplir, il n'en est pas moins vrai que les bêtes sont malades, que dans les trois premiers jours elles éprouvent une sorte de mouvement fébrile et beaucoup de malaise; elles sont tristes, mangent moins, et résistent autant qu'elles le peuvent au trayage de leur lait. Dès-lors elles exigent nos attentions et nos soins, ou au moins quelques précautions, et un autre régime que celui d'ordinaire.

On doit continuer de les traire, néanmoins avec quelque ménagement, seulement lorsque le lait paraît altéré dans sa blancheur et dans son goût ; encore faut-il ne pas discontinuer tout-à-fait, afin de prévenir les engorgemens et d'empêcher que la vache ne donne plus après sa guérison. Mais alors il ne faut presser que mollement la partie haute du trayon seulement. Le lait, dans cet état, n'est plus bon pour la consommation de l'homme, mais on peut le donner aux cochons. La matière contagieuse pouvant se communiquer par l'ouverture ou l'excoriation des pustules qui la renferment, il ne saurait nuire de séparer les vaches malades d'avec celles qui ne sont pas encore atteintes de la maladie ; on peut aussi donner aux vaches séparées des breuvages mucilagineux tièdes, des boissons blanchies avec la mouture d'orge légèrement nitrée, de bons feurres d'avoine, quelques racines légumineuses cuites, et les tenir dans une température douce et uniforme, à l'abri des courans d'air, du froid et de l'humidité, et leur faire une bonne litière, fraîchement renouvelée et épaisse, afin que les mamelles, dans aucune position, et alors que les bêtes se couchent, ne portent jamais sur des fientes ni sur le sol ordinairement humide et froid de l'étable. *Voyez* VACCIN, VACCINATION et EAUX AUX JAMBES.

VACHES RONGEANTES. *Voyez* TIC

VAGIN (maladies du). Il arrive quelquefois que ce conduit soit imperforé. Cependant son imperforation est beaucoup moins rare que celle de la vulve. On en connaît quelques exemples chez la femme ; nous ignorons s'il en a été vu chez les animaux.

Les plaies du vagin, également plus rares que celles de la vulve, ne présentent point d'indications particulières à remplir. La nature fait tous les frais de leur guérison.

L'inflammation du vagin constitue la *vaginite*, qui fera le sujet d'un article spécial.

Son renversement, rare chez les grands animaux, la vache exceptée, se voit assez fréquemment dans les espèces de petite taille, notamment dans la chienne, après des copulations fréquentes, surtout avec des chiens plus gros qu'elle. C'est durant la parturition que les vaches y sont le plus exposées. Il en est même chez lesquelles cette espèce de hernie, ou plutôt de prolapsus, a lieu pendant tout le temps de la gestation : c'est ce qu'on nomme, dans quelques localités, faire ou rendre le *ros*. Il suffit d'opérer la réduction et de s'opposer à une nouvelle sortie. Le moyen de remplir cette dernière indication est d'*encorder* la bête, comme on dit vulgairement, c'est-à-dire de lui placer devant la vulve une sorte de sangle, qui en recouvre les deux tiers, et va se fixer, de chaque côté, en arrière de l'épaule, à un surfaix : on est quelquefois obligé d'adapter un tampon à la sangle, dans l'endroit où elle doit toucher la vulve. Au surplus, il faut mettre beaucoup de fumier ou de litière sous les pieds de derrière de la bête, pour lui faire tenir cette partie plus élevée que le devant. Ces vaches, qui sont ordinairement bonnes laitières, se guérissent le plus souvent d'elles-mêmes après le vêlage. *Voyez*, pour plus de détails, et pour la *rupture* du vagin, l'article PARTURITION.

VAGINAL (catarrhe). *Voyez* VAGINITE.

VAGINITE. A l'article LEUCORRHÉE, nous avons déjà donné une idée de cette phlegmasie, qu'on appelle encore *blennorrhagie* et *catarrhe vaginal*; mais alors nous n'avons eu en vue que de signaler l'un des phénomènes de la maladie, cet écoulement qui a lieu chez quelques femelles domestiques, lorsque la membrane muqueuse de leur vagin est devenue le siége d'une inflammation aiguë ou chronique; nous devons donc ici nous occuper de l'affection proprement dite.

Les causes de la vaginite sont loin d'être connues dans les animaux; cependant on peut y rapporter tous les agens qui exercent une action irritante directe sur la membrane muqueuse vaginale, tels que l'introduction des corps étrangers trop volumineux, trop durs, anguleux ou acérés; les injections irritantes, les manœuvres violentes exercées pour provoquer la parturition, la répétition très-multipliée du coït chez les chiennes, la disproportion des organes sexuels entre eux, comme quand une chienne de petite espèce reçoit successivement plusieurs chiens d'une stature plus forte que la sienne. Les irritations des autres membranes muqueuses peuvent aussi se communiquer sympathiquement à celle du vagin; telles sont les autres affections catarrhales, l'irritation des voies gastro-intestinales, etc. Peut-être même est-il d'autres causes qui peuvent tenir à l'organisation de la femelle; mais elles n'ont pas encore été entrevues dans les animaux. La jument et la vache ne sont guère exposées à la vaginite qu'à la suite de l'avortement, d'une parturition très-laborieuse, des moyens violens qu'on a pu employer pour faire réussir l'accouchement, surtout s'il y a eu plusieurs fœtus, un fœtus trop volumineux, un fœtus monstrueux, double, ou lorsqu'on a fait usage d'un pessaire mal confectionné, trop fort, trop dur, peu uni, et mal adapté à la place où il doit être assujéti. Toutes les causes de l'inflammation de la membrane génito-urinaire, chez les femelles, de celle de l'utérus en particulier, peuvent d'ailleurs donner lieu à la vaginite.

La vaginite se fait reconnaître par la rougeur plus ou moins vive et plus ou moins étendue de la membrane muqueuse qui tapisse le vagin; rougeur quelquefois accompagnée d'excoriation; le gonflement inflammatoire se développe, et se prononce surtout à l'orifice du conduit, qui devient douloureux au tou-

cher, de même qu'une partie plus ou moins grande de son étendue. Les excoriations, lorsqu'elles existent, dégénèrent quelquefois en ulcérations, soit aux lèvres de la vulve, soit plus
avant dans le vagin. L'animal éprouve quelque difficulté à marcher et plus encore à courir, ce qu'il fait quelquefois en écar-
tant les membres pelviens ; il éprouve aussi de fréquentes envies d'uriner, et l'émission de l'urine paraît douloureuse. La
membrane muqueuse est d'abord sèche, ou du moins peu humectée ; mais bientôt après on observe par la vulve un écoulement de mucus altéré aussi bien dans sa couleur que dans sa
consistance. La matière de l'écoulement est plus ou moins
abondante, puriforme, jaunâtre ou verdâtre ; ce phénomène
peut être regardé comme le produit de l'inflammation, ou plutôt de l'exsudation de la membrane muqueuse enflammée ; s'il
persiste long-temps, on peut croire qu'il résulte de l'ulcération
devenue chronique, soit du vagin, soit de l'utérus, dans lequel se trouvent aussi quelquefois des polypes ou des tumeurs
squirrheuses. Si même on fait saillir des jumens en cet état, il
peut souvent en résulter que les étalons qui les montent soient
bientôt atteints d'une certaine quantité d'ulcérations baveuses
sur le corps du pénis, sans qu'on puisse y reconnaître le moindre des caractères de la *syphilis*, quoi qu'on en ait pu dire,
puisqu'un simple régime délayant et rafraîchissant, quelques
bains ou des lotions émollientes suffisent pour triompher de ces
lésions, qui même, en quelques cas, se guérissent spontanément au bout d'une quinzaine de jours. Quoi qu'il en soit, au
bout d'un temps variable selon l'intensité de la vaginite, celle-
ci décroît et tend vers la guérison ; quelquefois, dans la chienne,
elle passe au mode chronique, et devient alors la source d'un
écoulement habituel fort malpropre et fort incommode, surtout pour les petites chiennes de chambre, qu'on nourrit trop
bien, à qui on donne des sauces épicées ou autres substances
excitantes. Ce mode de terminaison est beaucoup plus rare dans
la jument.

La vaginite aiguë ne dure ordinairement que peu de jours, et
elle se termine presque constamment par résolution. Elle est
encore moins grave que l'urétrite, ce qui peut tenir à ce que la
partie affectée est plus courte, moins profondément située,
moins compliquée et plus largement ouverte.

Le traitement est le même que celui qui convient dans le cas
d'urétrite ; ainsi ce sont le repos, les bains de vapeurs aqueuses, les lotions et les injections émollientes fréquemment répétées, quelques applications de sangsues à la vulve si l'inflammation est trop vive, quelquefois même, dans ce cas, la saignée générale, des boissons blanches légèrement nitrées, des
breuvages délayans et le régime blanc, qui composent le traitement. A la fin, et pour peu qu'il y ait tendance à l'état chro-

nique, quelques lotions ou injections astringentes conviennent. On seconde les effets de ces moyens par l'exercice, les bouchonnemens fréquens, les couvertures, le placement des malades dans un local sec et élevé, s'il est possible, et une alimentation appropriée. On pourrait tirer un parti avantageux des révulsifs cutanés, employés à propos dans le traitement de cette maladie.

VAGUE. Se dit de toute maladie, de toute douleur qui est sujette à changer de siége avec beaucoup de promptitude.

VALÉTUDINAIRE. Cette expression ne s'emploie guère à l'égard de nos animaux, parce que ceux d'une constitution délicate, qui les expose beaucoup aux maladies et les rend très-sensibles aux moindres influences morbifiques, sont bientôt usés, et succombent même dans les différens services toujours plus ou moins pénibles auxquels nous les obligeons.

VARICE. De même que les artères, les veines peuvent éprouver une dilatation anormale, partielle et permanente, qu'on désigne sous le nom de *varice*. Les varices sont aux veines ce que les anévrysmes sont aux artères. Elles consistent dans cette même dilatation, et se présentent ordinairement sous l'aspect d'un renflement plus ou moins considérable, presque toujours indolent; elles se manifestent, en conséquence, par une tumeur plus ou moins saillante et développée, molle, accompagnée d'une sorte de fluctuation, également appréciable dans toute l'étendue de la tumeur, et qui se trouve placée sur le trajet d'une veine. Si l'on intercepte le cours du sang, en exerçant une compression sur cette veine entre la varice et le cœur, la tumeur augmente de volume, devient plus dure, plus résistante; dès qu'on cesse de comprimer ainsi, elle se détend, devient plus souple, et perd le surcroît de volume qu'elle avait acquis. Elle augmente encore dans les efforts que fait l'animal, et diminue ensuite pendant le repos. Quand on presse sur la tumeur dans toute son étendue, et que la pression qu'on y exerce est modérée et opérée graduellement, elle diminue insensiblement de volume et finit par disparaître en grande partie, même quelquefois entièrement; elle ne se rencontre même pas si, après l'avoir ainsi fait disparaître, on comprime la veine au-delà de la varice; mais aussitôt qu'on cesse de comprimer sur la veine, et qu'on abandonne la tumeur à elle-même, elle se manifeste de nouveau et reprend son volume primitif. Il y a cette différence entre les varices et les anévrysmes, que les tumeurs sanguines qui constituent les premières ne présentent pas de pulsations, comme on en observe dans le cas de l'existence des secondes; il y a seulement, dans le cas de varice, distension des parois de la veine.

On ne s'est pas encore spécialement occupé, ou l'on s'est peu occupé jusqu'ici de l'anatomie pathologique des varices chez les animaux ; il n'y a même que M. Briquet qui, jusque actuellement, avait fait une étude spéciale sur l'homme. Comme le résultat de ses recherches à ce sujet peut recevoir des applications aux varices des animaux, et mettre sur la voie de rechercher les caractères anatomiques de ces dernières, nous allons rapporter ici ses idées. Il partage en trois genres les altérations propres aux veines dilatées. *Premier genre :* dilatation simple des veines, sans épaississement de leurs parois, résultat mécanique d'un obstacle au cours du sang veineux ; l'organisation du tissu de la veine n'est pas altéré, il paraît seulement plus condensé et plus sec ; si on ouvre la veine sur le vivant, elle se vide du sang qu'elle contient, revient sur elle-même et reprend son calibre normal ; mais sur le cadavre elle ne se rétracte pas, elle s'affaisse et s'aplatit après l'évacuation du sang. *Second genre :* dilatation uniforme, avec épaississement, état d'hypertrophie de la veine ; celle-ci reste béante quand on la coupe en travers ; ses parois sont épaisses, solides, dures, ordinairement grisâtres ; sa surface interne est sillonnée de rides longitudinales très-régulières, fort nombreuses, très-prononcées, et formées par la membrane interne ; la membrane moyenne est quelquefois rouge et comme charnue, mais le plus souvent grisâtre, et c'est elle qui est évidemment et exclusivement le siége de l'hypertrophie. *Troisième genre :* dilatation inégale, avec amincissement ou accroissement, résultat probable de l'inflammation chronique de la veine ; celle-ci est peu ou point sinueuse, ou bien elle l'est beaucoup ; dans le premier cas, elle est fusiforme, se renfle et se rétrécit insensiblement, les plis longitudinaux de la membrane interne sont plus ou moins obliques, les parois veineuses, examinées à contre jour, n'ont plus une épaisseur uniforme ; la membrane moyenne est amincie et presque nulle dans certains points ; dans le second cas, celui où les sinuosités veineuses existent d'une manière prononcée, le vaisseau est aminci de chaque côté, de manière à former deux bandes longitudinales, comme transparentes, sur le trajet desquelles on remarque de petits enfoncemens ou godets séparés par des lignes rentrantes, saillantes et transversales, comme dans les gros intestins, etc. ; désordre d'autant plus prononcé que la lésion constituant la varice est plus ancienne. Il résulterait de là trois états morbides différens dans ce que l'on a confondu jusqu'à ce jour sous le nom de varice.

Les varices sont rares dans les animaux, même dans ceux d'un tempérament lymphatique ; on ne les observe guère que chez les bêtes de somme obligées à des marches forcées, à des stations prolongées, l'animal étant chargé, à des travaux rudes et pénibles, à de grands efforts de tirage, surtout quand le reste du temps ils demeurent dans des marécages couverts d'eau. On a cru remarquer que certains chevaux mous , habitués à vivre exclusivement d'herbe verte pendant une grande partie de l'année , et à être tenus au froid et à l'humidité , portent souvent des varices à la veine saphène dans sa partie la plus rapprochée du jarret , et l'on a fait la même remarque à l'égard de ceux à fibre sèche , maigre , dont les veine sont très amples et très-sèches.

La dilatation variqueuse des veines est-elle un effet de leur faiblesse ou de leur surexcitation ? Pendant long-temps on a résolu par l'affirmative le premier membre de cette proposition ; on a cru jusqu'à ces derniers temps que cet effet était dû au relâchement des parois veineuses , quand il ne résultait pas de la gêne que le sang veineux éprouve à circuler. Il faut convenir en effet que tout ce qui porte obstacle à la circulation dans les veines peut devenir cause de varices , mais on les voit bien plus fréquemment survenir dans des circonstances qui tendent à prouver qu'elles sont produites par un travail véritablement actif. C'est ainsi qu'on les voit se développer autour des vieux ulcères , des masses squirrheuses ou cancéreuses , des tumeurs farcineuses , aux environs des mamelles chez les vaches laitières , etc. Béclard et M. Briquet les regardent comme l'effet de l'irritation du système veineux.

Dans les premiers temps , suivant M. Briquet , les veines sont seulement gonflées , uniformément remplies , et l'on y remarque des nodosités qui correspondent probablement à chaque valvule ; les vaisseaux sont tendus , les parties voisines sont plus chaudes , et la circulation y paraît activée. Tout cela disparaît par le repos , et se reproduit par l'exercice ou l'action de travailler ou de courir. Par la répétition de ces distensions , les veines s'élargissent peu à peu , deviennent flexueuses , puis sinueuses ; les sinuosités se rapprochent , et les veines , d'abord peu mobiles , deviennent roulantes sous la peau. Si la varice est peu considérable , elle ne cause aucune incommodité ; mais lorsqu'elle est parvenue à un certain degré , elle s'accompagne souvent , après une course forcée ou un travail fatigant , si elle existe à la saphène ou à la sous-cutanée des membres locomoteurs , d'une tension qui doit être douloureuse et ressentie dans les veines dilatées ; plus considérable , il est même possible qu'elle détermine l'engourdissement du membre qu'elle occupe , et parfois peut-être aussi de l'œdème et de l'empêchement à tirer ou à courir. Enfin , dans le plus haut degré , on a aussi observé chez l'homme , selon M. Briquet , au mémoire de qui nous empruntons cette description , que le tissu cellulaire entourant les veines s'endurcit , qu'il se forme des sillons profonds , des saillies inégales , en manière de chapelet , que les membres enflent le soir , et sont tendus , chauds , douloureux. Reste à savoir si de semblables phénomènes , et ceux qu'on y ajoute chez l'homme qui fatigue beaucoup, tels que la peau dure, le tissu cellulaire lardacé, le membre froid, dur, pâteux et pesant, s'observent aussi chez les animaux; nous n'avons rien par-devers nous qui le prouve; mais ce n'est pas une raison pour établir la négative, et en laissant la question indécise, nous avons surtout en vue de mettre sur la voie d'observer pour arriver à la connaissance de la vérité. C'est uniquement dans cette intention que nous avons cru devoir rapporter ici le résultat des observations les plus récentes et les plus fraîches faites sur l'homme.

Les accidens des varices sont la phlébite, la perforation, même la rupture des veines variqueuses, et l'hémorrhagie qui s'ensuit. A force de s'alonger, les fibres des parois veineuses peuvent en effet se rompre; de ce déchirement résulte une hémorrhagie grave et souvent mortelle, surtout quand la varice a son siége sur un tronc veineux considérable situé dans une cavité splanchnique; c'est même ce que l'on a eu lieu d'observer dans différentes ouvertures de chevaux morts subitement, sur lesquels on a trouvé la veine cave postérieure rupturée, et une quantité considérable de sang épanché dans la cavité abdominale. Nous ne nous occuperons pas ici des varices de ces vaisseaux considérables, mais seulement de celles qui affectent les veines superficielles. Réduites ainsi, elles restent à peu près stationnaires dans le plus grand nombre de cas, et constituent plutôt une incommodité qu'une maladie; elles ne nuisent pas même autrement aux services de l'animal qui en est atteint; et cela est très-heureux, car nous ne connaissons aucun moyen réellement efficace à leur opposer. Il peut arriver cependant que ces dilatations veineuses fassent des progrès, et entraînent des altérations susceptibles de nuire, même beaucoup, au service auquel l'animal peut être consacré.

De toutes les veines sous-cutanées, celles sur lesquelles la varice s'observe le plus souvent sont: dans le cheval, la jugulaire et la saphène au côté interne du pli du jarret; dans la vache, les veines mammaires; on en rencontre peu ailleurs.

M. Sanitas a observé une dilatation variqueuse de la veine cave postérieure sur une jument malade depuis quelques années. Au moment de la visite, elle présentait les symptômes suivans: tristesse, abattement, inappétence, pouls dur, petit et accéléré, artère tendue et saillante, conjonctives offrant de légères ecchymoses éparses, flancs tendus et rétractés, beaucoup de difficulté à mouvoir le membre postérieur droit. Les antiphlogistiques amenèrent peu de soulagement, mais les symptômes ne tardèrent pas à s'exaspérer; l'animal était sans cesse agité et tourmenté par de violentes coliques, la respiration laborieuse, le pouls petit et accéléré, la cuisse droite complètement paralysée. Enfin la mort eut lieu. Sous le rein droit, et dans l'intérieur du muscle psoas de ce côté , on découvrit une tumeur qui entourait l'aorte et s'étendait depuis la douzième vertèbre dorsale jusqu'à la base du sacrum, le long des vertèbres lombaires. En l'ouvrant, on reconnut qu'elle était due à la dilatation de la veine cave postérieure. Elle contenait deux livres environ d'une matière blanchâtre, diffluente et d'odeur nauséabonde.

Sur la jugulaire, les dilatations variqueuses sont quelquefois assez nombreuses; placées à la suite les unes des autres , elles se remarquent particulièrement lorsque le cours du sang est arrêté dans la veine ; elles sont en général le résultat des saignées fréquentes que l'on a pratiquées , et de la compression exercée sur la base de la jugulaire par le collier dans l'action de tirer. En effet, cette lésion se remarque principalement dans les chevaux de trait qui ont été souvent saignés. Il est rare que dans ce cas la tumeur variqueuse devienne assez volumineuse pour que les parois de la veine se déchirent ; il faudrait pour cela beaucoup de temps, et généralement les chevaux dont on use ne vivent pas assez long-temps.

Quand la varice se développe au pli du jarret, à l'endroit du passage de la saphène à la face latérale interne de cette partie, elle est le résultat d'efforts exécutés par l'animal , efforts dont les jarrets sont en quelque sorte le centre ; elle s'observe indistinctement chez les chevaux de trait et de selle , et , parmi ces derniers , elle affecte surtout ceux que l'on fait courir et sauter. La varice est cependant plus commune dans les chevaux de tirage, à cause de l'action souvent violente des jarrets, , des grands efforts , comme nous le disions tout à l'heure , qui ont lieu de la part des jarrets dans les chevaux qui travaillent , et des distensions qui en résultent. Aussi remarque-t-on souvent des varices à ces parties dans les chevaux souvent obligés à entraîner de lourds fardeaux. D'un autre côté , la direction de la saphène dans le membre postérieur étant telle que le sang est obligé de remonter contre son propre poids et de peser sur les valvules, elle peut encore concourir à produire le même effet , de même que toutes les causes susceptibles de priver le vaisseau de son ressort et de sa contractilité.

La varice dont il s'agit constitue une tumeur molle , avec une sorte de fluctuation que l'on peut comprimer sans causer aucune douleur; elle ne fait point boiter le cheval; elle ne devient douloureuse que lorsque la dilatation des parois de la veine est excessive, ce qui est fort rare. Le sang veineux remplit le renflement, et dilate en cet endroit les vaisseaux ; il circule et ne stagne pas complètement dans l'intérieur de la tumeur ; néanmoins la circulation ne se fait pas aussi librement dans la veine variqueuse.

Le diagnostic de la lésion est assez facile à saisir quand on explore convenablement. Lorsque le membre affecté est tendu, élevé au dessus du sol et fléchi, la veine est redressée, et la tumeur disparaît, pour se reformer et reparaître aussitôt que le pied est remis en contact avec le sol. De même si l'on appuie le doigt sur le lieu même où l'on observe la dilatation et la tumeur, celle-ci disparaît sur-le-champ, parce que, par la pression exercée, le sang est poussé le long du vaisseau; mais elle revient et paraît de nouveau dès que la pression cesse. C'est ainsi qu'on peut éviter de confondre une varice au pli du jarret avec une tumeur synoviale, par exemple, due à la dilatation d'une capsule tendineuse ou articulaire. Ce dernier accident est particulier, bien que Vitet et d'autres après lui ne fassent pas de distinction. Vitet commet une autre faute; il regarde la varice comme une veine dont la *pulsation* est perdue par un effort du sang sur une des parois: cette erreur est évidente, et Lafosse l'a relevée avant nous, en disant qu'un anatomiste devrait savoir, ce qui est très-vrai, que les veines n'ont point de pulsations. Au reste, pour distinguer la varice qui nous occupe d'une tumeur synoviale, il s'agit seulement, comme nous venons de le dire, de faire disparaître la tumeur par la pression, en comprimant la veine au dessous de cette même tumeur. Si celle-ci ne reparaît pas pendant la durée de la compression, et qu'elle se manifeste au contraire lorsqu'on cesse de comprimer, on peut avoir la certitude que c'est une varice; si, par la pression dont il s'agit, on ne fait pas disparaître la tumeur en totalité, et qu'elle reparaisse aussitôt, même quand on comprime sur la veine, il est certain que c'est une tumeur synoviale.

A l'égard de la varice qu'on remarque quelquefois sur la veine mammaire des vaches bonnes laitières, elle ne constitue qu'un accident peu redoutable et dont on s'occupe peu.

Considérées sur les veines sous-cutanées, les varices ne sont pas non plus généralement dangereuses, et jusqu'à présent l'on ne possède pas d'exemples que leur présence ait eu d'issue fâcheuse; aussi ne méritent-elles pas une attention particulière.

Les principaux moyens curatifs proposés et mis en usage contre les varices de l'homme, sont la cautérisation, l'excision, la ligature, l'incision, les astringens et la compression.

Le meilleur de ces moyens serait peut-être la compression exercée de bonne heure et long-temps continuée; en faisant adhérer les parois de la veine à la suite d'une phlébite aiguë ou chronique, peut-être pourrait-on en amener l'oblitération; mais de toutes les varices des animaux, il n'y a guère que celle du pli du jarret qui pourrait, en certains cas, réclamer un traitement curatif; or, comment exiger et obtenir du cheval la situation et le repos prolongés et nécessaires? Comment établir et fixer au jarret une suite de compressions permanentes? Comment assujétir avec solidité sur cette partie un bandage, un appareil composé de plusieurs pièces, qui doit y demeurer longtemps? Tout cela n'est guère possible.

La cautérisation est aujourd'hui généralement abandonnée.

L'excision ne serait praticable que dans le cas où la tumeur variqueuse serait petite et circonscrite, et alors elle ne serait qu'incommode, sans être nuisible au service de l'animal; d'ailleurs ne pourrait-elle pas être suivie d'accidens inflammatoires extrêmement graves, qui pourraient même compromettre la vie du sujet?

La ligature pourrait avoir des avantages, en la pratiquant à la saphène au dessus de la tumeur, que l'on pourrait ouvrir ensuite pour la vider, en déterminant la sortie du sang qu'elle contient. Le sang ne pouvant plus alors continuer à circuler par cette veine, prendrait sûrement la voie des veines voisines, et l'oblitération du vaisseau variqueux pourrait avoir lieu par l'épaississement de ses parois. Le moyen de pratiquer la ligature, dans cette circonstance, serait de mettre le tronc veineux à découvert par une petite incision, et de l'étreindre, en passant autour de lui un fil ciré, de manière à intercepter complétement la circulation au dessous du lien. Reste à savoir si l'expérience démontrerait le succès à peine présumable d'une telle tentative faite sur la saphène à l'occasion de la varice au pli du jarret; s'il n'en résulterait pas une phlébite intense, qui pourrait s'étendre aux principaux troncs veineux, ou se compliquer d'abcès dans le tissu cellulaire ambiant, circonstances qui pourraient exposer l'animal à succomber plus ou moins rapidement.

L'incision ne doit pas être plus heureuse, soit qu'on veuille la pratiquer transversalement ou en long sur la veine variqueuse; le premier procédé exposerait aux mêmes inconvéniens que la ligature, et serait beaucoup moins efficace qu'elle, sans parler de l'hémorrhagie, qui ne manquerait sûrement pas de survenir, et qu'il faudrait savoir par quel moyen arrêter; le second procédé serait de même suivi de phlébite et de phlegmon violent de la partie opérée, de manière que le remède serait pire que le mal.

Quant aux applications locales astringentes, elles se montrent constamment inefficaces; quelles que soient les substances dont on les compose, il n'y a pas plus à en espérer que des remèdes administrés à l'intérieur.

D'anciens hippiâtres conseillaient de pratiquer ce qu'ils appellent *barrer la veine*, opération, heureusement tombée en désuétude, qui consistait à fendre la peau en long, à l'endroit de la varice, et un peu au dessus et au dessous d'elle, et disséquer le vaisseau en haut et en bas de la dilatation, et à inciser entre les deux points liés, afin de laisser échapper le sang; nous ne savons même pas si l'on n'a pas aussi conseillé d'enlever la portion du vaisseau comprise entre les deux ligatures. Il est certain qu'en supprimant la partie variqueuse de la veine, on rend la varice nulle, et que, dans le premier cas, le sang ne pouvant plus aborder dans l'espace compris entre les ligatures, les parois de la veine peuvent s'aplatir, se détruire ou s'oblitérer dans cet endroit; mais il faut voir plus loin, et, en supposant une telle opération susceptible de réussir, c'est-à-dire de triompher de la varice, elle est certainement loin d'être sans péril, et nous croyons que les avantages qu'on pourrait en attendre ne seraient nullement en proportion avec le danger d'une phlébite inévitable et très-grave, ni avec d'autres accidens qui ne pourraient manquer de survenir.

Quand on considère les dangers auxquels peuvent exposer les différens procédés que nous venons de passer en revue, quand on les compare surtout au peu d'inconvéniens qu'entraînent en général les varices, quand on sait que, à moins de cas extraordinaires, la varice n'est qu'une lésion désagréable, à peine incommode pour l'animal qui en est atteint, sans jamais être capable de compromettre l'existence de celui-ci, on est bientôt conduit à reconnaître que le mieux est de n'y rien faire et d'user le cheval tel qu'il est. Seulement, si la varice s'irritait et devenait douloureuse, et si le membre qui en est affecté participait à l'état d'irritation, ce serait le cas d'employer les pédiluves d'eau tiède, ce qui procurerait un bain de vapeur au jarret, les applications émollientes sur cette partie, les petites saignées de la saphène dans son trajet sur le plat de la cuisse, et le repos absolu.

VARICELLE. Cette phlegmasie, presque toujours vésiculeuse, de la peau, qu'on a successivement appelée *petite-vérole volante*, *fausse variole*, *vérelle*, *vérollette*, *variole ichoreuse*, *vappide*, *séreuse*, *cristalline*, *lymphatique* et *bâtarde*, est caractérisée, chez l'homme, par une éruption de petites pustules disséminées sur la surface du corps, qui offrent quelques traits de ressemblance avec les boutons de la petite-vérole, mais qui ne parviennent pas à suppuration | Cette affection règne quelquefois épidémiquement, et le grand nombre de personnes, et surtout d'enfans, qu'elle attaque à la fois, pourrait faire croire à sa contagion, qui n'est pas cependant rigoureusement prouvée, puisque la maladie n'est pas susceptible d'inoculation. Ses causes ne sont pas connues. Elle débute par un mouvement fébrile, qui cesse au bout de douze à vingt-quatre heures, quand l'éruption a paru. Elle n'est accompagnée que d'une légère gastrite. L'éruption se présente sous trois formes; mais il n'entre pas dans le plan ni dans l'objet de ce dictionnaire d'en traiter plus en détail en ce qui concerne l'homme.

Les Allemands nomment la varicelle *pustules de brebis*, et les Anglais, *pustules du porc* ou *du poulet*; voyez ROUGEOLE. Dans quelques endroits on la confond avec la *clavelée*; il est même possible qu'on l'ait aussi confondue avec d'autres maladies éruptives de la peau. La varicelle ne doit pas exposer les sujets qui en sont affectés à périr; il suffit sûrement de repos et du régime pour la guérir. On dit qu'ordinairement elle n'attaque qu'une seule fois le même individu dans le cours de sa vie, et quelques auteurs pensent qu'elle est contagieuse; ces points de ressemblance seraient peut-être alors susceptibles de rapprocher l'affection de celle qu'on appelle variole. Voyez CLAVELÉE, ROUGEOLE et VARIOLE.

VARIOLE. Maladie redoutable et souvent meurtrière, qui fait périr un grand nombre d'individus, qui défigure les deux tiers ou les trois quarts de l'espèce humaine, et qui laisse quelquefois après elle des incommodités ou des difformités. Paulet pense que la petite-vérole a pris naissance en Égypte, d'où elle s'est répandue, depuis le sixième siècle de l'ère chrétienne, sur presque toute la surface de la terre. Les uns pensent qu'elle était inconnue aux peuples anciens, et d'autres qu'elle existe de temps immémorial en Afrique, à la Chine et au Japon. Il ne paraît pas toutefois qu'elle ait été connue des médecins grecs et romains; Hippocrate et Galien n'en disent pas un mot, et, si elle existait du temps de ces deux grands observateurs, il y a apparence qu'elle était alors fort rare, autrement ils n'eussent pas gardé le silence. Ce n'est qu'au septième siècle que la variole est décrite pour la première fois par Aaron, prêtre d'Alexandrie, dont l'ouvrage, cité par Rhazès, n'est pas parvenu jusqu'à nous. Elle a été apportée, dit-on, de l'Égypte et de l'Arabie en Espagne vers la fin du onzième siècle; ce sont, dit-on encore, les Arabes, les Maures, qui l'ont apportée les premiers en Europe, par le moyen des caravanes de guerre; ce sont ensuite les guerres des croisades qui l'ont apportée dans la Palestine; mais il paraît qu'elle n'existait pas en Amérique avant que les Espagnols ne l'envahissent. Quoi qu'il en soit, les ravages bien connus de la petite-vérole commencèrent lorsque les Sarrasins, conquérans de l'Asie sous le calife Omar, au septième siècle, répandirent ce fléau dans la Syrie, la Palestine, l'Égypte, et le long des côtes occidentales de l'Afrique, d'où elle passa dans toutes les parties du monde, sans qu'on sache précisément l'époque certaine de son apparition en Europe. C'est parce que la clavelée passe pour avoir la même origine que la variole, que nous donnons ces courtes notions historiques; nous serons obligé de même d'offrir un rapide aperçu de cette dernière maladie, à cause des rapports, des points de rapprochement et des différences qu'elle a ou peut avoir avec l'autre.

La variole de l'homme est une phlegmasie pustuleuse et contagieuse de la peau, accompagnée presque constamment d'inflammation de l'estomac, annoncée d'abord par des signes de gastrite et d'encéphalite, qui s'apaisent assez promptement, ainsi que par des signes d'irritation sympathique du cœur ou de gastro-entérite, tels que l'accélération du pouls, des maux de tête, des nausées, des vomissemens, des douleurs à l'épigastre et aux lombes, etc.; elle se caractérise, le troisième ou le quatrième jour, par l'apparition, à la figure et aux autres parties, de taches rouges, surmontées de petites élévations dures, qui se convertissent vers le huitième jour en pustules déprimées en godet, éloignées les unes des autres ou confluentes, remplies d'un liquide d'abord transparent, puis trouble, et ensuite purulent. Ces pustules finissent par se dessécher, par se couvrir de croûtes, dans l'espace de quatorze à quinze jours. L'époque dite de la suppuration est signalée par le retour des symptômes de gastrite et d'irritation sympathique du cœur. Une fois les croûtes tombées, il reste à la place des taches temporaires, parfois et même souvent des cicatrices enfoncées, ineffaçables, quelquefois des affections graves du système lymphatique, des organes des sens, ou de quelque autre partie; il n'y a qu'un petit nombre des individus qui en sont affectés qui n'en conservent aucune incommodité ou aucune trace; ces individus ont alors peu de boutons et de réactions sympathiques. La matière contenue dans les boutons se propage par inoculation. La variole cause très-souvent la mort, soit parce que la gastrite s'exagère, soit parce que l'encéphale s'affecte; souvent elle produit des inflammations chroniques et interminables des yeux, de la poitrine, des os, et des difformités horribles. Un emploi judicieux des antiphlogistiques et des révulsifs externes, est peut-être la seule méthode de traitement qu'il faille employer contre la variole.

Cette affection règne presque toujours épidémiquement; il est fort rare qu'elle attaque un seul sujet dans un canton. Elle atteint particulièrement les enfans, quoique d'ailleurs aucun âge, aucun tempérament, aucune constitution, aucun sexe n'en soit à l'abri; un très-petit nombre de sujets meurt avant de l'avoir eue. Elle a quelquefois lieu sans aucun mouvement fébrile, ce qui indique qu'elle n'est pas constamment accompagnée de gastrite ou de gastro-entérite, ni de cardite. Sa marche est régulière ou irrégulière; c'est surtout dans ce dernier cas qu'elle peut avoir les suites si redoutables que nous avons indiquées plus haut. Enfin, dans l'immense majorité des cas, la variole n'affecte qu'une seule fois chaque sujet dans tout le cours de sa vie; les exemples de récidive sur le même individu sont infiniment rares, il est même présumable qu'on a pu se tromper, et peut-être même prendre la varicelle pour la variole.

La petite-vérole étant une maladie très-meurtrière, on a cherché à la rendre plus bénigne en la communiquant par inoculation, c'est-à-dire en pratiquant l'insertion dans l'ouverture faite artificiellement à la peau de la matière variolique, le principe matériel de la variole, sécrété par le bouton d'une personne affectée de cette maladie. Ce sont des marchands d'esclaves géorgiens et circassiens qui ont, les premiers, mis ce procédé en usage, afin de rendre la maladie moins grave, et de n'éprouver pas d'aussi grandes pertes sur les esclaves, qui, étant défigurés, perdaient toute leur valeur. De là, l'inoculation s'est répandue. Le procédé en a été porté à Constantinople en 1670, par une Thessalienne à un ambassadeur anglais en résidence en cette ville, lequel, voyant les succès obtenus, y eut recours, et fit inoculer sa femme et ses enfans. C'est en 1730 que l'inoculation s'est répandue en Angleterre et depuis elle a eu de la vogue jusqu'à la découverte de la vaccine. On est certain aujourd'hui que celle-ci préserve de celle-là, et qu'elle a même sur elle des avantages très-marqués. En effet, la petite-vérole résultant de l'inoculation peut donner une maladie dangereuse à des personnes qui ne l'ont pas eue, et qui peuvent ne jamais l'avoir ; elle peut augmenter l'étendue du foyer de la contagion, elle n'est pas toujours bénigne à beaucoup près, elle n'est pas à l'abri d'être mortelle, elle peut même être meurtrière, faire périr des individus qui pourraient mourir sans l'avoir, ou qui ne succomberaient pas s'ils la contractaient à une autre époque ou dans des circonstances différentes. La vaccine n'a aucun inconvénient, elle est toujours bénigne, ne fait périr personne ; elle ne laisse jamais ni traces défigurantes ni incommodités ou infirmités ; elle aurait encore le grand et inappréciable avantage de détruire la source de la variole, d'en débarrasser l'espèce humaine. Si le procédé au moyen duquel on vaccine était universellement adopté sans exceptions, la variole finirait par s'éteindre et disparaître. L'inoculation avait fourni un moyen de modérer la violence de la variole spontanée ; la vaccine, plus heureuse encore, a découvert un moyen bien plus précieux, le secret d'en préserver ; c'est Jenner qui a rendu ce grand service au monde.

De toutes les maladies qui affectent nos animaux domestiques, la clavelée des bêtes à laine est celle qui présente le plus de rapport avec la variole. L'éruption des boutons, leur forme, leur nature, leur mode de développement et leur terminaison, la fièvre qui les précède et les accompagne, les altérations pathologiques qui les caractérisent, les réactions sympathiques, les désordres et les incommodités qui peuvent suivre, sont à peu près les mêmes dans l'une et dans l'autre. Ainsi on ne peut disconvenir que la petite-vérole et la clavelée, considé-

rées et comparées dans le développement de leur invasion
spontanée et dans le produit de leur inoculation, n'offrent certainement des traits de conformité et de ressemblance qui ont
frappé les yeux de beaucoup de personnes, et qui les ont portées à regarder ces deux affections comme identiques. Malgré
cette analogie frappante, l'observation ne confirme pas le premier jugement porté, elle prouve même que cette analogie
n'existe en réalité que dans la marche des deux maladies, et
non dans leurs caractères essentiels. L'une et l'autre, nous en
convenons et nous le répétons, sont bien produites par les
mêmes causes et dans les mêmes circonstances ; elles s'annoncent et se caractérisent à peu près de la même manière, sont
très-bénignes dans certaines années et très-meurtrières dans
d'autres ; mais, sous d'autres rapports, elles diffèrent entre
elles : nous allons essayer de le faire voir.

Le docteur Voisin, dans le mémoire qu'il a publié, en 1805,
sur la vaccination des bêtes à laine et sur la clavelée, donne des
deux affections un exposé comparatif très-propre à faire saisir
les points de rapprochement et les différences qui subsistent
entre elles. Nous empruntons à ce mémoire les considérations
qui suivent ; commençons par les traits d'analogie.

Comme à l'égard de la variole, on ignore encore la nature
du principe contagieux de la clavelée : on ne le connaît que
par les effets de son exhalation et de son inoculation sur l'économie animale. Le temps nécessaire pour que ce principe,
communiqué naturellement ou artificiellement, agisse, varie
dans l'une comme dans l'autre affection, à ce qu'il paraît du
moins, suivant l'état actuel ou les dispositions des individus.
Dans la petite-vérole et dans la clavelée, c'est ordinairement
quand les premiers individus qui en sont attaqués entrent en
convalescence, et lorsque la desquamation s'opère, que les
autres tombent malades. Lorsqu'on inocule, le travail pustulaire des piqûres commence du deuxième au quatrième jour
de l'insertion variolique ou claveleuse, mais avec cette différence, que la première donne lieu à un développement primitif,
quelquefois suivi d'une légère ulcération dans l'endroit de l'insertion, au lieu que la pustule résultant de l'insertion du claveau prend rapidement un accroissement qui lui donne souvent
une forme rapprochée de celle de l'anthrax. Les symptômes
qui décident l'invasion de l'une et de l'autre maladie, durent
trois à quatre jours, mais sont plus faibles chez les bêtes à
laine, attendu le peu de sensibilité et d'énergie vitale de ces
animaux. L'éruption met à peu près autant de temps à se faire ;
on remarque seulement, dans le développement pustulaire,
quelques différences aux époques de la sécrétion et de la des-

siccation La dissiccation et la desquamation s'opèrent de même,
et terminent également la maladie. Les émanations des sujets
malades et les corps infectés portent également le germe de
l'infection aux hommes et aux animaux respectivement, par
les voies de l'absorption et de la respiration. On distingue dans
la clavelée, comme dans la variole, un mouvement fébrile
coïncidant avec les prodrômes de l'invasion, ou avec l'invasion, et un autre qui accompagne souvent le travail de la sécrétion des boutons. Le premier, au moins chez le mouton, précède l'éruption, n'en est pas toujours suivi, et suffit pour garantir l'individu de la récidive. Le second ne s'observe pas
constamment lorsque la maladie est très-bénigne, n'est pas nécessaire pour prévenir une nouvelle invasion, et paraît proportionné à la nature discrète ou confluente de l'éruption. Sur
les enfans comme chez les jeunes moutons, la fièvre est quelquefois si légère, qu'elle est à peine sensible. Les deux maladies, soit spontanées, soit inoculées, n'ont lieu qu'une seule
fois en la vie sur les mêmes individus. Elles s'inoculent également, de la même manière, et avec un résultat pareil, chacun en soi. Le produit de chaque inoculation porte de même
la maladie dans les individus, et un égal désordre dans l'organisation générale. La matière extraite des pustules varioliques développées par le fait de l'inoculation, donne la petite-
vérole; il en est de même de la clavelisation et de son résultat.
L'inoculation distincte des deux principes transmissibles, sur
l'espèce humaine et sur l'espèce ovine respectivement, se
borne, sur la majeure partie des individus que l'on y soumet, à produire, soit une variole locale, soit une éruption
variolique générale, mais bénigne et discrète, le plus souvent du moins, et une clavelée d'une nature tout-à-fait analogue. Il est très-rare que l'application de ce procédé, sur
l'une et sur l'autre espèce, donne lieu à la petite-vérole et à
la clavelée confluentes et malignes. Ces deux affections, quand
elles se développent fortement, présentent des symptômes
éminemment inflammatoires; on les combat également avec
succès par la saignée, les antiphlogistiques, l'air frais, etc.
La méthode échauffante et cordiale, et la précaution de tenir
les individus étroitement renfermés leur sont également nuisibles. Ce n'est qu'un certain temps après la guérison de la petite-vérole que les miasmes contagieux paraissent tout-à-fait
éteints; on croit avoir observé à peu près la même chose à
l'égard de la clavelée.

Tels sont les points de rapprochement que présente la marche respective de la variole et de la clavelée, et qui paraissent
établir, entre l'une et l'autre affection, cette analogie dont
nous avons parlé. Examinons maintenant, dans un tableau com-

paratif, les différences qui existent dans les caractères essentiels de ces deux maladies :

PETITE-VÉROLE.

Le travail primitif de l'inoculation est rarement suivi d'ulcération dans le point de l'insertion ; cet accident n'arrive guère qu'aux inoculés par la méthode du fil ou celle des incisions.

Les pustules se développent dans le tissu de la peau, et ont une auréole rosacée.

La matière dite virulente forme ordinairement collection dans une seule capsule, qui soulève l'épiderme.

La matière variolique, dans la variole spontanée ou inoculée, commence par être limpide, devient successivement louche, puriforme, et prend ensuite la consistance d'un pus blanc, jaunâtre, épais, qui devient concret et forme la croûte, jaune d'abord, brunâtre ensuite, puis noirâtre, qui, par sa chute, laisse une empreinte plus ou moins marquée sur la surface du derme.

CLAVELÉE.

La clavelisation donne lieu à des développemens locaux quelquefois très-considérables, même lorsque l'on a opéré par la méthode suttonienne.

Les pustules s'étendent jusque dans le tissu cellulaire sous-cutané, et sont entourées d'une plaque d'un rouge coquelicot.

La matière dite virulente ne paraît pas rassemblée, dans les deux premiers degrés de son développement, sous une capsule unique ; elle paraît disséminée dans la texture du point des tégumens dans lequel se fait le développement pustulaire ; et c'est quand l'excès de l'engorgement, de l'inflammation, ou la causticité du principe claveleux est parvenu à détruire l'organisation de cette texture, qu'il y a collection.

Dans les pustules claveleuses qui résultent de la clavelisation, on voit presque toujours la surface des pustules, avant qu'il y ait signe de collection de pus, dégénérer en eschares, ou former une espèce de croûte cornée, épaisse et dure, sous laquelle le pus s'amasse. Quand l'eschare ou les croûtes se détachent de la chair vive par leurs bords, on voit alors la matière la plus fluide sortir, surtout quand on presse avec le doigt le centre de ces eschares ou de ces croûtes ; et, quand elles se dé-

Petite vérole. *Clavelée.*

tachent entièrement, on voit en dessous, adhérant à leur face interne, une portion floconneuse et désorganisée, qui semble formée des débris de portion de la peau, et du tissu sous-cutané qui y répond : il résulte de la chute de ces eschares ou de ces croûtes, un ulcère profond, qui, lorsqu'il est détergé, laisse à nu les parties auxquelles il correspond.

Une seule pustule dégénère rarement en un ulcère qui ronge la totalité de la peau, et laisse après cela une cicatrice difforme ; presque toutes les cicatrices de cette espèce sont la suite de plusieurs pustules réunies, qui, après avoir formé dans ce point de réunion une espèce de tumeur phlegmoneuse, détruisent la texture de la peau et laissent une cicatrice irrégulière.

Ce hideux résultat succède souvent à une seule pustule claveleuse.

Dans l'inoculation variolique, plus le travail local ou primitif se prononce, plus l'infection générale qui lui succède est marquée du septième au dixième jour de l'insertion.

Dans la clavelisation, plus le travail local est prononcé, moins il se fait d'éruption générale ; s'il s'en fait une, le travail local diminue plus ou moins, en proportion de la nature confluente ou discrète de l'éruption claveleuse.

La conclusion que l'on peut tirer de cette comparaison est que l'analogie que l'on a pu remarquer, dans la marche respective de la variole et de la clavelée, n'est qu'apparente, et ne paraîtra sûrement pas suffisante pour convaincre de l'identité des deux maladies, surtout quand on est forcé de remarquer des différences aussi notables dans les phénomènes pathognomoniques qui sont propres à chacune d'elles en particulier.

Ces différences, d'ailleurs, n'ont pas échappé à plusieurs savans observateurs qui ont tenté des expériences sur la petite-vérole et sur la clavelée. Camper dit avoir inoculé ce qu'il appelle le virus de la variole à des brebis sur lesquelles cette inoculation n'a rien produit, n'a pas même causé d'inflammation locale. En 1815 on inocula, à l'Ecole de médecine de Paris, sans aucun succès, la matière de la petite vérole à des moutons, et à d'autres animaux de différentes espèces, sur lesquels le principe claveleux fut aussi essayé comparativement, et l'on ne put parvenir que sur les moutons seuls à développer la clavelée par inoculation de la matière claveleuse. Le docteur Chrestien, de Montpellier, a aussi inoculé des bêtes à laine avec le virus variolique. Ils eurent, dit-il, une maladie éruptive qui aurait dû les garantir du *claveau* (clavelée), si quelques traits de ressemblance établissaient l'identité dans les résultats. Ces animaux, exposés ensuite dans des troupeaux claveleux, contractèrent le *claveau* (la clavelée), ce qui prouve bien que cette éruption était étrangère à la clavelée.

Godine est le seul qui parle d'une inoculation variolique tentée par lui sur deux brebis, et qui, dit il, fut suivie d'une éruption en tout semblable à la clavelée des moutons. Cette expérience a été répétée par la commission de Versailles, à la tête de laquelle se trouvait Voisin, mais avec des résultats très-différens. Huit bêtes à laine inoculées trois fois par les commissaires, avec le principe matériel de la petite vérole, n'éprouvèrent aucune éruption. Ce résultat confirmatif de ceux de Camper et M. Chrestien, est en opposition avec l'expérience dont Godine a fait part au public dans un mémoire intitulé : *Expériences sur la vaccine des bêtes à laine*, etc., qu'il a fait imprimer en 1803. Si les deux brebis qu'il a inoculées avec la matière variolique ont réellement eu la clavelée à la suite de cette inoculation, il est probable, comme l'observe Voisin, que ces deux bêtes étaient déjà infectées de l'affection claveleuse au moment de l'opération, et que le développement spontané de la maladie aura été mal à propos attribué à l'insertion du virus variolique. En outre, l'ancien professeur d'Alfort s'étant contenté d'appeler clavelée la maladie qu'il dit avoir obtenue pour résultat de son expérience, sans donner la description de cette espèce de clavelée, de sa marche, de ses symptômes, de ses phénomènes pathologiques, il n'est pas possible d'en reconnaître comme lui les véritables caractères.

Selon Paulet, les maladies contagieuses qui passent d'une espèce à l'autre changent de forme, et n'offrent pas toujours les mêmes symptômes, quoique le principe en soit le même. A cette observation d'un savant médecin qui a étudié d'une manière particulière les maladies épizootiques, nous ajouterons celle qu'a faite Voisin : « Il est naturel de penser, dit-il, que le même virus doit subir, dans chaque espèce, une modification qui le rend en quelque sorte propre et particulier à chacune d'elles ; et si la clavelée des moutons est l'espèce varioleuse dont les bêtes à laine sont susceptibles`, elle a dû prendre sur ces animaux un caractère particulier, conforme à leur organisation et à la nature de leurs humeurs, qui ne peut plus avoir d'affinité qu'avec ces animaux seulement. » Or, Voisin en conclut que, nonobstant la ressemblance apparente de la marche de la clavelée et de la petite vérole , il n'existe pas entre ces deux affections d'identité ni d'analogie réelle , et que le virus variolique et claveleux, ainsi qu'il les appelle, quand même on leur reconnaîtrait une origine commune, ont changé en passant d'une espèce à l'autre , et sont actuellement de nature essentiellement différente.

Voyons actuellement ce que l'on doit penser des essais d'inoculation de la clavelée à l'homme , et si ce cas de transmission prouve en faveur de l'identité de cette maladie des bêtes à laine avec la variole de l'espèce humaine. A ce sujet, nous pourrions peut-être nous contenter de renvoyer à la fin de l'article CLAVELISATION , où nous avons exposé sommairement les résultats des expériences tentées à cet effet ; mais nous préférons entrer dans plus de détails , au risque de tomber, malgré notre répugnance , dans quelques répétitions souvent inévitables quand on s'impose la tâche de traiter des matières dont plusieurs points sont contestés; c'est alors qu'il est surtout nécessaire de ne négliger aucun des renseignemens qui peuvent aider ou servir à éclairer la question.

Sans nous arrêter au sentiment d'Odoardi , premier médecin d'Udine, qui prétend que la petite vérole de l'homme provient de celle des moutons , ainsi qu'il appelle la clavelée , nous ouvrons le premier des rapports du comité central de vaccine, et nous y lisons : On ne peut , sur d'autres animaux que les moutons, transporter la clavelée par insertion ; au moins les essais que l'on a répétés n'ont eu aucun résultat. Les papiers publics annonçaient que Marchelli , de Gênes , avait découvert que l'inoculation de la clavelée était un préservatif *plus doux que la vaccine*. On n'a point appris que ces essais eussent eu aucune suite. Les mêmes expériences tentées par le comité n'ont pas mieux réussi.

Brugnone , dans un mémoire publié en italien , en 1842, reconnaît que jusqu'alors il n'y a aucune expérience certaine qui ait pu prouver que l'on ait réussi à porter la variole des animaux (il faut entendre la clavelée) sur les hommes, ou celle des hommes sur les animaux : il dit avoir répété plusieurs fois, sans aucun succès , les expériences tout aussi infructueuses tentées sur ce point par Bourgelat. L'Ecole de médecine de Paris , en l'an III, et plusieurs médecins recommandables ont aussi répété ces expériences, et n'en ont pas obtenu davantage.

Ces tentatives infructueuses de clavelisation faites sur l'homme, dans les premières années de l'introduction de la vaccine sur le continent, avaient pour objet de trouver, dans l'inoculation claveleuse, comme dans celle de la vaccine, un préservatif contre la variole. Le docteur Sacco, directeur de la vaccination en Italie, eut, en 1804, occasion de se livrer à de nouveaux essais, qui semblèrent ajouter aux premières espérances que l'on avait pu concevoir. Il clavelisa deux enfans, et en vaccina deux autres, pour servir de terme de comparaison. Les boutons qui se développèrent sur les enfans clavelisés étaient plus petits que ceux provenant de la vaccination ; à cela près, ils paraissaient absolument semblables. Sacco assure de plus que le docteur Mauro-Legui, médecin à Cattolica, sur les confins du royaume d'Italie, s'est servi du produit de cette clavelisation humaine pour vacciner avec succès beaucoup d'enfans. Dans le nombre des clavelisés, il y en avait une centaine de la ville de Pesaro, dans laquelle il se manifesta ensuite une épidémie varioleuse très-meurtrière, qui dura trois ans, sans qu'aucun des enfans clavelisés en fût atteint, quoiqu'ils y fussent tous très-exposés, et qu'on ne prît aucune précaution pour les en garantir. En une autre occasion, le docteur Sacco voulut claveliser quatre autres enfans, mais il n'obtint aucun succès de cette nouvelle expérience. De semblables tentatives faites avant et depuis celles du docteur Sacco, tant à Paris qu'à Montpellier, à Turin, etc., n'ont pas eu non plus de résultats semblables aux premiers résultats obtenus par le médecin italien ; reste à savoir si ceux-ci exprimaient bien fidèlement, bien positivement, et sans aucune incertitude, les phénomènes caractéristiques de la clavelée sur les premiers enfans clavelisés. C'est ce que nous n'oserions assurer, n'ayant point sous les yeux les histoires détaillées, le journal de ces observations.

C'eût été une bien belle et bien précieuse découverte que celle de la transmission du principe claveleux à l'homme, dans la vue de mettre celui-ci à couvert de la petite-vérole. Cette découverte, en espérance, était assez singulière et assez importante pour exciter la curiosité et le zèle des observateurs, et le docteur Voisin, que nous avons tant de fois cité, qui s'est acquis tant de droits à la reconnaissance publique, a pensé qu'il était d'un grand intérêt de s'assurer si véritablement la clavelisation humaine pouvait produire la vaccine : il a en conséquence répété les expériences de Sacco. Il a soumis trente enfans de tout âge à la clavelisation, dans la saison où la température en France se rapproche le plus de celle d'Italie ; ils n'ont éprouvé qu'un léger travail superficiel sur les piqûres, lequel s'est éteint au bout de quelques jours, sans avoir parcouru un cours régulier, sans avoir produit aucune espèce de développement pustulaire, ni de suppuration aux endroits piqués, plusieurs fois de suite, et toujours infructueusement. Ces mêmes enfans ont ensuite été vaccinés, la vaccine s'est développée régulièrement sur chacun d'eux, et sans aucune déviation de sa marche ordinaire. Voisin, pour avoir un terme de comparaison et compléter ses expériences, eut le soin d'inoculer des moutons avec le même claveau qu'il avait employé sur les enfans, et la clavelisation donna à ces animaux une clavelée inoculée, bien caractérisée par tous les phénomènes d'invasion et de contagion. Quoique Voisin fût d'avance bien convaincu que le claveau, inoculé aux enfans, ne pouvait en rien préjudicier à leur santé, il crut devoir faire ses premières expériences dans le mystère, et l'on en sent aisément les raisons : elles eurent lieu sur huit enfans. Mais en octobre 1842, ces mêmes expériences furent reprises authentiquement, en présence de tous les médecins de Versailles, de plusieurs membres de la Société d'agriculture de la même ville, du professeur Chaussier, et du préfet du département ; elles ne peuvent laisser aucun doute sur leur exactitude et leur véracité, et leurs résultats sont les mêmes que ceux qui avaient été observés précédemment.

D'après cela, ne peut-on pas regarder comme à peu près démontré qu'il n'existe pas d'analogie certaine entre le claveau et le vaccin ? que l'inoculation claveleuse sur l'homme ne peut pas, comme l'inoculation vaccinale, préserver de la petite-vérole, puisque la clavelisation ne détermine sur l'homme qu'un travail local irrégulier, lequel n'est suivi d'aucun effet général sur l'organisme ?

Ces faits portent en outre à croire que les individus de l'espèce humaine ne sont pas susceptibles, comme ceux de l'espèce ovine, d'être atteints par la contagion claveleuse. En effet les bergers qui n'ont eu ni la variole ni la vaccine, et qui soignent pendant long-temps des moutons claveleux, sont demeurés jusqu'à ce jour inaccessibles à la clavelée ; il n'en est pas de même à l'égard des gens qui traient les vaches affectées du *cowpox*, ni même à l'égard des valets d'écurie, qui, d'après les observations de Jenner et celle unique faite à Paris (*voyez* EAUX AUX JAMBES), contractent le vaccin du *grease* des chevaux. Jouvencel a signalé un enfant de quatorze à quinze ans qui, n'ayant jamais eu la petite-vérole, a soigné un troupeau de bêtes à laine claveleuses, a conduit, manié et pansé plus de soixante de ces animaux malades, sans éprouver la plus légère altération dans sa santé ; plus de trois ans après, cet enfant a eu une petite-vérole confluente, dont il est resté marqué.

On peut remarquer dans cet article, et dans ceux qui sont relatifs à la vaccine, que cette importante découverte a été l'occasion d'expériences variées assez nombreuses, même en

ce qui concerne la clavelée et la variole chez les animaux. Depuis quelques années, le zèle pour ces sortes d'expériences
s'est ralenti ; cependant on trouve encore de loin en loin quelques faits. Plusieurs d'entre eux indiquent que la clavelée ne
paraît pas transmissible aux autres animaux que les bêtes à
laine, soit par contagion naturelle, soit par clavelisation. Au-
guste Chambrier, de Neufchâtel en Suisse, a tenté de transmettre la clavelée à la vache; mais il n'a pu parvenir à la communiquer à cette espèce, non plus qu'à d'autres animaux que ceux
de l'espèce du mouton. C'est ce qui résulte encore des essais
de ce genre que le comité central de vaccine a inutilement
tentés. Depuis on a voulu éprouver encore si le principe de la
petite-vérole, inoculé à différens animaux, ne leur ferait pas
contracter cette maladie ; voici les résultats des faits à ce relatifs que nous connaissons :

Numan, professeur à l'école vétérinaire d'Utrecht, a tenté
diverses expériences sur l'effet de la petite-vérole chez divers
animaux domestiques. Il en résulte : 1° que la vache est susceptible de la contracter par l'inoculation, et peut servir pour conserver du vaccin toujours frais ; 2° que le taureau, que l'on
dit sujet à une petite-vérole naturelle (pourquoi pas aussi la
vache?), est aussi susceptible de recevoir l'inoculation de la
variole et du vaccin ; 3° que l'âne et le cheval le sont pareillement, mais que l'effet de leur vaccin, transporté sur l'homme,
est plus tardif que celui qui est repris sur la vache inoculée.

Quant à la réalité de la transmission de la vaccine de l'homme
à l'espèce bovine, il ne peut y avoir aucun doute à cet égard ;
mais en est-il de même en ce qui concerne la transmission de
la variole aux divers animaux domestiques? Pour pouvoir en
être bien convaincu, il faudrait avoir sous les yeux tous les
détails très-circonstanciés des histoires particulières de ces
faits, afin de pouvoir juger si les boutons que ces inoculations
ont développés, sont réellement ceux de la variole de l'homme,
s'ils en offrent bien tous les véritables caractères. Sans préten-
dre ni vouloir en contester l'exactitude, nous ne pouvons nous
empêcher de faire remarquer que des résultats aussi rares et
aussi extraordinaires, non seulement ne s'accordent pas avec
ceux du même genre obtenus précédemment et dont a parlé
dans cet article et dans ceux qui sont relatifs à la vaccine, mais
encore diffèrent singulièrement de ceux qui ont été publiés par
M. Hamon, et dont voici les détails : Le 14 février 1826, un
cheval alezan, de neuf ans, maigre, affecté de catarrhe pulmonaire (on aurait dû dire si la bronchite était aiguë ou chronique), reçut, par cinq piqûres sur chaque face latérale de l'encolure, de la matière provenant d'un bouton d'un enfant affecté
de varioloïde au septième jour d'éruption ; le lendemain, légère tuméfaction ; le 16, elle persiste, la sensibilité est aug-

mentée ; le 18, elle diminue ; le 20, tout a disparu ; les jours
suivans , le cheval n'offre rien de remarquable. Le 18 du même
mois , je fis cinq piqûres sous l'épiderme du côté gauche d'un
cheval atteint de phthisie trachéale , avec une lancette impré-
gnée de virus variolique pris sur un enfant affecté de petite-
vérole confluente au neuvième jour d'éruption. Le 20, gonflement des surfaces inoculées , la sensibilité est grande ; le 22,
tout a disparu ; on ne voit aucune éruption , et l'animal n'a jamais rien présenté depuis. Le 21 février, on inocula sur les
trayons d'une jeune vache en pleine santé, par trois piqûres
différentes, du virus variolique pris sur un enfant de douze
ans. Le 23, aucun effet ne s'est encore manifesté ; l'animal
mange et rumine bien ; le 24 , il y a de la tuméfaction ; le 25,
elle est augmentée, il y a de la chaleur , la sensibilité est très-
grande , la vache cherche à se défendre au moindre attouchement , mais il n'existe aucune éruption , et elle continue à fournir du lait. Les jours suivans , cette exaspération , seul effet
qui soit résulté de l'inoculation , n'existe plus. Le 22, toujours
du même mois, je pris sur l'enfant qui avait fourni le virus variolique pour la vache , un peu de ce même virus , que j'ino-
culai par trois piqûres sous l'épiderme de la peau d'un cheval
de sept ans attaqué de la morve ; le 23, léger gonflement , un
peu de sensibilité ; le 24 , tout avait disparu , le cheval était
dans son état ordinaire.

On voit , par ce qui est dit dans cet article , et dans ceux qui
sont faits pour s'y rattacher , 1° que s'il est permis de rapprocher la clavelée de la variole , il est au moins très-difficile de
prouver incontestablement que les deux maladies ne sont
qu'une et même ; 2° que les essais de transmission de la clavelée à l'homme et à différentes espèces d'animaux , n'ont pas
eu plus de résultat que les essais du même genre faits avec
le principe de la variole inoculé aux animaux ; 3° notamment
que , d'après les expériences dont on a rendu compte dans les
différens rapports du comité central de vaccine , la clavelée ,
inoculée à différentes volatiles, à des lapins , à des chiens , et
même à des singes , n'a produit aucun effet sur ces sujets d'espèces différentes. Voyons actuellement si ces différens animaux
sont susceptibles , comme on l'a avancé , de contracter la clavelée ou la petite-vérole , sans inoculation. Comme ces deux
expressions sont souvent confondues , ou employées indiffé-
remment l'une pour l'autre, pour désigner la même affection ,
nous prévenons que , suivant les sources où nous puiserons ,
nous emploierons indistinctement les noms de clavelée et variole ou petite-vérole , dans ce qui nous reste à dire , et sans
que cela tire à conséquence.

Un médecin de Mansfeld, Stegman , rapporte que , après
d'étonnantes variations atmosphériques en 1695 , les petites-

véroles furent si communes à Mansfeld au commencement de l'hiver de l'année précitée, que presque tous les animaux, les brebis, les poules d'Inde, les oies, les cochons, etc., en furent attaqués et en périrent. On a répété depuis que ces diverses espèces d'animaux, celle des lapins, des chiens, des singes, etc., étaient effectivement susceptibles d'éprouver la clavelée ou variole : on a même produit des faits pour étayer ces assertions ; mais n'est-il pas probable, comme nous l'avons établi dans un autre article, qu'on aura confondu sous une même dénomination des maladies éruptives différentes, particulières à chaque espèce d'animal, parce qu'on aura vu ces maladies se manifester en même temps et dans les mêmes circonstances ? Quoi qu'il en soit, il paraît que c'est surtout sur les dindons et les cochons que l'on dit avoir observé la clavelée ou variole, ou plutôt une affection analogue. On n'en cite guère qu'un seul exemple sur le chien. Nous allons au reste considérer, sur chaque espèce en particulier, ce que l'on a chez elle nommé clavelée ou variole.

De la clavelée ou variole sur le lapin. Astruc prétend que les lapins contractent la clavelée lorsqu'ils viennent à brouter l'herbe, la nuit, dans un champ où un troupeau claveleux a pacagé pendant le jour. Le docteur Paulet, qui rapporte cette assertion, ajoute qu'on voit quelquefois des garennes entières périr de cette maladie. L'observation générale que nous faisions tout à l'heure sur la possibilité de considérer comme une seule et même plusieurs maladies éruptives différentes, n'est-elle pas ici susceptible d'une application particulière ?

De la clavelée ou variole sur les dindons. La première idée de la clavelée sur les dindons a été présentée par un auteur allemand ; ceux qui depuis ont adopté cette idée, ne l'ont appuyée d'aucun fait positif.

Toutefois il est certain que les dindons sont quelquefois sujets à une maladie éruptive qui, au premier aspect, offre une sorte d'analogie avec l'affection claveleuse et que M. Leblanc a bien décrite. Elle se manifeste par des bulles plus ou moins volumineuses, qui s'élèvent sur divers points du corps. Ces bulles, qui sont de petites vessies jaunâtres entourées d'un cercle enflammé, se montrent à la face interne des cuisses, des ailes, et sur la caroncule de la tête et du col. Quelques jours avant l'éruption, l'animal est triste ; il marche derrière le troupeau, quand il va au champ, s'encapuchonne, et mange peu, souvent pas du tout ; ses plumes se hérissent. Ces symptômes sont plus ou moins apparens selon l'état de l'atmosphère : le froid et l'humidité les aggravent. Après cette sorte de fièvre d'invasion, les bulles paraissent ; elles mettent ordinairement quinze jours à se développer et à se dessécher : dès qu'elles se manifestent, les symptômes d'invasion diminuent : il arrive même à quelques dindons de faire la roue quand l'éruption est tout-à-fait sortie. La dessiccation est d'autant plus prompte qu'il fait plus beau temps. Quand elle est commencée, l'animal entre en convalescence. Les croûtes qui succèdent aux bulles sont jaunâtres, coniques et formées de plusieurs couches superposées; si on les arrache avant la disparition totale de l'inflammation cutanée, elles se renouvellent.

Cette maladie affecte plus particulièrement les dindons de huit à neuf mois, vers le commencement de novembre. Elle ne se montre que sur quelques individus d'abord, mais atteint successivement les autres, jusqu'à ce que tout le troupeau en soit affecté. Elle est donc très-contagieuse, malgre l'assertion contraire de Parmentier. Beaucoup des dindons qu'elle n'enlève pas, perdent la vue, parce que les yeux sont souvent le siége des bulles.

Dans la Sologne, où la maladie est très-répandue, on pense qu'elle n'affecte qu'une seule fois le même animal.

Très-dangereuse quand le troupeau ne reçoit pas de soins convenables, elle l'est beaucoup moins, même quand on se borne à la précaution hygiéniques, comme à tenir les dindons dans une habitation sèche et tempérée, dès que les premiers symptômes se manifestent, à ne les mener aux champs que quand ils sont en convalescence, enfin à les nourrir, dans des cours abritées, avec de bons alimens, aussitôt qu'ils commencent à avoir de l'appétit.

Parmentier conseillait de laver les pustules avec du vinaigre ou de les brûler avec un fer rouge. Ce soin est superflu, dit M. Leblanc, quand l'éruption a eu lieu. Les habitans de la Sologne ont beaucoup plus de confiance dans les alimens cuits très-nourrissans, pour favoriser le développement des bulles et hâter la convalescence, que dans le vin chaud recommandé par Parmentier.

Plusieurs personnes qui se sont trouvés à portée d'observer cette maladie des dindons, l'ont comparée, les uns à la clavelée des bêtes à laine, les autres à la petite-vérole de l'homme; mais d'habiles observateurs ont remarqué qu'elle n'avait absolument aucun des caractères distinctifs qui appartiennent à ces deux éruptions contagieuses. Gilbert avait indiqué une expérience assez curieuse à faire, celle d'inoculer des dindons avec la matière claveleuse, et des moutons avec la matière morbide des dindons. La singularité de l'expérience, plutôt que la confiance qu'elle pouvait inspirer, nous a donné envie de la faire; mais nous n'avons jamais pu en tenter que la première partie, n'ayant jamais pu, malgré toutes les recherches imaginables dans les environs, au moment où l'occasion était favorable, nous procurer des dindons affectés de cette maladie. Nous avons inoculé le claveau successivement à six poules d'Inde et à trois dindons ; nous l'avons inséré par plusieurs piqûres à la face interne des ailes et des cuisses , au jabot et au croupion ; nous avons pris ces animaux chez nous pour les observer mieux , de plus près et plus souvent; nous avons répété sur les mêmes individus la même opération à différentes reprises ; nous avons varié le plus possible le mode d'insertion ; nous avons essayé de multiplier et de rapprocher les piqûres , de les faire tantôt superficielles et tantôt profondes , et jamais nous n'avons pu parvenir à déterminer la plus légère efflorescence.

De la clavelée ou variole sur les oies. Les habitans de quelques contrées du département des Hautes-Pyrénées sont dans la croyance que la clavelée est communiquée aux bêtes à laine par les oies et les porcs qu'ils en estiment atteints. A l'égard des oies, on leur connaît effectivement une maladie éruptive assez semblable à celle dont on vient de parler sur les dindons , et qui pourrait bien être la même; on paraît lui avoir donné aussi le nom de clavelée ou petite-vérole. Elle se manifeste principalement à la tête et au cou , par des tumeurs inflammatoires de différentes formes, quelquefois de la grosseur d'un œuf de pigeon, lesquelles s'abcèdent, et sont suivies d'une suppuration abondante et d'un délabrement dans toutes ces parties, qui entraîne presque toujours la perte de l'animal. Quelques personnes prétendent qu'on y remédie parfois dans le commencement, si on leur fait avaler du vinaigre avec de l'eau, qu'on les laisse sans manger, et qu'on étuve la partie avec une infusion de fleurs de violette ou de sureau. Lorsque la suppuration s'établit, on perce la tumeur avec une aiguille pour en faire évacuer le pus , et empêcher le délabremen t des parties , lequel délabrement est toujours la suite d'une abondante suppuration.

De la variole sur les pigeons. Les pigeons ramiers sont exposés , principalement dans les pays chauds , à une éruption de boutons assez semblables à ceux de la petite-vérole ; mais cette maladie , que nous ne connaissons pas , n'est pas encore bien décrite. Elle est si commune en Italie , que, dans une volière de mille pigeons , on en trouve à peine un cent qui n'en soient pas affectés : au reste, elle est rarement grave; il meurt tout au plus un vingtième de ceux qui en sont malades.

De la clavelée ou variole chez les porcs. Le docteur Pozzi , de Milan, a décrit, sous le nom de clavelée, une maladie éruptive observée sur les porcs, maladie peu connue et fort rare; il paraît cependant qu'on la rencontre dans le département du Tarn; où elle a été observée par M. Saintin , vétérinaire à Dourgne ; qui en a parlé dans un mémoire à l'Ecole de Lyon. Lorsque la maladie veut se déclarer, dit-il , les porcs grognent continuellement, jusqu'à ce que l'éruption se manifeste. Elle a lieu ordinairement au bout de cinq à six jours ; dans les endroits où doivent se montrer les boutons, la peau est rouge; la base des oreilles, le groin, les ars antérieurs, la face interne des cuisses et le dessous du ventre , sont les endroits sur lesquels l'éruption se fait le plus fréquemment ; du reste, la variole des porcs parcourt ses périodes de la même manière que la clavelée dans les bêtes à laine. Viborg décrit ainsi ce qu'il appelle la petite-vérole du porc, maladie qu'il paraît regarder comme la même que la petite-vérole de l'homme. Le porc atteint de la petite-vérole, dit l'auteur danois, se montre d'abord plus paresseux qu'à l'ordinaire; il baisse la hure, porte ses oreilles en arrière, et n'entortille plus sa queue; les soies sont hérissées et d'un aspect graisseux ; les yeux sont ternes et la respiration devient difficile; l'appétit a diminué. Vers le troisième ou le quatrième jour, les accès de fièvre redoublent , et la respiration est gémissante; on aperçoit de la raideur aux jointures, de la rougeur dans les yeux, de l'enflure à leur circonférence , ainsi qu'à la hure et au cou. Ordinairement il se manifeste alors , chez les porcs blancs , des taches rouges sur la peau , lesquelles grossissent jusqu'au sixième jour , où elles commencent à pâlir au centre et à suppurer , de sorte qu'au bout du neuvième ou dixième jour , les boutons sont tous blancs et couverts d'une croûte qui commence à tomber au douzième jour. Il résulte des observations que j'ai eu occasion de faire sur la petite-vérole des porcs, qu'elle peut aussi devenir maligne et confluente chez ces animaux. Dans les endroits où la petite-vérole se montre parmi les hommes, il faut prendre garde de répandre cette maladie contagieuse parmi les porcs , au moyen des vieilles hardes, ou en jetant la paille provenant des lits qui ont servi à des malades atteints de la petite-vérole. Toutes les fois que cette maladie se manifeste parmi les porcs , il faut d'abord séparer les animaux infectés d'avec ceux qui sont sains, et vacciner ceux-ci.

Le docteur Ruling a fait de la petite-vérole des porcs un tableau qui, selon lui, est parfaitement identique avec celle des hommes. Les porcs ne sont sujets , dit-il, qu'une fois à cette maladie; il croit qu'une expérience, au moyen de l'inoculation, lui a confirmé la vérité de cette assertion. Le même Ruling rapporte que les petites-véroles observées par lui exerçaient leurs ravages principalement sur les gorets, mais que cependant de vieux porcs en étaient aussi atteints quelquefois.

Ainsi Viborg et Ruling regardent comme contagieuse l'affection qu'ils appellent *petite-vérole du porc* ; mais les expériences que nous avons rapportées, notamment celles de M. Hamont, bien qu'elles n'aient pas eu lieu sur des animaux de cette espèce, nous paraissent tendre à infirmer cette dernière assertion. Du reste, ces auteurs, et surtout Viborg , recommandent de donner aux porcs atteints de l'affection dont il s'agit une loge tempérée et propre , pourvue d'une litière suffisante. Si ce sont de vieux animaux, il faut leur donner du lait acidulé à boire, et à défaut , associer du levain à l'eau. Même boisson se donne aux truies , lorsque leurs petits sont atteints de cette maladie. Si l'éruption de la petite-vérole est lente , un émétique , composé d'ellébore blanc , fera un grand effet ; deux à trois centigrammes (six à neuf seizièmes de grain environ) suffisent aux gorets , et six à sept (un grain vingt à vingt-un seizièmes environ) aux gros porcs : il faut tâcher d'administrer ces remèdes dans du lait frais. Un vésicatoire appliqué au côté inférieur de la cuisse ferait aussi un bon effet (c'est Viborg qui parle). Si la petite-vérole est noire et confluente , alors il convient de donner à boire aux animaux malades un apozème amer, composé d'absinthe et de racine d'angélique , auquel on ajoute du vinaigre ; on leur en donne aussi en lavement. Quand les yeux des porcs se collent , il faut avoir soin de les tenir constamment propres au moyen du lait frais. Cette maladie exige plus encore des soins convenables que des remèdes (ce qui est mieux dit). De fortes chaleurs sont aussi pernicieuses aux malades que de grand froids ; il faut les préserver de ces deux extrêmes ; un temps ou une litière humide rendent la maladie maligne et dangereuse; aussi convient-il de renouveler la paille souvent. Le cours de ventre qui se montre vers la fin de la maladie tourne à l'avantage du malade, et cesse à son détriment. Ce n'est que quand il dure long-temps , et que les excrémens deviennent fétides , qu'il est dangereux ; alors il faut donner aux porcs l'apozème indiqué. Lorsque les boutons varioliques ne sortent pas ou qu'ils rentrent subitement, cela annonce que la maladie est encore mortelle ; elle se termine également par la mort si à la fin il survient une fièvre lente.

Ce traitement nous paraît bien actif pour une maladie aiguë, et nous sommes très-porté à croire que lorsque celle qui nous occupe est simple et suit une marche régulière , tout traitement médical est inutile à son égard. Nous pensons que , dans ce cas, l'on doit se contenter de quelques soins et de quelques attentions relatives au régime. Ainsi, tenir les porcs malades dans un endroit qui ne soit ni trop chaud ni trop froid, et dans une grande propreté ; les garantir de l'humidité , leur donner toujours aux mêmes heures un choix d'alimens doux à digérer, et du reste la boisson indiquée par Viborg, voilà, ce nous semble, tout ce qu'il y a à faire, ce qu'il est préférable de substituer aux émétiques, aux apozèmes excitans , même aux vésicatoires , qui sont loin de convenir dans tous les cas, et qui sont même très-rarement indiqués ici. Cette maladie du porc suivît-elle une marche irrégulière annonçant de la gravité , puisqu'elle est une phlegmasie, elle doit être traitée comme une phlegmasie, c'est-à-dire par les antiphlogistiques ; s'il est nécessaire d'y joindre des révulsifs externes, ils doivent être choisis parmi les bains tièdes, auxquels il n'est pas impossible de soumettre le cochon, car on peut toujours, dans tous les cas, faire dégager beaucoup de vapeur d'eau chaude sous son toit. La soustraction du sang est même nécessaire pour peu que l'inflammation soit intense. Si l'on ajoute à cela d'écarter toutes les causes d'irritation, de soumettre l'animal malade à un régime sévère, de s'attacher à maintenir l'état de simplicité, et de combattre les phlegmasies qui peuvent venir compliquer celle qui constitue l'affection, on aura, ce nous semble, une idée générale, mais exacte, du traitement qui convient aussi bien à la phlegmasie qui nous occupe qu'à toute autre phlegmasie du même genre.

Plusieurs autres auteurs ont aussi parlé de l'affection considérée par quelques uns comme la variole ou la claveléé des porcs. M. Gasparin a observé cette affection, ou du moins une maladie qui lui a paru avoir avec elle beaucoup d'analogie; elle offrait un caractère confluent, et se trouvait compliquée de fièvre adynamique. Suivant les propres expressions de M. Gasparin, dans le compte précité, une truie, transportée du département de l'Ain dans celui de Vaucluse, maigrit bientôt excessivement, et mit bas dans un degré d'épuisement très-alarmant. L'allaitement la réduisit presque au marasme. Ses nourrissons, au nombre de huit, dévorés de besoin, et ne trouvant pas de lait dans les mamelles de leur mère, dépérirent aussi très-rapidement. Ce fut dans ces circonstances qu'il se développa en eux, avec une fièvre adynamique, une éruption de pustules rougeâtres sur tout le corps, et se touchant les unes aux autres. Ces pustules se desséchaient au bout de quelques jours; il se manifestait ensuite une diarrhée qui emportait l'animal. La maladie n'épargna aucun de ces petits animaux, et ils périrent tous successivement; mais la mère en fut exempte. On peut se demander si c'était bien là une véritable variole ou clavelée confluente, ou bien si c'était, comme nous le croyons plus probable, une fièvre adynamique, ou plutôt une gastro-adynamie avec éruption. Comment, dans la position de la première question, la maladie aurait-elle pu être transmise spontanément à ces jeunes animaux, et ne pas se communiquer à leur mère, qui se trouvait avec eux dans les rapports de la cohabitation la plus intime, et même qui les allaitait? Il est vrai qu'à la rigueur on pourrait objecter que cette truie avait peut-être déjà eu l'affection; il resterait alors à établir et à prouver, par des faits positifs et concluans, que cette même affection ne peut pas sévir deux fois sur les mêmes sujets. M. Gasparin ajoute que Laubender parle de la variole des cochons comme étant accompagnée quelquefois de fièvre adynamique; mais il n'entre, à cet égard, dans aucun détail. Il nous semble que si, dès son principe, on traitait comme elle doit l'être une telle affection, tout le cortége adynamique pourrait bien ne pas survenir, ou au moins disparaître ou diminuer s'il commençait à se montrer,

Le docteur Sacco rapporte que, en Italie, les cochons sont sujets à une éruption générale et contagieuse, analogue à la petite-vérole, et qui en porte le nom.

Vitet n'est pas éloigné de mettre à la suite des espèces de clavelée une affection à laquelle il donne le nom de *gourme des porcs*, et qui est une éruption de boutons circonscrits, durs et inflammatoires, qui attaque ordinairement, selon lui, les cuisses et les jambe des jeunes porcs, et qui se termine par la suppuration. Il pense que cette éruption a beaucoup de ressemblance avec celle de la petite-vérole, que pourtant elle se communique difficilement, qu'elle n'affecte pas tous les jeunes cochons, que la terminaison des boutons est lente et rarement suivie d'accidens fâcheux, et que le nombre des boutons n'est pas considérable. En effet, l'inflammation de la peau, quelle que soit sa forme et l'espèce de l'animal, ne peut pas faire périr celui qui en est affecté, tant qu'elle demeure à l'état simple; ce n'est qu'en se compliquant de l'inflammation d'un viscère qu'elle devient grave, dangereuse et même mortelle. Quant au traitement, Vitet conseille, pour les premiers jours de l'invasion, du son mouillé où l'on aura mêlé du foie d'antimoine (oxide d'antimoine demi-vitreux), à la dose de deux drachmes par jour; de ne point donner d'autre nourriture; d'ouvrir les boutons inflammatoires dès qu'ils sont abcédés; de les laver ensuite deux fois par jour avec du vin saturé de sel commun. Nous avons tout à l'heure donné l'idée du traitement qui nous paraît le plus convenable.

Wirtgen a publié des observations recueillies dans le grand-duché de Luxembourg, sur les maladies qui attaquent généralement les porcs, et il comprend celle qu'il appelle *claveau*, ou espèce de petite-vérole, au nombre des affections auxquelles le jeune âge est exposé. Il considère le *claveau* du porc comme une éruption boutonneuse particulière, qui a son siège sur le groin, la naissance des oreilles, le plat des cuisses et le dessous du ventre, et qui est accompagnée de la rougeur cutanée, et d'une fièvre inflammatoire qui parcourt ses périodes dans l'espace de huit jours, sans laisser de suites fâcheuses. Selon les expressions mêmes de ce vétérinaire, le jeune cochon qui va être malade devient triste, dégoûté, et grogne continuellement jusqu'au moment de l'éruption, qui a lieu le cinquième ou le sixième jour: alors il commence à reprendre sa gaîté et sa mobilité naturelles; il parcourt fréquemment le lieu où il est enfermé, en cherchant les angles, où il peut se frotter les parties du corps couvertes de boutons: c'est alors qu'il recouvre l'appétit et bientôt la santé, sans que cette maladie ait sensiblement retardé son accroissement. Les boutons claveleux ont leur siége sur les différentes parties indiquées ci-dessus, et parcourent leurs périodes, le plus souvent d'une manière irrégulière. Les suites qui peuvent résulter de la rentrée des boutons peuvent être toutefois plus ou moins fâcheuses, et sont d'ailleurs analogues à celles de la clavelée des bêtes à laine. Wirtgen regarde l'affection comme très-contagieuse pour les jeunes cochons qui ne l'ont pas eue; mais ils ne sont, selon lui, qu'une seule fois atteints de cette maladie. Il est très-difficile, dit-il, de les en préserver quand la maladie règne sur quelques porcs de la ferme, à moins de pratiquer l'inoculation dès l'instant où la maladie paraît dans le canton. Mais nous devons observer que, s'il en est comme de la variole et de la clavelée, l'inoculation ne préserve pas, elle ne prévient pas, elle n'évite pas la maladie; elle la donne et la développe au contraire, seulement d'une manière plus douce et plus régulière, en général moins fâcheuse, au moins dans beaucoup de cas. Il ne paraît pas d'ailleurs que cette éruption cutanée se communique aux bêtes à laine, pour leur donner la clavelée, ni même à aucune autre espèce d'animal. Relativement au traitement, le vétérinaire dont nous rapportons le travail pense que, quand la maladie est bénigne et que les jeunes malades tettent encore, on doit traiter la mère, l'effet des médicamens pouvant se transmettre de la mère aux petits par l'intermédiaire du lait. Ainsi, dit il, on fait usage des moyens hygiéniques, tels que le logement dans une étable sèche et chaude, une nourriture saine, légèrement acidulée, par exemple, du petit-lait, ou à défaut, comme le conseille Viborg, de l'eau blanchie, avec de la levure de pain; on ajoute à ces boissons une pincée de crème de tartre (surtartrate de potasse), probablement rendue soluble. Si les jeunes cochons sont en état de manger avec la mère, on augmente cette dose suivant le nombre et l'âge des individus malades. Quant aux cochons adultes attaqués, Wirtgen rappelle le traitement proposé par Viborg.

Enfin Rousseau a observé sur deux porcs une éruption cutanée particulière, qui lui a paru de la nature de la clavelée, et qui nous paraît à nous-même semblable à celle déjà observée et décrite par Viborg et Ruling. Le premier jour où Rousseau vit ces deux porcs, dont il ne dit pas l'âge, il les trouva couchés et tristes; leur respiration était laborieuse; des pustules, qui parurent à l'observateur de nature claveleuse, existaient sur toute la surface du corps; la peau était très-rouge autour de ces pustules. Ces animaux furent placés dans un endroit chaud, où l'on renouvela la litière; on leur donna de la farine de féveroles délayée dans de l'eau tiède. Les quatre jours suivans, les boutons grossirent et parurent se ramollir;

on ne dit pas s'ils étaient ou non déprimés dans leur centre.
Le sixième jour, l'un des malades parut beaucoup plus triste,
et sa respiration devint de plus en plus pénible. Le septième
jour, il fut séparé de son compagnon, et succomba le lendemain. L'autre porc parut ce jour-là un peu plus accablé que
les jours précédens. Le neuvième jour, à dater de celui de la
première visite, les pustules furent en état de suppuration;
l'animal parut moins triste et sa respiration moins laborieuse;
il chercha à manger. Le dixième jour, le mieux se soutenant,
on donna à manger. Le onzième, la respiration fut presque
dans son état naturel. Le douzième, les pustules se noircirent,
et il se forma des croûtes à leur superficie. Le treizième, les
pustules commencèrent à se dessécher. Le quatorzième, rétablissement de l'animal, appétit, respiration libre.

On nota ce qui suit à l'ouverture du cochon mort : foie très-
gorgé de sang; rate augmentée de volume, renfermant un
sang noir; état naturel des autres viscères abdominaux. Surface extérieure des poumons de couleur rosée, leur substance rouge; des vers filaires réunies en paquets dans la branche principale de l'arbre bronchique pour chaque poumon,
quelques uns de ces vers dans les bronches latérales; substance
pulmonaire de l'extrémité du lobe gauche rouge, blanche un
peu plus haut, ramollie, donnant sortie à une matière sanieuse
d'un blanc un peu rosé; cette matière semblant être déposée
dans de petites cavités de la substance altérée. Poumon droit
d'un rouge plus foncé, ne présentant point cette dernière altération. Les pustules étaient en plus ou moins grand nombre à la surface cutanée de ce même animal : les plus petites
étaient de la grosseur d'une tête d'épingle; le plus grand nombre offraient la forme et la largeur d'une lentille. L'épiderme
de la peau était détruit, et le renfoncement qui se trouvait au
dessous ressemblait à un petit ulcère à bords frangés. Coupée
horizontalement, on voyait que la couche superficielle de la
peau, était formée par une substance rouge, homogène, sans
aucune trace de fibres ou de vaisseaux; coupée perpendiculairement, on s'apercevait que cette substance rouge homogène n'occupait pas toute l'épaisseur de la peau dans les pustules qui n'étaient encore que peu développées, mais qu'elle
l'envahissait entièrement chez celles qui étaient plus avancées.
Cette altération, examinée à un endroit où elle était plus ancienne, montra le réseau vasculaire rouge, tuméfié, et faisant saillie au dessus des parties environnantes. Les soies implantées dans ces parties ne parurent point altérées.

Cette maladie du porc, de laquelle nous venons de nous
occuper, nous ne l'avons jamais rencontrée dans le pays que
nous habitons, où il y a apparence qu'elle est infiniment rare.
En lisant avec attention l'exposé des histoires que l'on vient

de rapporter, on n'est pas bien convaincu que la maladie qui en est le sujet soit véritablement la variole ou la clavelée ; il serait à désirer que, dans les pays où l'on rencontre cette même maladie, on l'observât avec le plus grand soin, sous tous ses aspects, sous toutes ses formes, sous tous ses rapports ; il serait même intéressant de tenter des expériences de vaccination, et de refaire celles de l'inoculation, pour voir si en effet l'on parviendrait à se rendre maître de cette affection du porc par les moyens employés avec succès contre la variole et la clavelée.

De la clavelée ou variole sur les chiens. On doit à Barrier des observations sur la petite-vérole des chiens, maladie qu'il a eu occasion d'observer dans le lieu même de sa résidence, en 1786 et 1787, sur une chienne et sur deux chiens. Ces exemples ne sont pas les seuls dont ont ait parlé. Les Éphémérides d'Allemagne ont fait mention d'un chien qui prit la petite-vérole, dit-on, d'une personne avec laquelle il avait couché ; et Huzard a communiqué à Barrier un fait très-curieux, qui semble prouver que des chiens ont contracté la clavelée en touchant à des moutons morts de cette affection contagieuse. Cependant les jeunes chiens que les bergers élèvent et forment, et qui ne quittent guère le troupeau, alors même qu'il est en proie à cette maladie éruptive, ne la contractent pas pour cela ; nous ne croyons pas qu'on en ait jamais entendu parler. Quoi qu'il en soit, voici le fait tel que Barrier le rapporte : A la fin de l'hiver de 1789, immédiatement après le dégel, un fermier de Fontenay-en-Brie avait la clavelée dans son troupeau ; quelques moutons périrent au parc, et, en revenant à la bergerie, le berger les laissa dans les fossés qui bordent le chemin. On mena les chiens de chasse du marquis de Chabanais à la promenade de ce côté ; ils flairèrent un mouton mort dans le fossé, et le pillèrent un peu ; dix-sept d'entre eux tombèrent malades. On crut d'abord que c'était *la maladie des chiens*, parce qu'ils parurent tristes, faibles, comme paralytiques du train de derrière, et qu'ils jetèrent par les naseaux une humeur visqueuse et verdâtre ; mais bientôt il leur sortit une grande quantité de boutons inflammatoires, qu'on crut reconnaître pour une petite-vérole maligne, et qui n'était peut-être, selon nous, qu'une gastrite avec éruption cutanée, etc. Onze en moururent. Le valet de chiens qui les soigna tomba aussi malade, et eut les mains et le visage couverts de pustules.

On a aussi observé en 1809, à l'École royale vétérinaire de Lyon, une maladie éruptive sur les chiens, à laquelle on a donné le nom de petite-vérole ; elle a paru se propager dans cette espèce par contagion. Cette maladie ne s'est pas montrée rebelle ; on l'a guérie en peu de temps, sans employer d'autres remèdes que des apéritifs légers et de doux diaphorétiques.

On a inoculé cette variole à un mouton ; il n'y a eu qu'une petite éruption de pustules à l'endroit où la matière a été insérée et autour des piqûres, mais sans aucun mouvement de fièvre. Il est à regretter qu'on ne dise pas avoir tenté quelques autres expériences ou contre-expériences avec ce mouton ainsi inoculé. Mais, dans une autre occasion, l'école de Lyon a fait l'essai que voici : une brebis étant morte d'une clavelée régulière, une partie de sa peau fut mise pendant vingt-quatre heures sur un mouton bien portant, et l'autre partie sur le corps d'un chien : cette expérience ne produisit sur le chien aucun effet, tandis que le mouton succomba à une clavelée confluente.

N'ayant jamais rencontré la variole ou clavelée, comme on voudra l'appeler, sur le chien, nous empruntons à Barrier et à M. Leblanc, les symptômes qu'ils assignent à cette maladie, et le traitement qu'ils indiquent pour la combattre. Le premier jour, le chien est triste ; il porte la tête et la queue basses ; ses yeux sont abattus et à demi-fermés ; sa gueule est chaude et sèche ; elle exhale une mauvaise odeur ; sa langue est chargée, il a des nausées, il vomit même ; sa marche est lente et chancelante ; il se tient couché, et ne se lève qu'avec répugnance ; il est assoupi, constipé, ses urines sont rares et hautes en couleur ; il n'a plus d'appétit ; sa peau est chaude ; son poil, qui tombe facilement, est rude et hérissé ; il y a altération, pouls dur et fréquent. Le second jour, il survient quelquefois par les selles des évacuations de matières bilieuses, noirâtres, très-fétides ; quelquefois la constipation se soutient, ou bien il s'établit, le troisième jour, une diarrhée qui dure deux ou trois jours. Alors l'animal paraît beaucoup plus mal ; il est dans un véritable état d'anxiété ; il cherche les endroits frais, et quitte son paillasson pour coucher sur le pavé. La transpiration, qu'on dit très-difficile à apercevoir dans le chien, est ici très-sensible ; il humecte la place où il se couche. Vers le quatrième jour, un frisson plus ou moins vif et plus ou moins long s'empare du malade ; son poil, celui surtout de la tête, se hérisse fortement : enfin ce même jour, le cinquième et les suivans, la tête se couvre de boutons, ainsi que toutes les autres parties, excepté le dos et les côtes, où il y en a moins ; on en trouve sur les lèvres, dans la queue, sur le bord des paupières, de la vulve, de l'anus, du fourreau, et entre les digitations des pattes, ce qui fait que les animaux marchent difficilement, et en jetant des hauts cris. Ces boutons, selon Barrier, sont de véritables boutons de petite-vérole ou de claveau (clavelée), tels que ceux qu'on observe sur les moutons qui en sont attaqués. Ils sont au commencement rouges, ensuite blancs ; puis ils suppurent, se dessèchent et tombent. L'éruption de ces boutons paraît se faire dans le chien, toujours selon Barrier, comme dans le mouton, à raison du degré de bénignité ou de confluence qui caractérise la maladie ; car, dans les trois animaux qui font le sujet de ces observations, la chienne de chasse, âgée de quatre ans, avait achevé et complété son éruption dans les neuf premiers jours. Le second, qui était un chien-loup, fut à peine malade et dégoûté, l'éruption se fit pour ainsi dire en courant ; le troisième, d'espèce danoise, et âgé seulement de quatre mois, n'acheva de compléter la sienne que vers le dix-huitième jour ; elle était confluente.

Pour traitement, Barrier a donné au chien, qui n'avait pas encore perdu l'appétit, des bouillons de lentilles et de racine de persil, beurrés et salés, auxquels il a ajouté parfois une partie de lait, qu'il supprimait dès que l'appétit s'évanouissait : il ajoutait alors un peu de camphre et de vinaigre aux bouillons, et les faisait prendre de force. Dans le cas de constipation, il a donné des lavemens d'eau tiède, et dans celui de diarrhée, il s'est contenté d'administrer le bouillon de lentilles, avec le vinaigre seulement. Lorsqu'il y a eu altération, il a nitré l'eau servant à la boisson ordinaire, et a purgé les animaux après la chute des pustules ; c'était alors l'usage. Nous ne sommes pas éloigné de penser que ce que nous avons exposé en termes généraux pour le traitement de la variole de l'homme, et ce que nous avons plus développé relativement à celui de la clavelée régulière et irrégulière des bêtes à laine, ne soit, à quelques modifications près, applicable à la maladie éruptive des chiens qui nous occupe. Au surplus, nous ne sommes pas encore bien convaincu que cette maladie soit bien précisément la variole ou la clavelée ; si l'on fait attention aux premiers phénomènes qu'elle présente, on ne peut méconnaître ceux d'une inflammation des voies digestives, et rien n'empêche, dans ce cas comme dans bien d'autres, que cette phlegmasie n'existe avec irradiation sympathique à la périphérie, d'où l'éruption boutonneuse qui l'accompagne ; il importe donc, selon nous, de combattre l'inflammation interne avec activité, avec le soin seulement d'appliquer quelque exutoire à la partie interne des cuisses, au moment convenable. Il y aurait d'ailleurs un moyen de s'assurer si la maladie dont il vient d'être question est véritablement ou non la clavelée : ce serait d'inoculer à des moutons la matière encore séreuse des pustules observées sur les chiens, et d'inoculer le claveau à ceux-ci. Ces expériences n'ont pas encore été faites ; mais, s'il est permis d'en préjuger les résultats, nous craignons bien qu'elles ne soient infructueuses.

M. Leblanc, qui a fréquemment eu occasion d'observer la variole du chien, trouve la description de Barrier assez bonne, mais reproche à ce vétérinaire d'avoir négligé les symptômes essentiels , et trop insisté sur les symptômes accessoires. Comme son prédécesseur, il a remarqué que les prodromes de l'éruption duraient quatre, cinq ou six jours ; du reste , ils sont communs à une infinité de maladies : tristesse , abattement , dégoût , sécheresse de la bouche et du bout du nez, chaleur de la peau, fréquence du pouls , horripilations , frissons , vomissemens , coloration des urines , constipation. Quant aux symptômes essentiels, voici quel est l'ordre de succession que leur assigne M. Leblanc. La peau du ventre , des aines et des aisselles , plus colorée que dans l'état ordinaire , est parsemée de petites taches rouges , irrégulièrement arrondies , tantôt isolées et tantôt réunies. Ce début de l'éruption s'annonce toujours par un redoublement de fièvre. Le lendemain , les premières taches sont plus larges , et la peau devient un peu saillante à leur centre. Le troisième jour, les taches se sont élargies , et à leur centre la peau est encore plus saillante. Le quatrième jour, le sommet de la tumeur est plus proéminent encore. Vers la fin de ce jour, on voit souvent le centre, de rouge foncé qu'il était , devenir d'un gris sale. Les jours suivans , les pustules se caractérisent , et ne peuvent plus être confondues avec une autre éruption : au sommet, on voit un point blanchâtre , circulaire , qui correspond à une certaine quantité de liquide presque transparent , recouvert par une pellicule épidermique très-lucide. Le liquide , qui paraît d'abord comme imbibé dans le corps muqueux , s'agglomère en un seul point : il devient alors moins transparent ; enfin , il prend plus de densité et perd sa transparence , ressemblant alors à du pus. La pustule, pendant la période de l'état séreux, est encore arrondie ; elle s'aplatit dès que la collection purulente a lieu ; elle se déprime légèrement vers la fin de la période de suppuration , lorsque la dessiccation est sur le point de commencer , ce qui arrive ordinairement vers le neuvième ou dixième jour de l'éruption. La dessiccation et la desquamation ont une durée extrêmement variable. Du reste , il en est de même des prodromes et de l'éruption. Les termes indiqués plus haut sont seulement les moins rares. Ce qu'il y a de moins inconstant , c'est la durée de la période d'éruption avec l'état séreux. Encore , pendant cette durée, qui est de quatre jours , observe-t-on que c'est seulement sur quelques pustules bien apparentes et à l'abri de tout frottement que cette régularité existe. Si l'on n'étudie les pustules en masse que quand déjà elles sont à l'état de sécrétion séreuse , il y en a d'autres déjà qui ne font qu'apparaître. L'éruption est terminée lorsque la dessiccation commence dans les premières pustules , et si l'on voit encore quelques taches rouges se montrer à cette période de la maladie , elles disparaissent sans être suivies de développement de pustule ; il semble que ce soient des pustules avortées. Après la dessiccation, la peau demeure couverte de taches brunes, qui s'effacent peu à peu. Il ne reste plus d'autres traces que les cicatrices superficielles, sur lesquelles le poil ne pousse pas.

Les causes qui font varier le plus les périodes de l'éruption sont, d'après M. Leblanc, l'âge du chien et la température du lieu où il se trouve. L'éruption parcourt ses phases beaucoup plus rapidement dans les jeunes chiens, dans ceux d'un à cinq mois, que chez ceux qui sont plus âgés. M. Leblanc n'a jamais observé la maladie chez des animaux ayant plus de dix-huit mois. Une température élevée favorise singulièrement l'éruption, mais aussi la rend fort souvent confluente et grave ; le froid lui est très-contraire, et peut même la faire avorter. La mort est presque toujours la suite de l'impression du froid sur des animaux chez lesquels l'éruption a commencé. La température modérée est celle qui convient le mieux. Le renouvellement de l'air est une circonstance très-favorable au cours régulier de la variole, et surtout à la conservation de l'animal. Par conséquent, les niches bien closes ne conviennent point. M. Leblanc a remarqué que les chiens qui ont la variole répandent dans l'air une très-mauvaise odeur, qui s'observe surtout au commencement de la dessiccation lorsque les animaux couchent sur de la paille dure, parce qu'alors le frottement du lit détruit la pellicule des pustules et permet au liquide purulent de se répandre. C'est notamment sous cette influence et sous celle du froid qu'apparaissent les complications signalées par Barrier, un redoublement de fièvre, la mauvaise odeur de la bouche et de l'air expiré, la diarrhée, la pneumonie. Cette dernière complication est la plus grave ; M. Leblanc l'a toujours vue mortelle. Elle a un caractère particulier ; elle se montre de suite avec des symptômes alarmans ; elle est très-promptement accompagnée d'une sécrétion purulente de la membrane muqueuse bronchique, sécrétion abondante dès le second jour des premiers symptômes pneumoniques. La respiration est accompagnée d'un râle muqueux, qui est souvent sibilant. Les cavités nasales se remplissent de liquide purulent. Le chien, qui tousse beaucoup le premier jour, ne fait plus que s'ébrouer quand la sécrétion purulente est arrivée. Lorsqu'il est au repos, quand il semble dormir surtout, il râle, et alors ce râle est guttural.

M. Leblanc n'a jamais observé la transpiration abondante dont parle Barrier. Il n'a jamais non plus remarqué que les pustules varioleuses se développassent à la fois sur la tête en général, sur les lèvres, dans la gueule, sur le bord des paupières, de la vulve, de l'anus, du fourreau, et entre les digitations des pattes. Le plus souvent il a vu ces pustules survenir sous le ventre, sous la poitrine, aux ars, aux aines et à la face interne des membres. Quand elles s'étendaient plus loin, elles envahissaient la partie inférieure de l'encolure et les pattes.

Entre la période d'éruption proprement dite et celle de suppuration, M. Leblanc a observé un autre état, qui est celui de la sécrétion séreuse, laquelle existe d'ailleurs chez l'homme et tous les animaux sujets à la variole. C'est par pure inadvertance sans doute que Barrier n'en a point parlé.

Les moyens de préserver les chiens atteints de la variole sont plutôt, d'après M. Leblanc, du ressort de l'hygiène que de la thérapeutique médicale, surtout lorsque la maladie suit son cours ordinaire. Les complications, qui sont très-graves pour la plupart, se combattent par les moyens que la pathologie indique ; seulement M. Leblanc recommande d'être avare de médicamens actifs administrés par les voies digestives. Les purgatifs et les vomitifs, qui sont si souvent conseillés, conduisent en général à la mort : ce sont eux qui sont fréquemment cause des diarrhées et des constipations funestes à tant d'animaux. Après les boissons légèrement sudorifiques, et les lavemens mucilagineux ou amylacés, M. Leblanc n'a jamais employé que les rubéfians de la peau, notamment les sinapismes. Ces moyens sont surtout utiles quand l'éruption paraît avorter, et que les organes respiratoires deviennent malades.

Les moyens hygiéniques consistent à placer le chien dans un lieu dont la température soit à dix ou douze degrés, et assez aéré pour qu'il ne s'y accumule point de mauvaise odeur ; à le tenir à une diète assez sévère pendant toute la période d'éruption ; la crème de riz ou la panade suffit pour le nourrir, quand il conserve encore quelque appétit. La nourriture animale ne doit être permise que lorsque la dessiccation des pustules a commencé.

M. Leblanc a fait deux expériences d'inoculation sur des chiens. Dans un cas, il ne se développa des pustules qu'autour des piqûres ; dans l'autre, l'éruption s'étendit au ventre, à la poitrine, et à la face interne des membres ; les piqûres avaient été pratiquées à la face interne des deux jambes, un peu au dessus des jarrets. Ce dernier chien éprouva une fièvre d'éruption très-marquée, et la maladie suivit régulièrement son cours ordinaire : il guérit parfaitement ; l'autre ne fut point malade. Il profita aussi de l'occasion pour voir si la vaccine ne préserveraient pas les chiens de la variole ; sur trois chiens qu'il vaccina, aucun n'éprouva rien ; le pourtour des piqûres devint un peu rouge et proéminent, mais l'inflammation disparut promptement.

A l'ouverture des corps, M. Leblanc a trouvé dans les cavités du cœur, et notamment dans le ventricule gauche, des caillots de sang, qui les remplissaient presque en totalité. De pareils caillots existaient dans les principaux troncs vasculaires avoisinant le cœur. On doit regretter que la préoccupation de ses idées sur l'état anormal du sang, lui ait fait omettre de signaler les autres désordres qui pouvaient exister. La nouvelle doctrine humorale portera un coup funeste à la science, si elle doit amener souvent de pareils résultats.

Quant aux moyens curatifs, M. Leblanc propose la saignée comme un des meilleurs, puis des boissons abondantes. Il est vrai que son unique but est de chercher à rendre le sang plus liquide et moins coagulable pendant la vie. Heureusement que, sous ce point de vue, l'humorisme se trouve en harmonie avec la saine pratique.

De la variole ou *clavelée sur les vaches*. Vicq-d'Azyr ne reconnaît, pour les bêtes à grosses cornes, que deux maladies épizootiques essentielles : celle qui est accompagnée d'une ou de plusieurs tumeurs gangréneuses, et celle qu'on a bien voulu considérer, avec le docteur Pointet, comme *éruptive* ou *exanthématique*. Pour distinguer l'une de l'autre, on a donné, d'après ces auteurs, le nom de *charbon* ou *peste charbonneuse* (*typhus charbonneux*) à la première de ces affections, et celui de *variole des bœufs*, *peste varioleuse des bêtes à cornes* (*typhus contagieux*) à la seconde. Le vulgaire, qui souvent s'attache davantage aux mots qu'au sens qu'ils renferment, a inféré de cette dernière dénomination, que les bêtes à cornes sont sujettes à la petite-vérole ; et comme, dans la classe du peuple, on ne fait aucune différence entre la petite-vérole et la clavelée, on a de suite dit que les bœufs et les vaches avaient aussi la clavelée. Fracastor, célèbre médecin italien, nous a laissé une histoire de cette épizootie, dite *varioleuse*, qui se montra en Italie en 1514. Après l'invasion des premiers symptômes, la bouche se remplissait de boutons, et bientôt après la crise se portait à l'extérieur, vers le cou, les épaules et les pieds. Cette sorte de métastase d'irritation, ou plutôt, peut-être, cette nouvelle irritation, ajoutée à l'autre, était considérée comme heureuse, et passait pour guérir presque tous les animaux sur lesquels elle se faisait complétement. Cette épizootie a reparu en 1711 en Italie, où elle a été décrite à cette époque par Lancisi et Ramazzini. Celui-ci lui a donné le nom de *petite-vérole des bœufs*, et il fait remarquer que, sur ceux de ces animaux qui en étaient attaqués, il survenait, le cinquième ou le sixième jour, une éruption de pustules semblables à celles de la petite-vérole. Le tableau présenté de cette affection par Lancisi diffère peu de celui de Ramazzini, mais il paraît mieux fait et plus exact. Les médecins de Genève donnent encore des descriptions de la maladie qui nous occupe, et ils n'omettent pas de placer au rang des symptômes par lesquels elle se manifeste, une éruption abondante de pustules tout-à-fait semblables, disent-ils, à celles de la petite-vérole chez les hommes. Cette éruption se développe, selon eux, vers le cou et la tête, et ils la regardent comme indispensable pour la guérison. Enfin Paulet a aussi parlé, dans le même temps, de cette affection épizootique, oubliée par Vitet : elle a les plus grands rapports avec celle qui a désolé nos provinces méridionales en 1774 et 1775, et qui a reparu à d'autres époques, et il y a toute apparence qu'elle est la même ; au moins s'est-elle montrée en quelques endroits par une éruption sous forme boutonneuse, à la suite de laquelle la maladie s'est montrée très-curable.

Nous ne pouvons, nous l'avouons, regarder comme différentes des maladies qui, au fond, sont les mêmes, et qui ne paraissent différer que par la manière dont le principe morbide dépose ou porte son action vers la membrane muqueuse des voies digestives ou vers la peau, ou vers l'une et l'autre, par l'influence des saisons et des idiosyncrasies, par la nature des moyens curatifs employés, ou par mille circonstances qu'il est très-difficile et même impossible de déterminer. Ainsi l'on ne prendra pas l'affection dont on vient de parler sur les bœufs pour une affection de nature variolique ou claveleuse, pour une affection identique avec la variole ou la clavelée ; mais on lui conservera le nom de *typhus contagieux*, qui lui a été donné par les Allemands, et qui doit être adopté de préférence à plusieurs dénominations très-différentes que des médecins et des vétérinaires, conduits par des analogies peu exactes avec les maladies de l'homme, ont tour à tour assignées à cette maladie épizootique.

De la variole ou clavelée dans le cheval. M. Dupuy a signalé, en 1829, comme ayant quelque ressemblance avec la clavelée, une affection qu'il a eu occasion d'observer sur une jument de réforme. Cet animal avait les membres engorgés, et un œdème sous le ventre, suite d'une affection de poitrine, lorsqu'il se manifesta chez lui un écoulement visqueux, qui adhérait à la narine gauche. Les ganglions lymphatiques sous-linguaux se trouvaient légèrement tuméfiés, et l'on ne remarquait aucune ulcération sur la membrane muqueuse des fosses nasales. Au troisième jour de la maladie, on vit la peau, principalement celle de la face interne des cuisses, se couvrir d'une éruption de nombreux boutons, les uns arrondis, les autres aplatis, situés au dessous du derme et dans son épaisseur ; les membres postérieurs devinrent gros, tuméfiés et raides ; la respiration était embarrassée, pénible, difficile, accompagnée d'un flux de mucosités visqueuses par les narines. L'animal ne pouvait fléchir les membres pour marcher : si on le faisait tourner, il exécutait ce déplacement avec lenteur et avec beaucoup de difficulté, sans fléchir l'encolure. Le quatrième jour, oreilles droites, comme fixées sur le haut de la tête, yeux proéminens

et couverts de larmes, base de la paupière clignotante rouge
et injectée, orifice des narines dilaté, aile interne relevée et
rapprochée de celle du côté opposé, ouverture arrondie, bords
salis par une matière jaunâtre, qui s'y attachait et s'y dessé-
chait, muqueuse de la cloison chargée d'une si grande quantité de mucus épaissi et noirâtre, que l'air ne pouvait ni
entrer dans les poumons, ni en sortir; mouvemens convulsifs à
la région du larynx, éruption sur la muqueuse nasale de petits
boutons arrondis et blanchâtres, membrane elle-même tuméfiée et gorgée, bouche remplie de bave écumeuse qui tombait
en abondance sur la litière, toutes les veines superficielles de
la tête très-grosses et très-apparentes, peau de l'encolure couverte de boutons, les uns arrondis, les autres aplatis, donnant,
lorsqu'on les ouvrait, une sérosité jaunâtre et sanguinolente,
boutons analogues aux régions des côtes, des flancs et des
membres; les boutons situés au dessous de la peau étaient
durs, rénitens et roulaient sous les doigts; pouls fréquent et
dur. Il se manifesta un redoublement au quatrième jour, la
température de la peau augmenta beaucoup, le pouls devint
fort et fréquent, la respiration accéléra ses mouvemens. Au
cinquième jour, le nombre des boutons ne parut point augmenté, mais l'engorgement des quatre membres était plus considérable que la veille; les pustules nombreuses de la nasale
étaient distinctes, faciles à reconnaître, blanchâtres, circonscrites, peu éminentes; en passant le doigt dessus, on s'assurait
qu'elles étaient arrondies, dures et élevées; un écoulement jaunâtre sortait des narines, et la membrane était gorgée de sang
noir. Les nombreux boutons qui recouvraient la peau s'affaissè-
rent et disparurent vers le soir, et l'animal mourut dans la nuit.
On constata une métrite, un épanchement dans la poitrine,
l'inflammation des plèvres, le poumon gorgé de sang et rougeâtre. La surface de la muqueuse nasale était couverte de pustules nombreuses, blanchâtres, arrondies; en passant un bistouri sur les pustules, la lame se recouvrait d'une substance
grumelée; les veines renfermaient du sang noir et coagulé : il
n'y avait pas d'ulcérations; mais un filet d'eau entraînait de
petites masses floconneuses, et laissait à leur place des entamures à bords irréguliers, ayant la plus grande analogie avec
les chancres de la morve.

Nous le demandons : n'est-ce pas là le tableau exact d'une
morve aiguë avec éruption pustuleuse à la peau, dans laquelle
les pneumonies lobulaires manquaient, ou n'ont point été aper-
çues. M. Dupuy trouve de l'analogie entre cette affection et la
clavelée du mouton. Avec ce mot d'analogie on va loin, et si
quelquefois on se rapproche de la vérité, bien souvent aussi on
s'en éloigne de mille et mille lieues..

M. Dupuy n'a cependant point abandonné son idée. Six ans

après, en 1835, il a encore décrit une éruption claveléiforme chez un poulain âgé de trente mois. Cet animal, doué de peu d'énergie, était haut monté, avait les membres longs et grêles, les épaules rapprochées, chevillées, la poitrine étroite, les côtes plates, le corps allongé, le ventre gros, tombant et avalé, l'encolure longue et grêle, la tête aplatie, surtout aux narines, la conformation décousue; c'était, en un mot, une assez vilaine bête. Il se nourrissait mal, et plusieurs fois avait eu un flux simulant la gourme, qui ne durait que trois jours et cessait subitement. Quinze jours avant sa mort, on observa un engorgement au genou droit; vers la même époque les ganglions de l'auge devinrent gonflés et douloureux au toucher, la membrane muqueuse des narines s'engorgea, rougit et jeta un peu; plus tard respiration difficile, gênée et sifflante, flux grumeleux, épais, blanchâtre et s'attachant à l'orifice des narines; sur la nasale, on distinguait, surtout à gauche, une éruption de petites pustules blanches et dures, entourées d'une auréole violette et engorgée; l'animal s'ébrouait à chaque instant: il éprouvait tant de gêne à respirer qu'il semblait à chaque instant menacé de suffocation; il avait un râle muqueux, sibilant, et il éprouva quelques symptômes de pneumonie. Tout fut inutile, il mourut suffoqué, sans se débattre. La muqueuse nasale, couleur lie de vin, et très-tuméfiée, présentait de nombreux boutons recouverts d'une humeur visqueuse, épaisse et abondante, avec des érosions ou ulcérations, mais sur les cornets seulement, et non sur la cloison médiane. Les poumons étaient hépatisés; le cœcum était parsemé de pustules miliaires non ulcérées.

Peut-on méconnaître aussi une nuance de la morve dans cette observation, que nous avons beaucoup abrégée, et dans laquelle il n'est pas même parlé de pustules à la peau?

De la variole ou clavelée chez les singes. Par la même raison qu'on a appelé du nom de variole ou clavelée une variété peut-être du typhus contagieux des bêtes à grosses cornes, on a aussi nommé petite-vérole ou clavelée une maladie éruptive qui s'est en quelques occasions communiquée de l'homme au singe. Deux faits bien constatés établissent que la petite-vérole et la rougeole sont susceptibles de se transmettre ainsi de l'espèce humaine à celle du singe, et, sur cet animal, on a même vu réussir un essai d'inoculation variolique. Voici les faits tels qu'on les trouve dans le mémoire Barrier, et dans Buffon.

En 1767, tous les habitans de Saint-Germain-en-Laye furent témoins qu'un singe prit la petite-vérole en jouant avec des enfans qui en étaient attaqués. Il arriva un événement à peu près semblable à Paris, en 1770, dont Paulet donne le détail suivant, et dont plus de vingt personnes ont été témoins oculaires. Deux filles du sieur Grison, perruquier, rue des Vieilles-Étu-

ves-Saint Honoré, tombèrent malades de la rougeole, le 1er et
le 10 mars. Il y avait dans cette maison un singe qui couchait
régulièrement, tous les soirs, sur les pieds du lit de l'une des
petites malades, sans qu'on s'avisât de soupçonner qu'une maladie de cette nature, qu'on a pensé de tous temps être particulière à l'espèce humaine, pût se communiquer à cet animal ;
cependant, le 27 du même mois, on fut fort surpris de voir
le singe malade à peu près comme la petite fille avec laquelle
il avait couché. On observa tous les symptômes de la rougeole,
à la réserve seulement de la toux, qui ne fut pas sensible, et
qui fut remplacée par un battement de flancs considérable. L'a-
nimal était abattu, dégoûté ; l'habitude du corps était brûlante ;
il avait une grande fièvre, des yeux enflammés et étincelans,
la langue chargée, et dès le lendemain l'éruption parut ; sa
face devint alors toute couverte de taches rouges, très-apparentes et très-distinctes, qui se convertirent, dans l'espace de
fort peu de temps, en de petites écailles farineuses ; vers le
30 du même mois, la maladie commença à disparaître. Ce singe
fut traité avec les mêmes remèdes que les enfans : l'eau de
lentilles et la tisane de scorzonère furent les seuls médicamens
dont on fit usage.

Paulet a observé exactement l'état du pouls du singe malade ;
les mouvemens de pulsation étaient, dit-il, si précipités, qu'il
était presque impossible de les compter. L'artère axillaire,
dans le singe, est celle dont les pulsations sont les plus sensibles ; car, pour celles des autres artères, elles sont impercep-
tibles. Je tâchai, dit encore Paulet, de déterminer, la montre
à la main, le nombre des pulsations de l'axillaire, et il m'a
paru qu'on pouvait les évaluer à environ quatre cents par minute. Il faut remarquer que ce singe était de petite taille, ce
qui est pour lors moins surprenant, d'autant plus que la vitesse
du pouls, dans les animaux, est toujours en raison inverse de
leur grandeur.

Abildgaard et Viborg, de Copenhague, après avoir essayé,
mais sans succès, d'inoculer la petite-vérole à plusieurs animaux, tels que vaches, chevaux, ânes, moutons et chiens, prirent un singe pour sujet de leurs expériences, et l'inoculèrent
avec la matière variolique de l'homme. Ce singe prit la petite-
vérole, avec tous les symptômes qui ont coutume d'accompagner cette maladie chez l'espèce humaine, et même en conservant les mêmes périodes ; mais attaqué d'une diarrhée dans les
derniers temps de la maladie, cet animal y succomba. L'ouverture du cadavre fit voir une intus-susception intestinale de
treize centimètres et demi (cinq pouces) de longueur. La matière variolique extraite de ce singe fut inoculée à trois enfans,
mais l'inoculation ne produisit aucun effet. — Cette expérience
fut répétée sur un autre singe, et, dès le lendemain de l'opé-

ration, les endroits piqués paraissaient déjà rouges et gonflés. Nous n'avons pas connaissance du résultat de cette dernière tentative.

En l'an III (1795), on inocula aussi, à l'Ecole de médecine de Paris, la matière de la petite-vérole à des singes ; mais ce fut sans succès.

Nous ne nous permettrons pas de décider si l'espèce d'analogie de conformation intérieure et extérieure, les rapports d'organisation qu'on peut remarquer entre l'homme et le singe, sont ou ne sont pas susceptibles de rendre ce dernier capable de développer le levain des affections connues sous les noms de petite-vérole et de rougeole ; mais nous croyons pouvoir avancer que la clavelée étant une maladie aussi exclusivement attachée à l'espèce ovine que la variole et la rougeole le sont à l'espèce humaine, du moins d'après l'opinion générale, ni l'homme, ni le singe, ni aucun autre animal qui n'est pas de l'espèce du mouton, ne peut contracter une véritable clavelée. Il est si possible de confondre la nature des exanthèmes qui se développent sur des animaux d'espèces différentes ! D'ailleurs, et d'après la remarque déjà faite plus haut dans cet article, en supposant même que ces affections soient parvenues originairement d'une source commune, qu'elles aient été primitivement unes, elles ont nécessairement dû changer de nature en passant d'une espèce à l'autre, et dès-lors elles sont devenues autant de maladies spéciales, particulières à telle ou telle classe d'*êtres* organisés.

Que penser donc des exemples qu'on propose pour établir que l'homme et le singe ne sont pas les seuls individus susceptibles de gagner la variole ? Des bergers, dit-on, infectés de la petite-vérole, l'ont communiquée à une brebis, à un troupeau, et celui-ci à un autre ; c'est ce qu'on appelle le claveau. Les inoculations varioliques tentées sur le mouton, par le docteur Chrestien, par l'Ecole de médecine de Paris en 1805, et depuis par Voisin, sont loin de confirmer ce résultat. Un auteur, Roderic à Castro, rapporte avoir vu un cheval couvert de pustules de petite-vérole. On dit aussi qu'il n'est pas rare d'en voir les chèvres attaquées et périr en grand nombre. On prétend que c'est la même contagion qui s'est étendue jusqu'en Laponie, et qui a infecté les rennes. Il paraît que c'est la seule peste que les Lapons craignent pour ces animaux. *Voyez* CLAVELÉE, CLAVELISATION, VACCINATION et TYPHUS.

VARIOLE *bâtarde, cristalline, ichoreuse, lymphatique, vapide, séreuse, volante. Voyez* VARICELLE.

VARIOLE DES BOEUFS. *Voyez* VARIOLE.

VARIOLE DES VACHES. *Voyez* VACCINE.

VARIOLIN (le). *Voyez* CLAVELEE.

VARIOLOIDE. Terme nouvellement proposé pour désigner

une phlegmasie de la peau qui offre des traits frappans de ressemblance avec la variole, et qui paraît avoir été observée chez des personnes régulièrement vaccinées, et chez d'autres qui avaient eu la variole, principalement en Ecosse. A Montreuil-sur-Mer, où nous résidons, l'alarme a été presque généralement répandue dans l'été de 1827, parce que, la petite-vérole régnant dans la basse classe du peuple, plusieurs personnes qui avaient de bonnes raisons de se croire avoir été parfaitement bien vaccinées, ont pensé avoir ensuite une véritable petite-vérole : nous estimons qu'elles n'ont eu qu'une varioloïde, une *variole secondaire* ou *mitigée*, qui se distingue de la variole proprement dite par plusieurs caractères. Nous avons vu cette affection sans la suivre ; on n'en connaît pas encore d'exemple dans les animaux, pas même dans les bêtes à laine, qui sont si sujettes à la clavelée.

VARIQUEUX. *Voyez* VARICE.

VÉGÉTATION. Excroissance plus ou moins irrégulière, presque toujours plus étroite à sa base qu'à son sommet, analogue au tissu sur lequel elle se développe, et qui résulte d'une simple anomalie de nutrition, sans que son apparition soit, en général, précédée, ou du moins accompagnée de symptômes inflammatoires. Les *polypes*, les *fongus*, les granulations charnues qui s'élèvent à la surface d'une plaie ou d'un ulcère, en d'autres termes plus exacts, les bourgeons cellulo-vasculaires, les verrues de toute espèce, les condylômes, etc., ont reçu le nom de *végétation*, dénomination impropre en ce qu'elle embrasse les objets les plus disparates.

VEINES (maladies des). Etant le plus souvent placées à la surface du corps, immédiatement sous la peau, les veines sont fort exposées à être blessées ; mais leurs plaies présentent en général peu de gravité ; une légère compression suffit pour arrêter l'écoulement du sang, et en peu de jours, les lèvres de la plaie faite aux vaisseaux sont réunies par adhésion immédiate. Quelquefois cependant, mais toujours par l'effet de circonstances étrangères ou d'une prédisposition spéciale du sujet, il se manifeste, à la suite des plaies faites aux veines, des accidens dont nous avons tracé le tableau aux articles PHLÉBITE et THROMBUS, de même qu'à l'article VARICE, nous avons parlé de la dilatation de ces vaisseaux.

M. Rodet a publié les deux faits suivans, qui sont fort remarquables. La veine splénique d'un cheval soumis à des expériences physiologiques, beaucoup plus dilatée que dans l'état normal, mais nullement altérée d'ailleurs quant à l'aspect et à l'épaisseur de ses parois, contenait une production fibrineuse, en apparence assez ancienne, et paraissant provenir d'un caillot fibrineux, dense, jaunâtre, résistant sous la pression du doigt, mais facile ensuite à rompre, et flexible dans le sens de sa longueur ; cette production avait une apparence d'organisation, et recevait des vaisseaux nourriciers, car elle présentait, tant à sa surface que dans sa substance, une infinité de capillaires sanguins, qui la sillonnaient et la pénétraient en divers points de son étendue. Cette production, longue d'environ cinq pouces, sur plus d'un demi-pouce de diamètre, était cylindroïde, régulière, unie à la surface, non adhérente aux parois du vaisseau, qu'elle remplissait entièrement, sans être entourée d'aucun liquide. Les parois de la veine n'étaient point enflammées. Les vaisseaux voisins de la veine splénique et le tissu des autres organes environnans ne présentaient aucune trace de maladie ; mais la rate offrait, à la partie moyenne de sa surface intestinale, une altération morbide de la tunique péritonéale, consistant en une plaque d'un blanc de lait un peu bleuâtre, dont les dimensions en étendue superficielle pouvaient être celles d'un écu de cinq francs ; son épaisseur n'était que d'environ une ligne, et elle recouvrait une dégénérescence morbide, du volume d'une forte noix, occupant toute l'épaisseur de la rate : cette dégénérescence, d'une texture assez semblable à celle du foie, contenait en outre une matière noire, tirant un peu sur le jaune, et donnant à l'altération morbide une grande ressemblance avec les productions mélaniques. Quelques hépatisations étendues, mais très-superficielles, du poumon, une bronchite chronique, un engorgement de glandes bronchiques, suppurées dans leur centre, et une désorganisation ulcéreuse de la membrane nasale, complétaient l'ensemble des lésions découvertes chez cet animal.

Dans un autre cheval, une veine maladivement dilatée, située au centre d'une ancienne hépatisation de la partie moyenne et postérieure du lobe gauche du poumon, contenait une production morbide ressemblant parfaitement, pour l'aspect et la texture, à la précédente ; elle avait une couleur brunâtre, trois pouces de long, environ trois lignes de diamètre, des vaisseaux propres et une texture fibreuse. Le même lobe pulmonaire offrait trois tubercules suppurés ; la membrane nasale était complétement désorganisée et couverte de nombreuses ulcérations.

S'agissait-il là, comme on l'a dit, d'un *cancer du sang*, ou tout simplement d'un caillot qui s'était organisé? C'est une question que nous ne chercherons pas à débattre.

VÊLAGE. Nom vulgaire sous lequel on désigne, chez la vache, l'époque de la mise-bas. *Voyez* PARTURITION.

VÉNÉRIEN (mal). *Voyez* SYPHILIS.

VENIMEUX. Se dit d'un animal porteur d'un venin, de la morsure ou de la piqûre de cet animal, ou de toute autre blessure faite par lui.

VENIN. Liquide sécrété par certains animaux, les vipères, les abeilles, les guêpes, les frêlons, par exemple, qui, introduit dans la masse des humeurs d'un autre animal, y détermine une affection tantôt simplement locale, tantôt aussi générale, et parfois promptement mortelle.

Venin froid. Nom donné dans l'Auvergne au charbon des bêtes à cornes, parce que l'un de ses symptômes les plus remarquables est un froid glacial aux extrémités.

Venin soufflé. *Voyez* Charbon des bêtes à laine et Typhus charbonneux.

VENTOUSE. Espèce de petite cloche en verre, dont l'entrée est plus étroite que le fond, et dont le bord est arrondi, lisse et uni, afin de s'appliquer exactement à la peau, sans la blesser. On l'emploie pour faire le vide sur un endroit déterminé des tégumens, dans le but de remplir une indication thérapeutique. Toutefois la ventouse ne produit qu'un vide incomplet, mais qui, en diminuant la pression de l'air sur le point où elle est appliquée, y détermine l'afflux du sang et le gonflement.

On a divisé les ventouses en *sèches* et *humides* : les premières peuvent seulement servir à raréfier l'air sous le vase que l'on applique à la peau, et à produire dans les parties qui en supportent l'application, une injection plus ou moins forte des vaisseaux capillaires extérieurs, effets qui se dissipent assez promptement, et d'où résulte cependant une excitation locale qui pourrait être opposée avec succès à diverses irritations, si elle était assez forte. Malheureusement, les animaux ont trop peu de sensibilité pour que les ventouses dites sèches aient chez eux la même utilité que sur l'espèce humaine ; elles manquent à leur égard d'efficacité. Les ventouses dites *humides* sont employées à évacuer un liquide, ordinairement du sang, et peuvent être destinées, dans la pratique vétérinaire, à remplacer les sangsues, dont on ne se sert que très-rarement sur les grands animaux, pour les raisons exposées aux articles Saignée locale et sangsues. Mais pour qu'elles puissent agir avec avantage, il est nécessaire de les rendre aussi évacuatives que possible. On a aussi divisé les ventouses en *scarifiées* et *non scarifiées* ; il serait peut-être plus exact de les distinguer simplement en *ventouses avec scarifications*, et en *ventouses sans scarifications*. Nous ne nous occuperons plus que des premières, puisque nous avons reconnu l'insuffisance de l'action des autres à l'égard de nos animaux.

L'application des ventouses est une chose nouvelle dans la chirurgie vétérinaire, et ce qui a porté à l'essayer chez les animaux domestiques, c'est, d'une part, les avantages que les médecins en retirent sur l'homme, et de l'autre la difficulté de faire attacher partout où on le veut, et de se procurer sans de grands frais autant de sangsues qu'il en faudrait pour obtenir un effet désiré. L'effet que produit la ventouse avec scarifications est double, puisqu'il en résulte : d'abord une émission sanguine prompte, et plus ou moins abondante, à volonté pour ainsi dire ; ensuite une irritation cutanée locale, qui peut être étendue ou restreinte suivant le besoin, et former par conséquent une révulsion favorable. Mais puisque ce procédé chirurgical est emprunté à la chirurgie humaine, exposons d'abord comment l'on en fait l'application à l'homme ; nous verrons ensuite les modifications dont il est susceptible à l'égard des animaux.

Le procédé le plus ordinaire pour l'homme, en France du moins, consiste à placer quelques brins d'étoupe dans le vase appelé ventouse, à les allumer à la flamme d'une bougie, et, aussitôt qu'ils commencent à brûler, à renverser la ventouse sur les tégumens, à la place préalablement désignée. Privée du contact de l'atmosphère, la matière en combustion s'éteint aussitôt, et l'air renfermé dans le vase perdant le calorique qui le raréfiait, un vide, qui n'est jamais parfaitement exact, est produit. On voit alors le tissu cutané rougir, s'élever dans la ventouse ; les malades y éprouvent la sensation d'un poids énorme, et en même temps d'un tiraillement considérable. A l'étoupe on peut substituer du papier ou d'autres matières combustibles, ou fixer un bout de bougie au centre d'un morceau de carte, et l'appliquer sur la partie à ventouser. On tient ensuite la ventouse pendant quelques instans au dessus de la flamme, on l'applique enfin, et l'effet ordinaire est produit. Jusque là, il ne s'agit encore que des ventouses simples, sans scarifications ; leur application peut produire chez l'homme une révulsion d'autant plus salutaire, dans beaucoup de cas, qu'elle n'est pas elle-même accompagnée de vives douleurs, de mouvemens inflammatoires susceptibles de réagir sur les parties malades, et d'augmenter la phlogose dont elles sont déjà le siége ; mais nous avons vu plus haut que, relativement à ce mode de ventouse, les effets et les avantages qu'on peut en retirer dans les animaux ne sont pas précisément les mêmes, attendu le peu de sensibilité dont ils sont doués. Aussi est-il nécessaire chez eux, quand on se sert de ventouses, de le faire en scarifiant, afin d'obtenir une évacuation sanguine mesurée sur le besoin que la circonstance indique. A cet effet, la ventouse étant levée, on incise la surface qu'elle recouvrait à l'aide du bistouri, des scarifications ou des mouchetures, puis on la réapplique de la même manière que la première fois. Le sang coule alors dans le vase, s'y accumule en quantité plus ou moins considérable, et détermine la chute de la ventouse. Le sang, attiré d'abord avec force, s'écoule plus lentement à mesure que la ventouse en reçoit davantage, et le liquide finit même, en peu de temps, par ne plus sortir du tout. Il faut alors, après quelques minutes, lever la ventouse, recueillir

le sang qu'elle renferme, laver la partie avec de l'eau tiède,
et en réappliquer successivement plusieurs, jusqu'à ce que
l'évacuation qu'on se propose d'avoir soit obtenue.

Ce mode d'opération est le plus simple, et suffit ordinairement chez l'homme pour remplir son objet. C'est un avantage
qu'on n'a pas toujours chez les grands animaux ; il faudrait
d'abord avoir pour eux des ventouses d'une dimension plus
grande, et par conséquent en faire faire exprès, ce qui n'est
pas facile ; celles que l'on peut se procurer sont trop petites,
et ne tirent pas assez de sang, même lorsqu'on en réitère
plusieurs fois de suite l'application. Cependant nous avons
quelquefois fait usage des ventouses qui se trouvent, et nous
avons eu lieu de remarquer que, en rasant bien la partie, et
en y appliquant quelque temps d'avance un vésicatoire, précédé d'une friction d'huile volatile de térébenthine, sans laisser
à la vessie le temps de se former, l'application de la ventouse
était suivie d'un résultat avantageux. Nous n'avons pas encore
par-devers nous assez d'observations pratiques pour assurer
qu'on en obtient toujours la quantité de sang désirée ; mais ce
moyen est simple et facile, il n'exige qu'un peu d'habitude et
de dextérité, et nous engageons les praticiens à en répéter
l'application et à faire part des effets favorables ou non qui
pourront suivre. Si l'on est pressé, et que l'on n'ait fpas le
temps d'attendre le premier effet d'un vésicatoire, il est toujours indispensable de bien raser les poils ou la laine qui recouvrent les parties sur lesquelles on veut opérer, et, après
avoir placé la ventouse au moment où la filasse ou autre substance combustible que l'on y a mise est enflammée, de maintenir la cloche de verre jusqu'à ce que le sang qui distend les
vaisseaux capillaires se présente sous forme de gouttelettes.

Depuis long-temps on cherche à remplacer les sangsues dans
la pratique vétérinaire ; nous avons nous-même, dans plusieurs
articles de ce dictionnaire, cherché à fixer l'attention des
hommes de l'art sur ce point, et émis le vœu qu'on s'occupât
de trouver quelque moyen de parvenir à cette fin ; en attendant, on peut recourir aux ventouses, surtout depuis que
Morel et M. Leblanc ont apporté d'importantes modifications
aux instrumens au moyen desquels on parvient à les mettre en
usage. Morel reproche aux ventouses ordinaires, dans l'intérieur desquelles on brûle de la filasse, du papier ou de l'alcool, de faire craindre des incendies, parce que le vétérinaire
est sans cesse environné de paille, et il préfère pour les animaux la ventouse à pompe, celle avec laquelle on fait le vide
au moyen d'une petite pompe aspirante adaptée à la partie supérieure du vase ; mais il observe que la fragilité de ces instrumens, le prix de celui à pompe, et nous ajoutons les dérangemens faciles auxquels la pompe ordinaire est exposée,

empêchent les vétérinaires d'en porter avec eux. Pour remédier à ces inconvéniens, il a adopté une marche qui, selon lui, et à l'aide de quelques précautions, garantit de tout événement. Une phlegmasie étant donnée, dit ce vétérinaire, et le point sur lequel on se propose d'établir la révulsion étant déterminé, on rase les poils qui le recouvrent. On a eu soin de tenir prêts un ou plusieurs verres à boire, bien secs, de la belle filasse, et une chandelle allumée renfermée dans une lanterne. Prenant un verre, l'opérateur y introduit de la filasse éparpillée, et en quantité suffisante pour qu'elle ne puisse pas tomber; il présente l'entrée du verre à la lumière, le chanvre s'enflamme, et, par une combustion rapide, raréfie l'air contenu dans le verre, en brûle une partie, et produit ainsi un vide, sinon parfait, au moins suffisant pour l'opération. L'instant où la filasse est généralement enflammée est celui qu'il faut saisir pour appliquer, en appuyant, le verre sur l'endroit préalablement rasé. La peau monte rapidement dans le verre, et y forme une tumeur arrondie, produite par le sang qui distend les vaisseaux capillaires; il arrive même que ce fluide s'échappe çà et là sous forme de gouttelettes. Ce premier effet obtenu, on comprime la peau avec le doigt, au point où elle est pincée par le bord du verre, l'air entre, et le verre se détache aussitôt. C'est le moment de scarifier le lieu qu'occupait le verre, en pratiquant avec un bistouri convexe, un rasoir ou tout autre instrument tranchant, plusieurs incisions longitudinales, dont le nombre et la profondeur sont relatifs à la quantité de sang qu'on veut soustraire à la partie. On réapplique le verre comme d'abord, le sang s'introduit dans son intérieur; et, quand on juge que ce liquide a suffisamment coulé, ou lorsqu'on s'aperçoit que la masse n'en augmente plus, si le verre ne tombe pas, on le retire de la manière dite. On peut, si le cas le requiert, multiplier les ventouses : c'est toujours le même procédé répété un plus grand nombre de fois.

Quoique Morel se soit bien convaincu par l'expérience que la filasse, disposée comme il l'indique, soit tout-à-fait incapable de mettre le feu, d'une part, dit-il, parce qu'elle brûle exclusivement dans le verre (celui-ci étant saisi par le fond, son ouverture se trouve supérieure jusqu'au moment de l'application); en second lieu, parce que les filamens isolés de la masse, qui dépassent le verre, étant trop ténus pour soutenir la combustion, sur quelques corps qu'ils tombent, sont toujours éteints avant de joindre ces derniers, sa prudence ne lui a pas moins suggéré quelques précautions que voici, dans les mêmes expressions à peu près que l'auteur les présente. Si les ventouses peuvent être posées l'animal étant debout, et si celui-ci est en état de marcher, on le conduit sur un sol nu; un torche-nez et une plate-longe sont utilisés au besoin. Si l'air est

vif, on fait placer la tête dans une direction convenable pour
éviter l'influence de ce véhicule ; les aides peuvent remplir
cette condition. Si l'animal est dans l'impossibilité de quitter sa
place, ou si, par une raison quelconque, on croit nécessaire
de l'abattre, on couvre la litière avec une toile, une couverture de laine, etc., que l'on fait déplacer à mesure qu'on opère
sur telle ou telle région.

Avant sa mort, Morel comptait déjà un grand nombre de
succès de l'application de son mode de ventouses dans des inflammations articulaires, des ophthalmies, des parotidites, des
entérites même, ces applications secondées d'ailleurs par tous
les autres moyens antiphlogistiques ; mais il convient, avec
raison, que les ventouses ne sauraient être appliquées indiffé-
remment sur toutes les parties du corps, et qu'il faut, autant
que possible, choisir les régions charnues, celles qui n'offrent
point d'éminences osseuses, telles que l'extrémité supérieure
de l'encolure, le trajet des muscles temporo et zygomato-
maxillaires dans le cas de phlegmasie des parotides ou de la
conjonctive oculaire ; le flanc, l'abdomen, pour l'entérite ; la
peau qui recouvre les muscles iléo-trochantériens et iléo-rotu-
liens, s'il s'agit de traiter l'articulation coxo-fémorale, etc., etc.
Morel savait que plus l'inflammation se rapproche de la peau, et
plus cet organe fournit de sang ; qu'il en donne une proportion
bien plus considérable encore s'il partage l'état phlegmasique
des tissus jaunes. C'est sur ce principe qu'est fondée l'idée que
nous avons eue de provoquer l'afflux du sang dans la partie à
ventouser, avant d'appliquer la ventouse, en couvrant préalablement cette partie d'un vésicatoire. Il paraît assez indifférent, comme le pense Morel, de faire ou non les scarifications
suivant la direction des fibres musculaires, car on divise rarement l'épaisseur du derme en les pratiquant ; on ne traverse la
peau, pour pénétrer dans les muscles, que dans le cas où l'on
veut agir avec une extrême énergie.

Ce sont les chirurgiens anglais qui, voulant rendre l'usage
des ventouses plus facile, ont imaginé de placer une pompe
aspirante au sommet de la cloche de verre, afin d'y faire
mieux le vide lorsqu'elle est appliquée. Sarlandière et Démours
sont parvenus à réunir un scarificateur à la ventouse et à faire
agir le premier sans avoir besoin de lever l'autre, en plaçant
la pompe aspirante sur une tubulure latérale de la cloche, et
en introduisant ensuite, à travers une seconde ouverture faite
au sommet, une tige supportant une plaque armée de pointes
de lancette. La ventouse étant appliquée, en abaissant la tige
qui glisse à travers une boîte en cuivre, on enfonce les lames
de lancette dans la peau, et l'on procure ainsi la sortie abondante du sang. Mais alors il s'agit de vider la ventouse sans la
détacher, afin de pouvoir entretenir à volonté l'évacuation san-

guine. C'est dans cette intention que Sarlandière a placé près du rebord de la ventouse, qu'il nomme *bdellomètre*, une troisième ouverture qui supporte un robinet de cuivre. Moyennant ces instrumens, l'application des ventouses avec scarifications est sûrement rendue plus prompte, et peut-être plus efficace, en ce qu'elle permet de tirer plus de sang que par le procédé ordinaire ; mais il serait à désirer qu'on pût obtenir les mêmes effets avec des instrumens plus simples, plus faciles à entretenir propres, et qui offrissent aussi une grande solidité. Telle est sans doute l'idée qui a frappé M. Leblanc, et qui l'a dirigé, lorsque, voulant répandre l'usage des scarifications chez les principaux animaux domestiques, il a proposé, pour faire le vide et pour scarifier, un appareil qui a la plus grande analogie avec celui dont on se sert chez l'homme, et dont nous venons de donner une idée ; il en diffère seulement pour les dimensions, et en ce que les scarifications se font à l'aide de la main, sans le secours des lames de lancette mises en jeu par l'action d'un ressort.

L'instrument de M. Leblanc, qu'il appelle le scarificateur dans le vide, est confectionné ainsi qu'il suit : d'abord une cloche en verre très épais, dont l'ouverture s'applique sur la peau. Cette cloche porte trois tubulures ; l'une, placée latéralement et intérieurement, est destinée à donner issue au sang quand le vase est rempli ; à l'autre, placée à l'opposite et diagonalement en remontant, s'adapte un appareil pneumatique ; la troisième tubulure est destinée à donner passage à la tige à l'aide de laquelle on plonge le scarificateur. Une garniture en cuivre est mastiquée à la seconde tubulure pour l'adaptation du robinet de la pompe ; une autre garniture, aussi mastiquée, reçoit une pièce en cuivre adaptée à la troisième tubulure, dans laquelle pièce glisse la tige du scarificateur ; une troisième ajusture reçoit un bouchon en cuivre, que l'on enlève quand on veut faire écouler le sang de la cloche ; un robinet pneumatique, adapté vers l'extrémité inférieure de la pompe, sert à la fois à faire communiquer le corps de celle-ci avec la cavité de la cloche et cette cavité avec l'air extérieur. Un bouchon ferme le trou du robinet qui communique avec l'atmosphère, et un autre bouchon s'adapte à la première des tubulures dont il a été parlé. Une tige en cuivre, passant par la troisième tubulure, est destinée à enfoncer le scarificateur. Celui-ci est pourvu d'un disque en cuivre, où sont fixées toutes les lames, à l'aide de vis, et les lames, disposées sur trois rangs, au nombre de quinze, sont vissées sur le plateau, dont on les sépare à volonté. Une plaque de cuivre, parallèle au disque supérieur, offre trois fentes destinées à laisser passer les trois rangs de lames. Cette plaque est maintenue par deux supports en cuivre, qui présentent une fente dans la plus grande partie de leur longueur, et qui glissent entre le fond d'une échancrure du plateau et la tête de deux vis de pression, qui, lorsqu'elles sont serrées, rendent la plaque immobile. Cette plaque est le régulateur du scarificateur : selon qu'on la rapproche plus ou moins du disque supérieur, la pointe des lames est plus ou moins saillante, ce qui est nécessaire pour qu'on puisse mettre en rapport la longueur du tranchant avec l'épaisseur du derme, en un mot, pour donner aux lancettes la longueur voulue. Ainsi, deux vis de pression servent à fixer le régulateur des lames, et celle-ci a deux supports fendus qui lui permettent de glisser à volonté entre la tête des vis et le disque des lames ; un cylindre en cuivre, qui se visse sur la garniture recevant la pièce en cuivre dans laquelle glisse la tige du scarificateur, offre un trou central garni d'un morceau de cuir, sur lequel le glissement de cette même tige s'opère avec frottement. Enfin des cuirs sont destinés à rendre le plus complètes possible les réunions des diverses pièces de l'instrument.

Pour appliquer son instrument, M. Leblanc rase d'abord le poil, et réussit ensuite à obtenir un très-fort gonflement de la peau. Il pratique les incisions en enfonçant rapidement le scarificateur, qu'il a le soin de monter, pour cet effet, jusqu'au sommet de la cloche, afin de le lancer avec plus de force. Aussitôt le sang jaillit ; mais l'écoulement n'est qu'instantané, et plus on rend le vide complet, moins le liquide coule, au point que les plaies, quoique béantes, deviennent tout-à-fait sèches. Si l'on fait, ce qui est nécessaire, de nouvelles scarifications disposées de manière à croiser les premières et à rendre ainsi les plaies cruciales, le sang jaillit encore une fois, mais pour un moment. En rendant alors de l'air à la cloche, le gonflement de la peau disparaît et le sang coule. Les mêmes phénomènes s'observent encore dès qu'on applique de nouveau la ventouse. Cherchant à se rendre raison desdits phénomènes, M. Leblanc a pensé que les lames n'étant pas assez longues et n'atteignant que les vaisseaux cutanés, il ne pouvait obtenir que l'évacuation du sang contenu dans les capillaires sanguins de la partie de la peau gonflée, en raison de la compression qu'exerçaient les bords de l'ouverture de la cloche qui interceptait la circulation, puisque le liquide coulait de nouveau quand la compression cessait. Il répéta son expérience sur un cheval de carrosse affecté d'une inflammation de la membrane muqueuse du larynx, de la partie supérieure de la trachée et du tissu cellulaire parotidien. Il donna une longueur de onze millimètres (cinq lignes) aux lancettes, en relevant le régulateur du scarificateur, et il appliqua la cloche derrière le bord postérieur, et à la partie inférieure de la parotide, sur le poil, qu'il eut seulement la précaution d'humecter. Il parvint encore à raréfier l'air et à obtenir un gonflement considérable. Il lança

le scarificateur avec force, par deux fois différentes et dans
une direction opposée; le sang jaillit avec rapidité, et le jet
fut continu, surtout d'une scarification où s'était trouvée une
petite artère sous-cutanée. L'évacuation du sang augmentait
toutes les fois qu'on faisait agir la pompe, et elle se ralentissait
quand on lui rendait de l'air. L'opérateur obtint par ce moyen
un kilogramme (deux livres) de sang. Il fit une nouvelle application de l'instrument sur l'autre face parotidienne, et il en
obtint le même résultat, si ce n'est cette particularité du jet
rapide de la scarification signalée plus haut; cependant il y eut
trois blessures qui fournirent beaucoup plus de sang que toutes
les autres ensemble, sans doute parce qu'elles correspon-
daient à des vaisseaux sous-cutanés d'un calibre plus fort.
L'animal, du reste, se trouva bien de cette déplétion locale,
qui, renouvelée deux jours après, eut une réussite égale, à
quelque chose près.

M. Leblanc a recommencé ses essais dix à douze fois depuis,
sur d'autres régions du corps. Sur les côtes, le résultat a été
variable; il s'écoulait, après que l'air était rendu, beaucoup
plus de sang qu'auparavant. Une seule fois il est arrivé qu'une
veine d'un certain calibre a été ouverte et a répandu une assez
grande quantité de sang dans la cloche. Sur l'abdomen, les
évacuations étaient beaucoup plus abondantes qu'aux côtes;
au plat des cuisses, de même qu'aux fesses, l'écoulement a été
nul. Sur les joues, il a été encore nul seulement pendant que
le vide existait, car le sang coulait avec abondance dès que
l'on rendait l'air.

Dans le mémoire précité sur l'usage du scarificateur dont il
s'agit appliqué aux principaux de nos animaux, l'auteur se
propose de continuer ses essais, et surtout d'y mettre plus
d'exactitude, car il avoue avoir souvent négligé de noter la
quantité de sang répandu, et le temps de la durée de l'évacuation sur les diverses régions. Il se propose également de modifier son instrument, en y adaptant des lames susceptibles de
diviser les tégumens à la manière des sangsues, et en inter-
posant entre la peau et la ventouse un bourrelet en gomme
élastique, qui, à ce qu'il pense, doit avoir un grand avantage,
en simulant mieux la succion des sangsues. Dans le moment où
il écrit, il se dispense de tirer des conclusions du petit nombre
d'essais qu'il a tentés; il déclare préférer attendre que des observations plus multipliées, soit de ses confrères, soit de lui-
même, viennent consolider son jugement. On doit louer cette
sage réserve d'un vétérinaire aussi distingué, et attendre avec
lui, du temps et de l'expérience, qu'on perfectionne les moyens
connus de suppléer aux sangsues dans la pratique médicale relative aux animaux, surtout quand on considère que les vers
aquatiques dont il s'agit manquent dans beaucoup de pays, et

qu'en France même les étangs se dépeuplent, attendu la prodigieuse consommation qu'on en fait depuis un certain nombre d'années. D'ailleurs, il est souvent très-difficile de faire prendre les sangsues sur le cuir dur de nos grands animaux, et à l'égard de ces derniers, la dépense est si exorbitante, à cause de la grande quantité qu'il faut de ces vers, qu'on ne saurait trop désirer de les voir remplacés par quelque moyen plus économique et plus facile à mettre en usage.

Les ventouses avec scarifications conviennent dans une foule de cas, et d'abord pour remplacer les sangsues, dont elles imitent jusqu'à un certain point la succion. Appliquées avec soin, scarifiées profondément, réappliquées trois, quatre, cinq et même six fois, elles peuvent encore avoir leur utilité, à défaut de moyens meilleurs, dans les inflammations des viscères et surtout des membranes muqueuses; mais elles sont décidément efficaces dans les inflammations des parties qui revêtent les os, et dans celles des membranes séreuses qui avoisinent ces parties extérieures. En même temps qu'on les emploie, on doit faire une saignée générale, si le cas exige une grande déplétion. Elles ne sont pas moins efficaces lorsqu'il s'agit de déterminer une irritation douloureuse à la peau; mais alors il convient d'entretenir cette irritation par des frictions excitantes, ou par la réapplication de la ventouse un grand nombre de fois. Il est des cas où ce moyen ne doit être mis en usage qu'après que la pléthore ou l'exaltation générale du système sanguin, si elle existe, est calmée par la phlébotomie. Dans les inflammations de la peau, les ventouses ne doivent être appliquées qu'aux environs de la partie enflammée, ou dans des parties plus ou moins éloignées, en rapport sympathique, lorsqu'on veut agir par révulsion ou dérivation. On doit en espérer de bons succès dans les inflammations des ligamens et des capsules articulaires.

VENTS. Se dit vulgairement du bruit, quelquefois sourd, quelquefois sonore, qui accompagne l'émission des gaz formés et accumulés dans l'estomac ou dans les intestins, et qui sortent par la bouche ou par l'anus. Dans le premier cas, on les appelle *rots*, *éructations*; et *pets* ou *vesses* dans le second. Les vents sont ordinairement accompagnés de borborygmes, et ils ont lieu dans les coliques. Les alimens donnés en vert à l'étable ou au râtelier, et ceux qui n'ont que peu ou point de fermeté, passent pour en donner. Les animaux affectés de hernies, et surtout de hernies inguinales, en rendent beaucoup. On a aussi remarqué que les chevaux tiqueurs et poussifs en rendent souvent; on dit, dans un autre sens, que le cheval affecté de la pousse *a du vent*.

VER (le), ou **VER SOUS LA LANGUE DU CHIEN.** Nous ne connaissons que M. Blainville, et Appert vétérinaire à Issurville, qui aient parlé d'un ver sous la langue du chien.

M. Blainville a donné communication à la société philomathique, dans sa séance du 7 janvier 1826, d'une lettre d'un correspondant de la société, ayant pour objet des observations précises sur un corps vermiforme blanc, opaque, situé dans la ligne médiane, sous l'épiderme de la langue des chiens. Cette substance, indiquée par Hippocrate comme cause de la rage, et très-bien décrite par Morgagni, n'avait plus attiré l'attention des physiologistes ; M. Blainville lui-même ne l'avait observée que chez le loup, et l'on regardait généralement comme un préjugé les maladies attribuées, dans les campagnes, aux vers de la langue, et les cures opérées par l'*everration* des chiens. Le correspondant était dans cette persuasion, lorsque plusieurs guérisons, et une entre autres, opérée en sa présence, lui ont paru mériter toute l'attention des observateurs. La matière vermiforme, enlevée sous la langue d'un chien que l'état de maladie empêchait de manger, ne causa l'écoulement que d'une gouttelette de sang. et l'animal reprit presque aussitôt son appétit et ses allures ordinaires.

Cette observation a fixé l'attention des membres de la société philomatique, et après une discussion élevée à ce sujet, ils ont paru se ranger à l'opinion qui regarde cette substance comme un organe particulier, dont le développement peut être favorisé ou retardé par diverses circonstances accidentelles. Toutefois aucun rappport établi entre cet organe et les autres parties de l'économie ne peut indiquer les fonctions qu'il doit remplir. Une pièce pathologique fraîchement préparée, et sur laquelle on voit la substance vermiforme blanche sous-linguale, très-facile à saisir et à détacher, a été montrée à la société par M. Blainville. La compagnie, désirant éclaircir cette question, a fait, à cet effet, un appel à ses membres, et spécialement au correspondant qui lui a adressé ses observations, et M. Appert n'a pas tardé à y répondre.

Selon ce vétérinaire, le chien, dans un état maladif qui serait causé par la présence de ce prétendu ver sous la langue, mange et boit fort peu ; il est paresseux, et devient moins attentif à la voix de son maître ; ses yeux sont tristes ; le mal faisant des progrès, l'animal se retire dans un coin éloigné de tout bruit, et ne prend plus aucune nourriture ; la bouche est chaude ; les membranes apparentes sont rouges ; le pouls est fréquent ; enfin, si on ne lui donne aucun secours, il tombe dans le marasme, et la mort arrive plus ou moins promptement : les jeunes chiens, surtout ceux d'un an à dix-huit mois, et, parmi ceux-ci, les chiens de bergers et de bouviers, y sont les plus exposés. M. Appert a pensé, ainsi qu'il le dit, et tel que nous le rapportons, que cette affection est due à la présence d'un cordon blanchâtre, s'étendant de la base de la

langue à sa pointe, dans la ligne médiane; ce cordon était dur
et tendu comme une corde à boyau, mais ressemblant assez
à un ver, en ce que, renflé dans son milieu, il se termine en
pointe à ses extrémités. Il a été confirmé dans cette opinion,
parce que l'expérience lui a prouvé que, le jour même de l'o-
pération par laquelle on enlève ce corps, l'animal commence à
manger, et reprend de la gaieté; la guérison, sans aucun remède, est d'ailleurs complète au bout de deux ou trois jours.
Pour faire l'opération, dit M. Appert, on fait écarter les deux
mâchoires du chien par la personne à laquelle il est attaché;
s'il est méchant, on peut se servir de deux morceaux de corde,
ou employer une sorte de *speculum oris*, afin de ne pas être
mordu; on saisit de la main gauche la langue à la pointe, en
la renversant sur l'index de bas en haut; on voit alors facilement la production dont il est question; on la dissèque avec la
pointe d'un bistouri, ou avec des ciseaux courbes, dans une
étendue de quatre à six millimètres (deux à trois lignes); on
saisit la partie avec une érigne, et on la coupe. Le vétérinaire
que nous citons fit avec succès cette opération sur un chien de
berger qui, retiré dans un coin de la cour, sur de la paille, refusait toute nourriture depuis la veille; il ne vint pas à la voix
de son maître, qui le saisit pourtant sans qu'il opposât de résistance; il guérit promptement après l'opération.

Ayant disséqué le mieux possible cette substance, afin de
reconnaître sa nature, M. Appert trouva qu'elle adhérait fortement à la langue par un tissu cellulaire serré, et qu'elle était
fibro-tendineuse, de couleur blanchâtre; disposition qui s'y
faisait surtout remarquer en la fendant en long; d'où ce vétérinaire conclut qu'elle n'est qu'une production du muscle gé-
nio-glosse, fatigué par les aboiemens et les courses continuelles
de ces animaux.

Nous ne savons rien autre chose de ce qu'on appelle le *ver
sous la langue du chien;* production que Morgagni lui-même
déclare positivement ne point être un ver; c'est pourquoi nous
avons cru devoir nous borner à rapporter, presque toujours
dans les mêmes expressions, les observations qu'on vient de
lire; nous ne voulons pas même y ajouter de réflexions, en
attendant que ceux qui ont pu observer veuillent bien faire
part au public du résultat de leurs travaux. *Voyez*, au surplus,
EVERRATION.

VER DU NEZ DES BÊTES A LAINE. *Voyez* OEstre.

VER DES TUMEURS CUTANÉES DES BÊTES A CORNES.
Voyez OEstre.

VER SOLITAIRE. *Voyez* TÆNIA.

VERCOQUIN ou VÉROQUIN. Nom trivial donné à une maladie
que les ignorans disent occasionée par la présence d'un prétendu petit ver, qu'ils supposent venir de la queue du cheval,

suivre la moelle allongée, et causer des convulsions et des symptômes de vertige à son entrée dans le cerveau. Partant de cette fausse idée, ces mêmes ignorans obscurs conseillent de perforer avec un fer chaud la partie supérieure et antérieure de l'encolure, au dessous du ligament cervical, à peu près à l'apophyse épineuse de la deuxième vertèbre du cou; comme si, en supposant la présence de ce ver, ce que nous sommes loin d'admettre, on était sûr de l'attraper juste au passage. De semblables idées, de semblables pratiques, se recommandent assez d'elles-mêmes au mépris général, et ne méritent pas les honneurs de la réfutation.

VÉRETTE. *Voyez* CLAVELÉE.

VERGETURES. Petites raies rougeâtres dont les membranes muqueuses sont quelquefois le siége à la suite des phlegmasies qui y ont occasioné une violente distension. Cet état paraît dépendre d'une accumulation de sang dans les capillaires où se montre la coloration.

VERMICULANT. *Voyez* VERMICULAIRE.

VERMICULAIRE ou **VERMIFORME.** Qui ressemble à un ver. On applique cette épithète à l'état du pouls où l'artère est molle, comme onduleuse, et assez faible. *Voyez* POULS.

VERMIFORME. *Voyez* VERMICULAIRE.

VERMINE. On donne ce nom aux différens insectes qui sont parasites des animaux, mais surtout à ceux qu'on appelle *poux. Voyez* PHTHIRIASE. Les cultivateurs étendent aussi l'acception du terme de vermine à tous les insectes en général qui nuisent aux produits de leurs récoltes; même souvent, dans quelques endroits, aux rats, aux souris, aux limaces, aux vers de terre, etc. Ce terme trivial est trop vague pour être conservé.

VERMINEUX. Qui est produit ou supposé entretenu par des vers.

VERMOULURE. Nom donné à la *carie humide* des os, qui est la véritable, celle qu'on appelle *carie sèche* étant la nécrose. *Voyez* CARIE et NÉCROSE.

VÉROLE. On appelle *grosse-vérole* la *syphilis* ou la maladie vénérienne, et *petite-vérole* la *variole. Voyez* CLAVELÉE, SYPHILIS et VARIOLE.

VÉROLE DES BŒUFS. *Voyez* VARIOLE DES BŒUFS.

VÉROLE DES VACHES. *Voyez* VACCINE.

VÉROLETTE. *Voyez* VARICELLE.

VÉROLIN (le). *Voyez* CLAVELÉE.

VEROQUIN (le). *Voyez* VERCOQUIN.

VERRONS. (yeux). *Voyez* IRIS (maladies de l').

VERRUES. Sorte d'excroissances dures, presque cornées, larges à leur base, qui viennent sur différentes parties des tégumens des animaux, et dont les racines s'implantent dans l'épaisseur du derme, par des filamens denses, à demi fibreux et multipliés. *Voyez* POIREAUX.

VERS. On nomme *vers intestinaux*, ou *entozoaires* selon Rudolphi, des animaux invertébrés, à corps allongé, aplati, cylindrique ou vésiculaire, mou et contractile, sans cartilages ni vaisseaux sanguins, sans poumons, ni branchies, ni trachées apparentes; leur système nerveux est nul ou invisible; ils ont la tête cohérente, munie d'une ou plusieurs bouches distinctes; ils n'offrent ni pattes, ni corselet; ils ne subissent point de métamorphoses; enfin ils existent et vivent dans l'intérieur du corps ou dans les organes des animaux, et ils meurent aussitôt qu'ils en sont sortis.

En histoire naturelle, on classe les vers, en raison de leur habitation, en *vers extérieurs*, qui habitent hors du corps des animaux, et en *vers intérieurs*, qui se logent dans le corps ou dans les organes des animaux; en médecine vétérinaire, comme en médecine humaine, on ne s'occupe que de ces derniers, que l'on nomme *intestins* ou *intestinaux*, ainsi que nous venons de le dire, quoiqu'ils ne demeurent pas tous dans le canal intestinal. Ces parasites, en effet, paraissent se plaire partout dans l'organisme : les uns habitent de préférence les intestins ou l'estomac, ou ceux-là et celui-ci; les autres résident dans les vaisseaux; d'autres paraissent hors des voies de la circulation, et se rencontrent sur la face extérieure de plusieurs viscères; d'autres encore s'observent dans l'épaisseur même du parenchyme ou du tissu des organes, et c'est ainsi qu'il s'en trouve dans la substance de l'encéphale, du poumon, du foie, des reins, etc. Il en est qui se plaisent dans les cavités nasales, entre cuir et chair, dans l'épaisseur des tégumens, sous les cornes, sous l'ongle, dans l'œil, etc. Leur caractère commun est de vivre aux dépens des animaux auxquels leur existence est liée, de ne s'observer nulle part ailleurs dans la nature, et de mourir aussitôt qu'ils sortent des corps animés, comme s'ils n'avaient pas d'existence à eux-mêmes et en propre. Quelle est leur origine? Question obscure et difficile, sur laquelle on a émis diverses opinions : nous n'en examinerons que quelques unes.

De l'origine des vers intestinaux. On a beaucoup disserté sur les moyens que la nature emploie pour introduire ou faire naître les vers dans l'organisme de l'animal, et la théorie de leur génération première a donné lieu à des discussions sans nombre, à une foule d'hypothèses successivement détruites les unes par les autres.

Les anciens, manquant de bonnes observations, et surtout de connaissances positives en physique, regardaient la génération de certains êtres comme provenant de la corruption ou de la putréfaction, lorsqu'on ne voyait pas distinctement leur mode de se reproduire; cette idée est absurde, il n'est pas besoin de la discuter.

Une autre conjecture, qui n'est pas la moins curieuse, est celle des germes innombrables répandus dans l'immensité de la nature, et n'attendant que le lieu et l'occasion favorables pour s'introduire dans l'organisme. De ce qu'on a vu des vers ou des œufs d'insectes dans plusieurs substances dont les êtres organisés se nourrissent, on a été porté à croire que ces espèces de germes passaient dans les corps des animaux qui respirent, avec les liquides et les solides qui composent leur nourriture; mais cette étiologie est très-douteuse, et il faut distinguer; il y a bien, chez les chevaux, les bœufs, les moutons et d'autres mammifères, de petits œufs déposés par certaines mouches, nommées *œstres*, comme nous l'avons dit à l'article qui concerne ces insectes; ces œufs donnent bien le jour à des larves, qui s'enfoncent dans les naseaux, ou les intestins, ou les ulcères du dos, chez ces quadrupèdes, puis, à une certaine époque, sortent du corps de ces animaux, et se transforment en mouches; mais rien de semblable ne s'observe en ce qui concerne les véritables entozoaires; ils ne naissent aucunement d'insectes, ne se transforment jamais, et ne sortent jamais du corps sans mourir; ils y subsistent constamment sous les mêmes formes. D'ailleurs les vers ou les germes de vers du dehors, que les animaux peuvent avaler, sont nécessairement digérés, et incapables de vivre dans les individus vivans, tandis que les vers intestinaux, loin d'être altérés et digérés par l'action de l'estomac et des intestins, y trouvent une abondante alimentation, et les élémens mêmes de leur existence, qui résiste à celle des animaux qui les portent, ou plutôt qui se conserve par l'existence de ceux-ci; car ils meurent avec eux. Une autre preuve que les entozoaires ne viennent pas du dehors, c'est qu'on en a découvert chez des individus qui n'avaient encore sucé que le lait de leur mère, et jusque dans les entrailles du fœtus évacué avant terme; de petits poussins sortant de l'œuf, ont déjà présenté des espèces de tœnia dans leurs intestins; le moyen d'en accuser les insectes! Beaucoup de chenilles, de sauterelles, etc., présentent aussi de petits vers intestins, minces comme des crins (*filaires*), et l'on n'en observe jamais dans les substances qu'ils mangent.

Les autres conjectures ne sont pas mieux fondées, et ne doivent nous arrêter qu'en passant. Linné a pensé que les germes des vers existaient dans la terre et les eaux; quelques uns prétendent que les animaux peuvent se les communiquer par la cohabitation, et d'autres admettent l'hypothèse des générations spontanées, que nous discuterons tout à l'heure. Vallisnieri veut que les animaux naissent avec ce germe, qu'il existe dans tous, mais que son développement exige le concours de circonstances particulières. On a vu des petits naître avec des vers intestins, on en a trouvé dans des fœtus de vache, dans celui du chien, du chat et du mouton, et l'on en a conclu que l'on devait attribuer ces vers à l'hérédité; il faudrait donc que le jeune individu qui apporte les entozoaires en naissant les eût reçus de sa mère ou de son père, si on pouvait le supposer, au moins en germes ou en œufs; mais il n'est nullement prouvé que les père et mère aient toujours les mêmes vers que leurs petits apportent à leur naissance; et quand cette preuve serait faite, il faudrait encore suivre la trace et le passage des vers de la mère au fœtus, et admettre spéculativement qu'ils sont chariés par le sang de la mère, lequel va directement au fœtus, comme on le sait aujourd'hui, par la communication des vaisseaux de l'utérus avec ceux du placenta. La question devient encore plus embarrassante et plus insoluble par l'affirmative, quand on cherche à se rendre compte de l'introduction des vers qui vivent dans des cavités et dans des tissus, même sur des organes qui n'ont aucune communication au dehors, ni avec les parties de la mère, quand on se demande comment un oiseau transmet à son jeune oiselet, et un papillon à une chenille, par les œufs mêmes qu'ils pondent, les vers qu'on rencontre chez ces jeunes animaux. Les zoologistes sont loin d'être d'accord à ce sujet.

Une autre opinion, celle de la génération directe et spontanée, est-elle mieux établie et mieux prouvée? C'est ce que nous allons examiner. Voici les principaux argumens par lesquels les partisans de cette opinion la soutiennent : les vers intestinaux s'observent dans le corps des individus vivans, même avant la naissance; donc ils ne viennent pas du dehors : ils ne peuvent subsister et se propager que dans les animaux vivans, qui sont leur unique demeure; ils habitent, selon les espèces, en toutes les parties du corps les plus profondes, les plus impénétrables; donc ils ne viennent pas du dehors : tout insecte ne peut s'introduire dans quelque partie que ce soit de l'organisme sans déterminer plus ou moins de douleur; les vers intestinaux, au contraire, vivent souvent sans être sentis de l'individu qui les porte et s'y accoutume : plusieurs animaux ont des vers particuliers à leur espèce, et si ces vers ou leurs œufs venaient du dehors, chaque animal en pourrait recevoir sans doute de toute espèce : les vers intestinaux ont une structure toute particulière, qui ne s'observe pas chez les autres classes d'êtres; ils ne vivent que de matières alimentaires déjà élaborées, assimilées dans les corps vivans; enfin, il existe des hydatides solitaires, qui sont incapables de s'accoupler, puisqu'elles manquent d'organes sexuels, comment donc leur supposer la faculté de se propager, de se transmettre d'un corps à un autre? D'ailleurs, ajoute-t-on, est-il absolument impossible que, dans la sérosité des humeurs animales, des particules muqueuses se rapprochent, s'unissent, s'arrangent en forme de vers par la puissance vitale des organes, dans un lieu favorable à cette production, et finissent par s'animer, par vivre enfin d'elles-mêmes? N'est-ce pas ainsi que le chyle nourricier se transforme en fibres dans la chair des individus vivans? Il faut en convenir, ces argumens sont forts; ils ne sont peut-être pas sans réplique. D'abord, comment ces aveugles productions, en les admettant par supposition, donnent-elles toujours, depuis le commencement et perpétuellement, des corps organisés constamment les mêmes, dont plusieurs sont invariablement particuliers à telle ou telle espèce d'animal? Comment ces corps organisés ne varient-ils pas à l'infini dans chaque espèce, ne se confondent-ils pas dans chacune d'elles, ne se présentent-ils pas sous mille formes en se multipliant par le hasard? Comment ces aveugles productions forment-elles, dans presque toutes les espèces de vers intestinaux, des parties sexuelles pour s'accoupler, des œufs pour se reproduire? Comment le hasard de cette génération spontanée procure-t-il précisément des organes reproducteurs, pour se passer de la génération spontanée? Des vers de plusieurs espèces ont des individus mâles et des individus femelles; on en a trouvé d'accouplés; quelquesuns donnent des petits vivans qui crèvent le ventre de leur mère pour en sortir. Il en est à la vérité qui ne s'accouplent pas; mais ils ont des ovaires, de petits œufs, comme plusieurs animaux hermaphrodites; d'autres vers sont androgynes, et portent leurs deux sexes réunis. Or si de très-habiles naturalistes se sont efforcés de démontrer cette génération directe et spontanée, ils ne l'ont pas encore appuyée de preuves matérielles, de preuves suffisantes à notre avis. Quelques uns d'entre eux varient même, et il en est qui assignent deux origines aux vers intestins. Au nombre de ces derniers est M. Bremser. Selon lui, ou ces vers proviennent du dehors, ou bien leur source est dans le corps animal lui-même. Dans le premier cas ils y parviennent à l'état de vers ou à l'état d'œufs; dans le second cas, ce sont des animaux sans parens, comme une production qui s'opère et s'exécute d'elle-même. Mais qui a formé ces vers venus du dehors ou développés à l'intérieur? quel mécanisme les a organisés? par quelles lois, en un mot, sont-ils nés? Voilà ce qui est inexplicable, c'est ce qu'on ignorera toujours. A la rigueur, on peut bien supposer que certains vers, à l'état d'œuf ou d'animal formé, tels que les ascarides, les tænia, et autres, qui ne sont souvent que dans le canal intestinal, ont pu y être apportés du dehors; mais on ne peut faire la même supposition à l'égard des hydatides, qui manquent d'organes de progression, et qui néanmoins se rencontrent, sans avoir pu y pénétrer du dehors, dans l'intérieur des viscères les mieux enveloppés, tels que le cerveau, le foie et la rate. Ce phénomène incompréhensible n'a pas peu

contribué, sans doute, à faire naître cette idée d'une génération spontanée possible, et cette idée s'est fortifiée encore
quand, dans certains temps, lors d'abondantes pluies par
exemple, on a vu tout à coup apparaître des myriades d'êtres
vivans dont il était difficile d'indiquer l'origine. On a été bien
plus loin, on a tenté, dans des expériences, de faire des êtres
vivans de toutes pièces, et l'on dit avoir réussi. L'on a mis dans
un vase du corail avec de l'eau distillée, on a exposé le vase aux
rayons du soleil, ayant soin de l'agiter plusieurs fois par jour,
et de le décanter de temps en temps ; après quoi, à l'aide du
temps, dit-on, on a vu successivement se former la matière
verte de Priestley, des conferves, et enfin des *cyprides*. Mais
qui dit, qui prouve que l'eau, quoique distillée et ayant
éprouvé une ébullition, ne contenait plus aucunement de germes ou d'œufs ? Qui dit, qui prouve que la matière mêlée à
l'eau était tout-à-fait exempte d'en contenir ? Qui dit, qui
prouve que l'air extérieur n'a pas pénétré dans le vase, et n'y a
pas apporté quelques germes ? Le mystère de la génération,
convenons-en plutôt, est au dessus des forces de l'intelligence
humaine ; un voile épais le couvre à jamais, il échappera toujours à nos faibles investigations ; voilà ce que tout esprit juste
doit être forcé d'avouer. Contentons nous donc d'admirer cette
sublime intelligence, cette haute sagesse qui préside à la structure et à la perpétuité de tout ce qui est sur la terre et dans
les mers, et plions le genou devant la puissance du Très-Haut,
qui montre ses merveilles jusque dans les entrailles du moindre
vermisseau.

Des causes présumées des vers. Certaines circonstances semblent favorables au développement des vers chez les animaux,
et ces circonstances consistent dans l'état organique des individus qui les recèlent, dans un état de phlegmasie ou au
moins de surexcitation vitale, dans l'irritation des voies digestives, portée seulement au point d'augmenter habituellement
la sécrétion des follicules muqueux. Il est remarquable que
cet état organique qui fait prédominer l'élément muqueux,
l'aliment par excellence des entozoaires, est susceptible de se
manifester à la suite et par l'effet d'un concours de causes
appelées débilitantes, bien que ces causes n'affaiblissent jamais
tout l'organisme à la fois, et que, même dans la débilité qui
paraît générale, on voie l'un des viscères redoubler d'action,
et offrir tous les signes de surexcitation d'autant plus marquée
que les phénomènes de débilité sont plus prononcés et plus
étendus. Cependant on observe que les vers sont plus communs
dans les poulains et autres jeunes animaux, et dans certaines
épizooties ou enzooties dont la source est puisée dans la disette,
l'altération des substances alimentaires, les eaux gâtées, l'air
malsain, etc. ; le séjour dans les lieux inondés doit aussi y en-

trer pour quelque chose. Plus les jeunes animaux paraissent faibles, et plus ils semblent exposés aux vers ; chez eux, et surtout chez ceux qui sont mous et lymphatiques, les vers compliquent souvent les affections dites muqueuses, parce que alors l'irritation souvent chronique des voies digestives devient cause de l'affaiblissement, et même, toutes les fois que le canal gastro-intestinal présente cet état de phlegmasie lente, les animaux deviennent sujets aux vers, bien que les premiers soient parvenus à l'âge d'adultes. C'est ce que l'on voit dans les gastro-entérites dites maladies adynamiques et muqueuses, où les malades rendent souvent des vers. On ne peut pas dire encore si la grande quantité de mucosité sécrétée dans les individus chez lesquels ces conditions existent, est la cause du développement des entozoaires, ou bien le résultat de leur présence et de leur action irritante sur les surfaces où ils se trouvent ; mais on ne saurait douter que c'est toujours au milieu des traces bien sensibles d'inflammation que se rencontrent les vers composant la classe des cestoïdes de Rudolphi, et que les vers intestinaux proprement dits sont constamment accompagnés de signes annonçant un état de surexcitation de la membrane muqueuse du canal alimentaire.

Mais ce qui est mieux connu, c'est le mal que font les entozoaires aux animaux qui les recèlent en eux. Ils les tourmentent de mille manières, ils sucent sans cesse les sucs nourriciers du corps, absorbent le chyle, le sang, la bile, l'humeur muqueuse des membranes de ce nom, et rongent mêmes les parenchymes, comme la fasciole (douve) dans le foie. Ces parasites coïncident avec plusieurs affections, qu'ils compliquent et rendent plus graves ; elles le sont d'autant plus que les vers sont plus multipliés, et que les organes où ils se trouvent sont plus ou moins importans ou plus sensibles. La présence de ces hôtes fâcheux est encore d'autant plus dangereuse pour les animaux qui les logent, ou les organes qui en sont le siége, que les moyens de les tuer ou de les faire déloger sont souvent inefficaces, du moins à l'égard de ceux qui résident ailleurs que dans le canal alimentaire.

Classification des vers. Chabert a publié, en 1787, un *Traité des maladies* qu'il appelle *vermineuses*, dans lequel il ne décrit que six genres de vers. Il admet que la forme de ces parasites est extrêmement variée ; qu'il en est de gros, courts, et dont le corps est en quelque sorte cuirassé ; de cylindriques dont on a fait, selon lui, trois espèces, et dont le volume varie à l'infini ; de minces, larges et courts ; de longs et plats, de globuleux et transparens, de lancéolés, etc. Ces insectes, dit l'illustre successeurs de Bourgelat, ont des demeures par tout le corps des animaux qui les recèlent ; les premiers, aimant les sucs membraneux, se trouvent de préférence dans les naseaux et la gorge, sur la peau et la membrane épidermoïque de l'estomac; les seconds, qui se nourrissent spécialement de chyle et de sang, se trouvent dans le principe des intestins grêles , dans les vaisseaux sanguins et aériens , et sur la surface extérieure des viscères; les troisièmes, qui n'aiment que la bile, sont logés dans les canaux biliaires et dans la vésicule du fiel; les quatrièmes habitent le canal intestinal et ne vivent que de *suc gastrique* ; les cinquièmes se trouvent dans les grands ventricules du cerveau, sur la surface de la membrane externe du péritoine, dans le lieu où elle tapisse les viscères sanguins, le mésentère, etc., ils pompent les sucs lymphatiques et séreux que fournissent ces parties ; les sixièmes enfin occupent l'os ethmoïde , et ne s'abreuvent que de l'humeur qui filtre à travers les cellules de cet os. Tous ces vers, au surplus, ajoute Chabert , ne se trouvent pas dans le corps de tous les animaux; il y en a qui n'appartiennent qu'à une seule espèce, d'autres qui sont communs à plusieurs, et quelques uns qu'on trouve dans toutes.

A la tête de six genres qu'il a créés , Chabert place celui des *œstres*; mais l'œstre n'est pas un ver, et ce que ce savant appelle ainsi n'est que la larve d'un insecte diptère. *Voyez* OEstres. Les autres genres établis par le même auteur sont Strongle, Ascaride , Crinon , Douve et Tænia; *voyez* aussi chacun de ces mots.

Depuis l'époque ou Chabert a écrit son mémoire, cette partie de l'histoire naturelle a fait beaucoup de progrés , le nombre des vers intestinaux connus s'est accru , et l'on a adopté d'autres divisions plus méthodiques.

L'une de ces divisions , que l'on doit à Rudolphi , comprend les entozoaires sous une classe divisée en cinq ordres. Le premier ordre, celui des *nématoïdes*, renferme ceux dont le corps est allongé, cylindrique, élastique , garni d'un canal intestinal complet , pourvu d'une bouche et d'un anus, et muni de sexes séparés sur deux individus différens. Les genres *filaire* , *strongle* et *ascaride* sont dans cet ordre. Le second ordre, celui des *acanthocéphales*, est remarquable par un corps presque arrondi, circulaire et élastique, dont l'extrémité antérieure se prolonge en une sorte de trompe rétractile et garnie de crochets disposés par séries , et sur lesquels on observe des sexes distincts, chez des individus différens. Cet ordre ne contient que le genre *échinorhynque*. Dans le troisième ordre, celui des *trématodes* , le corps est mou, déprimé, ou presque arrondi , avec des pores ou des suçoirs, et tous les individus offrent la réunion des deux sexes. Le genre *distome*, que nous avons appelé *fasciole* , et le *polystome*, sont dans cet ordre. Celui des *cestoïdes* renferme des vers androgynes, à corps allongé, déprimé, continu ou articulé, dont la tête, rarement pourvue de lèvres simples , offre le plus souvent deux ou quatre fossettes ou suçoirs. Les vétérinaires ne comptent que le genre *tænia* dans cet ordre. Le cinquième ordre enfin, celui des *cystiques*, comprend les vers dont le corps, déprimé ou un peu arrondi, se termine postérieurement par une vessie propre à chaque individu ou commune à plusieurs, et dont la tête est pourvue de deux ou quatre fossettes ou de quatre suçoirs, avec une couronne de crochets, ou enfin de quatre trompes. Les genres *cysticerque* et *cœnure* sont dans cet ordre. *Voyez* LADRERIE et HYDATIDES.

Lamarck ne divise sa classe des vers qu'en trois ordres. Le premier, celui de *vers molasses*, se subdivise, 1° en *vésiculaires*, dont le genre *hydatide* fait partie ; 2° en *planulaires*, dont les genres *tænia* et *polystome* font partie ; 3° en *hétéromorphes*, dans les genres duquel nous ne connaissons pas d'espèces chez les animaux. Le second ordre est celui des *vers rigidules*, où se trouvent réunis les genres *échynorhinque*, *strongle*, *ascaride* et *filaire*. Les genres qui composent le troisième ordre, celui des *vers hispides*, ne se rencontrent pas chez les animaux.

Cuvier divise la classe des entozoaires en deux ordres, celui des cavitaires, répondant aux nématoïdes de Rudolphi, et celui des parenchymateux, comprenant les quatre derniers ordres du naturaliste allemand. A l'ordre des cavitaires appartiennent les filaires, les trichocéphales, les cucullans, les ophiostomes, les ascarides, les strongles, les linguatules, les prionodermes ; au second ordre les échinorhynques, les fascioles, les tænia, les hydatides, les cœnures.

Ne devant avoir égard ici qu'aux vers qu'on rencontre chez les animaux, nous nous trouvons réduits aux treize genres suivans : *filaire*, *trichocéphale*, *oxyure*, *ascaride*, *strongle*, *prionoderme*, *échinorhynque*, *fasciole*, *polystome*, *tænia*, *cysticerque*, *cœnure* et *échinocoque*.

De la naissance et du développement des vers. Les vers intestins sont toujours ovipares, et les œufs qu'ils produisent en quantité considérable n'éclosent heureusement pas tous, autrement ils ne manqueraient pas de faire périr les individus qui les portent. Pour qu'ils se développent tous, il leur faudrait une chaleur qu'ils ne trouvent pas toujours, un repos qui n'existe pas dans l'intestin, organe doué d'un mouvement expulsif continuel dans la plupart de nos animaux, et qui entraine au dehors, avec les excrémens, les œufs des entozoaires. D'ailleurs les gaz, les vapeurs, les matières alimentaires, etc., leur sont très-défavorables, et suffisent souvent pour les rendre impropres à se développer. Les vers à kystes paraissent se reproduire avec plus de difficulté encore, car en général le nombre en est assez borné. Une fois éclos, les vers se développent à la manière de tous les animaux ; ils retirent par succion, des liquides et des solides de l'animal qui les recèle, des sucs propres à leur nutrition. Ils ne touchent point aux substances alimentaires

qui se trouvent dans l'intestin ; aussi périssent-ils avec l'animal
dès que la nutrition de celui-ci cesse. Ils grossissent, prennent
leur accroissement complet, et se reproduisent suivant le mode
que leur permettent les organes régénérateurs qui leur sont
propres. Certains vers sont très-communs dans telle ou telle
espèce d'animal, et, en général, chez les animaux des gens
pauvres, les animaux mal nourris, mal soignés, tenus malproprement, et ceux qui habitent les lieux inondés. L'abondance
des vers peut être quelquefois assez considérable pour faire
périr les individus qui les portent ; cela est toutefois fort rare ;
mais presque tous les animaux en souffrent ; il n'est peut-être
pas de classes d'entre eux qui soient exceptées, et il en où
ces parasites abondent. Le chien et le chat sont dans ce dernier cas. Les vers qui ne sont pas chassés du corps par les efforts
de la nature ou ceux de l'art, finissent quelquefois par s'y
détruire, soit par leur extrême quantité, qui ne leur permet
plus d'y trouver une alimentation suffisante, soit par quelques
circonstances particulières, comme la présence des gaz, d'alimens altérés dans le canal intestinal. Lorsqu'ils y périssent, ils
peuvent être rendus entiers ; mais le plus ordinairement, pour
peu qu'ils ne sortent pas dans les premiers jours de leur mort,
ils s'altèrent, se décomposent, et sont expulsés *par pourriture*,
comme le dit le vulgaire ; il n'est plus alors toujours possible
de les reconnaître.

Des maladies dites vermineuses. Qu'entend-on par *maladies
vermineuses* ; serait-ce des maladies attribuées à la présence
des vers ? Mais les vers existent quelquefois en grande quantité dans le canal intestinal sans qu'aucun accident signale leur
présence, tandis que d'autres fois on n'en rencontre pas un
seul au milieu de tout l'appareil des symptômes que l'on regarde comme indicateurs de leur existence. Dans un certain
nombre de cas ils nuisent fort peu, et dans d'autres ils sont
tout-à-fait étrangers aux maladies dont on leur attribue le développement. Il y a cependant des exceptions, et surtout à
l'égard des vers vésiculaires, qui toutefois ne produisent que
des phénomènes locaux, analogues à ceux que des tumeurs
ou des corps étrangers développeraient dans le lieu même, et
qui, suivant leur volume, comprimeraient les parties voisines, y causeraient de la douleur, de la gêne dans la circulation, etc., etc. Ces espèces de vers sont exemptes des phénomènes généraux qu'on attribue à la présence de ceux qui habitent le canal intestinal. Relativement à ces derniers, il est
certain que, lorsqu'on les rencontre, il y a surexcitation, d'où
l'on est très-porté à penser que l'état de surexcitation est une
condition favorable à la manifestation des vers. Mais une fois
que ceux-ci existent dans cette circonstance, ils deviennent
nécessairement susceptibles de nuire à la santé du moment qu'ils

se développent en trop grande quantité, l'irritation qu'ils déterminent par leurs mouvemens et leur succion ne pouvant pas certainement demeurer sans résultat fâcheux, sans manquer d'aggraver la surexcitation première. Ces idées sont simples et avouées par la saine physiologie, elles tendent à faire disparaître toute la classe des maladies dites vermineuses, pour ne plus voir dans ces prétendues maladies que l'affection de tel ou tel viscère, que les vers accompagnent, qu'ils aggravent même, comme nous venons de le dire, même après en avoir été un des premiers résultats. Ceci établi, nous comprendrons beaucoup mieux l'application des différens phénomènes attribués à la présence des vers intestinaux.

Des causes de la production des vers. Bien des hypothèses ont été présentées à cet égard, et nous n'en sommes pas beaucoup plus avancés. En général on a surtout accusé les circonstances qui, dit-on, exercent une influence débilitante sur l'économie, comme le tempérament lymphatique, les habitations humides et mal aérées, l'absence de la lumière, l'usage de certains alimens, trop aqueux et trop farineux, etc. Comme on ne sait rien de positif, comme on n'a présenté aucune explication, même plausible, nous abandonnons, bien qu'à regret, une question sur laquelle il serait néanmoins vivement à désirer qu'on pût jeter quelque lumière.

Des symptômes qui dénotent la présence des vers. Quoique les symptômes au moyen desquels on peu reconnaître la présence des vers intestinaux soient très-nombreux, ils sont néanmoins très-équivoques dans beaucoup de cas, surtout quand les vers existent en petite quantité ; ces phénomènes sont en général d'autant moins certains qu'ils sont plus variés, et que, pour la plupart, ils n'ont pas toujours, en apparence du moins, des rapports très-directs avec les maladies dans lesquelles on les observe. Quoi qu'il en soit, il est des symptômes généraux à tous les vers, et il en est sûrement d'autres qui sont propres à tel ou tel genre, à telle ou telle espèce, les uns et les autres aussi variables que les effets produits dans les parties affectées de l'organisme ; mais les derniers de ces phénomènes sont toujours les plus difficiles à distinguer. Dans une telle obscurité de symptômes, il n'y a que leur réunion en grand nombre, sur le même individu, qui puisse faire conjecturer avec quelque certitude la présence des entozoaires. Parmi ceux-ci, il est encore nécessaire de faire remarquer qu'il n'y a que les intestinaux proprement dits dont on puisse parfois reconnaître la présence ; les autres sont trop cachés pour que les accidens qu'ils provoquent ne soient pas très-souvent confondus avec les symptômes de la lésion organique à laquelle ils appartiennent ; il est cependant quelques espèces, l'hydatide cérébrale par exemple, dont on peut presque toujours, aux phénomènes qu'elle suscite, reconnaître l'existence au cerveau.

En ce qui concerne les vers intestinaux proprement dits, ceux qui habitent dans le canal alimentaire, la plupart des signes indicateurs de leur présence annoncent une irritation plus ou moins vive de cet organe. D'abord les fonctions digestives sont essentiellement lésées ; peut-on penser autrement quand on voit des bâillemens, l'appétit si variable, nul ou vorace ; le dégoût pour certains alimens et une appétence singulière pour d'autres ; des goûts dépravés, l'expiration fétide, des nausées et des vomissemens dans les animaux susceptibles de vomir, des borborygmes, des coliques, la diarrhée, le ténesme, le ballonnement du bas-ventre, etc.? n'est-il pas facile de voir qu'aucun de ces symptômes n'indique autre chose qu'une irritation gastro-intestinale? Il s'y joint du malaise, de l'anxiété, de la tristesse, un amaigrissement sensible, et un surcroît d'irritation marquée, produite sûrement par la succion continuelle que les vers opèrent pour prendre leur nourriture. Les coliques sont plus ou moins vives, prolongées et intermittentes ; la diarrhée est fétide, presque continuelle. Au surplus, toutes les autres fonctions peuvent être aussi troublées sympathiquement ; les fonctions des organes des sens n'en sont pas même toujours exceptées, et si nous ne pouvons apprécier les dérangemens qui ont ou peuvent avoir lieu dans l'ouïe, il est facile de voir que la vue souffre, elle est grasse et obtuse, l'œil est triste et enfoncé dans l'orbite ; il est prédisposé aux ophthalmies, et celles-ci sont très-susceptibles de devenir périodiques et par suite incurables. Quelquefois la pupille est dilatée. Il est des animaux qui toussent et qui expectorent même, soit en s'ébrouant, soit en buvant. La conjonctive, la pituitaire et la membrane buccale sont pâles, livides, chez certains sujets, ce qui indique le dérangement de la circulation capillaire de ces parties. On observe quelquefois, chez certains sujets, des grincemens de dents, et chez d'autres des mouvemens brusques, subits, qui paraissent involontaires, ou des horripilations vagues et inconstantes ; en outre et parfois le poil est soulevé, comme brûlé ; les flancs sont creux et empâtés, les testicules du mâle sont rétractés, le rectum est enfoncé, la queue remue sans cesse, etc.

Les animaux affectés de vers intestinaux éprouvent souvent dans l'abdomen des douleurs vives, que l'on attribue à leurs piqûres, aux pincemens de leur succion ; on dit même qu'il peut en naître des accidens nerveux, tels que des tics, des convulsions, des vertiges, des mouvemens désordonnés, des assoupissemens, des attaques d'épilepsie, le tétanos, etc. Il est possible que cela ait lieu par les vers dont la tête est armée, les seuls par conséquent qui soient susceptibles de produire une succion douloureuse ; mais de tels phénomènes ne pourraient-ils pas aussi exprimer les effets secondaires ou sympathiques d'une irritation inflammatoire très-intense, exaspérée à l'excès par la présence et l'action d'un très-grand nombre de vers? Quand on attribuerait à leurs piqûres de tels effets, ce ne seraient jamais leurs simples mouvemens ni leurs efforts pour se fixer qui suffiraient pour déterminer ces effets, il faudrait encore dire que ceux-ci ne sont admissibles qu'autant que les vers s'attacheraient aux parois de l'organe qui les reçoit, et qu'ils tendraient à percer ces parois.

Au reste, plusieurs de nos animaux domestiques, et notamment les monodactyles, renferment souvent un plus ou moins grand nombre de vers, qui gissent dans leur canal alimentaire, et qui ne produisent presque généralement de mauvais effets qu'autant qu'ils sont, ainsi que nous l'avons dit plus haut, en quantité prodigieuse. Dans ce cas, leur présence est souvent annoncée par la sortie de quelques uns de ces entozoaires, qui s'échappent par l'anus avec les matières fécales, soit entiers, soit en débris; c'est peut-être même le seul signe bien certain de leur présence dans l'animal. Lorsqu'ils sont nombreux au point d'ajouter à l'irritation de l'estomac ou des intestins, ou de tous deux, ils aggravent les gastrites, les entérites et les gastro-entérites, qui deviennent alors susceptibles de donner lieu à de plus ou moins nombreux accidens, toujours variés, et presque constamment très-graves. La maigreur et le dépérissement s'ensuivent, toutes les fonctions se troublent; la consomption, le marasme et la mort peuvent enfin devenir la suite des phénomènes pathologiques que la présence des vers a augmentés.

Mais examinons plus en particulier les phénomènes dus à la présence des vers intestinaux, tant relativement à l'espèce de chacun d'eux qu'à l'espèce des différens animaux qui en sont affectés.

Symptômes dans l'espèce chevaline. Le cheval en proie aux vers éprouve surtout des coliques, qui ne le tourmentent que de temps à autre, et souvent les douleurs qu'il ressent disparaissent sans autre signe. A mesure qu'elles se renouvellent, elles deviennent plus intenses, les paroxysmes sont plus longs et plus violens; dans le principe, l'animal ne fait, pour ainsi dire, que ressentir quelques épreintes, quelques douleurs colliquatives, qui se dissipent d'elles-mêmes avec le temps; la peau devient de plus en plus sèche, adhérente, et le poil mauvais; la mue ne se fait pas en temps utile ou se fait incomplétement, et la vilaine robe d'hiver persiste souvent une grande partie de la belle saison; le pouls est un peu serré et accéléré; l'animal s'ébroue souvent, lèche les murs, cherche à manger la terre, l'argile, la craie, etc.; il cherche avec avidité les substances salées, et aime à se frotter fréquemment la lèvre supérieure, ce qui est même un phénomène sympathique assez indicatif; quelque-

fois c'est au rectum que le prurit a lieu, et cela indique presque
toujours la présence des vers dans le voisinage de l'orifice de
cet intestin. Mais un symptôme encore plus certain peut-être
est la démangeaison de l'origine de la queue , partie que l'a-
nimal remue sans cesse et cherche à frotter contre les corps
environnans : il faut toutefois admettre que ce prurit de la
queue n'est pas dû à la malpropreté , à une affection psori-
que ou à des poux. Au reste , le phénomène le moins équivoque consiste dans les débris de vers ou les vers entiers qu'on
voit parmi les excrémens , quand on suit avec soin l'état des
déjections alvines. On observe encore des flatulences et des
borborygmes fréquens , des excrémens d'une consistance très-
variable , et une diarrhée infecte : celle qui attaque les poulains est surtout d'une odeur insupportable. Durant les coliques , le cheval montre de l'anxiété , se frappe vivement les
flancs avec la queue , et le ventre avec les pieds de derrière ;
les douleurs sont alors vives , mais non de longue durée ; l'a-
nimal se couche , se débat un moment , se roule une ou deux
fois , se relève , et se met à manger comme de coutume. S'il
y a long-temps que les vers existent chez lui , les mouvemens
de la queue sont presque continuels ; les extrémités , surtout
les postérieures , s'engorgent , et même se couvrent d'é-
ruptions , qui peuvent s'étendre jusque sous le ventre. A ces
indices particuliers peuvent encore se joindre ceux des symptômes généraux que nous ne rappelons pas ici , parce qu'ils
sont , dans leur ensemble , mentionnés plus haut.

Symptômes chez les bêtes à cornes. La présence des vers intestinaux est indiquée chez les bêtes à cornes par les mêmes
phénomènes , à très-peu de chose près , que dans le cheval ; ce
sont toujours des coliques, des douleurs d'entrailles, l'anorexie
ou des appétits voraces , le dégoût ou des goûts dépravés , la
cessation de la rumination, des météorisations passagères et répétées , la diminution de la sécrétion laiteuse dans les vaches ;
la tristesse , le dépérissement , l'émission des vers , etc., et
plusieurs des phénomènes sympathiques relatés dans l'exposition ci-dessus des symptômes généraux.

Symptômes chez les bêtes ovines. Il est toujours très-difficile,
plus difficile même que dans les autres animaux , de constater
l'existence des vers intestinaux proprement dits chez les bêtes
à laine. On remarque chez elles la diminution de la rumination ,
de mauvaises digestions , des météorisations et des vacillations
de la queue ; elles sont faibles , marchent plus lentement , s'é-
loignent volontiers du troupeau , rentrent les dernières à la
bergerie et en sortent les premières ; elles maigrissent ; la région lombaire se décharne le long de l'épine ; elles ont les orifices du nez entourés d'un mucus plus ou moins épais , quelquefois puriforme , et elles s'ébrouent fréquemment.

Symptômes chez le porc. La présence des vers intestinaux, proprement dits, dans le cochon, entretient cet animal dans un grand état de maigreur, malgré sa voracité ; elle lui occasione en même temps une toux forte, rend ses excrémens tantôt liquides, tantôt épais, et, dans l'un et l'autre cas, mal digérés ; les vers déterminent aussi des accès de colique, état que le porc annonce par de l'inquiétude, des cris, des allées et venues indéterminées, et parfois des convulsions. Évertz dit qu'on croit avoir observé que, quand les animaux de cette classe sont tourmentés par les vers, ils se jettent sur toute espèce de volaille, et la dévorent.

Symptômes chez les chiens. Les chiens affectés de vers sont tristes, abattus ; leur poil est sec, hérissé, terne, sale, principalement sur les reins et le haut des épaules. Quand ces phénomènes augmentent, le corps exhale une mauvaise odeur ; la démarche devient gênée, les membres postérieurs sont raides, les cuisses et les hanches paraissent plus maigres que le reste du corps ; le ventre est soulevé, *levreté* ; la pupille est plus ou moins dilatée ; les membranes muqueuses apparentes, notamment celles de la gueule et des yeux, sont plus pâles que dans l'état de santé ; l'œil est larmoyant et quelquefois chassieux, les paupières sont rouges, les narines sont humides ; l'éternuement, ou plutôt l'ébrouement est fréquent ; l'animal se frotte et traîne l'anus par terre, et, soit par l'effet de ce frottement, soit par l'âcreté des excrémens, le périnée se dépile. Les animaux se tourmentent, s'agitent, ou deviennent insociables, moroses, taciturnes, irascibles ; ils poussent des cris plaintifs, des aboiemens sans motif, des hurlemens ; ils mordent leurs semblables, et même les corps qu'ils rencontrent ; ils mangent, quelquefois avec colère, de la terre, de la paille, du bois et autres substances étrangères à leur goût ordinaire. Dans ces mêmes animaux, les douleurs colliquatives sont beaucoup plus intenses que dans les autres espèces ; des envies fréquentes de mordre surviennent quelquefois plus ou moins violemment, de manière à simuler la rage ; les coliques sont aussi violentes que fréquentes, et constituent, avec les paquets de vers rendus, les symptômes les plus évidens de l'existence de ces parasites. Enfin le chien tombe dans une hideuse maigreur, souffre une longue agonie, et meurt dans d'affreuses convulsions.

Symptômes produits par l'ascaride lombricoïde. Ces vers occasionnent des coliques longues et fréquentes, et lorsqu'ils sont réunis, agglomérés en masse, pelotonnés, ils mettent obstacle à la libre circulation des matières alimentaires, ce qui ne contribue pas peu à augmenter les douleurs d'entrailles ; ces douleurs sont parfois très-violentes, et se terminent fréquemment par une entérite mortelle. Les animaux dépérissent promptement, éprouvent des spasmes, des dérangemens morbides dépendant de l'altération des voies alimentaires, sont constipés, ou ont des diarrhées où ces vers se montrent morts ou vivans avec les matières évacuées. On en trouve quelquefois, après la mort de l'animal qui les renferme, des paquets volumineux dans l'estomac ou les intestins. On a dit qu'ils font de petites érosions à la surface interne de ces organes, qu'ils perforent quelquefois les intestins du cochon, au point que les charcutiers ne peuvent en faire usage. Le fait nous paraît bien difficile à admettre comme exact ; la perforation des tuniques gastriques et intestinales peut bien coïncider avec la présence des ascarides lombricoïdes, mais rien ne prouve positivement que ces perforations soient dues aux morsures des vers, puisqu'on a eu lieu d'observer des perforations de l'estomac et des intestins, avec ou sans amincissement du tissu de ces viscères, sans qu'il y eût la moindre apparence d'un ver quelconque. Il est assez difficile de constater la présence des ascarides lombricoïdes jusqu'au moment de leur évacuation au dehors ; ils sont ordinairement rendus par l'anus avec les excrémens. On les trouve ordinairement, après la mort de l'animal, dans l'estomac et les intestins grêles, rarement dans le gros intestin ; ils sont presque toujours enveloppés d'un mucus glaireux. Aux endroits qu'ils occupent, la membrane muqueuse est ridée et rouge ; ailleurs, cette membrane est ordinairement blanchâtre, quelquefois exulcérée çà et là, et couverte en quelques endroits d'espèces de fongus. Ce désordre ne présente-t-il pas les traces d'une des nuances de la gastro-entérite ou de l'entérite, suivant la portion de la membrane muqueuse du canal alimentaire qui en est le siége? On ne trouve quelquefois aucune trace d'altération à cette membrane, mais alors on a remarqué qu'il n'existait qu'un petit nombre des vers qui nous occupent ; ce n'était pas eux sans doute qui pouvaient, dans ce cas, causer la mort, mais c'était peut-être plutôt l'état maladif de l'organe, soit à raison de son intensité, soit à raison des affections sympathiques qu'il a pu déterminer.

Symptômes produits par les ascarides vermiculaires. Ces vers séjournent dans le rectum, et descendent à sa partie postérieure, dans le voisage de l'orifice extérieur, ce qui rend leur présence plus facile à constater. Souvent on les aperçoit sortant à moitié par l'anus, ou bien mêlés aux excrémens, sur lesquels on remarque quelquefois des matières comme glaireuses et quelques stries sanguines. La chaleur de l'anus, le prurit que l'animal témoigne y ressentir, le boursoufflement de la marge de cette ouverture, et le ténesme, sont, outre les signes particuliers ci dessus, ceux qui coïncident le plus avec les symptômes généraux. Lorsque ces vers existent chez le cheval, c'est le plus souvent dans le gros intestin, dans le cœcum et la portion cœco-

gastrique du colon qu'ils se rencontrent. Les ascarides vermiculaires du chien ont quelque chose de particulier ; ils sont
comme cordés et se trouvent dans l'estomac , où ils se multiplient outre mesure : on en a compté quelquefois au-delà de cent
réunis en un seul tas; les animaux en rendent alors beaucoup
par le vomissement. Ceux de ces vers qu'ils n'évacuent pas ainsi,
sont moins étroitement enlacés et entraînés dans le canal intestinal. *Voyez* Ascaride.

Symptômes produits par les strongles. Le seul symptôme certain auquel on reconnaisse la présence des *strongles* est leur
sortie avec les excrémens; ils sont souvent implantés avec une
telle force à la tunique muqueuse de l'estomac ou des intestins,
qu'on ne parvient à les en détacher que très-difficilement aussitôt après la mort de l'animal. On rencontre ces vers aussi bien
chez les carnivores que chez les herbivores ; ils n'habitent pas
toujours le canal alimentaire, et, au rapport de Cuvier, on en a
trouvé dans l'un des reins, où il doivent occasioner d'affreuses
douleurs. Le strongle du cheval habite le plus ordinairement les
intestins, où il se multiplie aisément. La femelle de ce ver doit
pondre des œufs d'une ténuité extrême, s'il est vrai, comme on
l'a dit , qu'on en trouve de développés dans les artères , où
l'on prétend aussi qu'ils occasionent des anévrysmes. Tout cela
mérite sûrement confirmation. Du reste, les effets produits par
les strongles sont les mêmes que ceux qui sont déterminés par
les autres entozoaires. *Voyez* Strongle.

Symptômes produits par les crinons. Les *crinons* ne se reconnaissent guère qu'à l'ouverture des cadavres, à moins qu'ils
ne sortent par les organes extérieurs , ainsi que cela arrive
quelquefois , comme nous l'avons fait voir à l'article de ces
vers. Les symptômes qui précèdent une éruption de ce genre,
et qui l'accompagnent , sont une haleine forte et fétide , ainsi
que l'odeur mauvaise de la matière de la transpiration et des
excrémens; l'animal en outre est affaibli et dégoûté ; les gencives sont violettes ou noires, la conjonctive est phlogosée, épaissie, le poil terne et hérissé, le pouls petit et accéléré. L'on remarque encore le relâchement du ventre , la sécheresse de la
bouche et du nez, la chute de l'épiderme en écailles , la langue
et les dents chargées , la sensibilité de la colonne épinière à la
pression, l'embarras des lombes, la chaleur et la sécheresse de
la peau. *Voyez* Crinon.

Symptômes produits par les douves. Les signes qui dénotent
la présence des *fascioles, distomes* ou *douves ,* dans les canaux
biliaires du mouton, ne sont apparens qu'autant que les maladies que ces vers accompagnent sont déjà fort avancées. En
général, ils se rencontrent dans les bêtes qui paraissent faibles,
et alors on observe en elles tous les symptômes de l'affection à
laquelle on a donné le nom de *pourriture* (voyez ce mot); dans

ce cas, la laine ne tient pas et tombe par places ; la conjonctive est pâle, les forces se perdent, et l'animal périt dans une espèce d'hydropisie. Les fascioles ne se trouvent pas seulement dans les canaux biliaires des bêtes à laine ; en en rencontre aussi quelquefois dans le duodénum et la caillette des divers ruminans. On a cru pendant long-temps que ces vers étaient particuliers à la brebis et aux bêtes à cornes, mais, depuis, on en a trouvé dans le cheval. Lafosse même en a parlé en disant que le canal cholédoque en est souvent affecté, et il cite Chalette comme en ayant aussi fait mention. Lafosse admet d'ailleurs que les fascioles du cheval ne sont dangereuses que lorsqu'elles sont en grande quantité et qu'elles bouchent le canal cholédoque et les autre conduits excréteurs de la bile; d'où résulte, selon lui, un engorgement au foie, qui tôt ou tard est mortel. *Voyez* FASCIOLE.

Symptômes produits par les polystomes. Le *polystome ténioïde* se rencontre quelquefois dans les cavités nasales du cheval et du chien seulement. Il se trouve situé profondément dans les narines, quelquefois entre l'extrémité supérieure des cornets, parfois entre ceux de l'ethmoïde, où il est attaché, la tête tournée du côté du crâne. A l'article particulier de ce ver, nous avons vu qu'il est rarement solitaire, et que Chabert en a trouvé jusqu'à six dans l'un des côtés de l'os ethmoïde d'un chien. Pas plus qu'à l'égard des autres vers, on ne sait comment les germes de celui qui nous occupe s'introduisent précisément aussi haut dans les cavités nasales; mais il est certain que le polystôme ténioïde s'y développe, qu'il y croît et qu'il s'y nourrit, probablement aux dépens du produit de l'exhalation muqueuse sécrétée par la membrane de ce nom, et peut-être aussi des liquides qui s'échappent des volutes ethmoïdales. Par sa présence il détermine l'afflux du sang, l'irritation, l'inflammation, et par suite l'ulcération de la pituitaire.

La présence du polystome ténioïde dans le lieu qu'il habite, produit quelquefois chez le cheval des effets foudroyans, mais le plus souvent ces effets consistent dans des espèces d'accès séparés par des rémissions plus ou moins longues. Au moment de l'accès, qui a probablement lieu pendant que le ver s'agite et s'irrite plus fortement qu'à l'ordinaire, l'animal est inquiet; il éprouve de l'agitation, il gratte le sol, agite la tête, s'ébroue souvent avec force, comme s'il cherchait à se débarrasser de ce qui le gêne et l'incommode; ses yeux sont hagards. Quelquefois les accès sont tellement violens qu'ils ressemblent jusqu'à un certain point à ceux de la frénésie, qu'on remarque des secousses convulsives de la tête, des heurts impétueux du crâne contre tous les corps environnans de la tête; l'animal en est tout étourdi, il se jette la tête sur les côtés et entre les membres antérieurs ; il s'assomme pour ainsi dire, et il tombe quelquefois. À ces paroxysmes succèdent l'abattement et une soif considérable. L'accès passé, l'animal redevient tranquille, il a une faim dévorante, qu'il satisfait avec une sorte de fureur, comme si c'était par l'effet de la colère; dans l'état de repos ou de rémission, il est encapuchonné, son regard est sombre, ses yeux sont en partie couverts; l'aspect est celui du cheval immobile. Les momens d'exacerbation sont irréguliers, et à la fin deviennent rapprochés; dès qu'ils se renouvellent, les mêmes symptômes se manifestent; l'état du sujet s'aggrave, et s'il ne se blesse pas mortellement en se débattant, s'il ne meurt pas par l'effet des souffrances bientôt continuelles qu'il éprouve, par le trouble de la digestion, par le défaut d'alimentation, il dépérit, tombe dans le marasme, et finit par succomber.

Les symptômes diffèrent peu dans le chien; il a l'air souffrant et devient maigre; il y a également des accès pendant lesquels l'animal s'agite, court sans intention et sans distinguer les objets qui l'environnent; il est tourmenté d'une toux sèche et d'une faim dévorante; il a le goût dépravé, dévore la terre, la paille, le linge, la laine, les cordes, etc.; il ressent des picotemens dans l'abdomen; les déjections alvines se font irrégulièrement, elles sont tantôt rares et pénibles, tantôt excessives et chargées de mucosités visqueuses; le ventre est souvent dur et tendu; il rend des vers par les selles et par la gueule; il a des envies de mordre, et se heurte le front contre les corps solides; il a des agitations convulsives et des torsions de mâchoires, avec émission de salive; il se frotte le nez sur le sol, se gratte le chanfrein avec les pattes de devant, comme s'il cherchait à se débarrasser de quelque corps appliqué sur la tête ou introduit dans les narines; souvent il se roule, et comme il ne parvient pas à se débarrasser, et que l'irritation cesse momentanément, il devient tranquille; s'il mange, il le fait avec précipitation; la bave est alors abondante. Il y a aussi écoulement par les narines. Les vers arrêtent aussi la croissance du jeune chien, et le font dépérir, provoquant secondairement la laxité des intestins, une faim désordonnée et des picotemens du bas-ventre. Les vers causent encore chez le chien une certaine inertie qui le rend impropre aux exercices de la chasse; il est difficile de le rappeler à son activité naturelle, parce que son ardeur est neutralisée par le mal qu'il éprouve. Du reste, la terminaison s'opère de la même manière que dans le cheval, et donne lieu aux mêmes altérations.

A l'autopsie cadavérique des animaux qui ont succombé aux vers de cette espèce, on trouve de la rougeur à la pituitaire, dont la couleur est même noire dans les points qui avoisinent le siège des polystomes; c'est supérieurement à la portion nasale de l'os ethmoïde, entre les prolongemens des cornets, que l'on rencontre ces vers. Dans l'endroit où ils se trouvent placés, la membrane est épaissie, ramollie, ecchymosée, et présente quelquefois des ulcérations du plus mauvais aspect. On a vu des abcès dans le sinus, et l'os ethmoïde présenter des points cariés. On a rencontré aussi des corps étrangers dans l'estomac, et souvent d'autres vers de différentes espèces en même temps. Dans ce dernier cas, il y a eu par intervalles de momens de fortes anxiétés, suivis de l'émission de beaucoup de vents fétides et de matières stercorales mal élaborées. *Voyez* POLYSTOME.

Symptômes produits par les échinorhynques. L'échinorhynque se multiplie facilement et cause de grands désordres dans le canal intestinal des gorets, et même des porcs plus âgés, où très-souvent l'on trouve aussi d'autres espèces de vers, comme l'ascaride et le tænia. L'animal qui en est affecté est maigre, a la région lombaire faible et le train de derrière raide. Le matin, et jusqu'à l'heure du repas, il fait entendre un grognement continuel, et, s'il mange en commun avec les autres, il mord ses voisins; mais comme il est sans force, dès qu'un de ceux-ci se défend, il tombe; ses yeux sont enfoncés et pâles; ses excrémens sont durs et fortement colorés; la débilité allant toujours en croissant, elle conduit à une époque où l'animal ne peut plus se lever ni se tenir debout. Le porc qui a des vers devient méchant; naturellement brutal et indocile, on néglige de le surveiller, et quand on commence à s'apervevoir qu'un ou plusieurs de ces animaux sont malades, très-souvent ils le sont depuis trop long-temps pour qu'on puisse les guérir. *Voyez* ECHINORHYNQUE.

Symptômes produits par le tænia. Les signes particuliers annonçant la présence du *tænia* dans les intestins sont fort obscurs; on cite bien dans presque tous les animaux une sorte de malaise général, l'abattement, une anxiété presque continuelle, le dérangement des fonctions digestive et nutritive, des étourdissemens, des vertiges, des troubles nerveux plus ou moins remarquables, des états morbides qu'on ne sait à quoi rapporter, la pâleur des membranes muqueuses, de la tête surtout, la fétidité de l'haleine, l'excrétion d'une salive écumeuse, le volume de l'abdomen, sa sensibilité à la pression vers la région du foie, le déréglement et la bizarrerie de l'appétit, des borborygmes, des flatuosités, des douleurs d'entrailles assez vives, suivies de déjections sanguinolentes parfois et comme glaireuses, présentant les excrémens mous; l'amaigrissement, la fièvre lente, le marasme, et quelquefois la tympanite, dans les ruminans surtout; mais tous ces phénomènes sont aussi ceux qui annoncent une irritation plus ou moins vive du canal intestinal, et aucun signe véritablement pathognomonique n'indique la présence du tænia, encore moins le genre et l'espèce de celui que peut exister dans les intestins ; il n'y a que la sortie d'articulations ou de fragmens détachés de ce ver qui peut instruire positivement à cet égard.

Le bœuf et la vache sont moins sujets au tænia que le mouton , et le cheval plus que l'âne et le mulet ; mais c'est surtout chez le chien qu'il est ordinaire de rencontrer ce ver. En effet , on voit les jeunes chiens en rendre des longueurs considérables ou de gros paquets ; on voit souvent une partie de tænia sortir, tandis que l'autre rentre dans l'anus. Cette émission est précédée de coliques , qui se renouvellent de temps en temps. Après qu'elles ont eu lieu , l'animal boit , mange , et paraît gai jusqu'à l'invasion de nouvelles coliques et d'une nouvelle émission de tænias , et ainsi de suite , jusqu'à ce que ces vers soient très-multipliés. Alors, des accidens de toutes sortes se déclarent ; le chien crie et court inopinément, puis il est taciturne ; les convulsions surviennent ; l'animal saute , rode , a le dos souvent levé en arc , les flancs creux , le cou allongé , la gueule et les narines ouvertes. A ces phénomènes succèdent l'atrophie , la catalepsie et la mort.

Dans les chiens que Chabert a ouverts , il croit avoir trouvé dans les intestins des tænias vivans et doués de mouvement, enveloppés d'une matière sanguinolente et laiteuse , ou plutôt d'une mucosité altérée dans laquelle nageaient des *espèces de semences de tænia*, conjecture qui paraît lui avoir été suggérée par des tænias très-petits et très-grêles, qu'il a également trouvés aux mêmes autopsies cadavériques.

Les effets que les autres animaux éprouvent de la part du tænia sont généralement moins graves , surtout dans le cheval et le bœuf , chez lesquels ils ne peuvent devenir dangereux que par leur grand nombre , ou par la gravité et l'ancienneté de la lésion avec laquelle ils coïncident ; il n'est pas étonnant qu'il en soit ainsi quand on compare la petitesse de ce ver à la longueur, au volume et à la capacité de l'intestin du cheval et du bœuf. Il n'en est pas de même par rapport au chien. Les coliques, quelques vives et répétées qu'elles soient, même chez ce dernier animal, ne suffisent pas pour constater la présence d'un ou plusieurs tænias dans l'individu qu'ils tourmentent ; il faut encore leur sortie par l'anus. Cependant ces vers s'échappent rarement par cette voie , si ce n'est dans le chien ; dans les autres animaux, ils ne sont pas d'ailleurs aussi multipliés , et même, presque toujours, ils existent en même temps que des ascarides et d'autres espèces d'entozoaires. On a dit qu'il a existé des maladies réputées épizootiques , parmi les bêtes à laine , qui n'avaient pour cause , à ce qu'on a présumé du moins , que de très-longs tænias dont les intestins, et des larves d'œstre dans les sinus frontaux ; c'est ce qu'il serait très-curieux de vérifier. *Voyez* TÆNIA.

Symptômes produits par les cœnures. L'hydatide cérébrale

produit le *tournis* des bêtes à laine, et par conséquent la présence de ce ver vésiculaire est annoncée par l'apparition des symptômes propres à la maladie qu'on a nommée ainsi. Les ravages de ces hydatides sont lents, mais presque toujours certains; ils finissent par conduire l'animal à la mort. *Voyez* TOURNIS *des bêtes ovines.*

Dans l'espèce bovine, l'animal a d'abord la tête pesante, basse, ainsi que les oreilles, et les yeux hagards. Il tourne dès qu'il est lâché, et du côté où siège l'hydatide; ainsi en supposant ce ver vésiculaire sur le lobe droit de l'encéphale, la pression qu'il y exerce fait tourner l'animal à droite, *et vice versâ*. Si l'animal s'arrête, il heurte les corps qui se présentent devant lui, de manière à faire supposer qu'il est aveugle. Si l'hydatide est au centre de l'encéphale, ce qui arrive rarement, l'animal ne tourne pas, la pression sur les deux lobes étant présumée égale; seulement la démarche est chancelante et la vue altérée. Toutefois le cas est embarrassant, car ces symptômes sont communs à d'autres maladies. Il n'y a guère alors que l'exploration anatomique du cerveau qui puisse éclairer positivement, malheureusement beaucoup trop tard, puisque ce ne peut être qu'après la mort. *Voyez* HYDATIDES et TOURNIS *des bêtes bovines.*

Symptômes produits par les larves d'œstres. Les larves d'œstres en grand nombre font éprouver aux jeunes chevaux des douleurs prolongées. La présence de ces larves dans l'estomac s'annonce par la tristesse et l'apathie, par la maigreur sans cesse croissante du sujet, par l'appétit irrégulier, déréglé, et quelquefois vorace, par le poil brûlé, hérissé, le retardement et l'imperfection de la crue; par le ventre rapproché de l'épine, les extrémités postérieures ramenées vers le centre de gravité, et les mâchoires souvent ouvertes et en contraction, comme chez le cheval qui *fait les forces*. On remarque parfois quelques plaintes. Il y a un trépignement, quelquefois engorgement des extrémités postérieures après un jour ou deux de séjour à l'écurie; sensibilité permanente à l'épigastre, le dépérissement coïncidant avec la voracité, et accélération du pouls. L'animal relève souvent la tête et allonge l'encolure; il regarde fixement son flanc gauche, se couche de préférence de ce côté, s'étend de toute sa longueur sur la litière, et porte en arrière la tête et l'encolure, qu'il raidit lentement. Sa queue, presque toujours soulevée, est dirigée à gauche; quelques douleurs d'entrailles se montrent par intervalles, et sont toujours moindres dans les chevaux régulièrement bien nourris que dans ceux en qui le régime subit de fréquentes variations, dans ceux qui, par la nature de leur travail, sont obligés à des abstinences prolongées. Dans le moment des coliques, l'animal piétine avec plus de vivacité, il se frappe quelquefois le ventre avec les pieds postérieurs ; son agitation n'est cependant pas violente, il se roule peu, et de loin en loin. Les douleurs qu'il éprouve sont sourdes, profondes, obtuses, à peu près permanentes ; elles ne sont point accompagnées de ces mouvemens précipités et désordonnés, de ces états de désespoir et d'angoisse, qui caractérisent les douleurs aiguës. Une petite toux stomachale, ou qui semble arrachée du fond de la poitrine, se réunit à ces symptômes. A la fin, le bas des membres locomoteurs, les parois abdominales à l'extérieur, et le scrotum, sont infiltrés de sérosité ; toute l'habitude du corps annonce l'appauvrissement et la débilitation des organes.

Un signe non équivoque de l'existence des larves de l'œstre hémorrhoïdal du cheval est leur émission par l'anus, ou leur adhérence plus ou moins forte au sphincter de cette ouverture. Si l'on fouille l'animal qui en est atteint, on en trouve un plus ou moins grand nombre si intimement fixées dans le rectum, qu'il est de la plus grande difficulté de les détacher ; dans ces cas, le conduit est presque toujours sec, dilaté, et, comme dans les autres circonstances où d'autres vers existent, la peau perd de sa moiteur naturelle, et devient adhérente, le poil se pique, etc.

Quant aux signes de la présence des larves de l'œstre dans le fond des cavités nasales, dans les sinus frontaux, et jusque dans ceux des cornets, chez les bêtes à laine, ce sont : l'état de souffrance, le dégoût ou l'appétit irrégulier, la marche lente, l'abattement des forces, l'ébrouement fréquent, le tournoiement, la tête basse, la disposition à heurter cette partie contre les corps environnans. L'écoulement par les naseaux d'une matière mucoso-purulente qui se dessèche autour des narines, y forme des croûtes assez volumineuses pour obstruer ces ouvertures, et rendre la respiration difficile. On observe en outre de la tristesse et de l'apathie, la rougeur de la conjonctive, l'engorgement inflammatoire du voile du palais et de l'arrièrebouche, la tuméfaction, le boursoufflement, l'ulcération, la désorganisation même de la membrane muqueuse pituitaire, aux endroits où résident les larves. L'animal dépérit, bientôt il ne peut plus se soutenir, ses forces diminuent de plus en plus, les convulsions surviennent, et la mort ne tarde pas à terminer cet état.

Il est à remarquer que, dans la circonstances qui nous occupe, les bêtes à laine tournent assez souvent, comme si elles étaient affectées de l'hydatide cérébrale ; c'est même ce qui a porté quelques personnes à distinguer deux espèces de tournis, ou plutôt à confondre deux états pathologiques distincts sous une même dénomination, dénomination dans tous les cas vicieuse, puisqu'elle n'est fondée que sur un seul symptôme. S'il s'agit de l'hydatide cérébrale, ce sont les agneaux qui en sont affectés en plus grande partie, les antenois malades sont en bien plus grand nombre, et les bêtes adultes sont rarement attaquées; il n'y a pas d'écoulement nasal, pas de symptômes de coryza, pas d'ébrouement, etc.; il n'y a pas d'ailleurs d'espoir de guérir. S'il s'agit de larves d'œstres, au contraire, la guérison peut être spontanée, au moins dans un certain nombre de cas; les agneaux ne sont affectés de ces larves qu'autant qu'on les mène aux pâturages, et ceux qui restent à la bergerie en sont constamment exempts; enfin les symptômes d'affection de la membrane pituitaire existent lorsque c'est la larve d'œstre qui incommode l'animal. *Voyez* TOURNIS.

Nous avons omis de dire que cette larve est rarement solitaire, que le plus souvent il y en a plusieurs dans les sinus frontaux et dans ceux des cornets, qu'elles ne sont pas toujours attachées à la surface de la pituitaire, et que quelquefois on en trouve entre cette membrane et les tissus qu'elle recouvre.

Rien n'est plus facile que de reconnaître la présence des larves d'œstre renfermées dans les tégumens des bêtes bovines, puisqu'elles sont contenues dans des tumeurs apparentes, de la grosseur d'une aveline, d'une noix, quelquefois d'un œuf de poule. La piqûre de la mouche qui les produit ne cause de vives douleurs qu'autant qu'elle intéresse des filets nerveux un peu considérables; alors le bœuf s'agite, se livre à des mouvemens désordonnés, et souvent se met à courir jusqu'à ce que la douleur soit apaisée. Les jeunes brebis nouvellement tondues sont aussi exposées à la piqûre de la mouche œstre, à en recevoir les œufs dans leurs tégumens, et à éprouver par suite des accidens analogues; mais cela est beaucoup plus rare chez elles. Pour peu que les tumeurs soient développées et grosses, la fluctuation y est presque toujours sensible.

Les larves d'œstres qui habitent les ulcères de l'ongle des chevaux, de celui du bœuf, ou de la base des cornes de ce dernier, sont découverts par le fait même de leur présence, et surtout par leur mouvement. Les animaux dont les parties sont ainsi affectées, se tourmentent plus ou moins fortement, frappent du pied; mais en général le bœuf semble moins sensible à la piqûre et au mouvement de ces insectes que le cheval, qui frappe sans cesse, comme pour se délivrer d'une sensation incommode et pénible. *Voyez* ŒSTRE.

Du pronostic en général. N'oublions pas que les maladies compliquées de vers sont généralement graves; que la *ladrerie*, la *pourriture*, le *tournis*, etc., en sont des exemples, et que les vers en grand nombre font toujours maigrir nos animaux, les conduisent au marasme, et quelquefois à la mort. Serait-ce parce que ces parasites, en se repaissant des matières muqueuses, dont ils augmentent la sécrétion, sucent en même temps le chyle destiné à la nourriture assimilatrice de l'individu? c'est ce qui est très-présumable ; ils sont d'ailleurs un obstacle à la perfection des digestions, non seulement en enlevant une partie des sucs nécessaires à la nutrition , mais encore en établissant, comme corps étrangers vivans , un degré d'irritation plus grand que celui qui existait déjà. Mais il faut tenir quelque compte de l'état morbide de la membrane muqueuse du canal alimentaire, qui nuit aussi à la nutrition, et s'attacher à bien connaître cet état , afin de savoir ce qu'il convient de faire pour rétablir, s'il est possible, les voies digestives dans leur intégrité première. Malheureusement, tous les soins pour parvenir à ce but sont trop souvent sans fruit parce qu'on ne peut pas détruire la cause , c'est-à-dire changer l'état organique , et parce que les animaux recèlent en eux le principe du mal qui les mène insensiblement à la destruction , principe qui ne peut être alors victorieusement attaqué par des moyens directs et certains , attendu la présence des petits corps vivans qui entretiennent et augmentent l'état de surexcitation. C'est ce qui peut servir à expliquer pourquoi , dans les cas d'affections compliquées de vers , l'on voit si souvent périr les veaux , et comme eux les poulains , aussi bien ceux qui se nourrissent dans les prairies que ceux qui habitent les lieux secs , ou qui sont élevés dans les haras , si les uns et les autres de ces derniers ont de mauvais alimens , comme des eaux corrompues, du son très-maigre , du marc de bierre , de la paille ou des foins nouvellement récoltés , poudreux , moisis , etc. Il importe donc de s'attacher à prévenir les accidens, plutôt que d'attendre qu'ils se soient développés , pour s'occuper d'y remédier.

Du traitement préservatif. Un bon régime et des soins hygiéniques bien entendus , tels sont les élémens principaux de ce traitement. Pour les animaux lymphatiques, mous, affaiblis, dont les organes digestifs paraissent en souffrance, et chez lesquels on a lieu de craindre l'apparition des vers , l'eau blanche, légèrement nitrée ou acidulée , les alimens de la meilleure qualité et les plus faciles à digérer , des fourrages où il se trouve quelques plantes aromatiques , un exercice suivi ou un travail modéré et réglé , un air pur à respirer , le changement de lieu , si les localités sont basses et aquatiques , beaucoup de régularité dans la mesure et la dispensation des rations alimentaires, enfin l'usage du sel de cuisine , susceptible d'agir efficacement en rendant les digestions meilleures , tels sont les moyens qui constituent de très-bons prophylactiques. On conseille d'y ajouter quelques légers toniques, quelques poudres amères dans l'avoine ou les provendes ; on ne doit pas oublier que ces substances médicamenteuses sont douées d'une propriété stimulante dont on doit redouter l'action trop vive sur des organes peut-être déjà surexcités ; c'est dire qu'on ne doit pas y recourir inconsidérément, qu'on ne saurait mettre trop de réserve dans leur emploi. Le régime indiqué paraît propre à éloigner les conditions favorables au développement des vers intestinaux, surtout si on le suit en insistant avec quelque persévérance.

Ainsi, en résumé, lorsqu'on soupçonne des vers ; il faut d'abord changer le régime, surtout s'il est mauvais, en se conformant aux règles que nous venons d'établir, et en ne négligeant aucun des soins hygiéniques convenables. Si après cela on a lieu de s'apercevoir que des vers existent véritablement, tous les efforts doivent tendre d'abord à rétablir les organes digestifs dans leur état de santé, et ensuite à tuer ou expulser les vers, si cela devient nécessaire.

Du traitement curatif. Comme ce qui frappe le plus dans les affections ou les états morbides compliqués de vers, sont les vers eux-mêmes, on ne s'est guère occupé qu'à rechercher des médicamens que l'on a cru capables de tuer ou de faire évacuer ces petits animaux. La pharmacie vétérinaire offre une longue série de médicamens de ce genre; les trois règnes de la nature ont été mis à contribution, et cependant le traitement des vers n'est rien moins que facile et sûr ; les substances qui passent même pour des spécifiques ne sont pas d'une application plus heureuse, car, si elles agissent quelquefois efficacement, on ne peut se dissimuler que la disposition organique de l'individu entre pour beaucoup dans leur action. Tous les médicamens d'ailleurs ne produisent pas les mêmes résultats, et n'agissent pas de la même manière sur les différens sujets ; les plus actifs ou présumés tels de ces agens restent quelquefois sans effet, tandis que d'autres moyens très simples, appliqués à propos, sont couronnés de succès. Au surplus, il n'y a que les vers qui habitent l'estomac et le canal intestinal qui puissent, à la rigueur, reconnaître de véritables vermifuges. parce que les remèdes locaux peuvent avoir quelque puissance directe contre eux ; mais tous ceux qui sont nichés dans des parties sans communication physique avec les premières voies ne sont point dans ce cas.

Parmi le grand nombre de moyens proposés contre les vers, nous ne voulons passer en revue que les principaux ; ce sont d'abord les purgatifs doués d'un action très-intense, tels que le jalap, l'aloès, la scammonée, etc. ; mais ils agissent moins par leur vertu vermifuge que par les secousses qu'ils impriment à l'estomac et aux intestins, secousses telles qu'on les croit susceptibles de détacher les vers des parois muqueuses auxquelles ils adhèrent, comme d'en procurer la sortie avec les excrémens qu'ils chassent au dehors. Mais ne doit-on pas redouter, en employant ces drastiques, d'exalter l'irritation préexistante de la membrane muqueuse gastro-intestinale ? Si cependant on se croit autorisé à y recourir, il est prudent de les administrer à petites doses, continuées pendant un certain temps, et de les alterner, pour suivre le même système, avec des substances végétales amères, qui passent, dans l'esprit de ce système, pour de véritables poisons contre les vers, tels que la racine de fougère mâle, celle de valériane sauvage, la sauge, l'absinthe, la tanaisie, la gentiane, etc. Si ces substances ont une action délétère sur les vers, comme on paraît le penser, elles en ont une autre bien manifeste de stimulation sur les parois internes du canal alimentaire, quoiqu'on n'y fasse pas en général la même attention ; et cependant, qu'est-ce qui peut mériter d'avantage toute celle du praticien, quand il ne doit pas ignorer que l'état de surexcitation est favorable aux vers, et peut même, tant qu'il persiste, les entretenir ? On peut dire la même chose de la suie de cheminée, de l'ail, de l'assa-fœtida, du camphre, du pétrole, de la térébenthine et de ses préparations, de toutes les huiles essentielles, etc. Dans quelques cas, les préparations mercurielles, comme le protochlorure de mercure (mercure doux, muriate de mercure doux), ont paru devenir des antivermineux efficaces.

Si ces divers moyens, et ceux que nous pourrions y ajouter, variés et combinés de différentes manières, ont quelquefois réussi, il faut convenir aussi qu'il est bien des cas où ils n'ont pas produit l'effet qu'on s'était flatté d'en obtenir. La raison en est peut-être qu'il n'y a pas de vermifuge assuré, que tous ceux présentés comme tels réussissent ou échouent suivant les circonstances maladives, même lorsqu'on en surveille l'emploi et qu'on en prolonge l'administration. Serait-ce parce que leur action sur les vers serait purement secondaire, et consécutive à celle qu'ils exercent sur les organes digestifs ? Ce qui autoriserait à le conjecturer, c'est qu'il suffit souvent d'un changement dans le régime habituel des animaux, tant pour procurer la mort ou la sortie des vers intestinaux, que pour prévenir leur développement ultérieur.

Chabert n'ignorait pas le peu de fond qu'on peut faire sur la plupart des anthelmintiques connus, et c'est pour suppléer à leur insuffisance qu'il a tenté une foule d'expériences dans le but de tâcher de découvrir quel serait le vermifuge le plus sûr et le plus convenable. Mais Chabert était dominé par les idées du temps, d'après lesquelles on n'attribuait les maladies dites vermineuses qu'à la présence des vers, sans faire aucune attention à l'état d'irritation des voies alimentaires avec lequel les vers coïncident et dont ils sont un symptôme ; tout son mémoire est écrit dans cet esprit ; on manquait alors d'observations d'anatomie pathlogique. Quoi qu'il en soit, Chabert a plongé dans les médicamens vermifuges les plus actifs différentes espèces de vers extraits vivants du canal alimentaire des animaux, et il est résulté de ses recherches que l'huile animale de Dippel, qu'il appelle *huile empyreumatique*, était la susbtance la plus active et la plus certaine, qu'après elle c'était l'infusion de sariette, dont il se servait comme excipient. Le larve de l'œstre est l'espèce qui a résisté le plus à l'épreuve de ce moyen ; retirée du corps, elle a résisté trois heures, tandis que les autres espèces n'y ont vécu que quatre à six minutes, suivant leur grosseur. Après ces essais, Chabert a administré ces substances combinées à des animaux qui avaient des symptômes de vers ; il ne rapporte pas que tous les individus qui les ont prises aient rendu des vers, mais il pense que si ceux-ci n'ont pas été expulsés en nature, ils ont dû être tués, digérés, et amenés décomposés avec les résidus des matières alimentaires. Ce qui, selon lui, rend cette supposition probable, c'est que les animaux auxquels on a donné de ces remèdes ont repris ensuite leur santé et leur embonpoint. Mais avant de soumettre les animaux au traitement de l'huile empyreumatique, Chabert croyait bon de débarrasser les premières voies, soit par des boissons, soit par des lavemens mucilagineux, soit par quelque minoratif. La dose de cette huile peut être portée de quatre gros à une ou deux onces, à la fois, répétée tous les jours, pendant quelques jours, et modifiée selon la taille et l'âge du sujet. Cette dose est pour le cheval, mais pour le bœuf et la vache elle peut être augmentée ; elle serait d'un demi-gros environ pour un chien braque. Quelques heures après l'administration de ce médicament, qui exige que l'animal soit à jeun et ne mange que quatre à cinq heures après, on passe des lavemens mucilagineux ou huileux. On ne doit pas administrer cette huile dans les momens où il y a des coliques ou des douleurs vives ; dans ce cas, l'on doit toujours débuter par apaiser les douleurs, et à cet effet on conseille de mettre en usage les calmans, les potions huileuses, les décoctions de plantes mucilagineuses, dans lesquelles on place quelques têtes de pavot, etc., pour n'en venir au médicament indiqué qu'après que le calme est rétabli. Enfin Chabert ajoute que, après être parvenu à chasser ou détruire les vers, il convient de relever le ton du tube digestif pour détruire ce qu'il appelle la *diathèse vermineuse ;* les moyens qu'il propose de mettre en usage à cet effet sont ceux prophylactiques indiqués plus haut.

En raisonnant d'après les mêmes idées, les moyens préservatifs et curatifs à mettre en usage pour les chiens de taille, seraient un bon régime approprié à leur nature, les soupes de bouillon, la viande crue, saine et fraîche, les purgatifs de temps en temps, les décoctions de plantes amères, et l'huile empyreumatique, à la dose de quinze grains à un gros au plus pendant quelques jours.

On a cherché à expliquer pourquoi les larves de l'œstre étaient plus tenaces et résistaient davantage à l'action de l'huile empyreumatique, si bien même que, dans quelques circonstances, elles survivent malgré cet anthelmintique; on a cru devoir l'attribuer à la structure de ces larves, à la manière dont elles sont implantées dans la membrane muqueuse de l'estomac et des intestins, à la faculté qu'elles ont de repousser les substances nuisibles pour elles, en fermant leurs stigmates par la contraction de leurs anneaux, et en enfonçant leurs suçoirs et leurs crochets dans l'aréole qu'elles ont creusée dans l'épaisseur de la membre muqueuse; on a cru encore devoir l'attribuer à la position que les larves d'œstre qui habitent l'estomac occupent de préférence à la partie supérieure de ce réservoir, ce qui est censé les mettre à l'abri de l'action léthifère du vermifuge. Pour remédier à cet inconvénient, on a proposé de favoriser l'action de l'huile empyreumatique en la combinant avec l'éther sulfurique, dans l'idée que l'évaporation de cette dernière liqueur dans l'estomac pourrait, en quelque sorte, griser les larves d'œstre, les empêcher de veiller autant à leur conservation, et les rendre plus attaquables par l'huile animale. Cette combinaison doit nécessairement rendre le remède très-actif; mais en le supposant même puissant et susceptible de devenir efficace, on ne saurait le prescrire avec trop de circonscription; employé par des mains inhabiles, il pourrait, selon nous, faire le plus grand mal, et même tuer les animaux auxquels on l'administrerait, surtout si l'on négligeait la précaution préalable et indispensable de mettre à l'avance ces animaux à l'eau blanche et au régime pendant quelques jours, et celle de leur donner de temps en temps des breuvages mucilagineux et quelques lavemens de même nature.

Pour compléter ce que l'on a dit de l'administration de l'huile empyreumatique, ajoutons que, lorsqu'elle paraît fatiguer les jeunes animaux, les rendre tristes, abattus et faire battre leurs flancs, il faut réduire et éloigner les doses du médicament, et insister dans les intervalles sur les antiphlogistiques.

On peut voir, par ce qui vient d'être exposé, qu'on s'est beaucoup plus occupé des entozoaires proprement dits en eux-mêmes, que de l'état pathologique avec lequel ils se rencontrent; nous avons déjà signalé les inconvéniens de cette méthode, et il peut passer pour démontré, à ce que nous croyons du moins, que, tant qu'on ne s'étudiera qu'à tuer et à expulser les vers, tant qu'on ne cherchera pas à rétablir les organes digestifs dans leur état normal, on sera très-exposé à ne pas réussir. Quand nous avons à traiter des animaux, de jeunes chevaux surtout, chez lesquels nous avons lieu de soupçonner des vers, nous tâchons d'abord de constater, autant que possible, la présence de ces parasites, et nous étudions l'état actuel du sujet. S'il a été mal nourri, s'il n'a subsisté que d'alimens altérés, de mauvaise qualité, nous changeons le régime, nous ordonnons des alimens salubres, en petite quantité, peu à la fois et à des heures réglées, comme moyen de régulariser l'action nutritive. Si la membrane muqueuse de l'estomac et des intestins est irritée, ce qui est très-fréquent, une semaine ou deux de régime, de l'eau blanche tiède pour boisson, quelques breuvages d'eau de lin et quelques potions d'une huile douce, suffisent souvent pour ramener la membrane gastro-intestinale à son type normal. Si les membranes muqueuses apparentes sont pâles, décolorées, et si l'abdomen n'est pas sensible à la pression, à la nourriture saine ci-dessus nous ajoutons quelques amers. Après avoir satisfait à ces indications préliminaires, et y avoir insisté le temps convenable, il est rare que nous n'en observions pas déjà quelques heureux effets; quelquefois même ces moyens simples provoquent déjà l'expulsion des vers; s'ils ne s'évacuent pas, nous songeons alors à les détruire et à en procurer la sortie; mais nous attendons qu'il n'existe plus d'autre irritation de l'estomac et des intestins que celle qui est entretenue par la présence de ces mêmes vers, ce que nous croyons reconnaître à des symptômes extrêmement fugaces de gastro-entérite légère; nous croyons alors pouvoir mettre en usage les moyens que l'expérience indique comme propres à favoriser la destruction et l'expulsion des entozoaires. C'est alors que nous employons avec avantage l'huile empyreumatique.

Il est à remarquer que cette huile et toutes les autres substances présentées comme vermifuges, exercent une action stimulante, et parfois fortement irritante, sur les voies gastro-intestinales; c'est-à-dire, que si on les prodiguait, au plus léger soupçon, au moindre indice de vers, on s'exposerait à voir naître des accidens qu'on serait peut-être loin de vouloir attribuer à cette cause. On ne doit donc pas abuser de cette classe d'agens thérapeutiques au point d'augmenter la phlegmasie du canal digestif ou de la faire passer à l'état chronique. On n'a pas encore essayé la méthode opposée; peut être pourrait-on se trouver bien de la tenter, de hasarder les adoucissans, les émolliens, les antiphlogistiques même, qui paraissent d'autant mieux indiqués que les phénomènes pathologiques avec lesquels les vers coïncident sont de nature à céder sous l'influence de ce mode de traitement bien dirigé. Si, en effet, comme nous le pensons, un état d'irritation des voies alimentaires est nécessaire au développement des vers et au maintien de leur existence, la méthode que nous hasardons de présenter se trouverait en rapport avec la lésion organique, qu'on ne peut que gagner, ce nous semble, à combattre rationnellement. Il est certain que nous avons vu quelquefois des vers intestinaux se manifester lorsque le canal alimentaire avait épouvé une excitation plus ou moins longue , et disparaître ensuite , sans rien faire pour les détruire , après que les tissus étaient rentrés dans les conditions normales ; il est présumable que ce résultat serait plus complet encore si l'on ne s'empressait pas d'administrer trop tôt , sous le nom d'anthelmintiques , des médicamens stimulans , quelquefois sans mesure. Au reste , il y a de nombreuses recherches à faire sous ce rapport , et nous ne présentons nos idées que sous la forme dubitative.

Le traitement curatif propre à combattre les vers qui résident ailleurs que dans les premières voies est toujours très-incertain, et tous ceux qu'on a tentés n'ont produit que peu ou point d'effet. Celui qui convient dans le cas d'hydatides cérébrales du mouton , de fascioles hépatiques et de cysticerques ladriques , est indiqué aux articles TOURNIS, POURRITURE et LADRERIE..

A l'égard des larves d'œstre qui gissent dans l'épaisseur des tégumens , ou même dans le tissu lamineux sous-cutané de la région qu'elles occupent , il n'y a d'autre moyen de les faire sortir qu'en ouvrant la tumeur qu'elles ont fait développer : en la pressant ensuite , et fortement , sur les côtés , la larve sort , et on donne issue en même temps à un peu de matière blanchâtre. La plaie résultant de cette opération se cicatrise bientôt , sans aucun secours de l'art ; il est bon seulement de la tenir propre.

Il n'est pas à beaucoup près aussi facile d'atteindre le polystome ténioïde , quand il réside dans les naseaux du cheval et du chien. Pour guérir, il faudrait parvenir à détruire le ver ; or, dans le cheval , les cavités nasales sont trop profondes , et dans le chien , où il y a moins de profondeur, l'ouverture est trop étroite. Pour saisir et extraire le polystome, il faudrait pratiquer des ouvertures artificielles , au moyen du trépan , à la hauteur des sinus frontaux ; la narine étant ainsi à découvert à la place convenable , on pourrait peut-être venir à bout de saisir le ver avec des pinces et de procéder à son extraction ; mais ce moyen n'étant pas certain, et ne pouvant même être susceptible de réussir que dans un très-petit nombre de cas, on a cherché à faire lâcher prise à l'animal , et à le tuer, par l'emploi de quelques unes des substances considérées comme anthelmintiques. C'est dans cette intention et ce but que Chabert a parlé des injections d'huile empyreumatique pour le chien , à la dose d'une once , étendue dans une décoction amère ou aromatique ; malheureusement ce dernier moyen ne peut pas être considéré comme plus infaillible que l'autre. Cependant si l'on compare sa simplicité et la facilité des injections avec une opération délicate, qui demande de l'habileté , beaucoup de temps et bien des soins ultérieurs ; si l'on considère en outre les chances du succès , on sera très-porté à ne recourir à la trépanation que dans un petit nombre de cas particuliers. En supposant qu'on l'ait pratiquée, et que, par l'ouverture, on puisse parvenir à saisir le ver et à l'entraîner au dehors, on pourrait alors profiter de l'ouverture pour faire plus directement les injections sur la partie occupée par l'animal parasite.

Nous pouvons dire presque la même chose du traitement des larves d'œstre, quand elles résident dans les sinus frontaux des bêtes à laine; et les moyens curatifs qu'on a proposés contre elles, les mêmes que les précédens, sont aussi trop généralement inefficaces. Chabert paraît être à peu près et peut-être le seul qui ait essayé d'attaquer ces petits corps vivans dans le lieu même de leur résidence, et qui ait à cet effet prescrit quelques moyens curatifs ; mais c'est seulement dans son *Traité des maladies vermineuses* qu'il a exposé ces moyens ; et, à l'époque où il a donné son écrit, ses idées étaient principalement fixées sur l'huile empyreumatique. Il n'est donc pas étonnant qu'il ait surtout conseillé ce médicament liquide étendu d'eau dans les cavités nasales du mouton, ou, pour plus de simplicité, de faire respirer à cet animal la vapeur du vieux cuir ou de morceaux de corne brûlés ; mais cela ne réussit pas aussi généralement qu'on le désirerait. Chabert a aussi conseillé de trépaner les bêtes à laine, afin de pouvoir extraire le ver avec des pinces ; mais cette opération, en supposant qu'elle puisse réussir, ne pourrait être pratiquée sur des bêtes de prix. Ce qui est préférable à tout, c'est d'éloigner les troupeaux des endroits boisés, des endroits où la mouche œstre se rencontre.

Le traitement est beaucoup plus simple et plus facile lorsqu'il ne s'agit que des larves de l'œstre hémorrhoïdale dans le rectum ; on emploie ordinairement l'huile empyreumatique en injection pour les faire périr.

Quand des vers existent dans les voies de la respiration, dans les bronches, par exemple, on peut essayer de les attaquer en faisant sous le nez des fumigations de la même huile, ou en faisant brûler du vieux cuir, dont on fait respirer la vapeur aux animaux, ainsi que le conseille Chabert.

VERTIGE. Du verbe latin *vertere*, *tourner*, probablement parce que l'on a remarqué que le cheval affecté de la maladie à laquelle on a donné ce nom *tourne* sans cesse, si on le retient fixé à un piquet. Quand cela serait constamment exact, quand le cheval ainsi affecté tournerait continuellement, même en liberté, ou irait toujours de côté, ce qui n'est pas, il n'y aurait là qu'un symptôme, et c'est mal à propos qu'on a érigé ce symptôme en maladie spéciale. Il serait sûrement plus convenable de remplacer le terme de vertige par un autre plus capable de faire connaître la nature de la lésion qu'il désigne, en

saisissant la série des symptômes représentant l'état de cette lésion, comparativement à l'espèce de dérangement qui a lieu, et
indiquant bien les altérations cadavériques qui en résultent. De
cette façon, on n'appellerait plus *vertige* que le sentiment de
tournoiement rapporté aux objets extérieurs environnans, avec
ou sans obscurcissement de la vue, et on nommerait *encéphalite*
l'affection du cerveau à laquelle on a consacré presque jusqu'ici
le nom de *vertige ou vertigo*.

*Du vertige considéré eu égard à ce qu'il signifie dans la langue
des médecins.* Les personnes affectées de vertige ont la perception erronée, une hallucination passagère, durant laquelle
elles croient voir tourner autour d'elles les objets environnans,
ou croient tourner elles-mêmes, se sentent près de tomber,
ou tombent, en même temps qu'elles éprouvent, pour l'ordinaire, un tintement d'oreilles et un obscurcissement de la vue.
Pendant ces sensations passagères, les objets paraissent tourner en cercle, se renverser en arrière ou en avant, et prendre
une couleur verte ou bleue; ces objets semblent aussi couverts
d'une sorte de voile, et si la personne est couchée, elle croit se
sentir tomber en avant ou en arrière. La connaissance ne se
perd pas toujours complètement, le plus souvent elle se conserve en grande partie.

Si quelqu'un de nos animaux est susceptible d'éprouver
quelque chose de semblable, comme les animaux ne peuvent
accuser ce qu'ils ressentent, les phénomènes de leur état passager nous échappent. Au reste, il n'est peut-être pas impossible que cet état ait lieu chez eux, quand, par une cause quelconque, le sang arrive vivement à l'encéphale; c'est même ce
que nous avons cru remarquer chez un jeune étalon, de
race fine, excessivement ardent et impétueux; on l'avait très-
fort nourri, presque entièrement de grains, pour le disposer à
la monte; il s'y livrait avec une vivacité étonnante, ses saillies
étaient précipitées, et, quand on lui permettait de répéter l'acte
plusieurs fois après de courts intervalles, il éprouvait parfois
une vive excitation nerveuse, dans laquelle on pouvait distinguer quelques symptômes de l'état dont nous parlons. C'est le
seul exemple que nous connaissions de ce genre, et il doit
sans doute être relégué parmi les cas rares.

Si l'on peut soupçonner que le cerveau est l'organe affecté
dans le vertige considéré comme état morbide passager, on
ignore complétement en quoi consiste cet état; il faudrait, pour
s'en assurer, de nombreuses expériences dont les résultats
fussent constans et uniformes; celles que les physiologistes ont
tentées à ce sujet, ne sont encore que contradictoires; il est
en ce genre dés difficultés presque invincibles.

*Du vertige considéré sous le rapport de la pathologie vétéri-
naire.* Considéré sous ce rapport, ce qu'on appelle le *vertige*

présente les phénomènes d'une maladie violente , le plus souvent mortelle , due à l'inflammation d'un ou plusieurs des organes contenus dans le crâne , que la cause en soit directe ou indirecte ; laquelle inflammation produit une altération plus ou moins grande dans l'exercice des sens , et détermine des mouvemens désordonnés , plus ou moins violens , ordinairement suivis de rémissions dans lesquelles on observe un abattement particulier. L'animal qui en est affecté paraît hébété ; il va et vient sans détermination ; il tient la tête basse ; quelquefois il tourne autour de l'arbre ou du piquet auquel on l'attache , ou bien tourne sur lui-même , ou va de côté s'il est libre ; le plus ordinairement il suit une ligne droite en marchant , se heurte contre les corps environnans , pousse contre ceux qui lui présentent de la résistance , et se livre parfois à des mouvemens de fureur.

Nous ne nous arrêterons pas aux idées plus ou moins singulières que les anciens hippiâtres paraissent s'être formés de la maladie qui nous occupe ; à quoi nous servirait, en effet, d'apprendre d'eux que cette maladie est occasionée par un ver qui cherche à ronger le cerveau , par des vapeurs qui s'élèvent du cerveau ou qui sont causées par une palpitation assez forte du cœur ; par un bouillonnement extraordinaire du sang qui se porte subitement à la tête (il devrait en résulter plutôt l'apoplexie), et même par le battement considérable des artères qui se distribuent à la rétine , si l'on en croit Lafosse. De semblables idées ne méritent aucune attention , elles ne sont que des suppositions propres à égarer , à embrouiller la matière , bien loin de l'éclaircir.

A une époque plus rapprochée de nous et qui nous touche , l'affection nommée vertige a été envisagée différemment. Gilbert l'appelait *vertige abdominal* , *indigestion vertigineuse* ; Gohier, *fièvre bilieuse, méningo-gastrique* ; Verrier , *vertige idiopathique et indigestion vertigineuse* ; Volpi la regardait comme une *fièvre pernicieuse.* On l'a encore désignée sous les noms de *fièvre maligne*, *ataxique* , *tournis* , *phrénésie* , *arachnoïdite* , *céphalite* , *encéphalite* , etc. ; confusion embarrassante , qu'il convient de faire cesser en faisant connaître , autant que le permet l'état actuel de l'art vétérinaire , ce qui constitue la maladie dont il s'agit.

Convaincu de cette vérité , M. Dupuy a cherché à prouver , en rapprochant des observations particulières , que le vertige est rarement une affection simple , isolée , ce qui laisse supposer que cette nuance de la maladie peut cependant exister chez les animaux , et cela ne saurait être nié. Il l'a considéré comme ordinairement compliqué d'une inflammation de l'estomac, de l'intestin (*gastrite* , *entérite* , *gastro-entérite*) , accompagnée presque toujours d'une inflammation de la membrane séreuse qui enveloppe le cœur (*péricardite*), d'une inflammation du tissu du cœur (*cardite*), de sa membrane interne, ainsi que de celle de l'aorte (*aortite*), et de la veine cave postérieure (*phlébite*). On remarque, dit-il, que l'inflammation n'attaque que la membrane qui revêt les cavités droites du cœur, la veine cave postérieure et la veine porte ; il ajoute : nous n'avons pas encore réuni les signes qui pourraient faire distinguer les cas où c'est la membrane interne du ventricule, de l'oreillette et de l'aorte qui est enflammée, et les cas où cette inflammation attaque la membrane qui revêt le côté droit et la veine cave postérieure. M. Dupuy a ouvert des animaux, il a noté les lésions qu'il a rencontrées ; il a de plus observé des animaux malades et examiné de nouveau les organes de ceux qui ont péri ; ayant ainsi étudié l'anatomie de la maladie sous ce double rapport, il est impossible de ne pas admettre ses conclusions comme exactes. Mais ce professeur n'aurait-il pas été un peu loin en laissant deviner qu'il regarde comme vertigineuse la maladie qui a régné en 1825 sur les chevaux, maladie reconnue par presque tous les hommes de l'art comme une gastro-entérite, souvent compliquée ? Suivant le savant que nous citons, les complications ont été, dans certaines localités, celles de cardite, artérite et phlébite ; il tient ces complications pour très-communes dans l'espèce du cheval, du moins d'après ce qu'il dit avoir observé fréquemment, et il s'étonne que des vétérinaires soient loin d'admettre cette étiologie. C'est par une longue suite d'observations et d'autopsies cadavérique que l'on s'est cru autorisé à qualifier de gastro-entérite la maladie dont il s'agit, mais l'on n'a jamais dit que la phlegmasie gastro-intestinale soit toujours simple, on a même fait remarquer qu'elle était presque constamment compliquée, et comme les complications sont nombreuses, rien d'étonnant que celles rapportées par M. Dupuy aient été rencontrées par d'autres observateurs. Il faut distinguer ce qui est primitif de ce qui est secondaire ; or, d'après l'expérience ordinaire, on sait que, parmi les lésions qui donnent ou peuvent donner lieu aux symptômes de vertige, les affections aiguës de la membrane muqueuse gastro-intestinale sont dans ce cas ; dès-lors des signes de vertige peuvent bien accompagner ces affections, mais ils ne sont sûrement que secondaires : la source vraiment primitive de ces états morbides est l'inflammation de la membrane muqueuse de l'estomac et des intestins, et on a pu nommer les mêmes affections des gastro-entérites, et non pas des maladies vertigineuses, même quand elles se trouvaient compliquées de symptômes d'encéphalite. Nous ne sommes pas le premier ni le seul qui ayons fait ces observations. Un anonyme les avait déjà présentées avant nous dans l'un de nos recueils scientifiques, et il avait même ajouté : « Les désordres trouvés par les vétérinaires, dans la maladie des chevaux observée en 1825, ne se bornaient pas, comme le dit M. Dupuy, à la rougeur *de la membrane interne du cœur, des artères et des veines*, *à l'hydropisie du péricarde, au ramollissement du tissu du cœur, et à une altération grave* (non désignée par lui) *du parenchyme pulmonaire*, qu'il dit avoir été les seuls désordres des *prétendues* gastro-entérites dont il est ici question. Les vétérinaires qui n'auraient trouvé que ces seules lésions, auraient nommé la maladie une cardite compliquée de péripneumonie (ou mieux pneumonie), etc., et ne l'auraient pas désignée sous le nom de gastro-entérite, parce qu'ils n'ignorent pas que l'irritation spéciale de l'estomac et des intestins mérite seule cette qualification.

On a dit encore que l'affection dite vertigineuse, ou le vertige, présente des phénomènes particuliers, suivant qu'elle intéresse le cerveau, le cervelet, les méninges, ou plus particulièrement l'arachnoïde cérébrale, et l'on a proposé d'étudier séparément les maladies de ces divers organes : la première, sous le nom de *cérébrite ;* la seconde, sous celui de *cérébellite ;* la troisième, sous celui de *méningite ;* et la quatrième, sous celui d'*arachnoïdite*. Cette proposition montre l'essor donné par les progrès de la science physiologique, et, en partant de ce principe, qu'il n'y a pas de maladie sans un organe malade, il y aurait un grand avantage à ne pas confondre, par exemple, la phlegmasie de l'encéphale avec celle de ses enveloppes. Un jour sans doute la médecine vétérinaire arrivera au point de pouvoir faire ces distinctions, le moment n'en est peut-être pas très-éloigné ; mais jusqu'ici l'on n'a pas encore assez étudié, on ne connaît pas encore assez les phlegmasies des diverses membranes du cerveau, ni celle de la propre substance de ce viscère important, pour pouvoir toujours les considérer isolément. On peut voir ce que nous avons dit à ce sujet aux articles ARACHNOÏDITE, ENCÉPHALITE et PHRÉNÉSIE. Si cependant il est une de ces phlegmasies plus susceptible que les autres d'être considérée isolément, c'est peut-être celle de l'encéphale, parce que, si elle existe rarement seule, elle joue très-souvent le principal rôle. C'est ce que les auteurs, et, à leur exemple, beaucoup de vétérinaires, appellent *vertige idiopathique* ou *essentiel*, pour le distinguer de ce qu'ils nomment *vertige symptomatique* ou *abdominal*, ou *compliqué d'indigestion*, dans lequel la phlegmasie cérébrale n'est que secondaire.

Toutes ces idées ont été admises par M. Vatel, qui caractérise le vertige un ensemble de symptômes annonçant une maladie violente accompagnée d'une altération plus ou moins grande dans l'exercice des sens, et déterminant des mouvemens désordonnés plus ou moins violens, ordinairement suivis de rémittences, durant lesquelles on observe un abattement particulier, et qu'il l'attribue à une irritation, tantôt directe, tantôt sympathique, du cerveau et de ses membranes, de sorte qu'il en dissémine l'histoire dans les articles arachnoïdite, cérébrite, gastrite, gastro-entérite et indigestion.

M. Levrat, sans sortir de la même ligne d'idées, s'est rapproché davantage de la précision en ne reconnaissant le vertige que pour ce qu'il est réellement, non point un ensemble de symptômes, mais un symptôme commun à diverses maladies. Du reste, en conservant cette dénomination, pour complaire à l'usage, il admet deux genres de vertiges, l'un idiopathique, l'autre symptomatique. Le premier a son siége primitif au cerveau ; M. Levrat en reconnaît deux espèces, celui qui est produit par une congestion vasculaire, et celui qui provient d'une inflammation aiguë des méninges, l'un et l'autre ayant leurs variétés, et pouvant amener l'apoplexie. Le second comprend toutes les céphalalgies déterminées soit par une indigestion, soit par l'ictère, la gastro-hépatite, la gastro-entérite, la constipation.

Cette distinction est celle que nous admettons; aussi seulement aux deux genres de vertiges idiopathiques reconnus par M. Levrat, nous en ajoutons un troisième, celui qui est dû à la compression du cerveau.

Du vertige causé par la compression du cerveau. Le symptôme désigné sous le nom de vertige a lieu quelquefois, bien que rarement, dans l'hydropisie désignée sous le nom d'HYDROCÉPHALE : on le rencontre bien plus fréquemment dans la maladie des bêtes ovines et bovines appelée TOURNIS. Enfin, il peut être déterminé par un corps étranger développé dans le cerveau, comme l'attestent les deux faits suivans.

Un cheval, après avoir bu et mangé l'avoine comme de coutume, éprouva tout à coup un tremblement général, accompagné d'une difficulté extrême dans l'acte de la déglutition, avec dysphagie : la muqueuse du nez devint violacée, la bouche chaude et sèche ; langue tremblotante, chargée, rouge à la pointe et sur les bords ; température de la tête plus élevée ; yeux vifs, regard inquiet, pouls petit, serré et très-accéléré. Ces symptômes cédèrent en quelques jours à un traitement antiphlogistique ; mais, tout à coup, l'animal devint triste et refusa de manger; pouls lent, mou, mais régulier, yeux ternes, pupilles très-dilatées. Le lendemain, les premiers symptômes de vertige se déclarent : le malade se porte d'abord en avant sans y être excité, et cherche à appuyer sa tête, qui est très-lourde, contre le mur de face; il y a amaurose; la paupière supérieure est fortement abaissée, au point de couvrir l'œil en partie. Malgré les moyens mis en usage, tous ces symptômes allèrent en augmentant d'intensité; la propension à se porter en avant était parvenue à un tel point que le cheval ne pouvait s'arrêter et rester en place, à moins d'y être fortement maintenu. Il finit par rompre sa longe, et tomba si violemment sur la tête, qu'il resta une heure à terre sans exécuter le moindre mouvement. Cependant, il parvint à se relever, et aussitôt après sembla se trouver mieux, ayant moins de propension à s'élancer en avant et plus de facilité pour exécuter des mouvemens en arrière. Mais l'état ne tarda pas à s'empirer de nouveau : la tête ne pouvait plus être soutenue sans appui, à défaut duquel l'animal tombait sur le nez comme une masse : il mourut peu de temps après. A l'ouverture du corps, M. Vitry trouva les méninges fortement injectées, le cerveau moins dense que dans l'état normal, le plexus choroïde très-engorgé et infiltré; le ventricule droit contenait un kyste ovalaire, un peu aplati, long de six centimètres et demi, sur trois et demi d'épaisseur, dont une des faces adhérait à la corne d'Ammon; ce kyste contenait du pus liquide et grumeleux.

Un cheval de troupes tombe en mangeant l'avoine; M. Dabrigeon, appelé pour le voir, le trouve couché sur le côté gauche, avec la tête appuyée à droite; mouvemens désordonnés des membres, sueur sur tout le corps, grincemens de dents très-forts, bave écumeuse, yeux pirouettant dans leurs orbites, pupilles très-dilatées, perte de l'ouïe et de la vue, pouls plein et accéléré, battemens du cœur se faisant entendre à une assez grande distance, respiration accélérée, mouvemens des flancs irréguliers et accélérés, muqueuses apparentes, les conjonctives surtout, fortement injectées, chaleur très-grande, principalement à la tête. Depuis quelques jours, il ne mangeait plus aussi bien, tenait constamment la tête baissée, ne gambadait plus, se faisait tirer par la longe, et ne marchait qu'avec difficulté. Après une saignée de dix livres, des compresses réfrigérantes sur la tête et des frictions sèches sur les membres, les convulsions se calmèrent, l'animal se leva seul, se secoua, et chercha à manger; il avait perdu la vue, chancelait en marchant, et cherchait à appuyer sa tête sur tous les corps résistans qu'il rencontrait. Bientôt survint un coma profond, suivi de mouvemens désordonnés; l'animal se cabrait, se frappait contre le ratelier et l'auge, prenait le bord de celle-ci entre ses dents, et appuyait le sommet de la tête sur le mur, en faisant des efforts pour se porter en avant. En près d'un mois, à la suite de divers accidens et d'un traitement qu'il serait trop long de rappeler ici, le cheval fut guéri et en état de faire une assez longue route. Quelque temps après, il éprouva une seconde rechute, qui n'eut pas de suites fâcheuses, puis une troisième, suivie de plusieurs autres encore, dont la dernière amena la mort; dans tous ces accès, il y eut des alternatives de fureur et de coma , avec poussement au mur. L'ouverture de la tête montra l'arachnoïde ne présentant que quelques taches rouges éparses , la surface du cerveau et du cervelet fortement injectée , leur substance très-ferme et striée de sang ; dans l'intérieur de chaque ventricule existait un kyste, gros comme un petit œuf de poule , long de deux pouces , sur quinze lignes de large et huit d'épaisseur. Ces kystes semblaient être nés du plexus choroïde.

Dans ces deux cas , il y avait des traces évidentes d'encéphalite et de méningite , non seulement chronique , mais même aiguë. Le vertige causé par la compression du cerveau peut donc s'accompagner d'inflammation. C'est ainsi que l'on conçoit la maladie des bêtes ovines à laquelle M. Girard a donné le nom de *tournis aigu* , affection dans laquelle il y a pesanteur de tête , inflammation des muqueuses apparentes , et dans laquelle l'autopsie ne montre pas toujours des hydatides , mais laisse constamment apercevoir des traces non équivoques d'une inflammation intense des méninges. Il n'est point étonnant , en effet , que la présence des hydatides provoque une phlegmasie cérébrale , si même elle n'en est pas souvent elle-même l'effet; mais ce qu'il y a de certain, d'après les observations de M. Girard , corroborées par celles de M. Berger, c'est que les moutons sont , comme les autres animaux domestiques , sujets , non pas à un tournis aigu , car cette appellation est impropre , et la médecine vétérinaire contient déjà trop de mauvais noms pour y en introduire un de plus, mais à un vertige idiopathique par phlegmasie du cerveau ou de ses membranes , ayant pour caractère des accès de fureur alternant avec des accès de coma, l'animal heurtant tout ce qu'il rencontre , et se tenant la tête appuyée contre la crèche. Mais ceci rentre dans la seconde nuance du vertige essentiel , que nous avons maintenant à examiner.

Du vertige causé par l'encéphalite primitive. Rappelons d'abord combien il est difficile , sur l'animal vivant , de distinguer l'inflammation primitive du cerveau de celle de l'arachnoïde , de décider même positivement si , à cause des rapports du cerveau avec l'arachnoïde , celui-là peut s'enflammer sans que celle-ci soit aussi enflammée; si l'encéphalite primitive a, pendant la vie de l'animal , des caractères spéciaux et certains qui permettent d'assigner toujours le siége particulier du mal. Ces distinctions sont d'autant plus difficiles à faire que la maladie n'est bien connue que depuis quelques années, et que c'est surtout chez l'homme qu'elle a été étudiée avec soin. L'encéphale ayant pour fonction de produire le sentiment et le mouvement, c'est dans ces phénomènes vitaux qu'il faut chercher les symptômes des lésions de cet organe. Le premier degré de l'irritation dont il peut être le siége est la congestion cérébrale ; si cette irritation et l'afflux augmentent , surtout dans un point du cerveau , il peut en résulter l'inflammation du viscère, dont nous allons tâcher d'indiquer les causes , les symptômes et la marche , la durée , la terminaison , les caractères anatomiques , le pronostic et le traitement.

Toutes les causes qui peuvent donner lieu à la congestion cérébrale , à l'apoplexie , a la méningite , à l'arachnoïde , peuvent aussi déterminer l'encéphalite , quand elles sont assez puissantes pour occasioner une congestion non rapide , permanente et intense. On signale chez l'homme , parmi les causes prédisposantes , l'hypertrophie du ventricule gauche du cœur, la diminution ou la suppression d'hémorrhagies habituelles , et d'autres conditions étrangères aux animaux , à la réserve tout au plus de la première. Chez ceux-ci , on présente comme causes occasionelles les plus ordinaires , les coups , les chutes sur le crâne , l'insolation forte et prolongée , à quoi on peut ajouter une alimentation trop substantielle , l'état pléthorique qui en résulte , les travaux forcés , les courses violentes pendans les grandes chaleurs de l'été , surtout quand les animaux ont la tête tournée du côté où le soleil darde ; la délitescence d'une phlegmasie chez un animal d'ailleurs prédisposé; l'application des substances irritantes sur certaines plaies , ou celle inopportune de trop forts vésicatoires autour de la tête, etc.

L'invasion de l'encéphalite est lente ou subite. Dans le premier cas , elle est annoncée par des symptômes précurseurs qui sont les mêmes ou à peu près les mêmes que ceux de congestions ou d'irritations cérébrales , plus ou moins intenses, et plus ou moins répétés ou fréquens. Ces premiers phénomènes , indices de l'exaltation des facultés cérébrales , consistent dans des espèces d'étourdissemens, dans l'obscurcissement de la vue, l'engourdissement , la pesanteur de la tête, l'insensibilité , l'indolence, la nonchalance dans les mouvemens , des bâillemens fréquens , le regard triste et abattu , l'appétit diminué ou dépravé , le ventre plus ou moins retroussé , et le pouls concentré. Quand la maladie vient à se déclarer , elle présente les symptômes suivans : ces actions s'exécutent avec beaucoup plus d'activité , au moins par momens ; il y a sensibilité de la rétine et contraction de la pupille , puis contraction partielle des muscles , stupeur, somnolence, dureté de l'ouïe, cécité. Les mouvemens , qui d'abord étaient lents , deviennent tout à coup précipités, irréguliers, mal assurés. Le cheval , à l'écurie , tient la tête basse ou très-élevée ; il l'appuie indistinctement et avec force au fond de la mangeoire, sur ses longes et contre la muraille ; c'est avec le front qu'il cherche surtout à appuyer sur les corps qui lui présentent de la résistance , comme s'il voulait aller en avant. La tête est quelquefois si basse qu'elle descend sur les ge-

noux ; le poids du corps se portant en avant, l'encolure se
courbe, et la tête est presque entre les deux membres antérieurs ;
il est difficile de lui faire perdre cette attitude, tant par le
poids de l'encolure, que par la résistance opposée par les
muscles qui tendent à fléchir cette partie. Il y a aussi fort souvent des signes d'immobilité, ou plutôt de catalepsie, c'est-
à-dire que les différentes parties du corps restent dans la position qu'on leur donne ; en portant, par exemple, la tête à
droite ou à gauche, elle demeure telle qu'on la place. Si l'a-
nimal est en liberté, il butte, il trébuche, il chancelle, et il
tombe souvent ; ses membres sont tremblans ; il tourne quelquefois sur lui-même, ou décrit des cercles plus ou moins
grands, le plus souvent, suivant une ligne droite ; il va se
donner de violens coups de tête contre les murs, les arbres, etc.
En général, la stupeur coïncide avec la diminution ou l'extinction plus ou moins complète de l'exercice des sens, et les
retours des paroxysmes interrompent l'état de somnolence.
Lorsque ces paroxysmes ont lieu, les yeux sont brillans et continuellement agités ; quelquefois ils sont comme saillans, et
semblent vouloir sortir de l'orbite. Les mouvemens désordonnés sont quelquefois tels, qu'on a vu des chevaux se dresser,
et passer leurs pieds antérieurs jusque dans les intervalles des
barreaux du râtelier. Il en est qui mordent les pierres et cas-
sent leurs dents incisives. M. Guillaumes cite un cheval qui,
dans des accès de fureur, se heurta la tête avec tant de violence contre un mur dont les pierres étaient saillantes, qu'il
s'enfonça l'os frontal. Dans les rémissions, l'animal retombe
dans la tristesse, l'abattement et la stupeur ; ses yeux sont
fermés, chassieux, et le malade ne cherche pas à les ouvrir,
probablement à cause de la contraction des muscles orbi-
culaires ; il refuse les alimens et la boisson, et, aux approches d'un nouvel accès, il s'établit une sorte de combat. La
respiration n'est pas absolument gênée, à moins que la mort
ne soit prochaine. Lors des premiers paroxysmes, le pouls
est plein, dur et accéléré ; mais si la maladie fait des progrès,
il devient petit, serré et intermittent.

Quand l'encéphalite se développe subitement, elle est annoncée par un frisson général, le malaise, l'anxiété, des
signes de phrénésie forte, l'habitude du corps d'une température très-élevée, surtout au crâne. C'est dans ce cas surtout
que la tête est haute et que les yeux sont vifs ; le regard est
furieux ; la respiration laborieuse et fréquente ; les membranes apparentes sont d'un rouge vif ; la bouche est écumeuse ; le pouls est fréquent et vibrant ; l'allure est précipitée, les mouvemens sont souvent désordonnés ; les paroxysmes, très-rapprochés, ressemblent à des accès de fureur : l'envie de mordre se manifeste ; l'exercice des sens est suspendu ;

il y a des sueurs générales ou partielles, et cet état de choses dure de quatre à six et douze heures. Au bout de ce délai, les symptômes violens perdent de leur intensité, et l'animal paraît sensiblement soulagé ; mais ces rémissions ne doivent pas en imposer, car de nouveaux accès ne tardent pas à se manifester. Cependant la maladie détermine un affaiblissement sensible dans les forces musculaires ; les accès, en se répétant, sont moins forts, sans toutefois qu'on en doive inférer que la maladie est moins grave, car, au bout de quelques paroxismes, le sujet meurt, avec ou sans convulsions.

On ne connaît bien l'affection qui nous occupe que dans le cheval, celui de tous nos animaux domestiques qui y est le plus exposé ; on l'a cependant observée sur des bœufs, des vaches, des moutons et des chèvres, mais ni assez souvent, ni avec assez de soin pour qu'il soit possible d'en tracer l'histoire chez ces animaux.

L'encéphalite suit une marche toujours rapide, et cependant son cours ordinaire est variable ; il n'est guère que de deux à trois jours, terme moyen. Quand la maladie débute subitement, l'animal cesse de vouloir prendre les alimens, il n'a que de courts momens de stupeur, bientôt il *pousse au mur, à l'auge*, ou *au râtelier*, comme on dit vulgairement, ou bien il se recule sur ses longes, demeure dans cette attitude plus ou moins long-temps, et puis se porte en avant avec rapidité et même violence, comme s'il voulait se précipiter, en sorte qu'il est très-difficile de lui faire exécuter d'autres mouvemens.

Le diagnostic est embarrassant pendant la vie de l'animal malade, attendu la similitude qui existe entre les symptômes de l'inflammation du cerveau et ceux de la méningite et de l'arachnoïde, comme entre les symptômes de collapsus de l'encéphalite et ceux de l'apoplexie ; de sorte que quand un de ces ordres de phénomènes est peu marqué, s'il n'est pas bien observé, il est facile de confondre la phlegmasie du cerveau avec la phlegmasie de l'une ou l'autre de ses enveloppes ou de plusieurs de ses enveloppes à la fois. Heureusement que cette distinction n'est pas d'une bien grande importance sous le rapport du choix et de l'application du traitement. Cependant l'arachnoïdite paraît être caractérisée par des symptômes spasmodiques sans paralysie, l'apoplexie par une paralysie subite sans symptômes spasmodiques, et l'encéphalite par des symptômes spasmodiques qui peuvent être suivis d'une paralysie lente et progressive. On a fait aux animaux l'application de ces distinctions fondamentales données pour les hommes par M. Lallemand, afin de parvenir à caractériser ces affections.

M. Levrat a essayé de préciser davantage les caractères distinctifs de ces deux nuances de l'encéphalite, et voici ceux qu'il assigne à chacune d'elles.

Dans la congestion sanguine de l'appareil cérébro-spinal ; au début, l'animal a la tête dans la mangeoire, et semble plongé dans une espèce de somnolence ; les vaisseaux sous-cutanés de la face, gonflés par le sang qui y afflue, se dessinent en relief sous la peau ; la conjonctive réfléchit une teinte rouge, foncée même quelquefois comme celle de la lie de vie, par suite de l'injection des vaisseaux. Les sens de la vue et de l'ouïe paraissent obscurcis ; les parois de l'abdomen ne sont pas tendues ; le pouls est un peu plus accéléré que dans l'état normal ; l'artère est pleine et roulante ; la respiration est calme, mais luctueuse ; la température du corps assez élevée. A la période d'état, au moment où les accès vont se manifester, l'animal est agité de frissons généraux, puis les muscles de l'encolure se contractent et deviennent durs et raides, comme dans les convulsions tétaniques. Alors la respiration s'accélère ; les animaux, saisis de vertige, tantôt mettent leurs membres antérieurs dans la mangeoire et se dressent sur leurs jarrets en grinçant des dents, tantôt poussent en avant avec fureur. Pendant les accès, la bouche est souvent écumeuse, mais la langue n'offre rien de maladif dans sa coloration. Avant comme après les accès, la marche de l'animal est franche, sans indécision ni vacillation dans son train de derrière.

Dans la méningite, au début, l'animal a l'air hébété, les yeux fixes ; il porte la tête basse, et paraît triste et abattu ; le pouls est un peu plus accéléré que dans l'état normal ; l'artère est tendue, la pulsation donne un coup sec, la respiration est lente et plaintive ; l'encolure est raide. Du reste, les muqueuses ne présentent rien de remarquable : la bouche est humide, la marche n'a rien d'embarrassé, la température du corps est bonne. A la période d'état, la somnolence augmente, l'animal porte la tête au fond de la mangeoire, et tient le front appuyé contre le mur de face ; le pouls devient plus dur et plus accéléré. Cet état de coma profond précède toujours les accès, et se fait observer dans leurs périodes d'intermittence. Au moment où ils doivent se manifester, ils sont toujours annoncés par une augmentation de la respiration et un mouvement convulsif particulier des lèvres et des oreilles ; puis, lorsqu'ils se déclarent, tout le corps de l'animal semble parcouru par des frissons ; des contractions partielles se font observer dans les muscles des épaules et des cuisses ; la tête est portée haut par un mouvement lent d'élévation, que suit bientôt un tremblement qui se propage à l'encolure et à tout le corps. C'est alors qu'une agitation continuelle et comme convulsive succède au coma. Tantôt l'animal, furieux, frappe avec ses membres antérieurs, et s'élance avec force en avant, la tête appuyée contre le mur de face et la bouche remplie d'écume ; tantôt il se jette en arrière, en tirant sur sa longe comme pour la briser ; puis , s'il vient à tomber, il éprouve , en se débattant sur le sol , une agitation convulsive. Pendant les accès , les lèvres et les oreilles sont continuellement en mouvement ; la pupille est dilatée, la conjonctive fortement teinte en rouge , la nuque chaude et douloureuse à la pression, le pouls vite , l'artère tendue , la respiration très-accélérée. La durée de ces accès peut varier de dix à quinze minutes : dans les intervalles qui les séparent , l'animal retombe dans une profonde somnolence, et si ce n'est quelques tremblemens partiels de ses muscles et quelques mouvemens de sursaut , il semble dans une immobilité absolue.

Dans le tableau suivant sont mis en regard les symptômes les plus saillans qu'indique M. Levrat ; l'expérience décidera jusqu'à quel point est fondée la distinction qu'il établit.

VERTIGE PAR CONGESTION CÉRÉBRALE.

Début. Tête dans la mangeoire , front appuyé contre le mur de face , respiration lente et plaintive ; vaisseaux souscutanés de la face gonflés ; teinte rouge foncée de la conjonctive ; artère pleine et roulante ; température du corps élevée.

Etat. Avant les accès , frissons généraux , contraction convulsive des muscles de l'encolure et de la tête , accélération de la respiration.

Accès. Bouche écumeuse, l'animal se dresse sur ses jarrets, saute dans la mangeoire, ou bien s'élance le front en avant et pousse au mur avec fureur.

Après les accès , coma profond.

VERTIGE PAR MÉNINGITE.

Début. Tête basse, air hébété, yeux fixes, respiration lente et plaintive, pas d'injection des vaisseaux de la face, coloration à peu près normale de la conjonctive, pouls serré , température ordinaire.

Etat. Avant les accès , somnolence profonde, mouvemens convulsifs particuliers des lèvres et des oreilles, accélération de la respiration.

Accès. Contractions particulières des muscles des épaules et des cuisses, la tête est portée haut par un mouvement lent d'élévation que suit bientôt un tremblement qui se propage à l'encolure et à tout le corps ; mouvemens convulsifs ; l'animal se rejette en arrière , et tire sur sa longe ; quelquefois il se porte en avant ; agitation continuelle des lèvres et des oreilles.

Après les accès , somnolence profonde.

L'ouverture des cadavres offre des altérations qui varient,

non seulement suivant l'époque, le siége de la lésion, l'étendue des parties lésées, mais encore suivant que la maladie a
été simple ou non; assez généralement on trouve des traces
d'inflammation aux membranes du cerveau et au cerveau lui-
même. Dans le cas de cette coïncidence de méningite ou d'a-
rachnoïdite avec l'encéphalite, il y a dans les premiers jours
injection, on observe la rougeur plus ou moins vive des méninges, et en particulier de l'arachnoïde; ces membranes sont
épaisses, leurs vaisseaux sont engorgés, et les traces d'inflammation qu'elles présentent sont plus ou moins marquées. Plus
tard, leur surface est rugueuse; il y a épanchement séreux et
quelquefois purulent dans la poche qu'elles forment autour de
l'encéphale; on a même vu l'épanchement être sanguinolent,
ce qui peut avoir lieu quand l'inflammation aiguë est très-
forte, ou que le liquide s'est échappé, soit par les bouches ex-
halantes, soit des vaisseaux eux-mêmes, dont quelques uns
peuvent se trouver rupturés. Quand la maladie a suivi tout son
cours avant la mort, ou plutôt lorsqu'elle s'est prolongée au-
delà des termes ordinaires, on observe que le pus est souvent
renfermé dans de petits kystes. Le caractère anatomique principal qui appartient en propre à l'inflammation du cerveau est
le ramollissement d'une partie de la substance, déjà si peu
consistante par elle-même, de cet organe. C'est sûrement là
le plus haut degré de l'encéphalite; peut-être connaît-on moins
les caractères anatomiques des degrés moins intenses de cette
phlegmasie. Quoi qu'il en soit, il paraît que cette altération
pathologique a son siége le plus ordinaire dans la substance
grise, le corps cannelé et la couche des nerfs optiques, parce
que ces parties reçoivent le plus grand nombre de vaisseaux
et les plus volumineux de ceux qui se rendent au cerveau. On
pourrait observer, aux autopsies cadavériques, que lorsque la
mort survient dans la première période de l'inflammation, la
partie ramollie est injectée de sang et colorée par ce liquide
en rouge plus ou moins pâle ou foncé, depuis le rosé jusqu'à
la nuance brunâtre, celle-ci pouvant résulter de la combinaison du sang avec la substance grise. A une époque plus avancée de la maladie, on pourrait aussi remarquer que la suppuration est possible, et que, lorsqu'elle est formée, le pus
remplace le sang dans la substance ramollie, et la colore en
blanc sale, en blanc jaunâtre ou verdâtre. Pendant la vie, il
n'est aucun signe certain qui puisse faire reconnaître que la
suppuration est venue se joindre au ramollissement. Ce ramollissement peut être même accompagné de désorganisation. On
remarque encore, comme il vient d'être dit, que la pulpe cérébrale est rouge, et que les membranes y sont adhérentes,
si on enlève celles-ci, on voit que la partie altérée est boursoufflée; si on la coupe, on reconnaît qu'elle est ramollie; enfin

on observe tous les phénomènes de la compression. L'inflammation peut aussi se terminer par induration, et alors la substance cérébrale est plus ferme et plus consistante; enfin on a vu cette même inflammation s'étendre jusque sur la gaîne rachidienne, avec un tel degré d'intensité, que celle-ci était noirâtre.

M. Levrat trace le tableau suivant des lésions cadavériques, d'après ce qu'il a vu. Dans la congestion cérébrale, aucune altération des intestins, des poumons, ni de cœur; muscles de l'encolure et de la tête paraissant d'un rouge-brun foncé; les vaisseaux de ces régions gorgés d'une très-grande quantité de sang; les enveloppes du cerveau sans aucune altération maladive; le cerveau est le siége d'une forte congestion; lorsqu'on coupe sa substance, on remarque à la surface de la tranche une multitude de points rouges très-rapprochés, qui la font paraître comme sablée; la substance du viscère a diminué de consistance : une sérosité rougeâtre, et quelquefois tout-à-fait sanguinolente, est épanchée dans les cavités ventriculaires. Dans le vertige par méningite, nulle altération dans l'abdomen, ni le thorax; l'arachnoïde présente des traces non douteuses d'inflammation; les vaisseaux, injectés en rouge, principalement à la base du cerveau, se dessinent dans son épaisseur.

L'encéphalite est une maladie très-grave, fort souvent mortelle, à raison de la rapidité de son cours et de l'importance de l'organe affecté; elle est à peine curable dans quelques cas, quand elle est prise dans son principe et traitée rationnellement à cette époque. Quand le plus léger symptôme de paralysie paraît, il est grand temps d'agir énergiquement; plus tard, il ne serait plus temps. La maladie se termine en deux ou trois jours, ou par la résolution, mode de terminaison difficile et rare, ou par apoplexie, épanchement et mort. La résolution ne peut s'obtenir que lorsque le malade passe le quatrième jour, et que dès le troisième on aperçoit une diminution graduée dans les symptômes; on peut alors espérer de sauver l'animal. Mais la résolution n'est peut-être jamais bien complète, la guérison est toujours lente, la convalescence pénible et longue, et l'on a vu des sujets chez lesquels le mieux, quoique plus ou moins long-temps prolongé, n'était qu'une rémission plus longue; de nouveaux paroxysmes survenaient, et la maladie, de laquelle on avait espéré triompher, faisait périr l'animal. Dans quelques sujets, on remarque en effet des rémissions assez longues, et d'autres fois c'est le contraire. Volpi rapporte qu'un cheval mourut au bout de vingt-quatre heures de l'apparition des premiers symptômes, bien que le professeur italien eût agi d'une manière énergique, puisqu'il tira près de trente livres de sang en vingt-quatre heures.

Il ne sera pas hors de propos maintenant de citer quelques

faits. En voici d'abord deux , l'un de congestion cérébrale ; l'autre de méningite , que nous empruntons à M. Levrat.

Un cheval de trait venait d'éprouver des accès de vertige, pendant l'un desquels il avait franchi une fenêtre de l'écurie. M. Levrat le trouva les pieds dans la mangeoire , la tête entre les bâtons brisés du râtelier, le corps couvert de sueur; il saisissait entre ses dents les corps à portée de sa bouche. Pouls très-accéléré ; vaisseaux sous-cutanés de l'encolure et de la face très-apparens , conjonctives d'un rouge pourpre, par l'injection de leurs vaisseaux , bouche se remplissant d'écume , langue normale. On pratique une saignée de treize livres, deux heures après laquelle l'animal meurt, à la suite d'un tremblement général. Centre aponévrotique du diaphragme présentant de légères traces d'inflammation ; muscles de l'encolure et de la tête d'un rouge-brun foncé; vaisseaux de l'encolure , de la tête et du cerveau gorgés de sang très-noir ; substance cérébrale sablée de points rouges ; sérosité sanguinolente dans les grands ventricules.

M. Levrat a donné quatre autres observations , dans toutes lesquelles la maladie se termina par guérison. Nous avons choisi celle-ci parce que l'autopsie cadavérique vint confirmer le diagnostic. Par la même raison , entre les deux faits de vertige dû à l'arachnoïdite qu'il rapporte, nous choisissons celui qui eut la mort pour terminaison.

Un cheval, jusqu'alors mal nourri , est soumis tout à coup à une nourriture abondante et à un travail très-modéré. Il perd l'appétit , devient triste , cesse de manger. Air hébété, yeux fixes ; pouls un peu plus accéléré que dans l'état normal , artère tendue , pulsation donnant un coup sec , muqueuses n'offrant rien de notable, bouche humectée, encolure un peu raide, marche n'ayant rien d'embarrassé , température du corps bonne , respiration lente et luctueuse , fréquens ébrouemens , cornage par intervalles , sens intacts. A l'écurie , l'animal porte la tête dans la mangeoire. Une forte saignée et des applications d'eau froide vinaigrée sur la tête n'empêchent pas la pesanteur de celle-ci d'augmenter. Le lendemain , pouls plus dur et plus accéléré , des accès frénétiques se manifestent ; frissons généraux , contractions musculaires partielles aux cuisses et aux épaules , mouvement lent d'élévation de la tête , suivi d'un tremblement de cette région , qui se propage successivement à l'encolure et à tout le corps; alors la respiration s'accélère; l'animal, furieux, s'élance contre le râtelier, souffle avec force. et se porte en avant avec violence, la tête appuyée contre le mur de face ; sa bouche est écumante. L'accès dure cinq à six minutes. Ensuite le cheval est tranquille et comme frappé d'immobilité; mais il conserve, soit des palpitations musculaires partielles , soit de légers tremblemens dans quelques régions du corps, et, de temps à autre, des sursauts de tout le corps. Les accès se répètent fréquemment et à des intervalles irréguliers; plus ils sont fréquens, plus longue est leur durée, et plus ils paraissent causer de souffrances à l'animal. Les saignées répétées ne produisent aucun effet; les accès sont si violens que l'animal se casse une cuisse; on le tue. Rien de notable dans le ventre ni la poitrine; dure-mère d'un rouge-pâle dans la partie qui correspond au plafond des ventricules; arachnoïde présentant des traces d'inflammation à la base du cerveau, où elle est d'un rouge de sang artériel; vaisseaux du cerveau en général, mais plus particulièrement ceux du cervelet, gorgés d'un sang vermeil; pulpe cérébrale ne paraissant pas ramollie; un peu de sérosité roussâtre dans les grands ventricules; système veineux du cerveau moins gorgé de sang que l'artériel, qui présente une arborisation très-prononcée, d'un rouge vermeil.

Dans les deux faits suivans, publiés par M. Gérard, il y eut cérébrite, et les symptômes sont en harmonie avec ceux qu'a signalés M. Levrat.

Un cheval d'artillerie est attaqué tout à coup, après une manœuvre fatigante, de symptômes d'encéphalite : il tenait la tête basse, appuyée dans la mangeoire, et le front poussé contre le mur; il tirait fortement sur sa longe; les yeux étaient hagards et très-brillans, les oreilles chaudes, les veines sous-cutanées de la tête gonflées, le pouls très-dur et lent, le corps en moiteur, les extrémités froides et rassemblées. Le malade avait bu et mangé le matin comme à l'ordinaire, et ses excrémens étaient plus mous que dans l'état normal. Au moment où l'on se disposait à le saigner, il eut un accès des plus violens, brisa son licol, sauta dans la mangeoire, et se frappa la tête contre le mur et le râtelier (saignée de quinze livres par les deux jugulaires, douches d'eau froide sur la tête, lavemens d'opium). Le cheval resta tranquille, toute la nuit, dans un état de somnolence, et appuyé sur deux longes qui l'attachaient. Le lendemain, pouls fort, artère tendue, yeux fixes, vue abolie, flancs retroussés et contractés (saignée de huit livres); journée assez tranquille, mais le soir accès des plus violens; l'animal avait brisé le licol de force, arraché le râtelier et la mangeoire, et blessé deux hommes; il avait la tête ensanglantée, la peau des tempes et du front déchirée (amputation de la queue). La saignée fut si forte que l'animal finit par tomber de faiblesse. Le lendemain, le pouls avait repris de la force et de la souplesse, l'animal restait fort tranquille, il avait recouvré la vue en partie. Depuis lors il alla de mieux en mieux, et au dixième jour, il avait repris son service.

Un cheval, atteint de vertige, enfonce une cloisson avec sa tête, et s'échappe dans la cour, où il tombe et où on le retient entravé. On eut peine à le relever et à le soutenir sur ses jambes de devant : il chancelait, et poussait en avant avec force ; l'amaurose était complète, les mâchoires fortement contractées, le corps couvert de sueur, les flancs retroussés, le pouls inexplorable (saignée de vingt-six livres aux deux jugulaires, douches sur la tête). Quatre heures après, il tirait encore sur sa longe et appuyait la tête contre le mur, la contraction des mâchoires avait un peu diminué ; il éprouvait de temps en temps des mouvemens spasmodiques de la tête, qu'il portait alors subitement de bas en haut ; l'amaurose avait toujours lieu (nouvelle saignée de huit livres, amputation de la queue). Le soir, pouls toujours fort, mais moins accéléré, mâchoires un peu moins serrées (opiat de miel et d'opium, lavemens opiacés). Le lendemain les symptômes avaient beaucoup diminué, le pouls avait plus de souplesse, mais l'animal n'avait pas encore recouvré la vue. Il n'y eut cependant plus d'accès, le mieux se prononça peu à peu, et au dixième jour l'animal put reprendre son service, pendant lequel on remarqua d'abord qu'il reculait avec un peu de difficulté.

Après avoir parlé de l'encéphalite aiguë, il conviendrait de traiter de l'encéphalite chronique ; mais cela est peu possible dans l'état actuel de la science vétérinaire. On peut seulement présumer que les causes doivent être les mêmes que celles de l'inflammation aiguë du cerveau ; il serait au reste très-difficile d'indiquer à quels signes on pourrait les reconnaître, car tout est à faire dans cette partie de la science.

Le traitement de l'encéphalite aiguë doit être déduit de la nature et du siége de la maladie, et comporte la nécessité d'agir fortement. Il doit avoir pour but de remédier ou de s'opposer à la congestion sanguine du cerveau ; or, la saignée est le moyen le plus puissant que nous ayons de satisfaire à cette condition. Elle doit être préférée à tout autre par la promptitude de ses effets et la connaissance qu'on a de sa manière d'agir. Comme elle a pour but de prévenir l'intensité d'une inflammation dangereuse, ou de la faire céder, elle doit être forte, et surtout pratiquée dans le principe de la maladie ; on ne doit pas craindre d'affaiblir en la pratiquant, et il vaut mieux s'exposer à prolonger la convalescence que d'être timide dans l'emploi de la phlébotomie. Une première saignée est souvent sans résultat bien avantageux ; mais loin de se décourager, il faut insister sur ce moyen et en renouveler l'application. On est souvent obligé de tirer du sang de la jugulaire cinq à six fois dans les premières vingt-quatre heures. L'occasion est pressante, c'est surtout ici qu'il faut se hâter d'agir au début, parce que les momens de le faire avec avantage sont courts : après ces premières saignées de la jugulaire, il peut devenir avantageux d'en pratiquer d'autres à la queue, en supprimant un ou deux nœuds de ce prolongement, ou de la saphène, ou quelquefois même de la veine sous-cutanée abdominale, en exposant, dans ces deux derniers cas, un bain de vapeur sous les piqûres de la flamme, afin de produire, non seulement une forte déplétion, mais encore une véritable émission sanguine révulsive. On seconde les effets des évacuations de sang par l'usage local des réfrigérans; c'est ainsi qu'on emploie les douches, les ablutions d'eau très-froide et acidulée, la neige, la glace pilée, en application sur le sommet de la tête; ce dernier moyen n'est jamais contre-indiqué; et c'est peut-être, après les saignées, un de ceux sur lesquels on peut le plus compter.

La saignée a été singulièrement attaquée dans ces derniers temps, surtout par MM. Philippe et Crépin. Le premier assure que, sur vingt-trois chevaux traités ainsi par lui, dans l'espace de dix années, du vertige (il ne dit pas lequel), vingt ont succombé, et les trois autres ont conservé un état comateux qui fut suivi du farcin ou de la morve. M. Crépin a été plus loin encore, car il nie que le vertige soit jamais une phlegmasie. Quand les discussions en sont venues à ce point, il n'y a plus moyen de s'entendre. Que le vertige ne dépende pas toujours d'une phlegmasie proprement dite de l'encéphale ou des méninges, et que, dans beaucoup de cas même, la phlegmasie cérébrale, quand elle existe, ne soit qu'une affection secondaire, c'est ce qu'on ne saurait nier, ce que personne n'a contesté; mais dire qu'il n'est jamais ni une encéphalite, ni une méningite, c'est se mettre en contradiction avec les faits, avec les ouvertures de cadavres, et dès-lors toute discussion cesse car on ne peut disserter avec qui nie l'évidence. Ces réflexions s'appliquent aussi à la saignée : qu'elle ne guérisse pas toujours le vertige essentiel, qui le conteste? qu'il soit convenable d'y associer d'autres moyens, qui a jamais dit le contraire? Mais qu'elle ne guérisse jamais, qu'elle tue toujours, ou du moins qu'elle soit constamment funeste, c'est une assertion de toute fausseté, et pour ne pas sortir des faits cités dans cet article, elle a, seule, réussi cinq fois sur sept entre les mains de M. Levrat, et deux fois entre celles de M. Gérard, qui au reste y faisait succéder l'opium. Comme tous les agens thérapeutiques, elle demande à être appliquée avec méthode; il faut des saignées abondantes dans l'encéphalite, il en faut de moyennes seulement, mais souvent répétées, dans la méningite.

Pour essayer de déplacer l'inflammation du cerveau, on recommande de la porter sur les voies digestives, en employant les moyens propres à y exciter une irritation; c'est dans cette vue que beaucoup de vétérinaires administrent à fortes doses les purgatifs les plus énergiques, l'aloès, l'émétique. Quelquefois ce mode de traitement réussit, lorsque, par bonheur, la membrane muqueuse gastro-intestinale ne se trouve pas déjà surexcitée ; mais cette méthode n'en est pas moins dangereuse quand les circonstances ne lui sont pas favorables, ce qu'il est toujours difficile et souvent impossible de déterminer. Bien des fois, sous l'empire de tels moyens, l'inflammation du cerveau ne s'endort que pour peu de temps, elle se réveille bientôt d'une manière plus intense, et alors elle s'exaspère. C'est seulement lorsque la période d'acuité est passée, qu'on peut recourir aux purgatifs avec quelque sécurité, encore doit-on les administrer faibles, sauf à les continuer, afin d'entretenir sur les voies digestives une révulsion, dans ce cas susceptible de devenir salutaire; on peut en dire autant des vésicatoires et des sétons appliqués sur les parties postérieures du corps, qui sont encore très-recommandés à titre de dérivatifs; l'irritation locale qu'ils déterminent peut réagir sur l'encéphale ou ses enveloppes, et aggraver singulièrement la maladie; cependant on ne peut nier qu'ils aient quelquefois produit d'heureux effets; on ne parle que de ceux-là, sans même déterminer les circonstances, pour qu'on puisse en juger, et on garde le silence sur les effets contraires. Ce qu'on peut en conclure, c'est que l'usage des médicamens dont il s'agit exige beaucoup de réserve, et qu'il ne faut y recourir que sur la fin.

Il est inutile, sans doute, de recommander la diète, puisque les malades ne mangent pas ; on leur donne des boissons blanches, tièdes et légèrement nitrées, des lavemens émolliens, des calmans ou antispasmodiques. Une précaution indispensable à prendre, c'est de placer et environner les animaux affectés de manière à ce qu'ils ne puissent se blesser ni blesser personne.

Du vertige dit symptomatique, ou abdominal. Ici il y a irritation de la membrane muqueuse soit de l'estomac, due à un excès d'alimens, ou de certains alimens, soit du tube intestinal ou du foie, et compliquée de phénomènes d'irritation cérébrale. On dit cette affection très-commune en certaines années dans les animaux monodactyles, et particulièrement chez le cheval, surtout dans nos départemens de l'Est, de la Manche, de la Meuse, de la Moselle, des Ardennes et dans la Beauce ; nous ne la voyons guère régner dans le pays que nous habitons (Pas-de-Calais), et il ne paraît pas qu'on l'ait encore observée dans les autres espèces d'animaux domestiques.

Avant la publication du traité de Gilbert, on ne croyait pas que la lésion primitive d'où le vertige émane pût avoir son siége ailleurs que dans les organes cérébraux. Gilbert changea à cet égard la plupart des idées, les autopsies cadavériques lui ayant démontré que les principales altérations pathologiques occasionées par la maladie se trouvaient dans les organes digestifs, et il conclut de là que le vertige était, dans ce cas, secondaire, ou symptomatique, qu'une indigestion prolongée en était la première cause. Il nomma cette variété *vertige abdominal* ou *indigestion vertigineuse*, et il alla jusqu'à mettre en question l'existence, la réalité du vertige dont nous avons traité sous le nom d'encéphalite. Tout en reconnaissant l'influence extraordinaire que l'estomac, le foie et les intestins exercent sur le cerveau, nous ne pouvons nous dispenser de faire remarquer que la proposition de Gilbert est trop exclusive, et que si le vertige est dans un certain nombre de cas précédé de lésions des organes digestifs, il est d'autres cas où ces mêmes lésions, lorsqu'elles existent, ne sont que consécutives à une affection du cerveau ou de ces enveloppes; bien des faits connus ne laissent aucun doute à cet égard. Il faut convenir cependant que dans une foule de cas fournis journellement par la pratique, les symptômes cérébraux qu'on observe dans le cheval, sont dus à une irritation, à une surcharge du tube alimentaire, plutôt qu'à l'inflammation du cerveau ou de ses membranes, et qu'alors l'irritation encéphalique et les phénomènes qui en découlent sont purement consécutifs. C'est seulement sous ce rapport que nous allons nous occuper du vertige appelé abdominal.

Considéré sous ce simple point de vue, c'est-à-dire dans les cas où il existe bien véritablement une indigestion, de laquelle résulte une gastrite qui se complique de symptômes de vertige, de gastro-entérite, de gastro-hépatite, d'ictère, de constipation, celui-ci reconnaît un grand nombre de causes, dont les principales sont : la surabondance d'alimens après de longues privations; l'usage des fourrages excitans, des fourrages nouvellement récoltés, qui n'ont pas encore *jeté leur feu*, qui sont disposés à la fermentation ou déjà avariés; l'usage du trèfle mal récolté, de la luzerne engrangée trop tôt, du foin poudreux; celui des feuilles de vigne ou d'if, des bourgeons du jeune bois, de l'avoine trop nouvelle, ou qui a germé, ou qu'on a humectée un certain temps d'avance pour la faire gonfler et en augmenter le poids, et en particulier l'usage immodéré du son; cette dernière substance alimentaire, dont on abuse à l'égard des chevaux de meuniers, étant presque entièrement dépourvue de farine par le perfectionnement de la mouture, n'est plus qu'une nourriture très-indigeste et très-pauvre en principes alibiles; elle doit être rejetée du régime alimentaire des animaux. Ce n'est jamais une première, une seule indigestion, dans un cheval d'ailleurs bien portant, qui peut occasioner chez lui les affections abdominales génératrices du vertige, mais bien plusieurs indigestions qui se succèdent à de courts intervalles, et dont le développement successif se trouve favorisé par une certaine prédisposition de l'appareil digestif, qui, long-temps avant que ces troubles aient lieu, est tombé dans un état tel, que ses fonctions ne se font plus avec la même régularité; l'in-

action prolongée de l'animal y contribue, de même que les travaux forcés, joints aux erreurs de régime que nous avons signalées, surtout pendant les chaleurs. Quand ces prédispositions
existent, et que des indigestions se sont répétées, le dérangement des fonctions perspiratoires de la peau, et l'action vive
de la chaleur atmosphérique, peuvent aussi devenir des causes
occasionelles d'indigestions répétées, qui ont ensuite pour résultat des phénomènes du vertige. Si nous n'avions arrêté de
ne nous occuper ici que des cas où cette maladie est produite
par une suite d'indigestion, ou plutôt par l'irritation des organes abdominaux qui a précédé, accompagné ou suivi le
trouble des fonctions digestives, il nous serait facile d'établir
que l'irritation secondaire de l'encéphale ne dépend pas toujours de l'inflammation de la membrane muqueuse gastrique
ou intestinale, et de faire voir que le même effet peut être produit par des phlegmasies aiguës des viscères de la poitrine,
le tétanos, des blessures graves et douloureuses, etc. La maladie qu'on a dite épizootique, et qui a régné l'été de 1825
sur les chevaux, s'est compliquée aussi, en quelques circonstances, de phénomènes vertigineux; et cependant, d'après
l'observation, ces phénomènes étaient tout-à-fait étrangers à
la surcharge alimentaire de l'estomac. Quoi qu'il en soit, on a
cru remarquer que le vertige secondaire attaquait plus souvent
les chevaux de forte constitution, étoffés, propres au trait, que
ceux de selle, sans savoir encore à quoi attribuer cette prédisposition.

Le vertige secondaire partant des organes abdominaux, quand
il se développe assez promptement, offre des symptômes tellement semblables à ceux de l'encéphalite, qu'il est très-difficile, au premier abord, de distinguer si c'est l'une ou l'autre
variété que l'on a à combattre. Mais les renseignemens que l'on
obtient, la couleur des membranes apparentes, et l'état des
parois abdominales, rendent la distinction possible à faire.
On peut s'assurer si l'animal a fait usage d'alimens de
mauvaise nature, s'il en a mangé depuis long-temps ou une
grande quantité, s'il est vorace, s'il mange les rations de ses
voisins, outre la sienne. Ensuite, en consultant le pouls, on le
trouve bien différent; l'artère est flasque dans l'indigestion, au
moins avant que les phénomènes d'irritation cérébrale soient
développés, elle est tendue dans l'autre cas. Dans l'indigestion,
les membranes apparentes sont à peine colorées, elles sont
plutôt dans l'état nature; mais les parois du ventre sont douloureuses, tendues, ce qui n'existe pas dans l'encéphalite primitive.

La maladie qui nous occupe est généralement annoncée et
même caractérisée par des douleurs abdominales coïncidant
avec des symptômes comateux et vertigineux, ce qui a lieu ou

peut avoir lieu quand l'indigestion se répète souvent sans être
convenablement traitée, parce qu'alors le cerveau s'affecte
sympathiquement par l'irritation inflammatoire développée sur
les organes digestifs. Les douleurs abdominales se manifestent
par plusieurs signes : l'animal frappe d'abord du pied, il est
triste, ne mange pas et regarde son ventre, ainsi que cela a
lieu dans les indigestions ordinaires. A ces premiers symptômes, trop vagues encore pour permettre d'établir le diagnostic, succèdent bientôt ceux qui sont plus susceptibles d'indiquer que l'indigestion sera compliquée d'irritation encéphalique. Les fonctions cérébrales restent alors comme suspen-
dues ; les sens sont obtus ; l'état d'assoupissement et de
stupeur est marqué ; toute espèce de nourriture est refu-
sée, et presque toujours le bout du nez reste appuyé dans
le fond de la mangeoire. Le pouls est petit et serré, vif ou
lent, suivant l'intensité de l'état phlegmasique ; les membres
sont raides et froids. Quand la tête n'est pas dans le fond de
l'auge, elle est pesante, basse, appuyée contre le mur de
l'écurie ou un corps dur quelconque : position qu'on ne peut
lui faire abandonner qu'avec la plus grande difficulté. Si l'on
y parvient et qu'on appuie la main sur le front, l'animal cherche à pousser en avant. L'état inflammatoire ayant fait des
progrès, les yeux deviennent saillans, hagards ; le regard est
animé ; la conjonctive oculaire se colore en rouge foncé ; les
pupilles sont dilatées et les oreilles chaudes ; la respiration
même est courte et laborieuse, ou bien elle est libre, mais les
deux mouvemens qui la composent sont très-prolongés ; l'air
aspiré et l'intérieur de la bouche sont très-chauds ; la bouche,
que l'on ouvre difficilement, est remplie d'une salive épaisse :
les mâchoires remuent comme dans l'action de mâcher. L'animal appuie continuellement et pousse avec force sa tête contre
le mur ou la mangeoire ; il cherche à se porter en avant ; quelquefois il recule, tire sur la longe, trépigne, chancelle, ne se
couche point, reste triste à l'excès, frappe du pied, et menace de tomber à chaque instant, s'il veut exécuter quelque
mouvement pour se déplacer ; d'autres fois, s'il est libre, il
tourne sur lui-même, ou marche rapidement en avant et en
suivant une ligne droite, ainsi que cela a lieu dans l'encéphalite primitive. Cette action d'aller en avant paraît involontaire ;
on ne peut guère l'arrêter, à moins que l'animal ne rencontre
un corps résistant, qu'il heurte sans l'apercevoir, et contre
lequel il cherche à prendre un point d'appui avec sa tête. Il
arrive encore que le cheval malade fléchit les genoux convulsivement, tombe et se relève presque aussitôt, que l'épine
dorso-lombaire est inflexible, et la température du corps plus
élevée que dans l'état naturel. La maladie s'aggravant, tous
les symptômes augmentent ; la tête devient sensiblement plus

pesante et plus douloureuse ; les yeux paraissent tuméfiés ; les paupières sont baissées ; l'animal se couche, ou plutôt se laisse choir en voulant marcher, et dans cette attitude il s'appuie sur la tête ; celle-ci est quelquefois comme immobile et fixée à la litière ou sur le sol, et souvent tous les moyens d'excitation sont momentanément inutiles pour déterminer l'animal à se lever ; on le dirait dans une sorte d'état apoplectique. Cependant il vient un moment où il se relève de lui-même.

Dès que l'irritation gastrique réagit sur le cerveau, les souffrances vers l'organe encéphalique rendent les douleurs du ventre moins violentes ; le pouls alors devient dur et serré. C'est aussi à ce moment que l'animal a la tête lourde, qu'il cherche à l'appuyer, particulièrement vers le front, où réside surtout le siége de la douleur, qu'il la pousse avec violence contre les corps résistans, etc. Mais, peu après cette époque, la maladie a déjà fait de grands progrès. Bientôt l'animal ne voit plus, n'entend plus, reste insensible à tous les châtimens, exécute des mouvemens désordonnés, se cabre, se renverse, se tue quelquefois ; l'agitation est à son comble. Cependant un calme comateux survient, et la sueur se fait jour de toutes parts ; mais enfin les mouvemens désordonnés recommencent, le malade devient furieux ; il monte au râtelier et s'y attache ; il donne des coups de pied, se heurte contre tous les corps qu'il rencontre, sans paraître les voir, ou bien se jette par terre. D'horribles convulsions se manifestent, les yeux tournent, pirouettent dans leurs orbites ; l'animal se débat et meurt.

Quant à la marche de l'affection, celle-ci débute plus ou moins lentement, parcourt ensuite ses périodes avec plus ou moins de rapidité, et n'éclate pas comme l'encéphalite, puisqu'elle commence par une indigestion, et que ce sont ordinairement des indigestions répétées qui la précèdent. L'animal est d'abord triste, et donne des signes de douleurs abdominales : en premier lieu, son appétit diminue, il mange lentement, la mastication est languissante et souvent interrompue ; il commence à mâcher, puis s'arrête avant d'avaler ; quelquefois il refuse certains alimens, l'avoine par exemple, jusqu'à ce que l'anorexie soit complète ; il ne veut pas travailler, et tout cela quelquefois pendant plusieurs jours. Enfin la maladie se déclare tout-à-fait, et l'on voit se manifester tous les symptômes énumérés ci-dessus. Quelquefois l'animal périt en très-peu de temps ; d'autres fois les mouvemens ne paraissent qu'au troisième ou quatrième jour.

L'on ne peut espérer la guérison de la maladie qu'autant qu'elle s'établit lentement, que ses symptômes sont peu intenses, et qu'elle est prise dès son début ; parvenue à un certain degré d'intensité , les mouvemens violens ayant lieu , elle peut être considérée comme incurable. Dans les cas de terminaison heureuse , toujours fort rares , la convalescence est longue et exige bien des soins pour éviter une rechute, souvent encore , malgré les soins les plus appropriés, les malades succombent ou ne guérissent qu'incomplétement. Dans ce dernier cas , une certaine stupeur se prolonge singulièrement , et dure quelquefois autant que la vie ; les animaux mangent lentement , de préférence par terre, la tête baissée , et paraissent souffrir en la portant au râtelier ; ils sont raides, la sensibilité est émoussée, et ils présentent parfois des phénomènes de l'état connu sous le nom d'*immobilité.*

Les autopsies cadavériques font voir le ventre ballonné , l'estomac distendu , renfermant des gaz , et surchargé d'alimens mal élaborés , quelquefois délayés par le liquide des boissons ou des breuvages , quelquefois durcis , et, dans ce dernier cas , d'une masse de six à sept kilogrammes (douze à quatorze livres), quelquefois de près du double ; on a même vu l'estomac d'un cheval mort de l'affection qui nous occupe peser vingt-six kilogrammes ou cinquante-deux livres. La membrane muqueuse de l'estomac offre des traces de l'irritation dont elle a été le siége. Le gros intestin contient aussi des matières alimentaires mal digérées ; on remarque parfois des traces de phlogose au pylore et dans toute l'étendue de la membrane muqueuse intestinale , surtout du gros intestin. Quant au cerveau , tantôt on n'y découvre rien d'anormal , et tantôt on y aperçoit des vestiges d'inflammation ou d'apoplexie. C'est ce qui ressortira de la relation des faits que nous allons citer :

M. Levrat est appelé auprès d'un cheval qu'on avait saigné la veille parce qu'il paraissait triste et avait la tête pesante ; air stupide , yeux fixes , raideur des membres , marche chancelante , lésions des sens , muqueuses jaunes , mâchoires serrées. Il n'y a encore eu aucun accès de vertige. Peu après accès phrénétiques très-violens ; mort le lendemain. Les tissus blancs et les articulations sont colorés en jaune citron ; intestins pâles, avec une teinte jaune, ainsi que la graisse du mésentère et celle des autres parties ; muqueuse intestinale n'offrant rien de notable ; foie petit , décoloré et facile à déchirer ; aucune trace d'inflammation aux méninges , vaisseaux du cerveau très-peu gorgés de sang.

Depuis quelques jours une jument ayant peu d'appétit, on lui avait donné du trèfle vert, qu'elle avait mangé avec assez d'avidité ; elle ne fientait pas depuis la veille ; tête basse, œil fixe , conjonctive colorée en jaune foncé , bouche pâle et pâteuse , peau sèche , ventre un peu tendu , marche lente, chancelante , mal assurée, pouls accéléré , artère souple. A une seconde visite , faite pendant la journée , M. Levrat constate les symptômes suivans : lésion des sens, tête dans la crèche, appuyée avec force contre le mur de face ; l'animal hennit souvent et mord la crèche ; langue chargée, rouge sur les bords, grande faiblesse. Le lendemain, pouls accéléré, plus de violens accès, mais état comateux ; le jour suivant, mort. L'estomac était plein de trèfle verd ; muqueuse du sac droit d'un rouge brun ; rien de particulier dans l'intestin grêle ; cœcum rempli de matières demi-solides ; courbures du colon contenant des matières très-dures, noires et coiffées de sang ; muqueuse correspondante violemment enflammée ; foie couleur de feuille morte, facile à déchirer ; rien aux méninges ni au cerveau.

Un autre cheval cesse de manger : une heure après il saute dans une fenêtre, depuis il tient la tête dans la crèche et pousse au mur. M. Levrat constate l'état suivant : lésion des sens, l'animal se heurte la tête contre tout ce qu'il rencontre. Ses dents appuient au fond de l'auge, et de temps en temps il pousse au mur ; pouls lent, artère molle, conjonctive jaune, bouche pâteuse, respiration lente et non suspirieuse, ventre plein, mais non tendu, marche incertaine et chancelante, accès vertigineux rares, balancement du corps d'avant en arrière et de la tête de gauche à droite, température du corps abaissée. Dans la journée, calme plus grand, accès plus courts. Le lendemain, état soporeux, pouls développé, point d'évacuations alvines. Pendant la soirée, les sens de la vue et de l'ouïe reprennent leur action ; point d'accès pendant la nuit, mais durant la journée suivante, l'animal tremble et tombe comme frappé de la foudre. M. Levrat le trouva étendu sur la litière, avec tremblement général de tout le corps, agitation des membres comme dans les mouvemens de la marche, pouls précipité et intermittent, mâchoires serrées. Mort peu de temps après. Tous les tissus blancs et les articulations colorés en jaune-citron, quelques traces d'inflammation au centre aponévrotique du diaphragme, muqueuse du sac droit de l'estomac légèrement phlogosée, courbures du colon pleines de matières dures et sèches, offrant par places des traces d'inflammation ; épanchement de sang en nappe sous la méninge encéphalique, à la base du cerveau ; sérosité des ventricules rouges.

Un cheval paraissait, depuis un mois, plus triste qu'à l'ordinaire, et de temps en temps il était plongé dans un état plus ou moins prononcé de somnolence. Lorsque M. Lautour fut appelé pour le soigner, il le trouva dans l'état suivant : conjonctives injectées et d'un rouge jaunâtre, pouls très-dur, artère roulante, stupeur, raideur générale, appui douloureux et difficile sur les membres antérieurs, particulièrement la jambe gauche, dont le pâturon fléchit au point que l'animal tombe sur les genoux en marchant, quoique le membre ne présente ni douleur ni engorgement. Libre, le malade tourne toujours,

attaché , il se couche souvent, et se relève aussitôt , ne cherche point à manger , fait entendre des borborygmes, et essaie
fréquemment, mais en vain , de fienter. Deux saignées , l'eau
blanche , des lavemens émolliens , des bains de vapeurs sous
le ventre , des bouchonnemens , amènent de l'amélioration ; le
cheval s'appuie également sur ses jambes , les flancs ont perdu
de leur rétraction , les reins sont devenus souples , l'encolure
est encore raide. Au huitième jour , reprise des accidens , le
membre droit de devant est affecté comme l'avait été le gauche. Nouvelle amélioration ; puis , au bout de quelques jours ,
seconde récidive , l'animal tourne dans l'écurie , le pouls est
dur , et le membre gauche se trouve affecté comme auparavant.
Deux autres accès ont encore lieu à quelques jours de distance , et la mort suit le dernier. On découvre des points rougeâtres dans l'intestin grêle , et des traces de phlegmasie intense dans le mésentère ; épanchement en forme de fausse
membrane entre les lames de l'arachnoïde ; rien de particulier
dans la substance cérébrale.

Les moyens de prévenir le développement du vertige abdominal seraient d'éviter les causes qui y donnent lieu. Par exemple , si , au temps de la fenaison , on est absolument obligé de
donner du foin nouveau , l'on doit , autant que possible , le mêler avec de vieux foin ou de la paille , ou du moins éviter de
le donner humide , et l'asperger d'eau salée. Le foin nouveau
est surtout pernicieux aux chevaux qui ne travaillent pas , ou
qui ne font que peu d'exercice. Les causes de beaucoup de
maladies , notamment de celle dont il s'agit ici , résident souvent dans la nature et les qualités des alimens , dans le défaut
de surveillance , de régularité et de soins dans leur dispensation ; les meilleurs alimens même , quand on en abuse , peuvent devenir nuisibles. Le foin se détériore encore singulièrement quand , parvenu à sa maturité , il reste trop long-temps
sur pied , surtout celui de prés flottis. Celui des prairies artificielles , le trèfle principalement , qui vient dans un champ trop
touffu , noircit au pied , s'altère de même , et n'est guère meilleur ; il est décidément mauvais quand il reçoit de l'eau après
être fauché et tandis qu'il sèche. Le sainfoin et la luzerne , même
de la meilleure qualité , ne doivent être donnés que modérément , autrement ils deviennent excitans ; ceux qui sont *échauf-
fés* et *poudreux* doivent être rejetés ; il vaut mieux se contenter
de bonne paille. La paille de froment est toujours préférable ,
pourvu qu'elle soit fraîchement battue , qu'elle ne soit pas
rouillée , qu'elle ne soit pas moisie , qu'elle n'ait pas contracté
une mauvaise odeur dans le magasin ou dans la meule , et
qu'elle soit exempte de plusieurs plantes malfaisantes , telles
que le coquelicot , la camomille puante , le bluet , etc. L'avoine
tarée , germée , humide , de mauvaise odeur , n'est plus cet

aliment qui restaure et entretient les forces; elle devient alors nuisible, et expose les animaux à contracter des inflammations. Le son est de tous les alimens le plus indigeste; privé des vertus qu'on lui attribue, il nourrit à peine par le peu de farine qu'il contient, et celui d'aujourd'hui en est tellement dépourvu, par les nouveaux procédés de mouture économique, qu'il n'est véritablement qu'un corps inerte, sans principes nutritifs; il leste l'estomac, le fatigue, et voilà tout. On conçoit tout le tort que de semblables alimens peuvent faire aux organes digestifs. Nous ne pouvons ici passer en revue, même d'un coup-d'œil rapide, toutes les substances alimentaires, qui entrent dans le régime des animaux, fût-ce même du cheval particulièrement; mais, s'il est vrai qu'il soit plus avantageux et plus sûr de prévenir les maladies que d'avoir à les combattre, s'il est vrai que beaucoup de maladies soient provoquées par les abus du régime, s'il est vrai que des maladies simples dans leurs causes spéciales s'aggravent et se compliquent par des circonstances qui ont leur source dans un régime mal entendu, on sentira de quelle importance il est de soigner le régime, et de le composer d'alimens sains dispensés avec régularité; on ne peut disconvenir qu'un grand nombre de maladies sont prévenues ou traitées avec succès par les moyens hygiéniques.

Relativement au traitement curatif de l'encéphalite secondaire, on paraît s'être attaché, pendant long-temps, à prescrire des moyens particuliers, plutôt qu'à suivre une méthode rationnelle fondée sur l'état des malades. C'est ainsi qu'on a préconisé les vésicatoires et les sétons, les saignées et les purgatifs. Tant qu'il ne s'agit que d'une indigestion, tant que l'irritation gastrique n'a pas encore réagi sympathiquement vers le cerveau, à quoi bon les vésicatoires et les sétons? n'est-il pas plus convenable de ne traiter d'abord que l'indigestion, sans prévoir des accidens qui n'arriveront peut-être pas et qu'il est possible de prévenir en s'occupant efficacement de remédier en temps utile à la surexcitation de la membrane muqueuse de l'estomac? Les exutoires ne doivent donc pas être appliqués dans le principe, ils pourraient même devenir dangereux, dans une affection où le système nerveux joue un grand rôle, en donnant lieu à une fâcheuse exacerbation; tandis que les antiphlogistiques font souvent céder l'affection, quand on n'y a pas recours trop tard et qu'on le fait avec confiance. Les émissions sanguines bien dirigées ont certainement leur avantage, et conviennent dans beaucoup de cas où il importe de faire cesser l'état de spasme et d'éréthisme des parties lésées. On reconnaît qu'elles sont indiquées à l'état des forces de l'animal, à la vigueur, à la plénitude, à la dureté et à la fréquence du pouls, à l'aspect des membranes apparentes, qui sont rouges; mais si le sujet est vieux, faible et débile, si le pouls est mou et lent, la saignée loin d'être à propos, ne peut que nuire. Cependant les maréchaux, les guérisseurs et quelques vétérinaires saignent à force et prodiguent les vésicatoires et les sétons dans presque tous les cas indistinctement ; aussi presque tous les animaux qu'ils traitent ainsi meurent entre leurs mains. La manie de saigner pour toutes les espèces de vertiges est tellement enracinée dans les campagnes, dit M. Levrat, qu'elle est la cause du peu de succès qu'on obtient dans le traitement de ces affections ; elle nuit aussi à l'exercice de la vétérinaire, en ce qu'elle gêne l'homme de l'art qui, en présence des préjugés et des habitudes routinières, ne peut agir d'une manière rationnelle pour remplir les indications qui se présentent, sans que sa réputation ne se trouve plus ou moins compromise. Quand les émissions sanguines sont indiquées, la soustraction du sang doit être modérée, opérée successivement, et toujours proportionnée au degré de l'irritation cérébrale, à l'âge, à la stature et à la force du sujet, et pratiquée d'abord à la jugulaire, à cause du sang qui se porte avec force au cerveau ; si l'on est obligé de la réitérer, il vaut peut-être mieux la faire révulsive et ouvrir les saphènes ou les sous-cutanées abdominales, en y donnant de petits coups de lancette, dans la vue d'obtenir des effets équivalens à ceux des sangsues. Ce serait peut-être le cas de recourir aux émissions sanguines locales, comme on le fait chez l'homme ; mais la difficulté est de les appliquer aux animaux, quoique, sous ce rapport, le nouveau scarificateur à ressort, dont les médecins retirent aujourd'hui tant d'avantages, soit peut-être susceptible d'être appliqué avec succès à la médecine vétérinaire, du moins mériterait-il d'être essayé. En attendant, l'amputation de la queue et les saignées sous cutanées abdominales doivent être préférées à l'ouverture de la saphène. Mais, encore une fois, elles ne conviennent que dans le cas de gastrite ou d'entérite pure. Quand il y a simple indigestion, elles sont contre indiquées. Elles ne valent rien non plus dans le cas d'ictère, soit seul, soit compliqué d'indigestion, surtout quand il y a en même temps adynamie, circonstance, au reste, très-fâcheuse, la mort étant alors à peu près inévitable, quelque méthode qu'on emploie.

Lorsqu'il n'y a pas de signes prononcés d'inflammation abdominale, on doit s'empresser de recourir aux purgatifs salins, à l'aloès, à l'émétique. Ce dernier sel, préconisé par Gilbert, a été employé avec un grand succès par MM. Philippe, Crépin, Huvelier et Olivier. Il est surtout indiqué pour débarrasser promptement l'appareil digestif des matières qui s'y trouvent accumulées. On le seconde par des lavemens émolliens, même au besoin savonneux et aloétiques.

La saignée et les purgatifs ont leurs avantages et leurs désavantages. Le secret d'en obtenir de bons effets est de savoir les adapter aux circonstances, de les choisir et de les employer à propos. Pour cela il faut étudier les causes déterminantes du vertige et les symptômes divers qu'il présente d'après ces causes, parce que les indications qui résultent de cette étude conduisent nécessairement à l'emploi de moyens thérapeutiques différens.

Dès les premiers instans de la manifestation d'une indigestion, et pendant que l'estomac est plein et surchargé, ce n'est jamais le cas de recourir à la saignée, d'autant plus que les symptômes vertigineux ne se montrent pas encore à cette époque, du moins ordinairement, et que, sans avoir recours à la connaissance des circonstances commémoratives, on ne peut encore savoir au juste si ces symptômes se manifesteront. On doit donc, à ce premier moment de doute, se contenter de traiter l'indigestion, et faire usage d'infusions purgatives pour hâter le déblaiement du canal alimentaire. On administre ensuite des breuvages mucilagineux, des lavemens émolliens ; on pratique des frictions sèches sur tout le corps avec le bouchon de paille ; on emploie les couvertures, les fumigations d'eau chaude; on a le soin, surtout, de ne pas laisser refroidir les parties qui ont été mouillées par la vapeur de l'eau, et à cet effet on sèche à force de frotter avec de la paille renouvelée et on enveloppe avec des couvertures chaudes.

Quand l'estomac est vide, si l'animal n'est pas guéri, si au contraire l'on a lieu de craindre quelque réaction sympathique vers les organes contenus dans le crâne, c'est le cas d'essayer une ou plusieurs saignées déplétives, selon l'indication, à peu de distance l'une de l'autre, quand on croit devoir en faire plusieurs ; elles sont surtout efficaces au commencement de ce second état ; plus tard elles pourraient l'être moins. Souvent, après ces émissions sanguines, les évacuations alvines s'établissent, deviennent liquides et même abondantes, et l'on peut regarder cet événement comme d'un bon augure; il est rare qu'après plusieurs évacuations l'état de l'animal ne s'améliore pas.

Si cependant il n'en est pas ainsi, si l'animal est encore triste, s'il a l'air de chercher à pousser en avant, que l'encolure et l'épine dorso-lombaire soient tant soit peu raides, la marche lente et peu assurée, la vue moins nette qu'ordinairement, le pouls et la respiration différens de l'état naturel, point d'appétit, de la salive épaisse et limoneuse à la bouche, on doit singulièrement redouter la complication d'encéphalite, et se mettre en mesure d'y remédier. On insiste à cet effet sur les moyens précédens; mais il faut distinguer les cas, et avoir égard, tant à l'état des malades qu'aux phénomènes qu'ils présentent.

Supposons que l'animal soit dans un état de prostration , avec
la peau sèche et froide , le pouls petit et déprimé , qu'il éprouve
des frissons ou des tremblemens ; le premier soin doit être de
frictionner rudement la peau , de faire des fumigations sous le
ventre , et d'envelopper le corps de couvertures chaudes , renouvelées à mesure qu'elles perdent leur température. On
donne en outre quelques lavemens émolliens , après avoir vidé
le rectum , et on administre des breuvages adoucissans et anodins , rendus légèrement stimulans par l'addition d'un peu de
fleurs de tilleul ou de sureau , ou même d'éther. Lorsque le
pouls s'est relevé , et que la chaleur est revenue à la peau , on
a recours aux saignées révulsives à la queue ou aux saphènes,
et on les fait suivre immédiatement de l'application des irritans
directs sur les tégumens , des ablutions d'eau froide sur la
tête , etc.

Le sujet tient-il la tête basse, a-t-il les conjonctives injectées,
les sens obtus, le pouls plein , lent , embarrassé, la respiration
rare , la tête brûlante ? Il faut débuter par la saignée faite à la
queue , aux saphènes , ou à la jugulaire , avec la précaution ,
dans ce dernier cas , de laisser couler lentement le sang ; ce
sont les circonstances qui décident sur le choix de la veine à
ouvrir. On fait suivre l'emploi de ces moyens par celui des irritans révulsifs de la peau Si l'état de stupeur persiste , on
ajoute aux breuvages mucilagineux quelques gouttes d'éther
sulfurique ou de liqueur anodine d'Hoffmann , et l'on supprime
ces stimulans à la cessation de l'état qui en avait provoqué
l'usage.

Si , au contraire , la surexcitation cérébrale est très-prononc-
cée , après les soins indiqués plus haut , on doit avoir recours
à la décoction de têtes de pavot , ou de morelle , même à l'o-
pium. Les irritans cutanés ne doivent alors être employés qu'a-
vec ménagement , dans la crainte d'exaspérer les symptômes
cérébraux. Les saignées sont ensuite mises en usage , d'abord
à la jugulaire , à cause de la réaction au cerveau , puis à la
sous-cutanée abdominale, pour combattre l'irritation gastrique;
on fait ensuite , s'il est nécessaire , des saignées aux saphènes
ou à la queue. *

A l'égard des sétons , des vésicatoires et des sinapismes , sur
lesquels nous croyons devoir revenir , on ne doit jamais les employer dans le commencement de l'état aigu , ainsi qu'on l'a vu
plus haut ; lorsqu'on a lieu de les croire indiqués , ce n'est jamais qu'à la fin de cet état qu'ils peuvent l'être , encore ne
doit-on les placer que loin du cerveau d'abord, sauf à les rapprocher ensuite et successivement de la tête , si on le juge à
propos. Il est même quelques cas où l'on ne doit pas craindre
de les activer avec l'huile volatile de térébenthine , de les faire
suivre des applications du trochisque de deutoxide d'arsenic

(arsenic blanc) dans l'épaisseur du tissu cellulaire, même au haut de l'encolure; mais il faut y arriver petit à petit On a aussi parlé de la cautérisation, et les Allemands paraissent être les premiers qui l'aient employée. Les uns se contentent d'appliquer quelques pointes de feu pénétrantes au sommet de la tête; d'autres soulèvent le toupet, et après avoir traversé la peau, au moyen du bistouri, y introduisent un tisonnier rond, chauffé à blanc, et tenu pendant cinq à six secondes. Ces derniers pratiquent la même opération au haut de l'encolure, et passent dans les plaies une mèche enduite d'un onguent épispastique. Ces modes de cautérisation sont barbares, il faut en convenir; cependant, appliqués à propos, ils peuvent avoir des effets analogues, et même plus actifs, que ceux qu'on attribue aux vésicatoires et aux sétons.

Quand on a le bonheur de réussir, ce qui est rare, le traitement le plus rationnel, en ce cas, étant souvent sans succès, il importe, pendant la convalescence, d'être très-réservé sur le régime alimentaire; car l'état pléthorique qui résulte d'une abondante nourriture, outre la fatigue des organes digestifs, ramène, avec l'embonpoint précoce, la congestion cérébrale et la mort.

Dans tous les cas, le malade doit être placé dans un local qui, sans être froid, ne soit pas d'une température trop élevée. Dès qu'il peut prendre de lui-même des boissons, on doit cesser de lui administrer des breuvrages; s'il refuse les tisanes, on se borne à lui présenter de l'eau blanche dégourdie, légérement nitrée et édulcorée avec le miel. Ce n'est même que quand l'animal est doux et patient qu'on peut lui administrer les médicamens sous forme liquide; car, s'il se gendarme, il importe beaucoup d'éviter de l'exaspérer par la force, ce serait aggraver sa maladie. Il vaut mieux, dans ce cas, ne lui administrer de médicamens que sous forme d'opiat, à l'aide de la spatule garnie de linge.

VERTIGO. *Voyez* VERTIGE.

VERTIGO DE SANG. *Voyez* APOPLEXIE.

VERTIGO DES BÊTES A LAINE. *Voyez* TOURNIS.

VERTIN (le). *Voyez* POURRITURE.

VESIGON. *Voyez* VESSIGONS.

VESSIE (maladies de la). Dans différens articles de ce dictionnaire, il a été traité de plusieurs des maladies de la vessie, telles que : l'*inflammation* de cet organe, à l'article CYSTITE; son *renversement*, à l'article RENVERSEMENT; sa *rupture*, à l'article RUPTURE; les *fistules urinaires*, à l'article FISTULE; l'*arrêt de l'urine* dans la vessie, à l'article SUPPRESSION D'URINE; la *rétention d'urine*, à l'article ISCHURIE; l'*écoulement involontaire de l'urine*, à l'article INCONTINENCE D'URINE; les *calculs vésicaux*, à l'article CALCULS; il ne nous reste donc à parler ici que de quelques autres affections de la poche urinaire, savoir : les *contusions*, les *blessures*, le *spasme*, la *paralysie*.

Située dans la région pubienne, au dessous du rectum et des organes génitaux, contenue dans la cavité pelvienne, la vessie semble devoir être à l'abri des offenses extérieures ; elle ne saurait, en effet, dans l'état de vacuité, être que très-difficilement atteinte par les causes contondantes ; ce qui serait même d'autant plus difficile alors, que cette poche, soutenue et disposée de manière à éprouver un déplacement continuel, se porte en arrière quand elle est vide, et demeure dans le fond de la cavité du bassin jusqu'à ce que, à mesure qu'elle se remplit, elle revienne du côté de l'abdomen. Ce n'est donc guère que lorsque la vessie est dans l'état de plénitude qu'elle peut être atteinte par des violences extérieures exercées sur la région hypogastrique, encore faut-il que ces violences aient un certain degré de force pour que leur action contondante arrive jusqu'au réservoir urinaire, sans quoi cette action peut s'épuiser, en plus grande partie du moins, sur les tissus intermédiaires qui protégent et défendent l'organe dont il s'agit. En supposant cependant une contusion assez étendue et assez forte pour arriver jusqu'à la vessie, il doit en résulter un afflux sanguin et un engorgement inflammatoire des parois de l'organe, dont le premier effet doit être la difficulté ou l'impossibilité d'expulser l'urine. Toutefois, ce dernier effet pourrait bien ne pas toujours indiquer la contusion de la vessie, il pourrait aussi dépendre de la seule contusion des muscles qui forment les parois de l'abdomen. Si l'on observait du sang mêlé à l'urine, il y aurait déchirure à la membrane interne vésicale et division de quelques vaisseaux. Le traitement est celui des contusions en général, combiné avec celui de la cystite. Il conviendrait d'y joindre l'usage d'une sonde jusqu'à ce que la vessie eût recouvré la faculté de se contracter, si ce moyen n'avait des inconvéniens qui ont été exposés aux articles CATHÉTÉRISME et ISCHURIE ; c'est malheureusement ce qui doit rendre l'accident dont il s'agit très-grave et hors de la portée des moyens curatifs qui peuvent, chez l'homme, être employés avec avantage. *Voyez* CATHÉTÉRISME, CONTUSION, CYSTITE et ISCHURIE.

Par sa situation indiquée plus haut, la vessie paraît devoir être aussi bien garantie contre les atteintes des corps vulnérans que contre celle des corps contondans. Les corps piquans ne sauraient parvenir que très-difficilement jusqu'à elle, en pénétrant à travers la partie la plus postérieure de la paroi inférieure de l'abdomen, le raphé, le périnée, la vulve, ou l'anus dans le cas de division de la paroi du rectum. C'est ainsi que la vessie peut être blessée dans des chutes de très-haut sur des corps aigus, surtout lorsque cette poche est pleine, circonstance dans laquelle elle peut être entamée par toutes les lésions qui pénètrent du dehors jusqu'à elle. Si l'organe a été atteint dans sa moitié postérieure seulement, le péritoine est encore ordinairement intact; mais cette membrane est nécessairement entamée toutes les fois que la blessure a lieu dans la moitié antérieure du réservoir urinaire. Les coups de feu qui brisent les os du bassin sont, dans le cheval de guerre, les causes les plus fréquentes de ces sortes de blessures; mais alors on n'a pas le temps de s'en occuper, et les animaux ne tardent pas à mourir, s'ils ne sont pas sacrifiés.

La blessure de la vessie est reconnaissable à l'existence d'une plaie dans une situation rapprochée de l'organe, à la direction que cette plaie affecte, à la sortie d'une urine rare et sanguinolente. L'accident doit être accompagné d'une douleur vive dans tout le trajet des voies urinaires, même jusqu'à la tête du pénis dans le mâle, et souvent aussi d'érection du membre. Les signes peuvent être quelquefois équivoques, mais l'issue d'une certaine quantité d'urine à travers la solution de continuité du dehors, vient ordinairement lever tous les doutes. Quand le trajet de la plaie, considérée en général, est direct, et l'ouverture extérieure plus grande que l'intérieure, l'urine s'écoule librement au dehors, sans s'infiltrer dans le tissu cellulaire; quand, au contraire, la plaie extérieure est petite, et celle de la vessie grande, ou que le trajet qui conduit de l'une à l'autre n'est pas direct, l'urine s'infiltre dans le tissu cellulaire environnant, dans une plus ou moins grande étendue, et y détermine des abcès gangréneux, qui entraînent la perte de l'animal malade. Ce n'est pas tout, le péritoine peut être aussi blessé, et alors il se forme, dans la cavité abdominale, un épanchement urineux qui empêche l'urine de sortir, même par la plaie extérieure, et l'animal ne tarde pas à succomber aux accidens d'une péritonite suraiguë des plus redoutables. Les solutions de continuité de la vessie déterminent en outre tous les phénomènes de la cystite; elles donnent lieu, comme on le voit, aux désordres les plus graves. Tous les efforts du traitement doivent consister à prévenir ou combattre les accidens inflammatoires, à prévenir l'infiltration ou l'épanchement de l'urine, et à en combattre les effets, quand ils ont lieu; malheureusement les moyens de remplir ces indications ne sont pas tous praticables à l'égard des animaux. Pour remplir la première, nous avons bien les saignées générales, même les locales, les fomentations et les fumigations émollientes, les lavemens, les boissons délayantes, la diète, etc.; mais, pour chercher à prévenir l'infiltration et l'épanchement de l'urine, nous n'avons pas, comme chez l'homme, la ressource de placer à demeure une sonde de gomme élastique jusque dans la vessie. On peut voir ce qui a été dit à ce sujet à l'article CATHÉTÉRISME et surtout à l'article ISCHURIE; tout ce qui nous est possible de faire est de dilater la plaie extérieure, quand elle est petite et que la vessie fournit beaucoup d'urine, afin de procurer à ce liquide un écoulement facile. Lorsque, malgré ce soin, l'infiltration urineuse se forme dans le tissu cellulaire, il est à craindre que tous les moyens soient inutiles. On pourrait tenter des scarifications larges et profondes sur tous les points où l'urine se porte et produit l'inflammation; mais comme l'infiltration continue, il est à craindre que les scarifications ne suffisent pas pour ouvrir une large voie au liquide *Voyez* CYSTITE, CATHÉTÉRISME et ISCHURIE.

Nous ne connaissons personne qui ait parlé du spasme de la vessie, névrose peu connue, même chez l'homme, et qui n'a peut-être pas encore été observée chez les animaux. Peut-être l'aurait-on rencontré dans le chien, si l'on faisait plus d'attention aux maladies de cet animal. Nous ne saurions en indiquer les causes; mais nous pensons que le spasme de la vessie doit être accompagné de douleur et de sentiment de constriction dans la région hypogastrique, et qu'il est possible que ces symptômes se propagent quelquefois jusqu'à l'extrémité de l'urètre. L'urine doit se supprimer et n'exister qu'en petite quantité dans la poche urinaire. L'animal ne doit pas éprouver d'envies d'uriner, mais il doit être constipé, agité, ressentir des angoisses, et avoir un pouls petit et souvent irrégulier. Il est probable qu'une abondante évacuation d'urine claire et aqueuse pourrait terminer ces symptômes et soulager le malade; toutefois la durée de la maladie doit être longue; elle doit d'ailleurs guérir difficilement et être sujette aux récidives. Si on la rencontrait, on ne pourrait lui opposer que les boissons délayantes, mucilagineuses et émollientes, les saignées locales au périnée, les bains de vapeurs, les seuls praticables pour les grands animaux, ou les bains tièdes entiers pour ceux de petite espèce, les lavemens émolliens et narcotiques, les embrocations huileuses et camphrées, ou les fumigations et fomentations émollientes et narcotiques sur la région épigastrique. Quand l'intensité du spasme aurait été diminuée par l'usage de ces moyens, on pourrait recourir aux exutoires sans cantharides, aux cuisses et au poitrail, et à l'administration intérieure des potions éthérées et camphrées. Pour essayer de prévenir le retour de cette névrose, en supposant qu'on parvienne à en triompher, on aurait à tenter l'usage de la valériane, de l'assa fœtida et de l'oxide de zinc, substances antispasmodiques conseillées chez l'homme par les auteurs des ouvrages de médecine. Il n'y aurait plus ensuite qu'à prescrire un régime doux, privé de tout aliment stimulant, et un exercice ou un travail modéré.

La paralysie de la vessie, très-rare dans les animaux, se

montre pourtant quelquefois chez le cheval, dans les longues courses où on ne lui permet pas de s'arrêter pour uriner. La vessie, surchargée d'une trop grande quantité d'urine, perd subitement sa faculté contractile, et entraîne en même temps la paralysie de l'arrière-main. L'animal, au milieu de sa course, commence à être peu solide sur ses jambes, il ne tarde pas à tomber, et ne peut se relever; les seules extrémités antérieures se meuvent et soutiennent la partie antérieure du corps, tandis que la partie postérieure reste traînante sur le sol. Quand les accidens se bornent là, ils ne sont pas extrêmement dangereux; mais si les phénomènes ressemblent à ceux qui ont été exposés à l'article ISCHURIE, le danger est très-grand, et presque toujours la mort a lieu. Les moyens à opposer à cet état ont été exposés à l'article précité; ils consistent en général à vider la vessie, et à réveiller ensuite la contraction de cet organe; il faut réitérer la première opération pendant trois ou quatre jours au moins, car ce n'est qu'au bout de ce délai que la vessie commence à se vider seule. Quand on le bonheur de réussir dans l'application du traitement, le réservoir de l'urine reprend peu à ses fonctions, en même temps que l'arrière-main recouvre aussi son action. L'animal ne tarde pas alors à se relever. Un bon régime est propre à le rétablir. Mais il n'en arrive pas toujours ainsi; dans bien des cas le danger s'accroît et laisse peu d'espoir de sauver le malade. *Voyez* au reste ISCHURIE.

VESSIE A LA LANGUE. *Voyez* GLOSSANTHRAX.

VESSIGONS. Tumeurs molles dans toute leur étendue, fluctuantes dans certains points, ordinairement indolentes, qui naissent aux parties latérales de l'articulation du jarret du cheval, entre la pointe du calcanéum et la partie inférieure du tibia, sur les côtés des tendons qui viennent à la pointe du calcanéum; ou au dessus des boulets, de chaque côté des tendons qui passent à la face postérieure des canons; ou quelquefois à l'articulation du genou. Elles retiennent le nom de *vessigons*, quand elles sont situées au jarret; on les appelle *molettes*, quand on les observe au-dessus et aux côtés du boulet; nous ne leur connaissons pas de nom particulier lorsqu'elles avoisinent l'articulation du genou, à moins qu'on ne rapproche cette lésion de celle appelée *ganglion* (*voyez* ce mot), avec laquelle elle a bien quelques rapports, si elle n'est pas précisément la même. Le nom de *vessigons* vient sûrement de la ressemblance qu'on a cru remarquer entre ces tumeurs et des espèces de vessies, et leur mollesse leur aura probablement fait donner celui de *molettes*.

Nous ne nous arrêterons pas à réfuter les idées plus ou moins erronées du défaut de proportion entre l'exhalation et l'absorption de la synovie, d'atonie du système synovial, de pré-

disposition héréditaire, etc., qu'on a eues relativement à la formation de ces tumeurs ; contentons-nous de faire connaître la
cause spéciale qui les produit. Malgré le peu de vitalité des
membranes synoviales , malgré la peau , le tissu cellulaire et le
système fibreux qui les protègent contre les influences extérieures , ces membranes sont quelquefois exposées à s'enflammer,
et, comme tous les autres tissus séreux, dont elles se rapprochent
par une grande analogie , à s'échauffer, à rougir peut-être , à
devenir douloureuses, et à augmenter d'épaisseur. Toutefois la
sensibilité qu'elles paraissent acquérir, dans le cas dont il
s'agit , est généralement peu développée , le mouvement même
ne paraît pas l'augmenter ; elle a néanmoins pour résultat
une sorte de hernie ou d'hydropisie articulaire , dans le plus
grand nombre des cas du moins. Formées par une surabondance , une accumulation de la synovie dans la capsule ou
dans une gaîne tendineuse , ces tumeurs seraient peut-être
mieux nommées *hydrarthroses* ou *hydrartres*. Quoi qu'il en
soit, et en général, les vessigons et molettes ne sont dus qu'à
l'inflammation aiguë ou chronique des membranes synoviales ,
et ils ne constituent par conséquent qu'un symptôme de l'irritation de ces organes. L'inflammation modifie les actions vitales
de ces mêmes membranes , les force de se dilater , et même
quelquefois de rompre quelques unes des lames aponévrotiques
qui les contenaient ; elle en augmente la sécrétion , et rend la
liqueur sécrétée plus ou moins différente de ce qu'elle était
dans l'état normal. Or c'est ce qui peut arriver à la suite de
l'action de toutes les causes irritantes capables de provoquer ,
dans les articulations dont il s'agit , un degré de stimulation
susceptible d'y occasioner une accumulation de synovie ou une
hydropisie. Remarquons cependant, en ce qui concerne le vessigon proprement dit , celui qui a son siége au jarret , que ce
n'est pas précisément dans la capsule articulaire que la synovie se trouve accumulée et en surabondance , mais bien dans
l'espèce de poche qui enveloppe les tendons fléchisseurs du
pied. Ce vessigon ne peut plus dès-lors être regardé comme
une hydropisie et une distension des capsules synoviales ; il ne
s'établit en communication avec l'articulation que lorsque la
tumeur a acquis un volume très-considérable. Nous aurons
occasion de vérifier plus loin l'exactitude de cette observation.

Les causes qu'on assigne au développement des tumeurs dont
il s'agit se rapportent à des violences extérieures , et à des
mouvemens étendus et brusques , qui distendent les tissus fibreux des articulations ou des gaînes tendineuses , les affaiblissent à la longue , après les avoir irritées, les déchirent même,
et privent les membranes synoviales de l'appui qu'elles en reçoivent. Ainsi , les coups , les chutes , les contusions , les bles-

sures dans les articulations , le frottement répété des surfaces articulaires , tel qu'il a lieu dans les exercices violens ou trop prolongés , les grandes fatigues , les efforts considérables , l'entorse , les distensions forcées , les actions où le cheval est obligé de supporter ou de retenir la masse du corps ou de maîtriser la charge , tous les mouvemens portés au-delà de la force extensive naturelle des articulations ou des tissus qui les entourent , sont susceptibles de développer une inflammation capable à son tour de donner lieu à la lésion dont nous nous occupons. Cette inflammation peut naître encore sous l'influence du froid humide , surtout lorsque son action est brusque et circonscrite , ou lorsqu'il agit pendant long-temps d'une manière continue ; c'est même ainsi que le séjour prolongé ou l'habitation dans les lieux bas et humides expose les chevaux à contracter des vessigons et des molettes , que ces tumeurs se manifestent par suite de l'action vive du froid et de l'humidité sur les articulations des membres d'un animal en sueur. Dans les chevaux de selle , l'inflammation des membranes synoviales peut être occasionée par la dureté de la main du cavalier , par des arrêts trop prompts et non prévenus , et plus encore par un état de contention trop long-temps soutenu , comme quand on met le cheval sur les hanches et qu'on cherche à le rassembler. Dans les chevaux d'équipage , c'est aussi la dureté de la main du cocher , les arrêts trop courts , les reculades inconsidérées , les coups de fouet donnés en même temps que l'on retient les chevaux. Il en est de même pour les chevaux de charette , à cause des efforts que font ces animaux , soit en montant , soit en descendant , à cause aussi de la brutalité des conducteurs , qui exigent de leurs chevaux plus qu'ils ne doivent , ou qui les battent à contre-temps , ou avant qu'ils soient placés convenablement pour exécuter ce qu'on leur demande. Les marchands de chevaux sont dans l'usage d'avoir des écuries dont le devant est très-élevé , afin de donner plus d'apparence à leurs chevaux ; à la longue , cette position fatigue beaucoup les jarrets , et y fait ainsi naître des vessigons ; c'est un fait qu'on a eu plusieurs fois occasion d'observer.

Il est présumable que , dans le premier moment de l'inflammation des membranes synoviales , une douleur locale doit exister , et même augmenter , pendant l'action de marcher ou de courir , par le frottement des surfaces articulaires ; mais , soit que cette douleur soit peu intense , soit que la partie *échauffée* par l'exercice , comme on le dit vulgairement , devienne moins sensible , on ne s'aperçoit guère de la douleur à ce premier moment. Quand même on s'en apercevrait , on ne saurait encore si l'on doit la rapporter à la lésion commençante qui nous occupe , plutôt qu'à toute autre phlegmasie articulaire ; la chaleur et le gonflement de la partie , s'ils existaient , n'é-

claireraient pas davantage le diagnostic, non plus que la douleur qu'on pourrait occasioner en fléchissant le membre, puisque ces symptômes peuvent s'observer dans toutes les phlegmasies des articulations. Ce n'est donc que lorsque la phlegmasie de la capsule articulaire est accompagnée d'une sécrétion
morbide de synovie que le diagnostic en devient plus facile.
Alors, et en général, ainsi que nous l'avons dit, une tumeur
molle, fluctuante dans certains points de son étendue, hémisphérique, circonscrite par les attaches des ligamens, se manifeste à l'articulation enflammée. Une fois développée, elle
existe sans changement appréciable de température à la peau,
sans douleur sensible; elle ne cause pas de claudication apparente, elle ne paraît apporter aucune gêne dans les mouvemens
de l'articulation où elle est située, au moins après les premiers
momens et pendant fort long temps; elle cède à la pression des
doigts, mais elle jouit de la faculté de revenir sur elle-même,
et n'en conserve pas l'impression, comme dans l'œdème.

Si, de ce premier examen général, nous descendons à un
examen plus particulier de l'affection, nous aurons à la considérer dans les différentes variétés qu'elle présente, ou, pour
mieux dire, suivant le siége qu'elle occupe; commençons par
le vessigon proprement dit, celui qui est situé au jarret.

Ce vessigon, situé entre les condyles du tibia et la corde
tendineuse qui passe sur le calcanéum, se montre, soit à la
face externe du jarret, soit à la face interne (plus communément à la première), soit à l'une ou à l'autre face en même
temps. Dans le premier ou le second cas, il fait saillie d'un
côté ou de l'autre; on le nomme alors *vessigon simple*.
Dans le troisième cas, le vessigon fait saillie de chaque
côté du jarret par deux tumeurs ordinairement d'inégale grosseur, l'interne étant volontiers plus volumineuse que l'externe;
le vessigon prend alors le nom de *vessigon chevillé*. Les unes
et les autres de ces tumeurs, tant qu'elles sont encore peu développées, disparaissent ordinairement pendant la flexion du
membre, lorsque celui-ci est levé, et ne reparaissent que dans
le moment de l'appui de l'extrémité, c'est-à-dire quand l'extrémité, reposant sur le sol, supporte une portion du poids de
la masse du corps. D'abord limité par les insertions de la capsule articulaire, ainsi qu'il a été dit, le vessigon s'accroît avec
l'accumulation de la synovie, et peut s'élever plus ou moins.
Tous les chevaux en qui les jarrets ne sont pas suffisamment
coudés sont beaucoup plus exposés que les autres aux vessigons, surtout quand, trop jeunes encore, ils se trouvent soumis à des travaux pénibles, qui exigent de violens efforts, ou
quand on ne les ferre pas convenablement et de manière à établir l'articulation du jarret sur son véritable point de force.

Une autre variété, différente de la précédente, et qui est

aussi beaucoup plus dangereuse, a reçu le nom de *vessigon soufflé*. Celui-ci a son siége sur le tendon d'Achille lui-même, ainsi que dans la gaîne de ce tendon. C'est une véritable tuméfaction de ces parties, produite par le tiraillement, la dilacération même de quelques unes des fibres tendineuses, et qui se montre sous une forme d'empâtement qu'on reconnaît au doigt et à l'œil, soit que l'animal ait le membre levé ou qu'il l'ait appuyé à terre. Cette lésion est le partage des chevaux dont les jarrets sont trop coudés, et qu'on emploie prématurément à des travaux ou des services rudes et fatigans.

Il arrive encore que les vessigons chevillés et soufflés, réunis autour de la même articulation, sont quelquefois assez étendus pour s'unir ensemble extérieurement, et ainsi envelopper l'extérieur de cette même articulation. Dans ce cas le *jarret* est dit *cerclé;* les mouvemens en sont très-difficiles, et la claudication est plus ou moins prononcée. Cette complication, ou plutôt cette circonstance, rend le mal tout-à-fait incurable.

Au surplus, il ne faut pas confondre les vessigons avec d'autres tuméfactions inflammatoires et douloureuses du jarret, comme on en remarque aux jeunes chevaux, après de longs voyages qui ont fatigué plus ou moins cette partie; ces engorgemens ne présentent ni poche ni réservoir, et il est ainsi peu difficile de les distinguer et de les caractériser.

Lorsque le vessigon change de nom et prend celui de *molette*, la tumeur qui le constitue se montre aux faces latérales du boulet, un peu au dessus de cette partie, de l'un des côtés ou de chaque côté des tendons qui passent à la face postérieure des canons, où la molette forme une saillie. Souvent il y en a plusieurs, et l'on s'en aperçoit par ces boursoufflemens que forme quelquefois, en haut et en bas des grands sésamoïdes, la capsule synoviale de la gaîne contenant les tendons perforé et perforant. Quand les boursoufflemens existent de chaque côté des tendons, en dedans et en dehors, on les appelle *molettes chevillées* ou *molettes soufflées*. Ces mêmes boursoufflemens augmentent par le service, surtout à la suite des entorses du boulet, et concourent, avec la liqueur synoviale accumulée, à former, au dessus de l'articulation, les tumeurs molles, de la grosseur d'une noisette ou d'une aveline environ, qu'on remarque, dans ces circonstances, au dessus de l'articulation du paturon avec le canon. On les voit beaucoup plus communément aux membres de derrière qu'à ceux de devant, par la raison que les efforts des parties composant l'extrémité inférieure de l'arrière-main sont toujours les plus violens. Par corruption, impropriété de termes, et attendu la confusion que le vulgaire fait des tendons et des nerfs, on a encore appelé *molette nerveuse* celle qui est située sur la gaîne tendineuse même. C'est peut-être à cette dernière que le nom de *molette soufflée* pourrait convenir davantage, s'il pouvait être bon à quelque chose de multiplier les dénominations particulières sans nécessité. Les chevaux les plus sujets à cette lésion sont les chevaux fins, selon Bourgelat. Enfin on a autrefois distingué des molettes séreuses, lymphatiques, par épaississement de sang, distinctions mal fondées, qui ne servent à rien, si ce n'est à embrouiller.

Les causes les plus ordinaires auxquelles on attribue les molettes sont les grandes fatigues et un repos long-temps prolongé; on pense que les chevaux sur lesquels on les remarque sont ceux dont les extrémités se fatiguent facilement, ceux qui ont des extrémités grêles, hors de leur aplomb, et les tendons faillis et peu prononcés. Quelquefois elles ne font point boiter l'animal, et quelquefois elles le font boiter après un exercice plus ou moins pénible et prolongé. Le cheval qui en est effecté se fatigue plus vite, et elles indiquent en général un animal qui a beaucoup travaillé, qui commence à se ruiner, ou qui a de fort mauvais membres; c'est donc un grand défaut, particulièrement chez les jeunes chevaux.

De même qu'à l'égard du vessigon du jarret, on ne confondra pas les molettes avec les engorgemens qui arrivent quelquefois au bas des membres locomoteurs des jeunes chevaux, au moment de la dentition, ou tandis qu'ils sont atteints des affections catarrhales auxquelles on a donné le nom de *gourme;* dans ce cas, les membranes synoviales sont peut-être un peu irritées, épaissies même; elles peuvent aussi présenter plus de volume que dans l'état normal; mais elles ne forment point de petites tumeurs saillantes; elles participent seulement à l'engorgement qu'éprouve le membre, et reviennent dans leur état naturel à mesure que l'engorgement se dissipe.

Des diverses tumeurs dont nous nous occupons, les moins bien connues sont celles auxquelles on n'a pas donné de nom particulier, et qui affectent quelquefois l'articulation du genou du cheval. Tout ce qu'on sait, dans l'état actuel de la science en ce qui les concerne, c'est que, avec beaucoup de temps, la liqueur synoviale accumulée dans la poche anormale s'altère et s'épaissit chez quelques sujets, encroûte les ligamens capsulaires, et donne lieu à l'ankylose; alors la tumeur devient dure et fait boiter l'animal. Quand l'ankylose n'a pas lieu, les mouvemens de l'articulation ainsi affectée sont conservés, mais elle a presque toujours plus ou moins perdu de sa solidité.

La marche des lésions dont il s'agit est en général très-lente; on remarque qu'elles mettent presque toujours beaucoup de temps à parcourir leurs périodes; elles se terminent rarement par résolution quand la synovie épanchée peut être absorbée; mais le plus ordinairement la terminaison a lieu par l'accumulation de la liqueur synoviale et l'état chronique. Avec le temps, les tumeurs, molles d'abord, sont susceptibles de devenir solides; leurs parois éprouvent une sorte de dégénérescence, qui augmente leur épaisseur et diminue leur souplesse ; elles se montrent d'abord fibreuses dans toute leur épaisseur, ensuite le tissu est comme squirrheux; à une époque plus reculée, il se montre des noyaux cartilagineux, et plus tard enfin, des noyaux osseux, tandis que tout ce qui ne présente pas cette dernière organisation est cartilagineux. La cavité est alors très-petite ; mais la tumeur ne perd pas de son volume, elle peut même devenir plus saillante. Les molettes particulièrement, quand elles sont très-anciennes, sont susceptibles de devenir quelquefois dures; la synovie laisse déposer dans la capsule qui la sécrète une matière blanchâtre, semblable à du plâtre ; accident qui n'arrive pas sans être accompagné de la cessation des mouvemens de l'articulation et de ceux des tendons, sans occasioner de fortes claudications incurables, qui mettent bientôt l'animal hors de service. Mais il faut beaucoup de temps pour que de semblables altérations surviennent, et le plus souvent on a celui d'user l'animal avant qu'elles se manifestent. Tant que les vessigons et les mollettes sont à l'état de souplesse et de mollesse, tant qu'ils n'ont pas acquis un volume trop considérable, ils ne portent pas un préjudice bien grand au service de l'animal ; ils le tarent et le déprécient seulement, mais ils ne sont jamais dangereux dans le principe. On a même vu de semblables tumeurs récentes ou peu anciennes disparaître quelquefois en totalité ou en grande partie chez des chevaux encore jeunes : il faut dire cependant que le travail de la résolution, ou pour mieux dire, de l'absorption, ne s'opère qu'avec une extrême lenteur. Pour peu que l'animal ne soit plus jeune et que les tumeurs aient acquis un certain volume, cette terminaison heureuse n'a plus lieu, la lésion devient constamment chronique, demeure dans cet état, et si l'on tente de la combattre par des moyens curatifs, c'est moins avec la confiance de réussir complètement que dans l'espoir d'empêcher de nouveaux progrès, de donner plus de solidité à l'animal, et de tâcher de s'en défaire plus avantageusement.

M. Leblanc a étudié les altérations que les membranes synoviales présentent dans le cas de vessigons et de molettes. Il a vu ces membranes perdre leur transparence, et acquérir des nuances diverses ; dans la même articulation, des régions étaient d'un rouge vermeil, d'autres rouge-cerise, d'autres rouge foncé, jaunâtre, ou enfin noires. C'est notamment vers les franges synoviales que ces lésions existent. On rencontre souvent des infiltrations gélatiniformes sous la muqueuse, dans les franges et dans le tissu cellulaire qui les entoure ; on voit aussi de véritables fausses membranes plus ou moins consistantes dans l'intérieur des capsules articulaires. Ces fausses membranes, tantôt adhérentes par quelques uns de leurs points, tantôt libres, présentent une grande variété sous le rapport de leur consistance et de leur nuance ; fréquemment elles ont de l'analogie avec la fibrine obtenue en agitant et lavant du sang : quelquefois elles se présentent sous forme de corps lenticulaires très-lisses, blancs, durs et nageant en liberté dans le liquide synovial. Lorsque les vessigons sont fort anciens, très-développés, et que les parois, formant une infinité d'espèces de cavernes, de formes très-variées, sont cartilagineuses ou même osseuses, on trouve la membrane et le cartilage articulaires détruits, la substance osseuse usée dans la direction des mouvemens des rayons. Cette usure des cartilages et des os se rencontre aussi dans quelques vieux chevaux, quand bien même on ne soupçonnait chez eux aucune trace de maladie articulaire. Le liquide synovial est altéré, ordinairement plus liquide et d'une nuance plus foncée que dans l'état normal.

Le traitement de ces sortes de tumeurs est ordinairement difficile et très-souvent infructueux ; on a employé différens moyens pour les faire disparaître, et presque généralement ils sont demeurés sans fruit ; ces lésions sont en effet du nombre des plus rebelles, de celles qui résistent le plus. Cependant, lorsque les tumeurs sont récentes et peu considérables, que les sujets sont jeunes et d'ailleurs bien portans, on ne doit pas toujours désespérer de les voir disparaître avec le temps et un traitement convenable ; mais, dans les cas même les plus heureux, on remarque que l'articulation qui a été ainsi lésée conserve une grande tendance à la récidive, dès que les circonstances, qui en ont provoqué le premier développement, se présentent de nouveau. Par exemple, la cause résultant du séjour dans une écurie dont le sol du devant est trop élevé, si ce séjour ne dure pas long-temps, et que les chevaux soient changés d'habitation pour être placés dans des écuries dont l'aire n'ait que l'inclinaison nécessaire à l'écoulement des eaux, il n'est pas très-rare de voir les vessigons disparaître et ne plus revenir, à moins que la même cause ne se renouvelle, ou que d'autres causes accidentelles ne surviennent. Il est des poulains dont les jarrets se trouvent ainsi lésés à cause de certaines saisons ou de certaines localités ; une saison plus favorable, le changement de lieu et un accroissement plus marqué des individus, amènent souvent la disparition spontanée des vessigons ; on peut aussi y ajouter un traitement local bien indiqué. Si l'on a lieu de penser que les vessigons soient le produit du défaut d'aplomb du cheval, une ferrure faite avec méthode peut concourir efficacement au succès du traitement qu'on jugerait indiqué ; mais il serait trop long et hors d'œuvre de donner dans cet article les détails de ce moyen auxiliaire, dont l'application exige la main d'un vétérinaire, ou au moins d'un maréchal habile et intelligent. Malheureusement lorsque les tumeurs dont il s'agit sont anciennes, volumineuses, et que la membrane synoviale a contracté de l'épaississement ou d'autres altérations pathologiques plus ou moins fâcheuses, il est fort à craindre que l'espoir d'obtenir la résorption du liquide épanché ne soit nul.

La cause étant connue, si des contusions, des blessures ou d'autres violences extérieures ont fait naître les vessigons ou hydrarthres, ils sont alors le résultat d'une surexcitation ou d'une légère phlogose locale de la membrane synoviale, quelque obscure que soit cette phlegmasie peu intense pendant la vie ; si ce que nous avons dit ne suffisait pas pour l'établir, les causes reconnues ci-dessus en seraient la preuve, puisque ce sont toutes celles assignées à la surexcitation des membranes capsulaires des articulations. Dans ce cas, les petites saignées pratiquées tant à la saphène qu'à la sous-cutanée du membre affecté, toujours le plus près possible de l'articulation malade, la saignée générale même, des topiques émolliens et anodins, les pédiluves aqueux qui produisent des bains de vapeur à la partie, les boissons blanches légèrement nitrées, le régime et le repos, sont peut-être susceptibles de produire quelquefois de bons effets, au début, surtout si l'on insiste sur eux avec persévérance. Si l'on est assez heureux pour en obtenir du mieux, on peut présumer que la surexcitation de l'organe affecté commence à céder, et il serait permis alors de recourir aux révulsifs appliqués aux tégumens même qui recouvrent la partie malade ; plus éloignés du siége du mal, ils pourraient rester sans action, parce que les capsules articulaires sont à peine unies par des liaisons sympathiques aux autres parties de l'organisme. Ces révulsifs, qui consistent tous dans des agens excitans ou irritans, seront ci-après indiqués, on en aura le choix ; appliqués à propos, peut-être sont-ils susceptibles, dans le cas dont il s'agit, de déplacer la surexcitation, et de déterminer l'absorption du liquide épanché.

Malheureusement les vessigons, lorsqu'ils sont commençans, attirent peu et bien rarement l'attention des propriétaires ; trop souvent, au moment où l'on est appelé, ils n'ont plus le caractère d'une surexcitation aiguë, ils n'ont plus même de sensibilité appréciable. Dans ce cas, comme dans celui où l'usage des moyens précédens serait demeuré sans effet, la tumeur ne diminue pas, ou même elle tend lentement à s'accroître. On peut essayer alors les frictions locales spiritueuses, ou mercurielles, le baume de Fioraventi, le liniment ammoniacal camphré, la teinture de cantharides, et intérieurement les sudorifiques ou les purgatifs, dans le but d'établir des révulsions sur la peau ou sur la membrane muqueuse gastro-intestinale. Si l'on n'obtient rien de ces derniers moyens, que nous supposons appliqués à propos, et variés suivant l'état et la ténacité du mal, il ne faut plus espérer de succès qu'en rappelant le travail inflammatoire dans la partie, qu'en déterminant une inflammation profonde, capable d'activer le travail de résorption de la synovie épanchée. C'est le cas d'en venir aux applications locales plus irritantes encore, aux vésicatoires, à la pâte de térébenthine et de deuto-chlorure de mercure (sublimé corrosif), etc. Pour rendre les vésicatoires plus actifs, on les prépare avec de la poix, de la graine de moutarde et de l'euphorbe; mais on est bien éloigné de réussir toujours.

Quelle que soit la médication que produisent ces dernières préparations, quand on est obligé d'en continuer l'usage ou de revenir sur leur emploi, ce qui arrive presque toujours, elles ont l'inconvénient de faire tomber le poil, qui ensuite ne revient guère, de sorte que le cheval en est taré. Nous avons voulu essayer de parer à cet inconvénient en faisant choix d'autres substances spiritueuses qui n'ont pas les mêmes suites; mais, pour que leur usage soit susceptible de produire des effets avantageux, il est nécessaire de saisir le moment où l'état chronique commence à peine; plus tard il n'est plus temps de s'y prendre, et nous ne pouvons plus compter sur le succès. A cette période de la formation des tumeurs synoviales qui nous occupent, nous avons employé fréquemment, et souvent avec bonheur, des frictions locales d'huile volatile de lavande et d'essence de térébenthine, mélangées à égales portions. C'est moins dans la quantité de cette liqueur que dans la durée de chaque friction, toujours précédée d'une friction sèche un peu rude et prolongée, que nous paraissent consister les bons effets que nous en avons quelquefois obtenus, quand le mal n'était pas trop ancien; vingt-cinq à trente gouttes environ, mises dans le creux de la main, suffisent pour une friction. Nous étendons cette même liqueur sur la partie malade, et nous la frottons immédiatement pendant vingt-cinq à trente minutes. Il suffit de renouveler ces frictions matin et soir pendant quinze à vingt jours, et le reste du temps de couvrir la partie de laine maintenue à l'aide d'un petit bandage matelassé. Nous avons l'attention de promener l'animal immédiatement après, autrement il se tourmenterait dans l'écurie, battrait du pied, et détruirait peut-être le bon effet qu'on attend. S'il était nécessaire de frictionner ainsi les deux jarrets, les deux genoux et les quatre boulets, nous commencerions par le bipède diagonal droit; douze heures environ après, nous frictionnerions le bipède diagonal gauche, et ainsi de suite alternativement pendant vingt-cinq à trente jours, ou plus. Dans certains cas, il n'est pas défendu de se diriger d'après les leçons de l'expérience ; c'est à ce titre , et sur les garanties qu'on nous en a données , que nous avons accueilli autrefois la recette suivante , qui nous a été présentée comme infaillible contre celles des hydrarthres qui portent le nom vulgaire de *molettes*. Cette recette consiste à prendre une once de sulfate d'alumine et de potasse (alun), quatre onces d'alcool et trois blancs d'œufs ; à faire dissoudre le sulfate d'alumine et de potasse dans les blancs d'œufs , et à n'ajouter l'alcool que petit à petit , à mesure que la dissolution, ou plutôt le mélange, se fait. Pour se servir de cette recette, et avant de l'appliquer , on opère une bonne friction sèche avec un bouchon de paille très-rude, jusqu'au point d'échauffer la partie ; on continue ensuite de frictionner avec les doigts jusqu'à ce que la chaleur soit bien développée , et enfin l'on applique le remède , en continuant le frottement. On nous avait assuré qu'en faisant ce pansement une seule fois par jour , et le continuant pendant neuf jours , le cheval restant pendant ce temps à l'écurie , l'effet en était certain ; mais ce moyen , comme beaucoup d'autres du même genre , n'a pas résisté dans nos mains à l'épreuve de l'expérience ; nous en avons bien obtenu quelquefois la disparition des molettes , mais cette disparition n'a été que momentanée , et un résultat fugace, qu'on retire également des simples frictions avec l'alcool camphré.

Il n'est que trop souvent vrai que , malgré les moyens qui viennent d'être indiqués , et tous ceux du même genre qu'on pourrait y ajouter , les vessigons et les molettes persistent , surtout lorsqu'ils sont déjà volumineux et d'une certaine date. Que faire alors ? essayer encore en changeant de moyens , et tenter l'application de la cautérisation transcurrente , malgré les traces qu'elle laisse après elle , en l'opérant à l'aide du cautère actuel ; mais il importe de la pratiquer de manière à faire pénétrer dans la partie la plus grande quantité possible de particules ignées, sans pour ainsi dire insulter la peau ; elle doit être opérée avec légèreté , et l'on établit un ordre tel dans la distribution et la formation des raies , que chacune d'elles soit refroidie avant d'y revenir avec le fer chaud , et qu'on ne revienne chaque fois à la première qu'après que les autres ont reçu une fois le cautère , et ainsi de suite , en ayant soin de ne pas intervertir cet ordre. De cette manière le calorique peut pénétrer jusque dans l'articulation , l'exciter , en augmenter la faculté d'absorption, ou porter les fluides vers la partie, où ils sont appelés par l'irritation qu'on y a développée , et cependant la peau reste presque intacte. On pourrait aussi essayer le feu par approche , au moyen de la couenne de lard , et le moxa. Dans tous les cas , si la cautérisation ne guérit pas , on observe que généralement elle arrête ou au moins ralentit les progrès du mal. *Voyez* FEU et MOXA.

Tous ces moyens, même la cautérisation ou le moxa, étant encore demeurés sans succès, il reste une dernière ressource à tenter, celle d'une opération chirurgicale, au moyen de laquelle on donne issue au liquide accumulé. Cette ressource réussit-elle davantage, est-elle plus que les autres susceptible de réussir? C'est ce que nous allons examiner. On l'a condamnée en la regardant comme toujours excessivement dangereuse, surtout pour les capsules synoviales des articulations, à cause de la pénétration de l'air dans la jointure, et, bien qu'elle offre moins de danger pour les capsules synoviales des tendons, tant qu'il ne s'est pas établi de communication entre la tumeur et l'articulation, on l'a accusée de donner lieu à des accidens inflammatoires très-graves, peut-être moins graves cependant, dans certains cas, qu'on ne le croit généralement; on lui a reproché de n'être que palliative, de ne produire qu'une évacuation passagère de la synovie, sans en diminuer la sécrétion trop abondante, de ne faire que vider les poches sans empêcher qu'elles se remplissent ensuite, de n'avoir par conséquent qu'un effet momentané, trop peu durable pour être mis en compensation avec les accidens, quelquefois pires que le mal, qui peuvent s'ensuivre, et qu'on croit inévitables. Peut-être n'a-t-on pas encore assez raisonné ce moyen pour pouvoir l'apprécier à sa juste valeur, et discerner les cas où il pourrait être avantageux, de ceux où il peut devenir nuisible. Ce qui nous paraît devoir régler à cet égard, c'est le degré d'altération pathologique qu'a éprouvé la membrane synoviale. Lorsqu'on a lieu de présumer que cette membrane est encore mince, transparente, et que la surexcitation, dont l'accident est l'effet, est épuisée ou n'est plus entretenue que par la présence du liquide, il ne nous paraît pas impossible que l'opération dont il s'agit soit suivie de succès, et il doit, selon nous, en être de même dans les cas où, la sensibilité de la capsule étant peu exaltée, l'irritation excitée par l'opération elle-même et par le contact de l'air, peut, il est vrai, déterminer un degré de surexcitation suffisant pour arrêter la sécrétion morbide, mais trop faible pour y provoquer la suppuration. Les revers qu'on a pu éprouver en pareil cas ne proviendraient-ils pas de ce qu'on aurait employé, aussitôt après l'opération, des applications de substances irritantes trop actives, de ce que, en voulant déterminer une inflammation suffisante, on en a fait développer une trop forte, tandis que l'opération et le contact de l'air pouvaient suffire pour développer toute l'inflammation nécessaire? Si l'on se rappelle ce que nous avons établi plus haut, que les hydrarthres dont nous nous occupons ne sont qu'une espèce d'hydropisie et une distension des capsules synoviales, ce que l'observation a depuis long-temps constaté, et qu'il ne s'établit de communication avec l'articulation qu'autant que les tumeurs ont acquis un volume très-considérable, on conviendra nécessairement que, du moins dans ce cas, il y a beaucoup moins de danger qu'on ne le croit à ouvrir ces tumeurs synoviales, et on expliquera facilement, par-là, comment ce procédé opératoire a pu être pratiqué avec succès par plusieurs vétérinaires. Il ne faut pas inférer de là que nous approuvons l'opération dans tous les cas, nous en sommes même fort éloigné ; nous avons voulu seulement indiquer avec une certaine précision les cas où elle serait susceptible de devenir avantageuse ; voyons actuellement ceux où elle pourrait devenir nuisible et même pernicieuse.

D'abord, et toutes les fois qu'il s'agit d'une membrane synoviale articulaire, ce n'est qu'avec la plus grande réserve qu'on doit se décider à tenter l'opération désignée ci-dessus, en désespoir de cause, et lorsque tous les autres moyens ont complètement échoué. On doit même décidément s'en abstenir toutes les fois qu'on a lieu de présumer la membrane synoviale épaissie, altérée, toutes les fois surtout qu'on peut croire que les cartilages articulaires, que les ligamens qui affermissent l'articulation, commencent à s'altérer et à se ramollir. L'opération alors aurait le plus fâcheux résultat, parce que, en pareil cas, une irritation violente, déterminée par le contact de l'air, amènerait la suppuration, peut-être le ramollissement des parties cartilagineuses et la carie des os, peut-être aussi le trouble sympathique des fonctions du cœur et des organes digestifs, et par suite le marasme, auquel l'animal pourrait même succomber. Malheureusement il est à peu près impossible de déterminer au juste, pendant la vie, quel est l'état réel des tissus malades, et c'est ce qui explique pourquoi, dans des circonstances en apparence semblables, les uns réussissent, tandis que les autres déterminent les accidens les plus graves. C'est la raison pour laquelle, nous le répétons, on ne doit jamais entreprendre une opération de cette nature que lorsque la lésion, ayant résisté à tous les autres moyens, est devenue tellement fâcheuse qu'elle nuit aux mouvemens articulaires, et qu'elle met l'animal hors de service, pour ainsi dire.

Quant au procédé opératoire, on a parlé de l'incision, de la ponction à l'aide du trois-quarts ou du cautère en pointe, et du séton.

Sous un certain rapport, l'incision serait peut-être préférable, en ce qu'elle permettrait au liquide de s'écouler à mesure qu'il est reproduit ; il faudrait, bien entendu, se mettre en garde, par des saignées locales, et des applications externes émollientes, contre l'excès d'inflammation qui doit nécessairement survenir. Mais ce procédé n'est pas employé ; on préfère généralement la ponction.

Celle-ci, exécutée à l'aide du trois-quarts, a pour résultat l'évacuation de la liqueur synoviale accumulée, et une plaie simple, qu'il s'agit de réunir par première intention, en se gardant bien d'amener la suppuration. La ponction ne doit ouvrir la tumeur qu'à sa partie supérieure, car le liquide ne doit sortir que pendant l'opération, par une pression exercée de bas en haut; il faut que cette pression cesse aussitôt que l'évacuation est complète; il faut aussi que les lèvres de la solution de continuité soient établies dans un contact parfait, et maintenues ainsi pendant quelques jours à l'aide d'un petit appareil de compression bien disposé, auquel on ajoute des applications externes dites répercussives. Si l'ouverture était pratiquée au point le plus déclive, la synovie s'écoulerait par la plaie et la rendrait fistuleuse. Le contact de l'air et l'action de l'instrument doivent être presque toujours des agens irritans assez actifs pour déterminer l'inflammation nécessaire; on est au surplus toujours le maître de l'exalter au besoin, pour ainsi dire à volonté, par des applitions excitantes ou rubéfiantes, plus ou moins actives. Après l'évacuation de la tumeur, la synovie continue à couler pendant trois ou quatre jours; ensuite, par l'effet même de l'inflammation survenue, les parois internes de la membrane synoviale dilatée adhérent entre elles, l'ouverture diminue insensiblement, et elle finit par se fermer complètement. Quant à l'engorgement, ordinairement assez considérable, que l'inflammation a produit, la résolution s'en opère peu à peu, et la partie revient dans son état presque naturel. Tel est du moins le résultat plus d'une fois obtenu, et dont l'École d'Alfort nous offre un exemple. L'expérience a été faite sur un cheval de selle portant un vessigon énorme, qui occasionait beaucoup de douleur, et empêchait l'animal de faire son service. La poche de ce vessigon provenait de la dilatation contre nature de la membrane synoviale qui revêt la coulisse dans laquelle passe le tendon du muscle fémoro-phalangien (perforant), et la partie la plus déclive de cette poche se trouvait au bas et au côté interne du calcanéum; on y fit une incision qui donna issue à la synovie, et immédiatement après cette opération on fit sur tout le jarret une application de térébenthine et de deuto-chlorure de mercure. Dans un autre cas, si la poche du vessigon communiquait avec la cavité articulaire, il est plus que probable que ce moyen ne réussirait pas de même, l'ankylose ou l'immobilité de l'articulation serait bien à craindre à la suite d'une semblable opération, qui d'ailleurs n'a pas constamment un aussi heureux succès.

Quand on opère la ponction avec le cautère actuel, suffisamment aigu et convenablement chauffé, on pratique une ouverture, comme dans le cas précédent; mais l'on suscite le développement d'une irritation beaucoup plus intense qu'avec l'instrument tranchant, à cause de l'action du calorique; et à la suite des douleurs aiguës qui surviennent, on s'expose à faire naître la carie, et par suite la fièvre lente et le marasme, auquel l'animal peut succomber. Cependant ce procédé opératoire paraît réussir à M. Bruché. Ce vétérinaire a adressé à la société centrale d'agriculture plusieurs observations sur des tumeurs et des plaies synoviales, guéries par l'application du cautère actuel, telles que des mollettes, des vessigons et d'autres qu'il a eu l'occasion d'observer à la face externe et inférieure de l'avant-bras, près l'articulation du genou, ainsi que l'ouverture de quelques articulations et des gaînes des tendons par des accidens. Il pénètre jusqu'au centre de la tumeur avec le cautère, et lorsqu'elle est considérable, il la circonscrit par des pointes de feu; la synovie s'écoule, l'engorgement en arrête l'écoulement; lorsque l'eschare est tombée, il panse avec la teinture d'aloës et les étoupes sèches. La confiance de M. Bruché dans ce procédé opératoire, et le résultat heureux qu'il semble en obtenir, nous paraissent mériter un grande attention.

Nous n'avons que peu de mots à dire du séton, qui consiste à pratiquer deux piqûres correspondantes, l'une à la partie supérieure, l'autre à la partie inférieure de la poche formant la tumeur, et à passer un ruban de fil de l'une à l'autre. Ce moyen n'est guère en usage, et doit être en effet proscrit dans le cas dont il s'agit, puisque, au danger d'une double piqûre, il réunit celui qui est inséparable de la présence d'un corps étranger.

VÉTÉRINAIRE. Quelle que soit l'époque, nécessairement très-ancienne, où l'on ait commencé à observer les maladies des animaux, quelle que soit, en d'autres termes, l'origine de l'art vétérinaire, l'étymologie du nom qu'il porte est latine. Ce nom dérive de *veterina*, dont on a fait *veterinaria* et *veterinarius*, termes que les Romains employaient souvent, le premier à désigner la médecine des bêtes de somme, le second celui qui la pratiquait; quelquefois ces deux expressions étaient accompagnées des épithètes *medicina* et *medicus*. Ils appelaient aussi *mulo-medicina* la médecine particulière des solipèdes, et *mulo-medicus* celui qui en faisait sa profession; c'est l'*hippiatrique* et l'*hippiatre* des Grecs. La dénomination de *mulo-medicina* est celle de l'ouvrage de Végèce, qui nous retrace les connaissances des anciens; on ne sait pourquoi cet auteur n'a pas préféré le terme d'*equo-medicina*; l'espèce de la mule aurait-elle été, dans ces temps reculés, plus sujette aux maladies qu'elle ne l'est aujourd'hui, ou plus généralement employée aux travaux agricoles, comme elle l'est encore aujourd'hui dans nos départemens méridionaux? Jean Massé, qui a traduit les hippiatres grecs, fait venir le mot *veterina* de *venterina*, et par conséquent de *venter*, ventre, parce que ce serait le ventre qui pousserait, que ce serait au ventre qu'on attacherait les far-

deaux ou les cordages qui servent à les porter ou à les tirer.
Selon Columelle, *veterinarius medicus* est proprement un maréchal, et *veterinaria medicina* la maréchalerie. D'autres veulent que le mot *veterinus* provienne de *vetus*, ancien, parce
que le soin des bestiaux n'était confié qu'au plus ancien
des bergers de la ferme, qui était ordinairement le plus âgé
des serviteurs. D'autres encore prétendent que ce mot signifie
bêtes de somme, dénomination par laquelle les anciens Romains
désignaient le cheval, l'âne et le mulet, que par le mot *veterinaria* on a voulu désigner la médecine de ces animaux, et
que, par extension, on y a compris ensuite tous les animaux
de l'exploitation. Il importe peu, au reste, de connaître le
motif pour lequel on a adopté le mot dont il s'agit, il suffit de
savoir que c'est à cette dénomination que les Français ont
emprunté l'expression de *vétérinaire*, depuis long-temps généralement admise. On ne trouve, dans la langue grecque,
aucun mot qui puisse avoir quelque analogie avec celui de vétérinaire, et en effet les Grecs n'ont pas donné de nom particulier à la médecine des animaux pris collectivement, non plus
qu'à celui qui l'exerçait; seulement l'un et l'autre, suivant
une notice d'Huzard, se trouvaient implicitement compris dans
le mot *iatrique*, médecine, *iâtre* ou *iatros*, médecin. Le mot
iatre, l'un des plus anciens de la médecine grecque, ne dut
signifier, dans le principe, qu'un simple guérisseur. C'est celui qui a servi à composer celui d'*hippiâtre*, comme *iatrique*
dont on a fait *hippiatrique*, et qui s'applique spécialement à
la médecine des chevaux, laquelle vraisemblablement fut pratiquée par les Grecs beaucoup plus que celle des autres animaux à l'usage de l'homme; c'est sûrement pourquoi elle est
la seule qui eût un nom particulier chez cette nation.

Depuis les temps modernes, le mot *vétérinaire* est généralement admis en France et dans une grande partie de l'Europe;
il est des deux genres et a une double acception; il signifie
également la *médecine* et le *médecin* des animaux. Comme, en
français, c'est l'article qui indique le genre, on doit dire *la
vétérinaire* pour la médecine des animaux, et *le vétérinaire*
pour le médecin des animaux. On prend aussi le mot de *vétérinaire* adjectivement, comme plusieurs autres termes de notre
langue, et l'on dit indistinctement la *médecine* ou l'*art vétérinaire*. On a sans doute pensé que la première de ces locutions
ne signifiait pas assez explicitement, et la science de suivre
les maladies des animaux (tant sous le rapport de la médecine
opératoire que sous celui de la science médicale proprement
dite), et la connaissance des soins que les animaux exigent
dans les diverses circonstances de leur vie, soit en santé, soit
en maladie, la connaissance de toutes les parties de la science
des animaux et des agens qui les modifient, l'art de conserver

leur santé, de guérir ou de pallier leurs maladies, et la science des règles d'après lesquelles on doit se diriger pour arriver à ce résultat, c'est sans doute pourquoi l'on a aussi adopté la seconde de ces locutions, celle d'*art vétérinaire;* en effet, le terme d'art semble fait pour indiquer l'union, la liaison de plusieurs parties arrangées et mises en harmonie de manière à former un ensemble méthodique. Il n'y a aucun avantage à conserver plusieurs dénominations pour désigner la même chose, il y en a au contraire beaucoup à simplifier le langage des sciences, c'est peut-être même un moyen d'aplanir une partie des difficultés dont elles sont hérissées. Disons donc tout simplement *la vétérinaire*, comme on dit *la médecine*, avec cette différence toutefois que la vétérinaire, considérée dans son objet, présente une idée d'unité qui ôte toute distinction entre la partie chirurgicale et la partie médicale de l'art, et embrasse à la fois l'économie animale, l'hygiène, l'emploi des forces ou le service des animaux, leur éducation, l'anatomie, la physiologie, la pathologie, la thérapeutique et la matière médicale. Ainsi se trouve réuni ce qui se rencontre à chaque pas confondu dans la pratique; savoir : les lésions mécaniques qui entraînent si souvent des lésions de fonctions, et les lésions vitales, telles que l'action irrégulière des organes, surtout l'inflammation, qui donne fréquemment lieu à des ulcérations, à des collections de liquides, et à d'autres accidens dits chirurgicaux. La vétérinaire a donc cet avantage qu'elle repose sur des principes dont il est impossible de contester la justesse. Elle est aussi beaucoup plus complexe que la médecine de l'homme, puisque, embrassant l'universalité de nos animaux de toutes les espèces, elle est la partie la plus étendue de la médecine comparée, la branche la plus grande et la plus ramifiée de la médecine générale. La médecine de l'homme, en quelque sorte privilégiée, doit être moins difficile, puisqu'elle s'applique à une seule classe d'êtres semblables, doués de la faculté de s'exprimer et de faire connaître ce qu'ils ressentent. Il faut au contraire deviner en quelque sorte ce que les animaux éprouvent; et dans quel embarras ne se trouverait-on pas, fort souvent sans doute, si à leur égard on n'avait la certitude de n'être jamais trompés par les fausses indications d'un esprit prévenu ou frappé de telle ou telle idée; si l'on ne savait que l'absence des affections morales, la nature, la régularité et la frugalité du régime des animaux simplifient beaucoup leurs maladies et en rendent les caractères moins variables, ce qui aide à les déterminer. Il n'y a guère que les carnivores et les omnivores, tels que le chien, le cochon, etc., qui fassent exception; aussi sont-ce les animaux les plus désagréables et les plus difficiles à traiter.

Malgré l'espèce d'abjection dans laquelle la vétérinaire a

langui pendant si long-temps , malgré le superbe dédain avec lequel on l'a regardée pendant des siècles , et que quelques personnes conservent peut-être encore , on ne peut nier ses immenses avantages ni son importance , on ne peut lui refuser le rang qu'elle est digne d'avoir dans la série des sciences , surtout depuis la belle institution des écoles spéciales vétérinaires , dirigées par des personnes aussi éclairées qu'instruites. Les élèves qui en sont sortis et qui en sortent annuellement sont maintenant assez répandus dans les villes et les campagnes , notamment depuis que la diminution de nos armées a permis à beaucoup d'entre eux de venir s'y établir. Il en résulte que la médecine des animaux brille surtout en France , où elle est mieux faite que partout ailleurs, que l'on conserve un plus grand nombre d'animaux , et qu'on voit moins de pratiques et de remèdes ridicules et nuisibles mis en usage. Les épizooties sont plus rares , moins étendues , plus tôt arrêtées , et la destruction des bestiaux est moins grande qu'autrefois. L'hygiène est mieux entendue , et permet souvent d'éviter les maladies, de conserver les animaux en meilleure santé , de les faire produire davantage , d'en obtenir de meilleures productions, d'en tirer par conséquent un meilleure parti, d'en améliorer les races, etc., etc. Tous ces bienfaits sont dus à la vétérinaire de nos jours, et aux soins du gouvernement pour encourager et soutenir le vol rapide que cette science prend, depuis un certain nombre d'années , vers une amélioration notable et marquante. Jetons un coup d'œil sur l'ensemble de cette même science, considérée sous le triple rapport de son histoire, de l'art médical , et de celui qui l'exerce.

De l'art vétérinaire sous le rapport historique. La vétérinaire peut être considérée comme aussi ancienne que la médecine , avec laquelle elle se confondit pour ainsi dire dans les premiers temps. Hippocrate lui-même ne dédaignait pas d'appliquer les secours de l'art de guérir aux animaux domestiques. On peut faire remonter l'origine de cet art utile à l'époque éloignée et incertaine de la riche et glorieuse conquête de l'homme sur la classe des brutes ; en effet les changemens opérés dans la manière d'être des animaux vaincus et soumis , les objets nouveaux avec lesquels ces êtres, jadis sauvages , étaient contraints d'avoir de fréquens rapports, durent nécessairent exercer sur leur organisme une influence active toute particulière , laquelle dut aussi introduire un mode nouveau dans l'exécution des fonctions vitales , et développer par conséquent , sur certains appareils d'organes , des effets jusqu'alors inconnus. Une indisposition qui n'était la plupart du temps que légère et momentanée pour des individus dans les conditions où la nature les avait placés , devient une maladie peut-être fort grave dans l'état de domesticité. Ainsi les courageux compagnons que l'homme venait d'asservir pour satisfaire à ses besoins et à ses travaux, furent, comme lui, exposés aux maladies, et dès-lors il fallut bien chercher les moyens de leur donner des secours. A cette époque, qui remonte à la plus haute antiquité et qu'aucun document historique ne constate, l'art de guérir est un, et la même main qui donnait des soins à l'homme malade était aussi appelée à remplir le même office à l'égard des brutes; il n'y avait de différence que dans l'application. On ignore à quelle époque la branche fut séparée du tronc, on sait seulement que cette séparation a été pour la première une véritable torpeur qui a duré une longue suite de siècles. On est donc très-porté à penser que la médecine des animaux est aussi ancienne, ou à peu près, que leur domesticité; l'homme en effet ne s'en est emparé et ne les a soumis à son empire que pour profiter des avantages qu'il espérait en tirer; l'état maladif le privant de ces avantages, il a été conduit à chercher à combattre leurs maladies.

Quelque ancienne que puisse être l'origine de la vétérinaire, elle est restée stationnaire pendant une longue suite de siècles, et pendant un laps de temps immense elle n'a fait aucun progrès, elle n'a pris aucun degré d'avancement ou d'amélioration comparable à la marche de la médecine humaine. Abandonnée au plus ancien berger de la ferme, à des mèges, à des guérisseurs, qui tous avaient la plus grossière ignorance en partage, la vétérinaire demeura long-temps dans l'état du plus déplorable avilissement, et, il faut le dire, elle s'en ressent peut-être encore de nos jours. Un préjugé, bien déraisonnable sans doute, mais réel, l'entache encore mal à propos d'une sorte d'abaissement, qui ne s'effacera que quand on aura tout-à-fait brisé les chaînes de l'empirisme, quitté l'ornière de l'aveugle et grossière routine, et secoué, osons le dire, les préjugés empruntés à la vieille médecine de l'homme, pour ne plus suivre que les saines doctrines dont l'avancement des investigations anatomico - pathologiques a démontré la prééminence. Qu'on était loin de ces erremens, de ces principes, dans les temps anciens dont nous parlons! Quelque secret, quelque amulette, quelque pratique de tradition ou d'imitation, qu'on mettait en usage sans s'inquiéter de leur manière d'agir, en songeant seulement à en obtenir les effets qu'on leur avait vu produire dans des circonstances à peu près semblables; voilà en quoi consistait tout l'art de traiter les maladies des animaux. Dans le moyen âge, des artisans qui appliquaient des fers sous les pieds des chevaux s'érigèrent en médecins de ces quadrupèdes, et par suite de tous les autres animaux domestiques; c'est ce que nous voyons encore aujourd'hui, bien que nous ayons des maréchaux-ferrans et des vétérinaires; mais autrefois les deux branches étaient toujours confondues, indivises, et constituaient un art rangé parmi les professions mécaniques. En Espagne seulement on distinguait deux espèces de maréchaux; les uns, chargés de la ferrure, étaient rangés dans la classe des artisans, et les autres, exerçant la médecine des animaux, jouissaient des priviléges de la noblesse. Dans d'autres pays, notamment en Suède, les maréchaux-médecins de bestiaux occupaient le dernier rang de la société; ils étaient même autrefois regardés comme infâmes parmi le peuple.

Avec de tels préjugés et une aussi profonde ignorance, doit-on s'étonner que la vétérinaire soit demeurée aussi long-temps sans avancer le moins du monde, surtout quand on songe qu'elle n'était nullement érigée en corps de doctrine, et que la plupart des ouvrages écrits par les anciens ont été perdus? D'ailleurs, que pouvaient-ils pour l'avancement de cette science, à en juger par le peu de fragmens qui nous en reste, et dont on ne peut se former qu'une idée très-désavantageuse?

Tandis que la vétérinaire languissait ainsi sous l'empire d'une ignoble barbarie, deux classes d'hommes écrivirent sur ce qui la concerne; les uns étrangers à la pratique, les autres déjà versés dans la médecine. Les premiers, à l'exception d'un très-petit nombre, se sont copiés servilement les uns les autres, et ont répandu des erreurs absurdes, la plupart consignées dans les immenses écrits d'Aristote et de Pline, qui ont traversé les siècles et sont parvenus jusqu'à nous. On trouve, par exemple, dans le livre d'Aristote, que la fumée d'une lampe éteinte peut faire avorter une jument pleine; que la musaraigne est capable, en mordant les chevaux, de faire déterminer des enflures considérables, qui, en se crevant, déterminent la mort de l'animal. Ces enflures ne peuvent être autre chose que des anthrax ou des tumeurs charbonneuses. La vérité est qu'il est impossible que la musaraigne morde le cheval; mais cette erreur n'est pas encore complétement détruite. (*Voyez* MUSA-RAIGNE.) Aristote dit encore que les chevaux préfèrent les prairies humides, l'eau trouble, et que, lorsqu'elle est claire, ils la battent avec le pied pour la troubler. Que penser donc des lumières et du savoir du commun des hommes de ce temps-là, en voyant de semblables erreurs sortir de la plume d'un homme d'un mérite aussi éminent? Ce qu'il y a de fort remarquable et de fort déplorable, c'est de voir que la plupart de ces absurdités sont parvenues jusqu'à nous, et jouissent encore d'une grande confiance dans les campagnes. Mais en voici d'autres. Pline, un des plus anciens auteurs romains, prétend qu'un cheval est forcé de suivre les traces d'un loup mort, et que si le cavalier le contraint de suivre les traces d'un loup vivant, ses pieds tombent en paralysie. Lorsque le cheval est affecté de la fièvre, il faut, pour le guérir, lui faire prendre une infusion de verveine coupée en trois, troisième nombre, si la fièvre est tierce, et en quatre, quatrième nombre, si elle est quarte. Pour prévenir la rage du chien, il faut faire avaler à l'animal un ver qu'il a sous la langue, et en faisant avaler ce ver à un autre chien, après lui avoir fait faire trois tours devant le feu, on le guérit de la rage. (*Voyez* VER (le) ou VER SOUS LA LANGUE DU CHIEN.) Enfin le pigeon ramier a la vertu de guérir les tranchées des chevaux : on prend l'oiseau, on lui fait faire trois tours près des parties sexuelles de l'animal malade ; celui-ci guérit sur-le-champ, et le ramier meurt aussitôt, quand bien même on lui donnerait la liberté.

Après ces deux auteurs vient Végèce, qui écrivait dans le commencement du quatrième siècle de l'ère chrétienne, et qui n'a écrit, comme ses prédécesseurs, qu'un répertoire de tous les préjugés sur la médecine des animaux, recueillis dans les ouvrages des Grecs et des Latins. Il paraît qu'il n'avait rien observé par lui-même, et, tout en se plaignant que ses devanciers n'aient laissé que des recettes au lieu de décrire les signes des maladies, il déclare ou confesse que tout ce qu'il dit a été recueilli dans les écrits antérieurs au sien. Cependant Végèce n'était pas un homme ordinaire pour le temps où il vivait ; ses connaissances paraissent être au niveau de celles de son siècle ; son style est élégant, clair et précis ; dans une préface, il venge la vétérinaire du dédain dont elle a été l'objet, et il la place comme science après la médecine ; mais il écrivait sur une science qui n'existait pas encore. Végèce a été regardé par ses contemporains comme l'Hippocrate des vétérinaires, comme celui qui a organisé en quelque sorte l'art vétérinaire ; mais c'est à tort : il s'en faut de beaucoup que, sous le rapport de la médecine des animaux, cet auteur puisse être comparé à Hippocrate en ce qui concerne la médecine de l'homme ; il y a une très-grande différence entre le mérite comparatif des ouvrages de ces deux auteurs. Ceux de Végèce fourmillent d'erreurs qu'il a empruntées, comme nous l'avons dit, à ses devanciers ; c'est ainsi qu'il avance que, pour faire uriner un cheval, il faut lui introduire dans les naseaux un mélange de vin et d'urine ; on sait combien peu un semblable moyen peut être efficace. Il paraît toutefois que Végèce ne comptait pas toujours sur un résulat satisfaisant de l'emploi de ce moyen singulier, car il en conseille un autre, que l'on pratique encore quelquefois dans les campagnes, et qui consiste à introduire une punaise dans le fourreau. Nous avons souvent vu employer des poux de la même manière, dans la même circonstance et dans le même but. Selon le même auteur, la toux dépend de plusieurs causes ; toutes les fois qu'elle est intense, il faut, pour la faire cesser, fermer les naseaux du cheval. Végèce croyait aussi aux sortiléges : ainsi, par exemple, lorsqu'on a jeté un maléfice sur un troupeau, il faut se hâter de verser, dans les naseaux de l'animal, un mélange de soufre, de bitume et de baies de laurier dans de l'eau. Il regarde aussi comme dangereux de loger ensemble des cochons, des bœufs, des poules ou autres volailles ; il prétend que la présence des cochons et des poules ensemble fait gonfler les bœufs ; ainsi il attribue à cette cause la météorisation, la tympanite, qui est assez fréquente dans les individus de cette dernière espèce, en certaines saisons et après l'usage de certains alimens.

Nous ne reviendrons pas sur Columelle, et nous passons sous silence Caton, Varron, et une infinité d'autres qui ne méritent pas d'être tirés du profond oubli dans lequel ils sont plongés. Disons seulement que, depuis la chute de l'empire romain en Occident, on ne trouve pas d'autres auteurs qui méritent quelque attention. Mais, à une époque moins éloignée de nous, on remarque Ruini, Ramazzini et Solleysel, les premiers peut-être qui écrivirent en partie d'après leurs connaissances et leurs propres observations, et non toujours d'après les livres de leurs prédécesseurs. Néanmoins, les ouvrages sortis de la plume de ces auteurs sont loin d'approcher de l'état actuel de la science ; ils sont encore remplis d'erreurs, surtout en ce qui concerne l'art de guérir et dans tout ce qui est positif et matériel, comme les études anatomiques. On trouve cependant de très-bonnes choses dans Ruini ; son anatomie est loin d'être parfaite, mais c'est un ouvrage remarquable pour le temps où il a été écrit. Solleysel, moins ancien que Ruini, et qui est encore l'oracle de tous ceux qui s'immiscent dans l'art de guérir les animaux, ou pour mieux dire le cheval, ne serait aujourd'hui qu'un bien pauvre vétérinaire ou hippiâtre. Cependant il avait beaucoup vu, beaucoup copié les anciens, et ne manquait pas de génie ; il fit oublier tous ceux qui l'avaient précédé, et fut copié par tous ses successeurs jusqu'au milieu du siècle dernier. Mais que d'imperfections dans son *Parfait maréchal ;* que d'absurdités dans ce livre, sans compter les erreurs manifestes et les pratiques barbares, qui sont en si grand nombre ! Solleysel ne possédait pas la moindre connaissance en anatomie : il regardait le cerveau comme le chapiteau d'un alambic contre lequel venaient se concentrer toutes les vapeurs subtiles qui s'élevaient des reins, de la rate et du foie, et qui arrivaient au cerveau par la veine cœliaque ; aussi lui doit-on la plupart de ces opérations barbares, toujours inutiles et souvent dangereuses, que l'on voit encore pratiquer par les maréchaux de village. C'est lui qui a imaginé de *barrer la veine* (*voyez* ce mot) dans les maladies de certains organes, dans l'*ophthalmie périodique*, par exemple, où il faisait barrer la veine angulaire ; il a imaginé de dégraisser l'œil par le haut et par le bas : opérations qui ne sont propres qu'à rendre incurables les altérations ou les lésions qui existent déjà. C'est encore lui qui a imaginé de faire *battre les avives*, dans les cas de coliques ; qui a recommandé d'employer les échauffans, c'est-à-dire les excitans et les irritans, dans toutes les maladies du cheval, parce que ces élémens ont, selon lui, beaucoup d'analogie avec le tempérament de cet animal, tandis que l'expérience démontre tous les jours l'absurdité de cette idée. De combien d'obscurité l'empirisme et l'ignorance en anatomie, en physiologie, etc., n'ont-ils pas enveloppé les premiers temps de l'art si important de guérir ! Gaspard-Saunier, la Guérinière et Garsault, qui profitèrent du livre de Solleysel, et qui écrivirent après lui, sont sans doute très-estimables comme écuyers, mais ils ne méritent aucune considération quand ils traitent des maladies du cheval ; il ne faut, pour s'en convaincre, que lire les ouvrages que ces auteurs et quelques autres hippiatres ont publiés, sous différens titres, sur la médecine du cheval ; on verra qu'ils ont presque généralement copié le *Parfait maréchal* de Solleysel, et qu'on ne trouve rien d'important dans leurs ouvrages. Ainsi on peut donc avancer que presque tous ceux qui ont écrit sur l'hippiatrique ou la vétérinaire, jusqu'à Garsault inclusivement, n'ont été que des compilateurs ; ils n'ont en rien avancé la science des animaux malades.

Tel était l'état de la vétérinaire avant la fondation des écoles spéciales d'enseignement de cette science, vers le milieu du siècle dernier, époque où cet enseignement a été érigé en un corps de doctrine, où il est devenu l'objet d'une attention particulière, d'études spéciales suivies ; époque à laquelle on a commencé à se livrer à des expériences, à recueillir des observations, à agrandir le cercle des connaissances, à reculer, en un mot, les limites de l'art, qui jusque là n'existait pas, ou n'existait qu'en idée, et consistait tout au plus en une véritable routine dont l'exercice avili était abandonné aux gens de la classe la plus basse de la société. Mais à dater de cette époque mémorable, la vétérinaire commence réellement, et se met sur la voie de devenir une science. C'est ainsi que, à l'aide du temps et de l'observation, on est venu à bout de parer à une foule d'accidens et de dangers dont les animaux sont entourés, qui dérangent leur constitution, altèrent leur organisme dans quelques unes de ses parties, et en accélèrent la ruine.

Cette même époque, rapportée au milieu du dernier siècle, est encore celle où parurent deux hommes supérieurs qui vouèrent leur plume et leurs talens à la conservation et au perfectionnement des animaux utiles. L'un d'eux, Lafosse père, simple maréchal, sentit la nécessité d'étudier pour traiter les chevaux malades avec avantage. Son éducation première avait été manquée, mais son génie y suppléait. Guidé par son amour pour la science, il étudia, il vit souvent les mêmes accidens et les mêmes maladies ; l'étude et l'expérience lui acquirent de la réputation et des connaissances positives. Il se fit écouter et imprimer à l'Académie des sciences, devint maréchal des petites écuries du roi, et laissa quelques traités qui jetèrent un grand jour sur les maladies des chevaux. Il fit aussi étudier son fils, qui devait lui succéder, et lui fit donner l'éducation qu'il pensait la plus propre et la plus nécessaire pour lui faciliter l'étude de l'hippiatrique. Lafosse fils étudia d'abord la chirurgie et la médecine, il s'occupa ensuite de la vétérinaire ; il écrivit et fit de bons ouvrages, entre autres son Traité d'hippiatrique, dont nous parlerons bientôt.

L'autre homme supérieur de la même époque fut Bourgelat, de glorieuse mémoire ; écuyer fameux, homme passionné pour le cheval, il conçut dans un âge avancé le hardi projet de créer pour ainsi dire la vétérinaire, spécialement l'hippiatrique, et, secondé par le gouvernement, il fonda des écoles spéciales pour enseigner publiquement cette grande branche de l'art de guérir. Il ne fut pas seulement, comme on l'a dit et répété, le restaurateur de la vétérinaire, il doit encore en être regardé comme le créateur, puisque auparavant elle n'existait pas comme science. Bourgelat et Lafosse fils furent contemporains ; si, au lieu d'être rivaux, ils se fussent rapprochés, la vétérinaire y aurait beaucoup gagné. Malheureusement ils furent ennemis, et la mésintelligence qui les divisa fut une calamité pour l'art, dont elle arrêta le développement. Bourgelat n'a que très-peu écrit sur la pathologie ; mais il rassembla rapidement en un corps de doctrine les diverses parties de la science qu'il enseignait, sous le nom d'*Elémens de l'art vétérinaire*, divisés en plusieurs cours, à l'instar, à quelques modifications près, de ceux établis dans les écoles de médecine. Dès 1754, il avait publié ses *Elémens d'hippiatrique ou Nouveaux principes sur la connaissance et la médecine des chevaux*, en trois gros volumes in-12 ; il paraît même que c'est ce dernier ouvrage qu'il a en partie consulté et où il a puisé pour composer ensuite ses autres élémens. Sous plus d'un rapport, ces productions sont au dessus de la *Médecine vétérinaire* que Vitet a publié en trois gros volumes in-8° ; ouvrage qui a été autant loué que critiqué, et qui renferme quelques vérités noyées dans une foule d'erreurs ; il n'en fut pas moins traduit en plusieurs langues. Lafosse fils, dont la réputation a surpassé celle de son père, semble avoir pris à tâche de relever avec trop de chaleur les erreurs peut-être excusables de Vitet, vu le temps où il écrivait, et même celles échappées à Bourgelat. Nous avons vu qu'il s'adonna à des études sérieuses et suivies ; il continua le grand ouvrage que son père avait commencé, l'enrichit de ses propres observations, le publia en un volume grand in-folio, sous le titre de *Cours d'hippiatrique*, ou *Traité complet de la médecine des chevaux*, et eut la satisfaction de le voir accueilli comme le plus considérable et le meilleur traité de ceux où l'anatomie ait été décrite et raisonnée par un auteur praticien qui l'avait étudiée sur le cadavre. Cet ouvrage marquant fit et fait encore jouir son auteur, dans toute l'Europe, d'une grande célébrité. Les deux Lafosse ne se contentèrent pas d'observer et d'écrire, ils eurent aussi dans les petites-écuries, et par la protection du grand-écuyer, une école publique de maréchallerie. Bourgelat embrassa davantage; il ne borna plus la vétérinaire, comme Lafosse, à la médecine du cheval, il l'étendit à celle de tous les animaux domestiques, à leur éducation, à leur multiplication, à leur amélioration, et il en fit dès-lors une science pour les villes, les armées, les campagnes; une science d'économie publique. Cependant on ne peut se dissimuler que Bourgelat, sans doute dominé par son goût extrême pour le cheval, s'occupa beaucoup plus, et même trop exclusivement, dans ses écoles, de la connaissance de cet animal, de sa structure, des soins qu'on lui doit et du traitement de ses maladies; c'est un reproche qui ne serait plus fondé aujourd'hui, ou les mêmes vues d'instruction sont portées sur ce qui concerne les autres bestiaux, et en général sur tous les animaux domestiques, principalement sur ceux employés aux exploitations rurales, soit pour en faire une source de bénéfices en obtenant des produits, soit pour en retirer des engrais, etc. Des hommes éclairés s'occupent avec zèle de répandre l'instruction sur ce point, et de considérer la vétérinaire dans toute l'étendue de ses attributions; ils savent que l'éducation de tous les animaux qui nous sont utiles s'étend sur une infinité d'objets, et que l'agriculteur et l'économe ont besoin de recourir au savoir du vétérinaire.

C'est à Lyon que la vétérinaire fut d'abord enseignée, c'est à Lyon que fut instituée la première école vétérinaire; il n'en existait alors aucune de ce genre en Europe; mais cette école et celle de Paris, ou plutôt d'Alfort, ne furent pas plus tôt créées, que les autres états européens adoptèrent cette institution nouvelle, et s'empressèrent d'y envoyer ou des hommes déjà instruits pour étudier les bases sur lesquelles elle était fondée, ou de jeunes sujets destinés à approfondir toutes les branches des sciences qui y étaient enseignées. Ainsi s'établirent ensuite des écoles vétérinaires dans différentes capitales de l'Europe, sur le même pied que celles de France, ou sur des bases peu différentes. Il en existe aujourd'hui à Copenhague, à Londres, à Madrid, à Vienne, à Berlin, à Dresde, à Leipsick, à Prague, à Munich, à Fribourg, Marbourg, Mayence, Bamberg, Hanovre, Turin, Naples, Parme, Padoue, etc. et, dans toutes ces écoles, les directeurs et les professeurs se sont constamment distingués. C'est Bourgelat qui a posé la première pierre de l'institution-mère de ces beaux et nombreux établissemens. Quelle admiration, quelle reconnaissance ne doit-on pas à leur illustre fondateur, tant pour avoir conçu que pour être parvenu à rendre praticable un projet aussi beau et aussi utile, sur un plan aussi vaste, malgré la multitude d'objets divers qu'il embrasse, malgré les difficultés sans nombre que les circonstances et la nature même d'un sujet aussi complexe devaient nécessairement apporter à l'exécution !

Ce fut en 1761 que la première école vétérinaire fut fondée en France, sous le ministère de Bertin, contrôleur général des finances, qui la plaça à Lyon et en confia le soin et la direction à Bourgelat. Cette école fut ouverte aux élèves le 1er janvier 1762, et ses travaux et ses succès lui valurent en 1764, le titre d'*École royale*. La base de l'enseignement était sage, de même que le réglement, et l'un et l'autre tendaient à une instruction solide, dont cette école se ressent même encore. Le gouvernement ne tarda pas à désirer d'établir dans la capitale une semblable institution, et c'est de cette époque que date l'origine de l'école d'Alfort, qui fut fondée quelques années après. Dès qu'il fut sérieusement question de l'établir, Bourgelat, avec son zèle infatigable, ne perdit pas un instant ; il appela quelques uns de ses élèves les plus avancés, les plaça près de Paris, les occupa à disséquer et à faire des préparations anatomiques de divers genres. Pendant ce temps on préparait le nouveau local, et l'École fut ouverte en 1765, trois ans après celle de Lyon. Dès-lors un arrêt du conseil décida que les élèves des Écoles vétérinaires qui, pendant quatre années consécutives, y auraient fait leurs cours d'études, pourraient exercer à l'avenir l'art vétérinaire, en vertu d'un brevet de privilége du roi, en cet art, expédié par le secrétaire d'état ayant ce département, etc., soit dans les villes et les lieux où ils fixeraient leur domicile, soit dans les corps de cavalerie. En 1769, chaque régiment détacha même un sujet pour y être instruit, et aujourd'hui encore nos Écoles comptent des élèves militaires. Depuis cette époque, la vétérinaire est devenue l'objet d'une attention particulière, et n'a cessé de faire des progrès. Ceux qu'elle a faits depuis un certain nombre d'années sont plus rapides sans doute, et on le doit à ce que l'on a pu profiter des antécédens, à l'avancement des sciences médicales en général, et peut-être en particulier à ce que l'on a été puiser, dans les ouvrages de médecine humaine, les connaissances que la vétérinaire avait encore à acquérir. La première est plus riche que la seconde, pourquoi celle-ci ne s'aiderait-elle pas de celle-là, pour lui rendre peut-être un jour de précieux documens ? Bourgelat a donné le premier cet exemple, il a beaucoup puisé dans la médecine humaine, notamment son anatomie et sa matière médicale. Dans la division suivante nous aurons occasion de revenir sur ce point envisagé sous un autre rapport. Après la mort de Bourgelat, arrivée en 1779, la direction de l'École d'Alfort fut confiée à Chabert, que Bourgelat s'était attaché pour sa grande habileté à ferrer les chevaux; ce qui prouve déjà combien l'art de ferrer est une partie essentielle dans une école vétérinaire.

Chabert, arraché à l'obscurité de la forge, n'avait aucune instruction théorique, mais il était doué d'une rare intelligence naturelle et possédait l'amour de son art. Cependant l'École d'Alfort devint célèbre sous son nouveau directeur; elle surpassa même celle de Lyon, sur laquelle, encore aujourd'hui, elle conserve la suprématie. Chabert, en qui le génie suppléait à la science, eut le bon esprit de s'entourer de quelques hommes de mérite, pour la direction et les discussions de la théorie, afin d'être en état de répondre aux questions de physiologie et autres qui lui étaient adressées de toutes parts, même par les ministres du roi. Quatre hommes se sont fait remarquer à cette époque : Flandrin, Giroux, Gilbert et Huzard. On a dit que ce dernier n'avait jamais fait partie de l'école d'Alfort, si ce n'est comme élève; nous croyons qu'il y a été professeur, nous n'oserions pourtant l'affirmer. C'est un fait qu'il serait facile de vérifier, et nous regrettons bien de ne pas pouvoir en prendre le temps. Flandrin avait beaucoup d'instruction en théorie, et sous ce rapport il était d'une grande utilité à Chabert. Giroux était peut-être le plus grand écuyer de son temps, il connaissait parfaitement le physique du cheval, et peut-être plus encore le moral, si nous pouvons nous exprimer ainsi; avec de la douceur et de la patience, il venait à bout des chevaux les plus difficiles. Gilbert joignait à une ferveur extrême une passion vive pour se faire une réputation; il ne recula devant aucune des sciences qui avaient des connexions directes ou indirectes avec la vétérinaire; il les embrassa toutes : l'agriculture, la chimie, la botanique, l'histoire naturelle, la médecine, les langues grecque, allemande et anglaise furent étudiées par lui, et ce qu'il y a de plus remarquable, il menait de front toutes ces choses, sans compter les guerres de rivalité. Gilbert a été victime de son zèle; c'est son zèle qui lui a fait solliciter, en 1799, de voyager en Espagne, où il a perdu la vie en travaillant au bien de sa patrie. Nous ne disons rien d'Huzard, notre contemporain, sa renommée est au dessus de nos éloges.

La révolution a voulu porter atteinte aux écoles vétérinaires, et c'est à regret que la vérité nous oblige de rappeler le fatal décret de l'Assemblée constituante, du 13 mai 1792, qui frappa d'un coup meurtrier ces écoles et d'autres établissemens utiles;

ce qui donna lieu, quelques années après, à différentes réclamations, à des plans, à des projets pour la réintégration et le renouvellement de ces mêmes écoles. Elles furent enfin consolidées par la loi du 29 germinal an III (18 avril 1795), et elles n'ont cessé depuis d'acquérir plus de lustre. Néanmoins, depuis 1789 jusqu'aux dernières années de Chabert, ces utiles établissemens sont restés en stagnation, ils ont peut-être même langui : le grand âge de Chabert, qui était en même temps inspecteur général, y a sans doute aussi contribué ; mais il était juste d'honorer et de récompenser la longue carrière du vénérable chef de l'École d'Alfort, en le laissant mourir sur la tranchée. Cependant on ne voulait pas sacrifier l'École, et c'est dans cette intention qu'on a associé à son digne chef un directeur adjoint, le professeur d'anatomie d'alors, M. Girard. Les Bourgelat, les Chabert, les Flandrin, les Gilbert, les Vicq-d'Azyr, s'étaient imposé la noble tâche d'écarter les voiles de l'ignorance du préjugé et de l'erreur, de tirer de l'oubli et de l'ignominie un art dont l'utilité et les bienfaits sont aujourd'hui appréciés. Les Huzard, les Girard, les Dupuy et autres, leurs dignes émules et successeurs, ont continué ce grand ouvrage.

Dans l'état actuel des écoles, nous les croyons en proie à quelques inconvéniens qu'il n'est pas au pouvoir de ceux qui les dirigent de faire cesser. Le premier peut-être est le mode d'admission des élèves ; dès que celui qui se présente est âgé de seize ans au moins, sait lire et écrire, possède les premiers élémens de la grammaire, sait battre le fer et l'attacher sous le pied du cheval, il est admis si son état de bonnes vie et mœurs est constaté, s'il reçoit l'autorisation du ministre, ou s'il est nommé par le ministre pour être placé aux frais de l'état. Ce n'est pas assez exiger. Nous voudrions qu'une première année d'étude, une année préparatoire fût consacrée et employée, comme nous l'avons déjà laissé entrevoir, à apprendre à bien ferrer le cheval, le mulet, l'âne et le bœuf. Ce doit être là le premier point dans l'instruction d'un vétérinaire, car on ne peut bien pratiquer la ferrure que par la connaissance positive de l'organisation du pied et de ses rapports avec le reste du corps ; les mêmes formes de fers ne conviennent pas à tous les pieds, à tous les âges, à tous les sexes, à tous les pays, à tous les travaux ; si ces formes varient déjà relativement aux pieds sains, elles varient davantage encore relativement aux pieds affectés de maladie ; ce n'est, selon nous, que dans un cours méthodique qu'on peut apprendre toutes ces choses. Nous voudrions aussi qu'on rattachât les écoles vétérinaires aux écoles de médecine. Cette idée n'est pas nouvelle, et semble avoir été pressentie par la Société royale de médecine, qui, dès son établissement, s'empressa d'admettre d'habiles vétérinaires dans

son sein ; elle attira l'attention des médecins vers les épizooties, et proposa diverses questions sur les maladies des bestiaux.
De loin en loin, et notamment dans les circonstances si malheu-
reuses de ces épouvantables fléaux épizootiques qui portent le
ravage, la destruction et la mort dans les espèces précieuses d'a-
nimaux domestiques, on vit des médecins vraiment célèbres
venir au secours de la société menacée dans ses intérêts et sa
fortune, avec un courage et un dévouement au dessus des éloges. Dès-lors seulement on put entrevoir les vrais principes de
la médecine comparée. Deux grands médecins, Vicq-d'Azyr et
Paulet, ont notamment enrichi la vétérinaire par des ouvrages
précieux, aussi savans qu'utiles. La Société de médecine se signa-
la, au début de la révolution, par un nouveau plan de constitution
(rédigé par Vicq-d'Azyr) pour la médecine en France, qu'elle
présenta à l'Assemblée nationale en 1790. Cette savante compagnie regardait alors comme une chose essentielle d'établir
des écoles vétérinaires près des écoles de médecine, ou mieux
encore, qu'elles en fissent partie. La Société exposa dans cet
ouvrage tous les avantages qui pourraient résulter de cette réunion, parce que toutes les branches de la médecine, s'éclairant
l'une l'autre, se perfectionneraient à la fois. La Société faisait sentir encore la nécessité de placer des écoles de vétérinaire pratique au milieu des provinces où l'on nourrit un grand nombre
d'animaux domestiques utiles, et que ces écoles pratiques fussent, pour ainsi dire, ambulantes, en suivant les épizooties et les
maladies des bestiaux en général. A ce projet, la Société joignit
un plan d'enseignement de la médecine vétérinaire, divisé en
cinq parties, dont chacune serait confiée à un professeur ;
savoir : cours d'anatomie des animaux, cours d'hygiène et de
haras, cours d'institutes, cours de médecine et de chirurgie
pratique, cours de maréchallerie, etc. Tout cela était bien vu,
mais alors le gouvernement ne se piquait pas encore d'être
éclairé par les sciences et d'honorer les savans, et les écoles
vétérinaires sont restées ce qu'elles étaient. Silvestre, secrétaire perpétuel de la Société royale et centrale d'agriculture,
dans son *Essai sur les moyens de perfectionner les arts éco-
nomiques en France*, publié en l'an IX, proposait aussi d'é-
tablir de grandes écoles spéciales pour l'art vétérinaire, pour
l'éducation des bêtes à laine, pour la préparation de leurs
produits, de même que pour les haras ; enfin de petites écoles spéciales pour l'éducation des bêtes à cornes, des abeilles,
des vers à soie. Il y a des vues excellentes et grandes dans ce
petit ouvrage. Il entra aussi dans le rapport d'un projet de
décret, fait au comité d'agriculture et des arts de la convention nationale, le 28 nivose an III (17 janvier 1792), d'établir
deux nouvelles écoles vétérinaires en France, l'une à Strasbourg,
l'autre à Montpellier. Dans un autre rapport sur l'instruction

publique, conçu en 1792 par Talleyrand-Périgord, le plan de l'enseignement vétérinaire dans tous les colléges de médecine était adopté. Ce qui chez nous est demeuré en plan et en projet, a su se réaliser en partie chez l'étranger. Dans le Nord, par exemple, et dans plusieurs cantons de l'Allemagne, il est des médecins rétribués qui enseignent la vétérinaire dans les écoles publiques, soit spéciales pour cette science, soit dans les chaires fondées pour cet objet dans quelques universités ou écoles de médecine. L'étranger a pris modèle sur nos écoles vétérinaires mères ; surpassons-le en prenant de meilleurs moyens encore que ceux qu'il a pris pour répandre l'instruction plus facilement et d'une manière plus fructueuse encore.

L'article 2 d'une ordonnance royale du 6 juillet 1825, décide qu'il sera établi à Toulouse une école vétérinaire, destinée principalement à l'étude des maladies des bêtes bovines, à la condition toutefois que le local nécessaire sera fourni et approprié, soit par la ville de Toulouse, soit par le département de la Haute-Garonne. C'est une belle et heureuse idée que celle de la création d'une école vétérinaire de ce genre dans le midi de la France ; nous aurions désiré seulement qu'on y rattachât l'étude des maladies des bêtes à laine, qui, par leur nombre et leur amélioration sans cesse croissante, sont devenues une véritable source de richesse nationale. Le nombre, l'importance et la valeur des animaux utiles se sont accrus considérablement, surtout en ce qui concerne les espèces qui ruminent ; c'est donc le cas d'augmenter le nombre des écoles.

De l'art vétérinaire sous le rapport médical, ou *de la vétérinaire comparée*. Déjà plusieurs fois nous avons cité l'utilité de la vétérinaire ; il ne suffit pas d'en faire de simples mentions, il faut l'établir, en donnant une idée générale de cette science. Qui pourrait, au reste, la contester, cette utilité ? n'est-elle pas trop évidente pour que beaucoup d'argumens soient nécessaires pour la démontrer, surtout aujourd'hui, quand on voit le vol rapide que la vétérinaire prend vers un avancement remarquable ? Peut-être notre ouvrage, en constatant en quelque sorte son état présent, est-il susceptible de prouver l'exactitude de cette dernière assertion.

La vétérinaire a plusieurs objets importans ; elle embrasse l'étude, la connaissance et la conservation des animaux les plus utiles et les plus nécessaires à l'homme : elle offre les recherches les plus étendues sur le physique de ces animaux, sur le mécanisme de leurs fonctions, sur l'emploi le plus judicieux qu'on en peut faire, sur le parti le plus avantageux à tirer de leurs forces et de leurs produits, sur les maladies auxquelles ils sont exposés, et sur l'art de prévenir celles-ci, ou d'y porter remède lorsqu'elles se sont développées. La vétérinaire tient au système général de la nature ; elle est intimement liée à l'économie rurale, à l'agriculture, le premier des arts, et la source féconde des véritables richesses, le commerce et l'industrie, lui doivent en grande partie leur prospérité, elle est une branche essentielle de l'ordre social, elle intéresse même le bonheur des états, depuis que les besoins de la vie ont rendu les animaux nécessaires à l'existence des peuples, enfin une foule de fléaux avertissent de son importance, mille considérations militent en sa faveur, et lui assignent une place distinguée parmi les sciences. Aussi est-ce à juste titre qu'elle fixe plus que jamais aujourd'hui l'attention générale, et qu'elle est devenue un objet d'intérêt pour tous ceux qui sentent le prix des choses utiles.

Cette science, considérée dans toute son étendue, se compose de plusieurs branches distinctes. L'une d'elles, la première peut-être, comprend l'*hygiène*, ou tout ce qui concerne l'animal en santé. Une autre renferme la connaissance physique ou matérielle des parties du corps des animaux, considéré sous le rapport de ses organes ; c'est l'*anatomie*. Une autre encore est destinée à faire connaître la nature et le mécanisme des fonctions dont chaque organe ou chaque appareil d'organes est chargé ; c'est la *physiologie*. Une quatrième considère l'animal à l'état de maladie, elle a pour objet l'étude des maladies en général et en particulier ; c'est la *pathologie*, à laquelle on doit rattacher la *nosographie*, la *séméiotique*, etc. La cinquième enfin a rapport au traitement préservatif et curatif des maladies ; c'est la *thérapeutique*. La *matière médicale*, les *opérations chirurgicales*, etc., n'en sont qu'une dépendance. La *vétérinaire légale* ou *judiciaire*, ou la *jurisprudence vétérinaire*, n'est qu'une application des différentes branches de la vétérinaire à la législation. La *chimie*, la *physique*, l'*histoire naturelle* proprement dite, l'*économie rurale*, ne font pas partie intégrante de la médecine des animaux ; néanmoins leur étude, comme sciences accessoires, ne peut qu'être avantageuse au vétérinaire qui veut exercer son art avec distinction ; il est nécessaire toutefois que le vétérinaire, même le plus ordinaire, connaisse les plantes qui servent le plus habituellement, les médicamens qu'il doit employer, au moins le plus journellement, etc. Pour être cultivée avec succès, la vétérinaire exige une étude approfondie des animaux considérés sous tous les rapports ; elle exige même de plus une connaissance assez étendue des sciences physiques et naturelles qui s'y rattachent ; il faut être assez instruit pour savoir saisir la liaison intime de la physiologie de l'animal en santé avec la physiologie de l'animal malade ; ne pas se borner à l'étude des symptômes ; s'attacher à la recherche de l'organe souffrant et à la nature de sa souffrance ; apprécier l'influence du régime, des fatigues, des travaux, et de toutes les circonstances qui concourent au développement et aux complications des maladies. Celui qui ne connaît pas toute la science des animaux et des agens qui les modifient, sait trop peu pour être en état de leur conserver la santé, de guérir, ou du moins de pallier leurs maladies ; il ne saurait assez bien connaître les règles d'après lesquelles on doit procéder pour arriver à ce résultat.

Bourgelat, dont le génie sut dissiper les épaisses ténèbres étendues, jusqu'à son époque, sur presque toutes les parties de la vétérinaire, sentit et apprécia les nombreux rapports qui existent entre l'organisation de l'homme et celle des grands quadrupèdes domestiques ; il ne doutait pas de l'analogie de leurs maladies, et c'est sur cette base qu'il indiqua la marche à suivre. Il ne dissimulait pas ce que la médecine des animaux doit à la médecine de l'homme ; il reconnaissait même que les différences qui existent entre l'homme et les animaux en éta- blissent dans les moyens à prendre et dans les routes à suivre ; mais il admettait qu'on ne procédait jamais que d'après les mêmes principes. La route était tracée, on aurait peut-être bien fait de ne pas s'en écarter ; mais l'on voulut mieux faire, et l'on fit peut-être moins bien. On se laissa égarer par quel- ques légères différences dans l'organisation, par quelques er- reurs dans l'application des maladies de l'homme à celle des brutes, et peu s'en est fallu qu'on ne ravalât la vétérinaire au point où elle était chez les anciens. C'est ainsi qu'en voulant éviter un écueil, on tomba dans un autre encore plus dange- reux. On est rentré dans le sentier qu'on n'aurait jamais dû abandonner, et nous croyons qu'on a bien fait, surtout si l'on ne se montre pas trop exclusif, et si l'on tient compte de quel- ques différences qui existent réellement : envisageons les deux faces de la question.

On doit être frappé, comme l'ont été Bourgelat et beaucoup de ceux qui l'ont suivi, des traits de ressemblance qui existent entre le corps humain et celui des grands quadrupèdes, et l'homme qui a dit que l'art de guérir est un, que nos connais- sances en médecine humaine peuvent être avantageusement appliquées à la médecine vétérinaire, n'a peut-être pas avancé une chimère. En effet, la nature sait varier les formes de ses ouvrages sans multiplier les matériaux pour les construire : infinie dans ses plans, simple dans les moyens propres à les exécuter, elle a bien établi quelques nuances dans le magnifi- que ensemble des pièces qui composent la machine vivante ; mais elle paraît avoir suivi un même type d'organisation pour les espèces qui, par leur degré de perfection, s'approchent le plus de l'homme. Examinons, en effet, les organes qui con- stituent, dans le plus bel ordre, les animaux d'une série éle- vée ; ne voyons-nous pas sur tous une enveloppe universelle qui présente la même texture et remplit les mêmes fonctions ?

ne trouvons-nous pas au dessous une masse considérable de chair, composée des mêmes principes constitutifs, douée des mêmes facultés et destinée aux mêmes usages? En pénétrant plus avant, nous découvrons une charpente solide et mobile qui est comme le fondement de l'édifice, et dont toutes les parties se meuvent par un mécanisme analogue. Au sommet de cette charpente osseuse, articulée, intérieure, et soutenue par la colonne vertébrale, est placée la tête; la colonne vertébrale offre, dans toute sa longueur, aussi bien dans les animaux vertébrés que dans l'homme, un canal dans lequel est logée la moelle épinière, d'où émanent les nerfs qui vont se distribuer aux différens systèmes d'organes. Les nombreuses parties articulées du superbe ensemble de cet appareil osseux sont disposées de manière à former quatre membres. Au centre du corps, il existe trois grandes cavités destinées à renfermer des organes très-essentiels à la vie, qui servent d'appui et d'attache à tous les muscles groupés autour d'elles, lesquels sont à leur tour destinés à produire tous les mouvemens en se prêtant à toutes les situations. Il est remarquable que chacune de ces cavités est combinée pour le libre usage et la défense des organes qu'elle renferme, tels que le cerveau, les poumons, le cœur; que le tronc se termine par plusieurs os formant un bassin dans lequel logent une partie des intestins, les organes urinaires et ceux de la génération chez les femelles, s'articulant avec les membres abdominaux ou pelviens pour leur servir d'appui fixe. Mais ce qui n'est pas moins beau que ce que nous venons de voir, c'est le système nerveux, ce premier mobile dont les quadrupèdes aussi bien que l'homme sont pourvus. Si nous voulions, d'après les idées de Bichat, décrire les dispositions organiques qui composent, suivant ce savant physiologiste, la vie extérieure, nous trouverions un très-grand nombre de traits de ressemblance, qui tendraient à confondre dans une même classe d'organisation l'homme et les animaux, si d'ailleurs le premier ne jouissait d'une vie particulière et spéciale, qui le distingue éminemment de tous les êtres vivans. Nous ne trouverions pas moins d'analogie dans l'image des phénomènes de cette vie que le même physiologiste appelle vie intérieure et organique. Contentons-nous d'ajouter, pour achever le tableau, que l'on voit chez les animaux vertébrés les cinq sens que l'on rencontre chez l'homme, et que ces cinq sens s'exercent de la même manière; le tact seul présente plus de perfection chez l'homme, dont la peau est organisée d'une manière plus favorable à son action; mais ce puissant auxiliaire de la vue et de l'ouïe, nécessaire à l'intelligence pour reconnaître la figure, le nombre et l'étendue des corps extérieurs, ne pouvant avoir la même destination chez l'animal, dont la vie est toute organique, pour ainsi dire, la peau ne doit être pour celui-ci qu'une enveloppe protectrice et l'agent des fonctions d'absorption et d'exhalation. Si quelques animaux jouissent, dans certaines parties, d'un tact extraordinaire, ce n'est toujours que dans le cas où cette faculté est nécessaire à leur conservation.

Les rapports d'analogie qui se prononcent si éminemment entre l'homme et nos grands quadrupèdes, dans leur organisation et dans l'ordre naturel de leurs fonctions pendant l'état de santé, ne sont pas même interrompus pendant l'état de maladie. Doués des mêmes propriétés organiques et vitales, et exposés à toutes les causes de destruction au milieu desquelles ils vivent ensemble, les animaux, comme l'homme, sont sujets à la douleur et aux infirmités. Mais bornés dans le nombre et le développement de leur organe des sensations, plus simples dans leur structure, doués d'une vie plus exclusive, plus intérieure, si l'on peut s'exprimer ainsi, plus concentrée, plus organique et moins expansive, moins en rapport par conséquent avec les objets extérieurs; plus sobres et plus réglés dans leur alimentation et leurs plaisirs, parce qu'ils ne sont jamais emportés au-delà des bornes fixées par leurs besoins naturels, par une imagination exaltée et des besoins factices, les animaux peuvent bien devenir malades, mais ils ne sont pas sujets à un aussi grand nombre de maladies que ces causes nombreuses et puissantes développent bien souvent chez l'homme le plus heureusement constitué. Il n'en est pas moins vrai, cependant, que celles de ces affections auxquelles les animaux sont sujets se développent chez eux par les mêmes causes, suivent la même marche, et se guérissent par les mêmes moyens qui les combattent efficacement chez l'homme. Peut-être n'a-t-on pas encore tiré de cette vérité tous les avantage qu'elle peut offrir à la vétérinaire. Cette science doit en effet calculer ses progrès sur ceux qu'a faits et que fait tous les jours la médecine humaine; combien ne doit-elle pas attendre des trésors que cette dernière amasse tous les jours! La conclusion à tirer de ceci n'est-elle pas que, si les êtres organisés dont nous parlons ont une organisation si rapprochée et les mêmes fonctions vitales à remplir, s'ils sont des machines que les mêmes ressorts font mouvoir, l'art d'en entretenir l'harmonie, ou de la rétablir, doit nécessairement avoir quelque rapport chez tous?

Mais on pourrait dire que, en médecine surtout, il ne suffit pas de raisonner en thèse générale et d'une manière conséquente, qu'il faut encore que les raisonnemens les plus justes s'accordent avec ce qui est d'observation. On pourrait invoquer l'expérience, qui apprend que bien des circonstances impriment aux maladies une marche et des déterminations diverses, même sur les individus d'une même espèce, et à plus forte raison sur ceux d'espèces différentes ; on pourrait ajouter que, quand on se contente d'examiner superficiellement, ce qui n'est jamais sans danger dans l'art de guérir, on peut bien être frappé d'une analogie très-apparente entre les maladies de l'homme et celles des animaux ; mais que pour peu qu'on approfondisse l'examen comparé de l'affection prétendue la même dans des individus d'espèces si différentes, on finit par reconnaître que cette maladie n'offre réellement de ressemblance que dans sa marche et non dans ses caractères essentiels. Il est possible que les maladies changent de forme en passant d'une espèce à l'autre, et n'offrent pas toujours la même parité de symptômes, quoique la nature en soit la même ; c'est ce que nous ne contestons pas. Il est certain aussi que l'homme peut être en proie à quelques maladies réputées jusqu'ici particulières à son espèce, et que, d'un autre côté, les animaux en ont qu'on ne croit pas avoir encore observées chez l'homme. Cela n'empêche pas que plusieurs maladies cutanées ne passent de l'animal à l'homme, surtout quand, dans le cas de contagion, les moyens de communication sont les mêmes. Nous croyons qu'on ne s'est pas encore assez occupé de la vétérinaire sous le rapport de la médecine générale et comparée, et que, lorsqu'on se sera livré à ce genre de recherches et d'études avec tout le soin, toute l'attention et la persévérance nécessaires, on pourra découvrir des analogies qui ont échappé jusqu'ici à toutes les investigations. Espérons que des hommes instruits, profitant de l'analogie qui existe entre les propriétés organiques et vitales de l'homme et des animaux, parviendront un jour à transporter dans la vétérinaire les faits et les documens qui servent de base à la médecine humaine, et que leurs efforts parviendront à reverser sur celle-là les trésors de celle-ci, en comblant quelques unes des lacunes qui restent encore à remplir dans notre art.

Pour avancer beaucoup la vétérinaire, il faut l'envisager sous son véritable point de vue, et faire prendre à son étude la meilleure direction. Un objet dont on s'est peu occupé est celui de l'anatomie générale ; l'anatomie descriptive, qui est beaucoup plus avancée en ce qui concerne le cheval, l'est beaucoup moins en ce qui concerne le bœuf, le mouton et le porc, à en juger du moins par les ouvrages que nous avons sur cette partie ? Nous manquons également d'une physiologie expérimentale positive ; nous ne savons presque rien de la physiologie du mouton et du cochon. Il faudrait faire des expériences, en constater les résultats, et n'adopter que les idées théoriques qui en résulteraient évidemment, ainsi que de l'observation.

De l'art vétérinaire sous le rapport de celui qui l'exerce, ou du vétérinaire. Le vétérinaire est l'homme qui, après avoir étudié la vétérinaire, est autorisé à l'exercer, c'est-à-dire à faire l'application de ses connaissances au traitement des maladies des animaux.

Dans le nombre des vétérinaires, il en est beaucoup de très-instruits qui honorent leur profession et méritent l'estime et la confiance générale ; il en est d'autres qui ne savent pas assez, qui n'ont pas pu apprendre plus, soit que les connaissances premières leur aient manqué, soit qu'ils n'aient pas le goût de leur état ou les dispositions nécessaires pour s'y vouer ; il en est enfin, et heureusement ceux-là sont en bien petit nombre, qui avilissent leur art en se dégradant eux-mêmes. Le vétérinaire doit éviter la routine, qui fait abnégation de tous les principes et ôte tout l'avantage du tact et du génie médical ; cette routine renferme l'artiste dans le cercle étroit de certaines actions, décèle souvent l'ignorance et l'opiniâtreté, rend inhabile aux pénibles efforts, aux méditations profondes, rend l'esprit paresseux et borné, et repousse tout ce qui a l'apparence du travail, des opérations de l'intelligence. L'observation est muette pour le vétérinaire routinier, la lumière ne peut arriver jusqu'à lui, et, en répétant toujours les mêmes actes, il vogue au hasard et sans guide sur un vaste océan couvert d'écueils. La présomption est un autre défaut contre lequel le vétérinaire doit se prémunir ; celui qui sait tout, que les cas les plus difficiles n'étonnent pas, que rien n'embarrasse, et pour lequel les opérations les plus délicates ne sont qu'un jeu, celui-là n'a que de l'écorce, il sait moins qu'un autre. Il a beau s'exprimer en termes scientifiques et pompeux, que la plupart de ceux à qui ils s'adressent ne comprennent pas ; il a beau vanter le nombre et l'importance de ses cures merveilleuses, éblouir de l'éclat de sa renommée et fatiguer du bruit de ses exploits, il ne possède pas tout le savoir qu'il se prête et qu'il n'aura jamais. Il ne faut pas non plus avoir cette timidité qui paralyse les talens, le savoir et les connaissances, elle fait perdre à délibérer l'occasion favorable et le moment de hasarder avec avantage ; elle fait que les cas les plus simples épouvantent, qu'on redoute d'agir, qu'on prononce souvent avec effroi, ou qu'on s'exprime d'une manière confuse et embarrassée. Mais c'en est assez sur ce sujet ; passons aux qualités que doit avoir le vétérinaire.

C'est un goût naturel, une sorte de vocation qui doit porter le jeune homme à l'étude et ensuite à l'exercice de la vétérinaire ; quand il a ces dispositions, ses parens doivent l'y destiner, pourvu qu'il soit d'une constitution robuste et d'une bonne santé. Un jeune homme délicat et fluet, d'un physique faible, n'aurait pas la force nécessaire pour aborder et assujétir nos grands animaux domestiques et s'en rendre maître, surtout ceux qu'une mauvaise éducation a rendus difficiles, indomptables , méchans , furieux quelquefois ; à leur égard il faut même recourir souvent à l'adresse et à la ruse , et un certain génie est indispensable pour les soumettre. Il faut être aussi d'un physique vigoureux pour pouvoir se livrer aux travaux de la forge, et supporter les fatigues qui en sont inséparables , l'habileté qu'on y acquiert étant plus nécessaire aux hommes de l'art que plusieurs d'entre eux ne paraissent le penser , nous ne saurions trop le redire. Le jeune homme doit d'abord posséder sa langue , tant pour pouvoir saisir la valeur des expressions de ses maîtres , que pour connaître la signification des termes techniques , rédiger des observations , et dresser par la suite des procès-verbaux , écrire des rapports ou autres actes de cette nature. Nous ne sommes plus au temps où la vétérinaire était prostituée aux hommes des basses classes de la société ; elle doit tomber en partage aux personnes douées d'un jugement sain, d'un esprit observateur, afin de saisir toutes les circonstances des maladies et déterminer les moyens les plus efficaces pour y remédier ; celui qui l'exerce doit donc ajouter aux qualités dont nous parlons l'avantage d'une éducation suffisante , et surtout avoir fait de bonnes études. Il doit encore, avant de prendre un établissement fixe, avoir vu, avec un confrère plus ancien et plus exercé que lui , un grand nombre d'animaux malades de toute espèce , afin d'anticiper, s'il est possible , sur le temps et l'expérience , et de particulariser dans la pratique ce qu'on n'a pu lui donner dans son école. Le soin de sa réputation ne sera chez lui dirigé que par un sentiment louable , et l'intérêt pécuniaire n'en sera pas le misérable mobile ; il méprisera le charlatanisme, l'injustice, les artifices et les manœuvres avilissantes des réputations usurpées ; il n'ambitionnera que celle due au vrai mérite, dût–elle être long-temps à s'établir et ne s'élever triomphalement qu'après avoir surmonté bien des obstacles de tous genres ; elle ne peut être solide qu'autant qu'elle est la récompense du savoir et de l'expérience. S'il veut prendre la peine , surtout au commencement de sa pratique , de noter ses observations , d'écrire toutes les circonstances et les signes des maladies qu'il suit , il en retirera une utilité très-grande; en se rendant compte de ce qu'il voit , ses succès comme ses revers ne seront pas perdus pour lui , ni peut-être pour la science. Il serait à désirer que tout vétérinaire , même expérimenté , qui se trouve dans des circonstances favorables , eût le loisir, non seulement de noter ses observations et ses remarques particulières, mais encore d'écrire l'histoire de toutes les maladies qu'il est à portée de suivre , de dire tout ce qu'il voit , et d'en faire la comparaison avec ce qui a été vu et observé avant lui ou par ses contemporains. Il se formerait ainsi autant de monographies , et si chacun en faisait autant, on amasserait de grandes richesses dans lesquelles on puiserait avec un immense avantage les élémens d'une bonne nosologie méthodique, qui manque encore à la vétérinaire. Le véritable vétérinaire est celui qui, ayant consacré sa vie entière à rendre des services en conservant les animaux utiles à l'homme et leur rendant la santé, fait de l'étude et de l'exercice de son art sa principale jouissance et son unique occupation; celui qui cherche des juges, des lumières et des conseils, plutôt que des admirateurs; celui qui n'ambitionne que la reconnaissance de ceux qu'il oblige, et le suffrage du petit nombre de savans livrés a des travaux analogues aux siens. Plein de zèle pour la science, il doit tâcher de concourir autant qu'il est en lui à en hâter les progrès; curieux de s'instruire des découvertes importantes, il doit les rechercher avec intérêt, les examiner sans prévention, et leur accorder une confiance proportionnée au degré de certitude qu'elles lui offrent; toujours prêt à accueillir la vérité et à repousser l'erreur, il maintient constamment son esprit dans ce doute philosophique qui nous paraît être le principe de toute véritable science. Enfin le vétérinaire doit vivre en bonne intelligence avec ses confrères; une indulgence réciproque doit leur faire excuser les erreurs qu'ils peuvent commettre; pleins d'égards les uns pour les autres, ils doivent chercher toutes les occasions de faire entre eux un échange de bons procédés. Non seulement le sentiment de la jalousie doit être banni de leur cœur, mais une délicatesse scrupuleuse doit leur faire une loi de ne jamais chercher, dans aucun cas et sous quelque prétexte que ce soit, à enlever des pratiques à leurs confrères.

L'élève, en sortant de l'école, porte dans sa résidence une riche provision de théorie, peu de pratique sur les animaux malades, et pas assez d'instruction sur la ferrure; il est même quelques vétérinaires qui dédaignent la forge, qui semblent craindre de se ravaler en s'abaissant jusqu'aux travaux qui la concernent; c'est une grande erreur de leur part : l'art de la ferrure est lié intimement à la chirurgie vétérinaire. Un homme étranger à l'anatomie et à la physiologie ne pourra jamais reconnaître la nature des diverses altérations du pied, encore moins y remédier convenablement; il ne saura jamais, dans le cas d'une opération chirurgicale, préparer le pied, lui forger et lui appliquer un fer convenable. Heureux le vétérinaire instruit et modeste qui peut manier lui-même les instrumens de la maréchallerie, et empêcher une main inhabile, quelquefois ennemie, de devenir pour l'animal une source de maux souvent incurables! Cette pratique ne le transforme pas en artisan, elle lui fait seulement mettre en usage un moyen qui fait partie intégrante de l'art qu'il est appelé à exercer. *Voyez* MARÉCHAL.

Nous allons toucher une corde bien délicate, celle du salaire du vétérinaire. Le vétérinaire n'est jamais choisi dans la classe opulente de la société; il n'a que son état pour subsister; la majeure partie de son avoir, si ce n'est tout, et même celui de ses parens, passe d'abord en instruction préparatoire, en frais de pension et d'entretien à l'école, en achat de livres et d'instrumens, en dépenses pour l'établissement qu'il prend; plus qu'un autre il a droit à une juste rétribution pour les sacrifices qu'il a faits et les services qu'il rend. Mais il ne faut pas pour cela qu'il s'en exagère l'importance, sous peine de se nuire à lui-même; il doit même se montrer d'un désintéressement raisonnable envers les pauvres, et ne jamais exiger plus qu'il ne doit de ceux qui ont le moyen, autrement il les indispose, les prévient en sa défaveur, se perd dans leur estime, fait crier contre lui, et finit par n'être plus assez employé. Qu'il se garde bien, sur toutes choses, de ce trafic honteux qui malheureusement a lieu entre quelques vétérinaires indignes de ce nom et certains apothicaires; l'homme de l'art qui se respecte, qui honore sa profession en l'exerçant honorablement, sait éviter jusqu'au moindre soupçon d'un négoce de cette espèce; il délivre ses ordonnances au propriétaire des animaux malades, et le laisse maître de s'adresser, sans influence, à tel pharmacien qu'il juge à propos; c'est ainsi que l'artiste se met au dessus de la calomnie et des menées artificieuses qu'on se tourmente quelquefois à diriger contre lui. On rencontre encore de jeunes élèves à peine sortis des bancs, qui, ayant débuté dans la pratique par quelques cures heureuses, se croient un mérite supérieur qu'on ne saurait assez payer, et attachent à leurs visites un prix même plus élevé que celui auquel se réduit un docteur en médecine pour se transporter à une égale distance : c'est une grave erreur, ou plutôt une grande faute de la part d'un jeune homme qui entre dans la carrière; ce n'est qu'en certaines circonstances, lorsqu'il a affaire à des personnes riches qui possèdent des animaux de prix, et lorsqu'il s'est acquis une certaine réputation, qu'il peut élever le taux de ses honoraires; encore est-il mieux de laisser à ces personnes la liberté de les fixer, ou de ne les réclamer que quand on néglige de les remettre après un certain délai. En toutes autres circonstances, l'artiste, imitant la conduite du médecin, doit se plier à la position et aux facultés de ceux qui l'emploient. Beaucoup de vétérinaires établis aiment à contracter des abonnemens particuliers à tant par an, soit par tête de bétail, soit par attelage; c'est une bonne méthode, que nous approuvons fort; outre qu'elle assure un sort honnête à un homme qui se dévoue aux charges, aux fatigues, et quelquefois aux dégoûts d'une profession qui passe pour obscure, elle a l'avantage de faire disparaître une misérable vénalité de tous les instans, et de permettre de rapprocher les visites sans éveiller le soupçon d'une avidité déshonorante. Grâce aux vues paternelles du gouvernement, à la protection et aux encouragemens qu'il se plaît à accorder à ceux qui s'occupent de choses utiles, on a autorisé l'établissement d'un vétérinaire rétribué dans les régimens de cavalerie et dans chaque chef-lieu de département et d'arrondissement de sous-préfecture; cette mesure, en vigueur pour les troupes à cheval, est aussi adoptée et mise à exécution par plusieurs préfets; espérons qu'elle se généralisera tout-à-fait. Elle a surtout pour avantage de répandre et d'accréditer dans le public des vétérinaires instruits, et de pourvoir à leur sort, à leur bien-être, à mesure qu'ils sont formés. Le complément qu'on pourrait donner à cette mesure, serait d'interdire aux maréchaux et autres non vétérinaires ou non autorisés, de traiter les maladies, ou du moins de réduire les maréchaux au simple traitement des lésions du pied, bien que la plupart d'entre eux soient peu capables de s'en bien acquitter; de n'admettre que des hommes de l'art brevetés et assermentés en justice et dans les expertises; d'en publier la liste et le domicile dans chaque département; d'empêcher tout homme sans études d'exercer un art qu'il ne connaît pas, en établissant des peines contre lui, en prenant enfin des mesures répressives contre les charlatans qui se donnent pour sorciers. N'est-il pas véritablement déplorable de voir une foule de guérisseurs, mèges, forgerons, se donner pour habiles dans une partie où ils n'ont aucune connaissance réelle; sans instruction, comme sans pudeur et sans probité, spéculer lâchement sur la crédulité des simples habitans des campagnes, en compromettant la vie des animaux qui servent à l'industrie des bons villageois; se livrer à des pratiques ridicules et barbares, saigner à tort et à travers; débiter au poids de l'or de prétendus spécifiques, des remèdes secrets et souvent incendiaires qui font tant de victimes; administrer comme une panacée curative de tous les maux un seul breuvage, bizarre assemblage de mille substances de propriétés différentes; et, ce qui est plus pitoyable encore, de voir de pareils hommes séduire et entraîner la multitude, capter la confiance du peuple, et être appelés à faire fortune au préjudice des vétérinaires? Aussi plusieurs de ceux-ci, même parmi les plus instruits, confondus dans la pratique avec de tels gens, découragés par les mauvais propos, une humiliante concurrence et souvent une injuste préférence, n'entrevoyant dans l'avenir qu'une longue suite de contrariétés certaines, de désagrémens rebutans, quittent une profession qui a trompé leur attente, qui ne remplit plus leur objet, et où ils ne trouvent ni aisance ni considération. Il n'est guère qu'un petit nombre d'endroits où les particuliers apprécient le mérite des hommes instruits dans la vétérinaire, ne leur demandent que le possible, et récompensent convenablement leurs efforts, leurs talens et leurs travaux. Les vétérinaires militaires ont actuellement quelque avantage sur les autres, depuis que le traitement des chevaux de troupes n'est plus abandonné, dans chaque corps, à un maréchal auquel on donnait le nom de *maréchal expert*. Avant dix ans de service, le vétérinaire en premier a douze cents francs, le vétérinaire en second huit cents francs; après dix ans de service le vétérinaire en premier a quatorze cents francs, le vétérinaire en second mille francs, les surnuméraires sont traités comme les maréchaux — des — logis; en temps de guerre le traitement du vétérinaire en chef est fixé par une décision spéciale. (*Ordonnance du roi du 25 décembre 1837, portant réglement pour le service de la solde*). On ne peut qu'applaudir à d'aussi sages dispositions; elles assurent aux vétérinaires qui en sont l'objet une honnête existence, surtout si l'on y ajoute ce qu'ils peuvent faire d'ailleurs, et souvent une gratification des corps. Nous ne leur souhaitons plus qu'une retraite après trente années de service. Nous regrettons seulement qu'on ne leur accorde que le grade de maréchal-des-logis, comme au bottier, au tailleur et aux ouvriers, qui ne font pas comme eux partie de l'état-major; ce n'est pas assez considérer une profession difficile et estimable.

VÉTORNON. *Voyez* APOPLEXIE.

VICE. Ce mot a plusieurs sens différens. On appelle *vice* une altération constatée ou supposée dans les humeurs, et *vice de conformation* toute disposition anormale, toute mauvaise conformation d'une partie quelconque du corps.

VICES RÉDHIBITOIRES. Notre intention n'est point de répéter ce qui est déjà dit à l'article CAS RÉDHIBITOIRES. Nous voulons seulement 1° rappeler que, sous l'une et l'autre dénomination, on a coutume de désigner certaines maladies ou certains vices auxquels les animaux sont sujets, que le vendeur a intérêt de cacher, que l'acheteur ignore, et qui donnent à celui-ci le droit de réclamer l'annulation du marché consommé et la restitution du prix de l'animal; 2° enregistrer ici les nouvelles dispositions légales sur la matière, avec le regret de nous être trop empressé d'écrire l'article CAS RÉDHIBITOIRES, qu'il eût mieux été de réserver pour le caser ici. Mais on ne s'avise jamais de tout, et d'ailleurs, tout en n'ignorant pas qu'une loi sur la garantie dans le commerce des animaux était vivement réclamée, nous ne pouvions savoir quand enfin elle paraîtrait. Jaloux de donner connaissance à nos lecteurs de celle qui est intervenue l'an dernier, nous nous empressons de leur offrir le texte de cette loi, avec le résumé des motifs.

Texte de la loi rendue le 20 mai 1838, concernant les vices rédhibitoires dans les ventes ou échanges d'animaux domestiques.

Article 1er. Sont réputés vices rédhibitoires, et donneront seuls ouverture à l'action résultant de l'article 1641 du Code civil, dans les ventes ou échanges des animaux domestiques ci-dessous dénommés, sans distinction des localités où les ventes et échanges auront eu lieu, les maladies ou défauts ci-après :

Savoir :

Pour le cheval, l'âne et le mulet.

La fluxion périodique des yeux.

L'épilepsie, ou le mal caduc.

La morve.

Le farcin.

Les maladies anciennes de poitrine, ou vieilles courbatures.

L'immobilité.

La pousse.

Le cornage chronique.

Le tic sans usure des dents.

Les hernies inguinales intermittentes.

La boiterie intermittente pour cause de vieux mal.

Pour l'espèce bovine.

La phthisie pulmonaire ou pommelière.

L'épilepsie ou mal caduc.

Les suites de la non-délivrance   } après le part chez
Le renversement du vagin ou de l'utérus }   le vendeur.

Pour l'espèce ovine.

La clavelée. Cette maladie, reconnue chez un seul animal, entraînera la rédhibition de tout le troupeau. La rédhibition n'aura lieu que si le troupeau porte la marque du vendeur.

Le sang de rate. Cette maladie n'entraînera la rédhibition du troupeau qu'autant que, dans le délai de la garantie, la perte constatée s'élevera au quinzième au moins des animaux achetés. Dans ce dernier cas, la rédhibition n'aura lieu également que si le troupeau porte la marque du vendeur.

Article 2. L'action en réduction du prix, autorisée par l'article 1644 du Code civil, ne pourra être exercée dans les ventes et échanges d'animaux énoncés dans l'article 1er ci-dessus.

Article 3. Le délai pour intenter l'action rédhibitoire sera, non compris le jour fixé pour la livraison, de trente jours pour le cas de fluxion périodique des yeux et d'épilepsie ou mal caduc, de neuf jours pour tous les autres cas.

Article 4. Si la livraison de l'animal a été effectuée, ou s'il a été conduit, dans les délais ci-dessus, hors du lieu du domicile du vendeur, les délais seront augmentés d'un jour par cinq myriamètres de distance du domicile du vendeur au lieu où l'animal se trouve.

Article 5. Dans tous les cas, l'acheteur, à peine d'être non recevable, sera tenu de provoquer, dans les délais de l'article 3, la nomination d'experts chargés de dresser procès-verbal; la requête sera présentée au juge de paix du lieu où se trouvera l'animal.

Ce juge nommera immédiatement, suivant l'exigence des cas, un ou trois experts, qui devront opérer dans le plus bref délai.

Article 6. La demande sera dispensée du préliminaire de conciliation, et l'affaire instruite et jugée comme matière sommaire.

Article 7. Si, pendant la durée des délais fixés par l'article 3, l'animal vient à périr, le vendeur ne sera pas tenu de la garantie, à moins que l'acheteur ne prouve que la perte provient de l'une des maladies spécifiées dans l'article 1er.

Article 8. Le vendeur sera dispensé de la garantie résultant de la morve et du farcin, pour le cheval, l'âne et le mulet, et de la clavelée, pour l'espèce ovine, s'il prouve que l'animal, depuis la livraison, a été mis en contact avec des animaux atteints de ces maladies.

Résumé des motifs de la nouvelle loi. Ce résumé est tiré du projet de loi du gouvernement et du rapport des commissions à la chambre des députés et à la chambre des pairs.

Dans l'article 1641, ainsi conçu : le vendeur est tenu de la garantie à raison des défauts cachés de la chose vendue qui la rendent impropre au service auquel on le destine, ou qui diminuent tellement cet usage, que l'acheteur ne l'aurait pas acquise ou n'en aurait donné qu'un moindre prix, s'il les avait connus ;

Et dans l'art. 1648, ainsi conçu : l'action résultant des vices rédhibitoires doit être intentée dans un bref délai, suivant la nature des vices et l'usage des lieux où la vente a été faite ;

Le Code civil pose d'une manière générale un bref délai pour intenter l'action qui en résulte ; mais il ne spécifie ni les défauts cachés qui peuvent donner lieu à cette action, ni les délais dans lesquels elle doit être exercée.

Ces délais, et, suivant quelques opinions, les vices eux-mêmes, devaient être réglés par les usages locaux que l'article 1648 fait intervenir ; mais ces usages varient sans motif dans chaque département, quelquefois même dans des communes limitrophes, tant sous le rapport de la nature des vices que pour la durée de la garantie.

Cette législation incomplète favorisait la fraude et la mauvaise foi, et il en résultait de nombreuses contestations. Les tribunaux eux-mêmes n'étaient point d'accord sur la manière d'interpréter la loi ; les uns jugeaient que l'art. 1641 devait être exécuté dans sa généralité ; les autres, en bien plus grand nombre, décidaient que cet article était modifié par les dispositions restrictives de l'art. 1648.

Il fallait détruire cette incertitude causée surtout par l'ambiguité de ce dernier article. Il fallait ramener la jurisprudence à l'unité, cette précieuse conquête de nos codes. La nécessité d'une réforme, dans cette matière, était généralement sentie.

Pour y parvenir, le gouvernement a soumis, depuis 1834, une série de questions à tous les préfets des départemens, aux conseils généraux et d'arrondissement, aux écoles vétérinaires; enfin, il a appelé le concours d'hommes spécialement versés dans cette matière; et de ces documens divers, transmis par soixante-et-quinze départemens, est résulté un projet de loi qui, présenté aux chambres, a été adopté, sauf quelques légères modifications.

La loi nouvelle a pour objet d'établir une législation uniforme sur les vices rédhibitoires. Pour atteindre ce but, il était indispensable d'énumérer les vices cachés qui doivent donner lieu à la rédhibition, et de fixer les délais de la garantie, en leur donnant pour mesure la nature même de ces vices, sans distinction des lieux où la vente a été faite.

Les conseils généraux qui ont envisagé la question sous le point de vue pratique, se sont presque tous prononcés pour borner l'application du principe général aux seuls vices énumérés en l'article 1er. L'extension illimitée de ce principe, soutenue par quelques membres des deux commissions, et proposée par les écoles vétérinaires, aurait multiplié les difficultés et les abus que la loi a précisément pour but de détruire. En effet, d'un côté (projet de loi), les experts eussent été appelés, non seulement à constater l'existence des vices allégués, mais encore à décider si les tribunaux devaient les considérer comme rédhibitoires, et ils fussent ainsi devenus appréciateurs de la question de droit, que les juges seuls doivent résoudre : d'un autre côté (Rapport à la Chambre des pairs), en réduisant l'expertise à la simple constatation d'un fait, on laissait moins d'arbitraire aux décisions, souvent conjecturales, de la science vétérinaire.

Dans la même pensée, et pour conserver l'économie de la loi, on a dû restreindre le principe général posé par l'article 1647 C. c. (si la chose qui avait des vices a péri par suite de ses mauvaises qualités, la perte est pour le vendeur, qui sera tenu à la restitution des prix et autres dédommagemens expliqués dans les articles 1645 et 1646; mais la perte arrivée par cas fortuit, est pour le compte de l'acheteur), et n'autorisera l'action en garantie, dans le cas où l'animal viendrait à périr dans le délai légal, que si la mort est occasionée par l'un des vices réputés rédhibitoires.

Pour composer la nomenclature de ces vices, il a paru convenable, tout en respectant le principe général, de n'admettre que les défauts rédhibitoires reconnus par les anciens usages, par la science vétérinaire, et signalés par la plupart des départemens comme se reproduisant le plus ordinairement dans le commerce des animaux domestiques.

Les anciennes coutumes n'admettaient, en général, qu'un petit nombre de vices rédhibitoires, principalement celles des pays qui faisaient un grand commerce de bestiaux : on peut citer telles provinces renommées par la fertilité de leur pâturages et leurs nombreux élèves, qui ne comptaient que trois sortes de vices.

Tels sont les motifs généraux de la loi.

Aux articles MALADIE DE SANG (sang de rate), MORVE, OPHTHALMIE (fluxion) PÉRIODIQUE, PHTHISIE, POUSSE, PARTURITION, RENVERSEMENT et TIC, nous avons eu occasion déjà de parler des applications de cette loi; il ne nous reste plus qu'à passer sommairement en vue ceux des autres vices rédhibitoires qu'elle admet.

L'*Épilepsie*, de même que la fluxion périodique, peut ne pas se montrer dans le délai de trente jours, fixé par la loi, bien que l'animal en soit réellement atteint. C'est là sans doute une circonstance malheureuse, mais compensée d'ailleurs par le peu de fréquence de la maladie chez les animaux domestiques, et par les inconvéniens que pourrait entraîner un plus long délai. En effet, il y a des épilepsies qu'on pourrait appeler momentanées, comme celles qui tiennent à la présence de vers dans le canal alimentaire, et d'autres même purement accidentelles, comme celles qui sont dues à la frayeur, et dont on cite un ou deux exemples. Les premières guérissent avec la maladie dont elles sont le symptôme, et les secondes pourraient être consécutives à la vente. Le devoir de l'expert est donc de rechercher soigneusement les causes, et de voir si l'animal n'a pas pu se trouver, depuis la vente, dans les circonstances capables de faire naître la maladie.

Le *farcin* pourrait être confondu avec certaines maladies de peau ; il pourrait avoir été contracté depuis la vente. Il suppose aussi, quand il existe, d'autres lésions antérieures aux symptômes par lesquels il se manifeste. L'intervention des gens de l'art peut donc devenir quelquefois nécessaire à son égard.

L'*immobilité* devait être comprise dans la loi, parce que les symptômes qui la caractérisent, la difficulté de se mouvoir, mais surtout de tourner sur soi-même ou de reculer, ne se manifestent quelquefois que dans l'état de repos, parfois aussi pendant l'action de manger, ou même dans l'exercice, qu'on est souvent obligé de porter jusqu'à la fatigue. Les épreuves ordinaires qui précèdent la vente ne sauraient donc toujours la faire reconnaître.

Le *cornage chronique* est celui qui tient à une cause permanente, comme une difformité de la trachée, un polype nasal. Il faut quelquefois, pour le rendre apparent, exercer l'animal jusqu'à la fatigue, et même alors on doit rechercher si il ne tiendrait pas à une cause accidentelle, car en tenant les rènes trop courtes, ou en appliquant des harnais qui compriment la trachée-artère, on pourrait faire corner le cheval le mieux conformé.

Les *hernies intermittentes* sont celles d'ancienne date, qui disparaissent pendant le repos de l'animal, pour ne reparaître qu'après un travail fatiguant. Elles sont heureusement très-rares.

Les *boiteries intermittentes* pour cause de vieux mal, à moins qu'elles ne soient très-prononcées, demandent un œil exercé pour être reconnues. Les unes ne se manifestent qu'après l'exercice, même assez prolongé, d'autres qu'à la sortie de l'écurie. L'acheteur peut être aisément trompé dans l'un et l'autre cas, et cela d'autant plus facilement, que les vétérinaires les plus habiles éprouvent souvent eux-mêmes beaucoup d'embarras.

Après avoir fait connaître les maladies que la nouvelle loi place au nombre des cas redhibitoires, il ne sera pas hors de propos d'indiquer la manière dont on doit procéder pour faire usage de ses droits dans les circonstances de ce genre. Pour cela, nous empruntons textuellement à M. Bernard une partie du petit travail qu'il a publié l'année dernière, sous le titre de *Guide des vendeurs et acheteurs d'animaux domestiques.*

L'acheteur qui, dans le délai légal, aura quelque soupçon d'un vice rédhibitoire, devra faire visiter son animal par un homme de l'art ; si ce soupçon est confirmé, il se rend de suite chez le vendeur (quand cela est possible), pour l'engager à terminer leur différend à l'amiable devant des arbitres.

Procédure devant des arbitres. Cette procédure est dans les termes et l'esprit de la loi (Code de proc. civ., art. 1003 et suiv.), elle est tout à la fois la plus simple, la plus sûre et la moins dispendieuse ; en effet, aujourd'hui que la loi est précise, ne sont-ce pas en définitive les conclusions de l'expert qui font la base du jugement des tribunaux ? Du moment que l'expertise a constaté l'existence du vice, le juge n'a plus qu'à appliquer la loi et prononcer la rédhibition. Pourquoi donc passer par les formes plus lentes et plus dispendieuses des tribunaux, quand les hommes de l'art, qu'ils appellent toujours comme experts, et qui décident leurs jugemens, peuvent être juges eux-mêmes (arbitres), si les parties leur confèrent ce droit ?

Je suppose donc que les parties consentent à l'arbitrage, et je viens de démontrer que c'est toujours leur intérêt ; elles choisissent un ou trois vétérinaires pour terminer leur différend.

L'acte par lequel on fait choix d'un ou plusieurs arbitres, se nomme un *compromis*, (Code de proc. civ., art. 1006.)

Voyez aussi à la fin de cet article la pièce nº 2.

Le compromis doit contenir : 1º les noms, prénoms, etc. des parties et des arbitres ; 2º la désignation de l'objet, (signalement de l'animal), 3º le point litigieux (les cas rédhibitoires) et l'étendue des pouvoirs conférés aux arbitres ; 4º le délai dans lequel la décision devra être rendue ; 5º la renonciation à l'appel et à toute espèce de recours (sans cette clause importante, les vétérinaires doivent refuser une mission qui pourrait n'avoir aucun résultat, puisque les parties seront libres de porter l'affaire ailleurs) ; 6º en cas de partage (s'il y a deux arbitres), la nomination d'un tiers ou la faculté accordée à ceux-ci de le désigner eux-mêmes.

Le compromis doit être fait, à peine de nullité, en autant d'originaux qu'il y a de parties, ayant un intérêt distinct, à chaque original doit contenir la mention du nombre de ceux qui en ont été faits.

L'acte signé, l'arbitre ou les arbitres entendent les parties, procèdent à l'examen de l'objet, demandent, s'il y a lieu, une prolongation de délai qui leur est accordé sous la forme prescrite pour le compromis lui-même, et prononcent définitivement, s'ils sont d'accord, dans les limites de leurs pouvoirs, qu'ils ne peuvent dépasser. (Code de proc. civ., art. 1012.)

Dans le cas de deux arbitres, il peut y avoir divergence dans les opinions, le compromis a dû prévoir ce cas, alors les deux arbitres exposent leurs avis motivés dans des procès verbaux séparés, et le tiers désigné, après avoir conféré avec ces derniers, (art. 1018), pris connaissance de leurs actes et examiné l'animal, objet de la contestation, prononce souverainement, en adoptant l'avis de l'un d'eux. La loi lui en fait une obligation, (même article.) Quelle garantie plus grande trouverait-on devant les tribunaux ? Aucune ; rien que les lenteurs d'une procédure onéreuse.

Les parties exécutent sur-le-champ ce jugement, (art. 1016, proc. civ.) Si l'une d'elles s'y refusait, la sentence serait déposée, dans les trois jours, au greffe du tribunal de première instance, dans le ressort duquel elle a été rendue, et son exécution aurait lieu selon les formes ordinaire. (Proc. civ., article 1020.)

Procédure devant un juge de paix. Si les parties ne savent pas signer, elles feront bien de se présenter devant un notaire, qui rédigera le compromis, et si la valeur de l'objet en litige ne dépasse pas le taux de la compétence du juge de paix, elles pourront comparaître volontairement devant lui, sans citation préalable, pour faire prononcer sur leur différend (art. 9, Code de proc.). Dans ce cas, ce magistrat, investi des pouvoirs qui appartiennent aux tribunaux en général, désigne les experts, règle la marche de la procédure et rend sa décision, qui est exécutée sans que le dépôt préalable en soit effectué au greffe du tribunal de première instance.

Les experts procèdent à leur examen, dressent leurs rapports comme précédemment, et le juge de paix prononce le jugement, qui est exécuté ainsi qu'il vient d'être dit.

Jusque-là, nous avons supposé que les parties se présenteraient volontairement pour obtenir un arrangement à l'amiable. Si l'une d'elles s'y refusait, et que l'animal eût une valeur dépassant les attributions du juge de paix (200 fr.), limite au-delà de laquelle cesse sa compétence, il faudrait alors porter de suite l'affaire au tribunal de commerce ou de première instance, comme on le verra plus bas.

Cependant si le demandeur voulait essayer de l'épreuve de la conciliation, il faudrait que la citation fût donnée devant le juge du domicile du défendeur ; s'il n'a pas de domicile, devant celui de sa résidence. (Art. 2, Code de proc. civ.).

Procédure judiciaire. Nous avons indiqué aux parties les moyens à prendre pour éviter des contestations judiciaires, soit en nommant des arbitres elle-mêmes, soit en conférant, sans citation préalable, au juge de paix le pouvoir de les juger.

Mais si les parties ne savent ou ne peuvent pas s'entendre, les formes de la procédure changent, et la marche à suivre est déterminée par la nouvelle loi (Art. 5).

« *Dans tous les cas, l'acheteur, à peine d'être non-recevable, sera tenu de provoquer, dans les délais de l'art. 3, la nomination d'experts, chargés de dresser procès-verbal. La requête sera présentée au juge de paix du lieu où se trouvera l'animal, etc.* »

Cette disposition est de rigueur, et l'acheteur qui veut engager sa demande en résiliation, ne doit pas manquer de s'y conformer dans le délai prescrit par l'art. 3 de la même loi.

Cependant il ne faut pas perdre de vue que la nomination des experts par le juge de paix est une mesure provisoire, dont l'unique but est de constater *légalement* l'état de l'animal. Cette dénomination et cette expertise, tout-à-fait étrangère au vendeur, qui n'y est point appelé, ne constituent pas l'*introduction* de l'instance et ne dispensent pas l'acheteur, de porter son action en justice, toujours dans le délai prescrit par l'art. 3, à peine d'être déchu de son droit de garantie.

D'après ces dispositions, il est de la plus grande importance que l'acheteur qui peut avoir des droits à la rédhibition, s'assure, aussitôt après la vente, de l'existence du vice, et provoque, dans les premiers jours du délai, la nomination d'experts, pour agir ensuite ou s'abstenir avec connaissance de cause.

Dans ce cas, si le rapport de l'expert confirme l'existence d'un vice rédhibitoire, le vendeur en étant instruit avant l'expiration du délai, il est probable qu'il s'empressera de reprendre son animal, sans courir les chances d'un procès dont le succès pour lui serait fort incertain.

Que si, au contraire, l'acheteur attend les derniers jours pour obtenir cette vérification, l'expert ou les experts nommés n'ayant pu procéder immédiatement à leur opération, ou n'ayant pu donner leurs avis sur une première visite, circonstances qui se présenteront fréquemment, le demandeur ne sera pas moins forcé d'agir judiciairement avant l'expiration du délai qui prescrit la déchéance de ses droits.

Procédure devant les tribunaux de commerce et de première instance. La compétence de ces deux tribunaux est la même, ils prononcent sans appel, sur les matières dont la valeur n'excède pas 1,500 fr., et, à charge d'appel, pour les objets au-dessus de 1,500 fr.

Les formes de la procédure seules diffèrent, tandis qu'en matière civile, le tribunal *du domicile du défendeur* est seul compétent ; en matière commerciale, l'acheteur a droit de porter sa réclamation, soit à ce *premier* tribunal, soit à *celui* dans l'arrondissement duquel *la promesse* de vente a été faite et la marchandise livrée, soit enfin à *celui* dans l'arrondissement duquel le *paiement* devait être effectué (art. 420, Code de proc.).

On ne peut avoir recours au ministère des avoués, qui n'ont pas le droit de postuler, en cette qualité, devant cette juridiction exceptionnelle : leur assistance est indispensable près le tribunal de première instance.

Mais, pour être justiciable du tribunal de commerce, le défendeur doit être marchand de chevaux ou de bestiaux, toute autre personne rentre sous la juridiction du tribunal civil.

La loi du 20 mai 1838 dispense le demandeur du préliminaire de la conciliation, dans le but d'éviter les frais et les lenteurs des formes ordinaires, dans une matière qui requiert tant de célérité. (Nous avons vu que la provocation d'expertise par l'intermédiaire d'un juge de paix, n'était qu'une condition provisoire, mais impérativement commandée par la nouvelle loi.)

L'affaire en instance doit donc être portée directement devant la juridiction compétente (le tribunal de commerce ou le tribunal civil, selon les cas indiqués), où, devant être instruite et traitée comme matière sommaire, le jugement intervient sans autre procédure qu'un *acte d'ajournement* ou *citation* donnée par huissier.

Mais le délai des ajournemens, surtout en matière civile, est assez important (huit jours) pour que les parties cherchent à l'abréger, s'il y a lieu, et ce sera presque toujours le cas.

Alors le demandeur, en présentant sa requête au président du tribunal, devra toujours solliciter la faveur d'une assignation à bref délai, ce qui ne change point le caractère sommaire de l'instance, et rend la procédure plus expéditive et plus économique, en diminuant les frais de fourrière ou de traitement dans le cas de maladie.

Soit que le président accorde ou refuse la permission d'abréger les délais, la demande en justice est toujours engagée par un acte d'huissier, qu'on nomme *exploit d'ajournement*. Par cet acte, le défendeur est cité à comparaître devant le tribunal compétent, à l'effet de voir prononcer la rédhibition, et se voir condamner aux dommages et intérêts, s'il y a lieu.

L'affaire ayant été engagée ainsi qu'il vient d'être dit, par acte d'huissier, le tribunal qui en est nanti prononce son jugement d'après le rapport fait par les experts déjà nommés, ou à l'aide de tous autres documens qui peuvent exister au procès.

Dans le cas où, par ce rapport et les autres documens, le tribunal ne se croit pas suffisamment éclairé, il ordonne une nouvelle vérification, et, s'il s'agit de preuves à fournir, il ordonne la comparution personnelle des parties, ou une enquête sommaire, ou l'un et l'autre tout à la fois, selon les besoins de la cause.

Dans ces circonstances, les tribunaux de commerce renvoient quelquefois les parties devant un commissaire pris dans leur sein ou devant toute autre personne, à l'effet d'entendre leurs dires et renseignemens, les concilier, si faire se peut, sinon faire un rapport au tribunal.

Le plus ordinairement ce commissaire, nommé en dehors des membres du tribunal, est pris parmi les gens de l'art qui offrent le plus de garantie par leur capacité, leur expérience et leur probité.

Ce commissaire prend le nom d'*arbitre-rapporteur;* si c'est un vétérinaire, sa mission est plus importante qu'une simple expertise : son rapport doit contenir une discussion claire et précise de l'affaire, avec toutes les circonstances qui peuvent éclairer les juges, et motiver son avis, qu'il soumet à la délibération du tribunal. (Voyez la pièce, n° 4).

Résumé. Aussitôt qu'un acheteur se croit dans le cas prévu par la loi, s'il n'a pas l'espoir ou la possibilité d'un arrangement à l'amiable devant des arbitres nommés par la voie du compromis ou d'une décision rendue sur comparution volontaire, par le juge de paix, il doit demander la vérification du fait, par requête au juge de paix du lieu où se trouve l'animal.

Le procès-verbal de l'expert nommé d'office, étant connu, il s'abstient si les conclusions lui sont favorables ; dans le cas contraire ; si la chose est possible avant l'expiration du délai, il en donne avis au vendeur, pour connaître ses intentions, et arriver à la résiliation de la vente sans autres frais.

En cas de refus de ce dernier, il se hâte, avant l'expiration du délai légal, d'intenter son action par l'acte *introductif d'instance* (la citation par huissier au vendeur), à se présenter à l'audience du tribunal compétent, pour entendre prononcer le jugement.

En même temps qu'il forme sa demande, l'acheteur doit mettre l'animal en fourrière, de préférence chez un vétérinaire, afin qu'on ne lui impute pas les circonstances aggravantes du mal s'il en arrive.

On n'a pas oublié qu'il faut demander au tribunal l'*ajournement à bref délai*, dans le but de diminuer les frais.

De quelques points de jurisprudence, concernant la vente en général et celle des animaux en particulier. § Ier. La vente est parfaite entre les parties, dès qu'on est convenu de la chose et du prix, quoique la chose n'ait pas été livrée, ni le prix payé, car ces points convenus, la promesse de vente vaut vente. (Code civ., art. 1583 et 1589).

§ II. Si la promesse de vente a été faite avec des arrhes, chacun est libre de s'en départir; celui qui les a données en les perdant, l'autre en restituant le double. (Art. 1590).

Les arrhes lient donc moins les parties que la simple promesse de vente. C'est une erreur commune à quelques acheteurs de croire le contraire et de ne considérer la vente comme parfaite, qu'autant que le prix en a été payé. Le vendeur peut toujours exiger le paiement, dans le cas même où l'animal vendu est affecté d'un vice rédhibitoire, sauf à l'acquéreur son recours en garantie.

§ III. Lorsque les choses ont été vendues en bloc, la vente est parfaite, quoique ces choses n'aient pas été comptées (1585). Ceci est applicable à la vente d'un troupeau.

§ IV. L'essai dans les ventes d'animaux suspend la vente jusqu'à ce que cette condition soit remplie (Code civ., art. 1588), alors la vente est parfaite; elle ne peut être résolue que par l'effet de la garantie légale.

§ V. La délivrance ou le transport de la chose en la possession de l'acheteur, doit se faire dans le lieu où était la chose au moment de la vente, s'il n'y a stipulation contraire. Si le vendeur manque à le faire au temps convenu, l'acheteur peut, à son gré, demander sa mise en possession ou la résolution de la vente. Dans tous les cas, le vendeur doit être condamné aux dommages et intérêts, s'il résulte un préjudice pour l'acquéreur du défaut de délivrance au terme convenu. (Code civ., art. 1609 et suiv.)

§ VI. La chose doit être délivrée avec ses accessoires et tout ce qui est à son usage perpétuel, dans l'état où elle se trouvait au moment de la vente. (Art. 1614 et 1617.)

§ VII. L'acheteur n'a qu'une obligation, celle de payer le prix de la chose au temps et au lieu réglés par la vente. Celles du vendeur sont plus étendues.

Il doit à l'acheteur, 1° la garantie des vices cachés, tels qu'ils sont réglés par la loi ; 2° la paisible possession de la chose, ou la garantie en cas d'*éviction*. L'éviction, en fait d'animaux, ne porte que sur ceux qui ont été perdus ou volés.

En fait de meubles, la possession vaut titre ; néanmoins celui à qui on a volé un animal ou qui l'a perdu, peut le *revendiquer* pendant trois ans, sauf le recours de l'acheteur contre le vendeur. Cependant si l'animal a été vendu publiquement dans les foires ou marchés, la revendication n'a plus lieu, et le propriétaire ne peut le reprendre qu'en restituant à l'acquéreur le prix qu'il a coûté. (Art. 2279 et 2280.)

§ VIII. Le vendeur a encore une obligation : il doit expliquer clairement ce à quoi il s'oblige. Tout pacte obscur ou ambigu s'interprète contre lui.

Les marchands se servent souvent de ces expressions, en parlant de leurs animaux, je les vends *sains et nets* ou *francs et liquides*, que les acheteurs peu habitués traduisent par celles-ci, *exempts de tout défaut caché et apparent*. Il faut qu'ils sachent que ces mots, passés en usage dans ce genre de commerce, ne signifient pas autre chose, sinon que le marchand garantit l'animal exempt des vices rédhibitoires reconnus par la loi, garantie tout-à-fait inutile et qui donne à l'acheteur une fausse sécurité. Quelques marchands ne craignent pas de donner par écrit une semblable garantie, qu'ils supposent complètement inefficace. C'est une erreur. Assimilée à un pacte obscur et ambigu, elle devrait s'interpréter contre eux et les assujettir non seulement à la garantie des vices rédhibitoires, qui est de droit, mais encore à celle des autres vices cachés que la loi n'a pas supposés assez graves pour les ranger dans cette catégorie.

§ IX. Si le vendeur connaissait les vices de la chose, il est tenu, outre la restitution du prix qu'il en a reçu, de tous les dommages et intérêts envers l'acheteur, (art. 1645.) Un cheval épileptique tombe et casse la jambe de son cavalier, un autre immobile s'emporte et brise une voiture, un animal affecté d'une maladie contagieuse la communique à d'autres. Ce sont autant de cas où il y a lieu à des dommages et intérêts.

Si le vendeur ignorait les vices de la chose, il n'est tenu qu'à la restitution du prix et au remboursement des frais de la vente. (Art. 1646.)

Le vendeur, disent les jurisconsultes, est toujours censé connaître les vices de la chose, quand même il ne l'aurait eue que peu de temps en sa possession, parce que, dans ce cas, il conserve son recours contre le premier vendeur.

§ X. Quand le vendeur ne veut pas se soumettre à la garantie légale pour tous les vices ou pour quelques uns qu'il connaît ou qu'il ignore, il doit exiger de l'acheteur un billet de non-garantie bien spécifiée, sinon la première aurait son effet. (Voyez la pièce n° 6.)

§ XI. En général, il faut distinguer si, par les termes du traité qui varient à l'infini, ou par l'intention des parties, les choses ont été vendues comme *divisibles* ou non, et cela indépendamment de leur estimation collective ou individuelle. Ainsi, ordinairement, les chevaux d'un attelage, une paire de bœuf de travail sont considérés comme *choses indivisibles*, quand même ils auraient été estimés séparément, parce que leur réunion augmente leur valeur intrinsèque. Dans ce cas, s'il existe un cas rédhibitoire, la rédhibition d'un animal entraîne celle de l'autre, qui, séparé, n'aurait plus le même prix.

La garantie a lieu non seulement pour les choses principales de la vente, mais encore pour les choses accessoires, pourvu qu'elles y soient *spécialement* comprises.

§ XII. A dater de la demande en garantie, la propriété de l'animal étant en litige, il doit être mis en fourrière, et les frais de nourriture ne comptent que depuis cette époque; avant la mise en fourrière, le service de l'animal est censé avoir indemnisé de son entretien.

Si, après avoir formé sa demande, l'acheteur continuait à faire travailler l'animal comme s'il n'était pas malade, cet acte de propriété porterait préjudice à ses droits. Cependant le travail peut n'être pas nuisible à l'animal, et les parties feront bien de s'entendre à cet égard, pour ne pas ajouter aux frais du procès ceux de la fourrière.

§ XIII. La garantie n'a pas lieu dans les ventes faites par autorité de justice (les tribunaux.) (Art. 1649.)

Les autorités civiles et militaires vendent aussi sans garantie des animaux provenus des réformes dans les régimens, les haras, etc.; mais on a soin d'en prévenir le public par la voix du commissaire-priseur, sans cela, la garantie légale aurait son cours.

§ VIV. Dans aucun cas, les maladies contagieuses ne peuvent être exceptées de la garantie, ni par convention, ni même dans les ventes par autorité de justice. (Voyez l'art. 7 de l'arrêt du juillet 1784.)

§ XV. L'usage, à Paris, est de n'admettre la demande en résiliation que pour les animaux dont la valeur s'élève au-delà de 50 fr.; au dessous, ils sont censés être vendus pour l'écarrissage.

Selon la jurisprudence de quelques tribunaux de commerce, *couper les oreilles ou la queue* d'un animal que l'on vient d'acheter, constitue un acte de propriété qui annule le recours en garantie. Si l'on a *racourci un peu la queue*, on doit une indemnité; on ne doit rien si l'on a seulement *fait les crins*, suivant cet adage: *Ce qui améliore ne vicie pas.*

Il faut prendre garde que le vice rédhibitoire doit être constaté *légalement* dans le délai voulu, c'est-à-dire, par des experts *chargés de dresser procès-verbal, et nommés officiellement.* Les acheteurs ne devront donc pas perdre leur temps à demander, comme cela se fait quelquefois, de simples certificats, pièces sans valeur, et que les vétérinaires doivent toujours refuser, ne devant agir que lorsqu'ils en seront légalement requis.

PIÈCES JUDICIAIRES. (Ces actes doivent être faits sur papier timbré.)

N° 1. *Requête ou demande d'exercer son droit de garantie.* A M. le juge de paix de...., ou à M. le président du tribunal de....

Le sieur.... (nom, prénoms, qualité et demeure) a l'honneur d'exposer que.... (date de la vente), il a acheté du sieur (nom, etc., du vendeur), au prix de.... un animal (désignation et signalement).

Cet animal paraissant atteint d'un vice rédhibitoire (désignation du vice), le requérant vous prie, M. le président, de vouloir nommer un ou plusieurs experts pour constater les vices rédhibitoires dont il peut être affecté, et dresser procès-verbal sur lequel il sera statué ce que de droit.

Fait à....., le.....

Signature du requérant.

N° 2. *Compromis pour la nomination d'un ou plusieurs arbitres.* Nous soussignés..... vendeur, d'une part, et.... acheteur, d'autre part.

Avons fait les conventions suivantes : L'animal (désignation, signalement) qui fait entre nous le sujet d'une contestation pour cause de vices rédhibitoires, sera visité par M. N...... que nous nommons arbitre, à l'effet de prononcer, s'il y a lieu, la résiliation de la vente ou la diminution du prix, après avoir estimé l'animal; enfin, de nous concilier par tous les moyens qu'il jugera convenables.

Renonçant à l'appel de son jugement, qui sera définitif, et devra être rendu dans le délai de neuf jours. Ou :

Nommons MM. T...... et N...... pour arbitres, à l'effet de terminer notre contestation par toutes les voies qu'ils jugeront convenables, et, en cas de partage, nommons pour tiers-arbitre M. N....., ou les autorisons à désigner un tiers-arbitre, dont la décision sera sans appel, ainsi que nous le déclarons, et devra être rendue dans le délai de.....

Fait double à....., le.....

Signature du vendeur.   Signature de l'acheteur.
(Approuvant l'écriture ci-dessus).

N° 3. *Procès verbal d'Experts, en vertu d'une ordonnance du tribunal de commerce.* Les soussignés, directeur et professeurs de l'école royale vétérinaire de ...., experts, nommés d'office, par ordonnance de M. le président du tribunal de commerce de...., en date du....., à l'effet de visiter une paire de bœufs vendus au prix de 590 fr., le ......, par le sieur N...., marchand de bœufs, demeurant à....., à M. N......, demeurant à....., et constater si l'un de ces animaux est atteint d'un vice rédhibitoire, ainsi que le prétend l'acheteur, dans sa requête présentée le.....

Ont visité aujourd'hui..... à l'école vétérinaire, en présence de l'acheteur et de M. N......, vétérinaire à...., représentant le vendeur, en vertu de la même ordonnance, deux bœufs alezan clair, de race gasconne, âgés de cinq à six ans, de la taille d'un mètre trois cent cinquante-cinq millimètres (quatre pieds deux pouces), celui de gauche ayant quelques crins noirs au bout de la queue, l'autre ayant l'extrémité des cornes et les joues noires.

Le bœuf désigné le premier, est plus maigre que celui de droite, tout son corps est moins ample, la poitrine surtout ; il tousse fréquemment au repos ; cette toux est faible, sèche et traînée, quelquefois quinteuse.

Attelés à une charrue et soumis au labour d'un terrain léger, pendant une demi-heure environ, la toux du malade ne s'est fait entendre qu'une fois, mais le flanc était très-agité, et l'animal tremblant et oppressé

Tous ces symptômes (le caractère de la toux, joint à l'oppression et à la fatigue après un léger travail) annoncent une maladie chronique de la poitrine, qui, sous les apparences de la santé, rend l'animal impropre au travail auquel on le destinait, et diminue considérablement sa valeur.

Fait à......, le.... 1836.

Signatures des experts.

N° 4. *Rapport d'Arbitre, en vertu d'un jugement du tribunal de commerce.* A MM. les présidens et juges composant le tribunal de commerce du département de la Seine.

MESSIEURS,

Par votre jugement du 11 novembre 1831, rendu dans la contestation qui divise M. Charles L***, demeurant à Paris, rue Laffitte, n° 36, demandeur, et madame veuve C***, demeurant au haras de Madrid, bois de Boulogne, défenderesse, il vous a paru utile de me nommer arbitre-rapporteur, à l'effet d'entendre les parties, les concilier si faire se peut, et, dans le cas contraire, faire mon rapport et donner mon avis.

Au désir de ce jugement, j'ai entendu contradictoirement

M. M***, demeurant au haras de Madrid, fondé de pouvoir par madame veuve C***, et M. Charles L***, j'ai aussi entendu M. Félix W***, secrétaire de M. Jean-Georges S***, je n'ai pu accorder les parties.

En point de fait, le 16 août 1631, le demandeur a acheté à la défenderesse, moyennant la somme de 3,000 fr., une pouliche de trois ans, de pur sang anglais, garantie comme fille de l'étalon Merlin.

Cette pouliche subissait, avant la vente, la préparation nécessaire aux chevaux qui doivent lutter dans les courses : passée entre les mains de M. L***, elle a continué d'être soumise à l'entraînement.

Au moment même d'engager sa pouliche dans les courses, M. L*** apprit au Champ-de-Mars, d'un nommé C***, au service du lord S***, que sa pouliche n'était pas fille de Merlin.

Malgré cet avis, la pouliche a couru au Champ-de-Mars.

Les parties conviennent de ces faits.

La demande tend à ce que la défenderesse soit tenue de reprendre la pouliche, de restituer la somme de 3,000 fr., avec frais et dépens.

Le demandeur se fonde sur ce que la pouliche vendue comme fille de Merlin, et qu'il a achetée comme telle, ne provient pas de cet étalon.

A l'appui de cette assertion, M. Felix W*** exhibe le registre du haras de M. S***, où il se trouve constaté que la pouliche vendue à M. L*** est fille d'un cheval appelé Morisco.

M. M*** convient que les saillies de ce dernier étalon, quoique ayant été payées parfois au prix de celles de Merlin, ont été quelquefois payées un moindre prix, ce qui explique la supériorité reconnue de Merlin.

La défense tend cependant à ce que la demande soit déclarée non recevable, attendu : 1° que la déclaration de naissance délivrée au moment de la vente, et certifiée par le sieur W***, autrefois chef du haras de M. S***, n'est pas mentionnée dans le reçu de madame C***; que ladite déclaration avait seulement pour objet de certifier que la pouliche était de pur sang, et devait être admise, comme telle, aux courses du Champ-de-Mars, ce qui est vrai, puisque Morisco est, comme Merlin, étalon de pur sang; 3° que le sieur L***, en faisant courir la pouliche, a fait acte de propriété.

Considérant, 1° que la déclaration de naissance délivrée au sieur L*** est fausse; 2° qu'il n'est pas indifférent que la pouliche vendue soit fille de Morisco ou de Merlin, puisque ce dernier étalon passe pour préférable au premier; 3° que dans la vente d'un cheval ou d'une jument de pur sang destinée aux courses ou à la reproduction, il est d'usage de délivrer un certificat de généalogie, lequel donne à l'animal vendu une valeur plus ou moins élevée, et que si, dans cet usage, on n'était pas tenu de dire la vérité, le commerce des chevaux de grand prix donnerait lieu à beaucoup de fraudes; 5° que si M. L*** n'avait pas été abusé par le certificat, il n'aurait pas acheté la pouliche, ou n'en aurait donné qu'un moindre prix; 4° qu'au moment de faire courir la pouliche, le sieur L*** n'avait pas la preuve complète de la fausseté du certificat délivré; 6° que l'occasion de présenter aux courses la pouliche déjà préparée en partie par les soins de la dame C***, devant être saisie, le sieur L*** a été, malgré l'avertissement à lui donné par le nommé C***, dans l'obligation de faire acte de propriété.

Considérant, en outre, qu'en pareille matière, la seule question qui peut être résolue différemment, celle qui concerne l'acte de propriété, doit être plutôt expliquée en faveur de l'acheteur que du vendeur.

J'estime que la demande est fondée; que la défenderesse doit être tenue à la restitution de la somme de 3,000 fr., plus les frais et dépens, sauf à elle à faire valoir son recouurs contre son garant, s'il y a lieu.

Telles sont, messieurs, les conclusions, que j'ai l'honneur de soumettre à la sagesse de vos délibérations ultérieures.

Fait à l'Ecole d'Alfort, le 25 novembre 1831.

Signature.

N° 5. *Jugement arbitral rendu sur compromis, sans réserve d'appel.* Je soussigné, tiers-arbitre désigné par compromis du (date), passé entre M. N*** et M. N***, vendeur et par lequel sont nommés arbitres MM. NN***, à l'effet de prononcer définitivement et sans appel sur l'âge contesté d'un cheval de six à sept ans, vendu sous garantie conventionnelle, la somme de....

Ai procédé aujourd'hui....., en présence des parties, que j'ai entendues, et des arbitres, après avoir conféré avec eux, et pris connaissance de leurs rapport, à la visite d'un cheval (signalement, âge contesté.)

Voici le fait, les dents de ce cheval présentent les particularité suivantes :

1° Les incisives ont plus de *sept lignes* de longueur, et *leur direction* tient à peu près le milieu entre la perpendiculaire et l'horizontale.

2° Les pinces et les mitoyennes de la mâchoire postérieure sont entièrement *rasées* et leur émail central se rapproche déjà du bord postérieur, les coins ont conservé leur cavité dentaire. La forme générale de ces dents est l'*ovale*, se rapprochant de *la forme arrondie.*

3° A la mâchoire antérieure, les pinces sont *rasées*, les mitoyennes, en partie, la cavité des coins existe presque entière.

Les conclusions du premier arbitre sont que ce cheval a de six à sept ans ; il se fonde, 1° sur ce que les coins de la mâchoire postérieure conservent leur cavité et que la fraîcheur de ces dents accuse peu de frottement.

Le second arbitre, dans son rapport, donne des conclusions différentes, basées sur les motifs suivans : l'éruption et le remplacement des dents se font régulièrement dans le jeune sujet ; mais les signes qui dénotent l'âge dans l'adulte, n'offrent pas la même certitude.

Ce sont : l'*usure* des dents qui détruit à mesure la cavité dentaire, et fait apparaître celle de la racine ; 2° le *changement* de la dent, qui de plate qu'elle était passe successivement à la forme ovale, arrondie, triangulaire, etc.; 3° enfin, la sortie successive de l'alvéole, d'une partie de la dent qui, en rapport avec le degré d'usure, amène un changement dans sa *direction*.

De tous ces signes qui semblent tenir à une même cause, l'usure (puisque la dent ne s'usant pas par défaut de frottement avec la correspondante, elle ne change plus de forme ni de direction.) Je préfère, quand ils sont contradictoires, celui fourni par la direction comme le moins équivoque, et je l'adopte comme base de mes opinions, quand il n'est pas trop fortement contredit par les autres.

Or, dans l'espèce, ces signes de la direction et de la forme de la dent, avec son émail, qui n'est plus central, sont d'accord ; il n'y a de contradictoire que la persistance de la cavité du coin, irrégularité très-fréquente qui constitue le cheval bégu et qu'on peut négliger.

D'où je conclu que ce cheval a au moins de huit à neuf ans. (J'ai développé à dessein les conclusions de ce rapport, parce que les acheteurs croient généralement qu'il est facile de déterminer rigoureusement l'âge d'un animal à quelque mois près. — Cela est vrai, d'une manière générale, quand la dentition est régulière ; mais il y a de nombreuses exceptions. On peut consulter, à ce sujet, l'excellent traité de l'âge, par M. Girard, ex-directeur de l'école d'Alfort.)

Vu le fait particulier qui est le sujet de la contestation ci-dessus et les conclusions motivées des deux arbitres : considérant que les notions sur l'âge des animaux données par les auteurs qui font autorité sur cette matière, ont été établies sur des généralités difficilement applicables à des faits particuliers ; que dans les exceptions, ces notions ne peuvent être approximatives, qu'autant que les différens signes sur lesquels elles sont fondées sont d'accord, ou que, dans le cas contraire, on a pesé leur valeur, j'adopte l'opinion exprimée dans le second rapport, et prononce qu'aux termes de la garantie conventionnelle, dont les conditions ne sont point remplies, il y a lieu à le résiliation de la vente.

Fait à..... le...... 1838.

Le tiers-arbitre désigné par le compromis,

Signature.

N° 6. *Billet de garantie conventionnelle.* Je soussigné........, déclare avoir vendu le...., moyennant la somme de....., une paire de bœuf que je garantis, sans préjudice des autres cas rédhibitoires, spécialement, de la pthysie pulmonaire ou vieilles courbatures. La toux, dont l'un est affecté, étant due à une cause légère, devra avoir disparu dans le délai de quinze jours, et, à cet effet, nous confions l'animal, d'un commun accord, aux soins de M. N**, vétérinaire.

Si, à l'époque prescrite, ce signe de maladie persiste, la vente sera résiliée de droit, sans autre forme que la déclaration de l'expert désigné.

Fait à.... le....

Signature du vendeur.

Autre de non-garantie. Je soussigné...., déclare avoir acheté le..., du sieur N***, moyennant la somme de...., un cheval dont le signalement suit :....

Lequel cheval est accepté à mes risques et périls, sans garantie pour les vices rédhibitoires reconnus par la loi, et pour tout défaut quelconque.

Fait à.... le....

Signature de l'acheteur.

VIEUX-MAL. *Voyez* CLAUDICATION.

VILAINE (la). En Vendée on appelle ainsi toute maladie interne du bœuf, surtout quand l'animal témoigne de la sensibilité à la région lombaire.

VILAINE DU PORC. *Voyez* TYPHUS CHARBONNEUX DU PORC.

VILENIES. *Voyez* EAUX AUX JAMBES.

VIOLET (le) *Voyez* CHARBON.

VIRUS. Poison animal, plutôt soupçonné que connu, que l'on regarde comme l'agent de transmission des maladies contagieuses proprement dites, c'est-à-dire de celles qui se transmettent par contact immédiat, comme la clavelée, la gale, la morve, etc. Ce mot, si communément employé, auquel on a rattaché tant d'acceptions, n'a cependant qu'une signification vague ; peut-on penser autrement quand on a défini sous la

dénomination de virus, un principe inconnu dans sa nature et
inaccessible à nos sens, inhérent à quelques unes des humeurs
animales, et susceptible de transmettre la maladie qui le produit; un liquide particulier doué de la faculté contagieuse,
dont la plus petite quantité renferme toutes les conditions nécessaires au développement de la maladie, et suffit pour la reproduire la même; un principe, un germe toujours identique,
se transportant d'un individu à un autre sans presque s'altérer,
et produisant des maladies essentiellement les mêmes, quels
que soient d'ailleurs les temps, les circonstances et les lieux
dans lesquels on les observe : un principe qui produit une irritation proportionnée à sa force inhérente, dans les parties soumises à son action immédiate, et dont les effets, quoique variables en raison des causes générales qui les modifient à l'infini, suivent néanmoins une marche constante, sous ce rapport
qu'ils sont toujours soumis à la nature et aux qualités de la
matière agissante. Ce ne sont là que les principales acceptions ;
elles se réduisent à indiquer ou désigner des agens liquides
non volatils qui se communiquent par contact immédiat, qui ne
s'engendrent pas d'eux-mêmes, mais qui jouissent, une fois
absorbés et introduits dans le corps, de la propriété de s'y ré-
générer, et d'y faire naître une série de phénomènes toujours
les mêmes. Comment juger de la liquidité des virus, si, de l'a-
veu général, ils sont inaccessibles à nos sens et inconnus dans
leur nature intime? Si leur génération n'est jamais spontanée,
comment ont-ils pu apparaître une première fois? Que deviennent les virus après être absorbés? On n'en sait rien. Reprodui-
sent-ils toujours les mêmes maladies? L'affirmative n'est pas démontrée pour certains d'entre eux. Que conclure de tout cela, si
ce n'est que l'existence des virus n'est pas patente? Et comment
pourrait-elle l'être, puisqu'ils ne tombent sous aucun de nos
sens? Il faut s'occuper davantage du siége et de la nature des
maladies que de leurs symptômes, et reconnaître que les surfaces phlogosées exhalent, dans certaines circonstances, une
matière susceptible d'irriter les organes d'un animal sain avec
lesquels on la met en contact; que souvent ces derniers, par
suite de l'état morbide dans lequel ils tombent alors, sécrètent
une matière analogue; qu'enfin, dans beaucoup de cas, la
maladie ne demeure pas locale, mais s'étend à un plus ou
moins grand nombre d'autres parties plus ou moins éloignées
elles-mêmes.

VIVROGNE. *Voyez* NOIR-MUSEAU.

VOIES LACRYMALES (maladies des) *Voyez* YEUX (maladies des).

VOLVULUS. Maladie dans laquelle les intestins sont indiqués
comme noués ou entortillés, parce que toutes les substances
prises intérieurement sont vomies, chez l'homme, ainsi que

toutes celles que se trouvent dans le canal intestinal au dessus
de l'invagination. On ne se sert plus aujourd'hui, en médecine,
du mot *volvulus* que pour désigner l'intussusception, l'invagination d'une portion d'intestin dans une autre, dans celle qui
la précède ou la suit, et l'on pense que ce déplacement est
plus souvent congénial qu'on ne croit, qu'il est même assez
commun, que souvent on le trouve dans des cadavres de sujets humains qui n'ont donné aucun signe d'affection abdominale. Ceci porterait à penser que la membrane muqueuse abdominale n'est pas aussi constamment enflammée qu'on pourrait
le présumer ou le croire, et dès-lors le volvulus ne serait plus
un effet toujours constant de l'entérite, comme le voulait Brous-
sais, ou toujours la cause de cette inflammation, comme on
l'a prétendu jusqu'à lui. Nous ne savons point si le volvulus
congénial a été observé chez les animaux, nous n'en connaissons du moins aucun exemple; mais, ce qui ne saurait être
douteux, c'est que l'inflammation seule fait le danger de l'invagination des intestins, que celle-ci en soit la cause ou l'effet.

M. Branens a rencontré un volvulus chez une ânesse morte
à la suite de coliques très-violentes, et qui n'avait présenté
aucun symptôme propre à éclairer le diagnostic. A quelque distance de l'insertion de l'intestin grêle dans le cœcum, il observa un corps noirâtre, ayant le volume de deux points réunis, ce corps fut reconnu pour une portion de l'intestin, qui
s'était glissée, avec le mésentère adjacent, sous une autre
portion, et formait un nœud parfait, de manière que la main
de l'homme eût eu de la peine à l'imiter. La portion qui était
sous le nœud était étranglée, et ne pouvait permettre le passage de l'air; le reste de cette portion d'intestin et des portions environnantes était maltraité par la gangrène.

On doit aussi à M. Debeaux la relation d'un cas de volvulus.
Un cheval éprouve de légère coliques, qui cèdent à des moyens
insignifians. Cinq jours après, il a la tête basse, fortement appuyée sur sa longe, les oreilles chaudes, le bout du nez légèrement tuméfié, les muqueuses nasales et les conjonctives très-
enflammées, l'œil étincelant, l'artère tendue, le pouls lent, les
flancs fortement agités, le poil terne et piqué; il ne fait aucun
mouvement et semble être dans une stupeur profonde; sa
marche est chancelante et mal assurée, le soir, les symptômes
sont plus intenses, la tête est fortement appuyée contre la mangeoire, le corps est couvert de sueur, les flancs sont violemment agités, les yeux sont hagards : trépignemens des pieds de
devant. Le lendemain, mouvemens désordonnés, le malade se
tourmente et se frappe la tête contre tous les corps qui l'environnent. Le jour suivant il meurt après des douleurs épouvantables. On ne trouve aucune trace d'inflammation au cerveau
ni aux méninges : le péritoine et l'intestin étaient couverts de

taches gangrénées ; le jéjunum avait une teinte de noir–violet , et représentait un cylindre de quinze à seize pouces de cir-conférence ; deux pieds de long de cette portion d'intestin étaient engagés dans l'autre ; les membranes étaient tellement épaissies en cet endroit, qu'on avait de la peine à introduire le doigt dans le canal sans le déchirer. Toute la longueur du tube intestinal était fortement enflammée. Cette observation est re-marquable en ce qu'elle prouve qu'une invagination accompa-gnée de phlogose peut simuler les symptômes du vertige ab-dominal , ou plutôt qu'elle doit être mise au nombre des causes de ce dernier.

M. Leblanc a également observé un cheval atteint de vol-vulus. Des coliques étaient survenues après des alternatives de chaud et de froid : flancs tendus , très-durs et peu sonores ; peu de borborygmes , courbure latérale du corps précédent le redoublement des coliques. Celles-ci deviennent bientôt con-tinues ; il y eut bien quelques rémissions , mais l'animal suc-comba au bout de près d'un mois. La partie antérieure de l'in-testin grêle , dans une étendue de huit pieds , formait un cy-lindre résistant, dont les parois, à l'extrémité de cette longueur, avaient un demi-pouce d'épaisseur , et là se réunissaient de manière à obstruer la cavité ſet former un cul–de–sac , en ar-rière duquel , à deux pouces de l'oblitération, existait, du côté du mésentère , une surface rayonnée , entourée d'une ligne blanche. Ce tissu , véritable cicatrice , formait la paroi intesti-nale en cet endroit. Au fond du cul-de-sac existait une cavité étroite , canal de communication entre les deux portions de l'intestin séparées par l'oblitération. M. Leblanc pense qu'il y a eu là intussusception de l'intestin grêle , et que la portion invaginée , après avoir été isolée des parties vivantes enflam-mées qui l'avaient pour ainsi dire étranglée , s'était détachée plus tard et avait été entraînée dans le colon, à la manière des alimens. Ce qui rend le fait extraordinaire , c'est le long laps de temps pendant lequel l'animal put survivre à de pareils dé-sordres.

Chez les animaux , le volvulus s'observe quelquefois dans le cas de tympanite ou d'autres affections violentes des intestins. Il est alors accompagné des douleurs les plus atroces, qui portent l'animal à se tenir couché sur le dos, ou accroupi sur son der-rière. A l'ouverture du corps , on a trouvé l'intestin grêle en-tortillé avec lui-même , embarrassé dans une portion de l'épi-ploon, qui arrête le cours des matières alimentaires. On a trouvé aussi une portion de cet intestin , vers son origine ou sa ter-minaison , envaginée avec une autre portion , dans la longueur d'un décimètre (trois pouces huit lignes), ou même d'un mètre (trois pieds un pouce). La tunique péritonéale de l'intestin envaginé et de celui qui le reçoit est assez souvent injectée , rouge et quelquefois brune ; on a même dit qu'il y a ecchymose ou sphacèle dans les points voisins de l'endroit comprimé. Parfois on rencontre des adhérences analogues à celles qui ont lieu à la suite d'un étranglement récent et accidentel d'un intestin jusque là réductible ; mais très-rarement on trouve des traces de péritonite étendue. Verrier, alors qu'il était professeur à l'École vétérinaire d'Alfort, a vu une double intussusception de l'intestin grêle dans un chien. Tous ces cas, comme les précédens, n'ont pu être distingués qu'après la mort.

Il nous paraît à peu près impossible de reconnaître l'existence du volvulus pendant la vie de l'animal, au moins dans la plupart des cas ; on peut tout au plus en avoir le soupçon. Le volvulus est-il alors un sujet direct d'indication ? nous ne le croyons pas. Cependant, si l'on a lieu de le soupçonner, il n'est peut-être pas absolument impossible de s'en assurer, et jusqu'à un certain point d'y remédier, dans les animaux qui ruminent du moins. On pourrait, par exemple, faire au flanc gauche, sans toucher au rumen, une ouverture semblable à celle que l'on pratique pour retirer les matières alimentaires accumulées dans ce vaste réservoir, dans le cas d'*indigestion gazeuse compliquée*, et se servir de cette ouverture pour introduire la main, à l'effet de reconnaître le point de l'intestin qui serait invaginé ou embarrassé. On pourrait chercher également par là, soit à rompre davantage la portion de l'épiploon qui gênerait l'intestin, soit même à dégager le point où serait l'invagination. Tel est ce que propose Fromage de Feugré ; *voyez* au surplus, relativement aux accidens inflammatoires, l'article ENTÉRITE.

VOMIQUE. Les médecins désignent sous ce nom une collection de pus formée dans le poumon, aux dépens de la substance de ce viscère, par l'inflammation. Lafosse appelle vomique un abcès enveloppé d'une membrane dans la substance du poumon, qui vient à la suite de la péripneumonie, ou d'une fièvre putride, et qui, s'épanchant quelquefois dans la cavité de la poitrine, rend le mal incurable et fait mourir l'animal de consomption. « On juge, dit cet hippiâtre, qu'il s'est formé une vomique, par la toux qui est très-vive, et par une grande difficulté de respirer. Lorsque le sac se rompt, ce qui arrive après une forte expiration, il sort, par les narines et par la bouche, une quantité considérable de pus. L'animal, même avant cette rupture, exhale une odeur très-fétide. Le lendemain, ou le surlendemain, l'écoulement devient moins épais ; de caséeux qu'il était, il prend une consistance gélatineuse semblable au pus des ulcères. L'odeur se perd insensiblement, la fièvre cesse, ainsi que la difficulté de respirer. » Les abcès proprement dits du poumon sont infiniment rares dans les animaux, à moins qu'on n'applique le nom de vomique, qui sert à les désigner, a des cavités remplies en partie de liquide puriforme ou du moins blanchâtre, qu'on sait maintenant être le résultat du ramollissement de vastes agrégats de tubercules. Il y aurait aussi à examiner si la collection du pus ne se trouve pas incarcérée dans la plèvre plutôt que dans le poumon. On voit combien la science vétérinaire est peu avancée en ce qui concerne les vomiques; aussi sommes-nous dans l'impossibilité d'en dire davantage sur ce sujet.

VOMISSEMENT. Acte au moyen duquel l'estomac, aidé des muscles du diaphragme et abdominaux, se débarrasse des matières solides ou liquides qu'il contient, en les forçant de remonter dans l'œsophage, le pharynx et la bouche, ou plutôt les naseaux, par où elles sortent dans les monodactyles. Le vomissement, chez l'homme, diffère de la régurgitation, en ce qu'il est précédé d'un sentiment particulier, accompagné d'efforts plus ou moins grands, et presque toujours suivi de fatigue. Les nausées qui l'annoncent consistent en un malaise général, avec un sentiment indéfinissable de tournoiement dans la tête ou la région épigastrique, tremblotement de la lèvre inférieure, et convulsion graduellement croissante des muscles abdominaux et du diaphragme. La membrane muqueuse qui tapisse toutes les parties supérieures du canal alimentaire sécrète une quantité considérable de mucus et de sérosité, en même temps que les glandes salivaires, le foie et le pancréas redoublent d'activité. Ces phénomènes peuvent aussi avoir lieu chez les animaux carnivores, tels que le chien et le chat, qui ont une grande facilité pour vomir naturellement, et qui savent même s'y exciter. Mais, à l'égard des monodactyles et des ruminans, la conformation de leur estomac leur interdit la faculté de vomir, et chez eux le vomissement est un phénomène extraordinaire et rare, toujours dû à quelque état pathologique, à quelque cause morbide.

Du vomissement dans les monodactyles. Le premier écrit sur ce sujet est celui de Lamorier. Cet auteur commence par dire que les chevaux ne vomissent pas naturellement, qu'on n'a trouvé jusqu'ici aucun remède pour les faire vomir, que le vin émétique à grande dose fait battre le flanc, occasione une chaleur ardente, détermine la fourbure et même la mort, sans exciter le moindre vomissement. Cet auteur pense que les fibres de la membrane charnue de l'estomac du cheval ont moins de force que celles qui composent l'estomac de l'homme et des animaux qui vomissent facilement. Il assure avoir observé une valvule à l'ouverture supérieure de l'estomac, et avoir reconnu que le diaphragme du cheval est très-faible; il l'a même trouvé lacéré dans un petit cheval qui avait été forcé, et il pense que cet événement est fréquent. Il a reconnu que l'estomac est si-

tué à un pied de distance des muscles de l'abdomen, et il croit
que cet éloignement empêche ces muscles d'exercer aucune
compression sur le viscère. Il fait observer que, chez le chien et
le chat, qui vomissent facilement, l'estomac est beaucoup plus
près des muscles du bas-ventre que dans l'homme, et il conclut de ces observations que c'est parce que l'estomac est trop
loin des muscles abdominaux que le vomissement est presque
impossible dans le cheval. Il donne encore pour motif la faiblesse de l'œsophage, qui ne saurait pousser avec force l'estomac contre les muscles du bas-ventre, et l'énormité du colon,
qui empêche ces muscles de comprimer l'estomac.

Bertin dit n'avoir pas reconnu, au premier coup d'œil, une
grande différence entre l'estomac du cheval et celui de l'homme :
d'après ses observations, la cavité intérieure est partagée en deux
parties distinctes, dont l'une est recouverte par la membrane
calleuse de l'œsophage, et dont l'autre, qui est molle, sécrète
le suc gastrique. L'orifice supérieur est, dit-il, plus avancé
sur la petite courbure que dans l'homme ; le cul-de-sac est
plus grand ; l'insertion de l'œsophage est très-oblique au plan
de la petite courbure, et la tunique charnue, qui est très-
épaisse, est composée de trois plans de fibres placées les unes
sur les autres. Cherchant la raison pour laquelle le cheval ne
vomit pas, il dit que l'estomac touche les vertèbres ; que le
colon, qui est très-gros, se trouve placé entre lui et les muscles du bas-ventre ; qu'enfin l'éloignement de l'estomac des parois du ventre est augmenté par la position du sternum, qui
est plus écarté des vertèbres que dans l'homme, et par la direction des fausses côtes, qui ne sont pas aussi recourbées.
Il remarque encore que l'orifice gauche est plus élevé que le
droit, et que l'œsophage, qui se termine fort obliquement dans
l'orifice supérieur, offre un renflement, un sphincter qui s'oppose au vomissement. Il conclut en disant que le sphincter, qui
existe à l'orifice de l'œsophage est la principale cause qui empêche le vomissement. L'obliquité de l'insertion de l'œsophage,
la situation profonde de l'estomac, l'insensibilité de la membrane du sac gauche, qui est blanche, calleuse, sont regardées par lui comme des causes accessoires. Il ne prétend pas
que, dans des cas extraordinaires, dans des maladies, il ne
puisse pas sortir des matières contenues dans l'estomac du cheval ; mais il cherche à faire connaître qu'il existe un assemblage
de fibres musculaires qui resserrent tellement l'œsophage, qu'il
perd entièrement sa cavité. Il ne veut pas prouver qu'il est impossible aux chevaux de vomir, mais expliquer seulement
pourquoi ils ne vomissent pas. Enfin il n'a pu découvrir la valvule annoncée par Lamorier.

Bourgelat, après avoir discuté et critiqué les observations
de Lamorier, après avoir examiné la tunique seconde ou char-

nue du ventricule , admet que la cause de l'impuissance de
vomir ne doit être recherchée que dans la structure de l'estomac même du cheval. Selon cet auteur , les fibres du cul-de-
sac et celles qni ceignent l'orifice antérieur se contractent-elles,
les alimens seront poussés et chassés du côté du pylore , et les
fibres de l'œsophage , qui s'entrelacent avec ces mêmes fibres,
se contractant aussi , tendront à resserrer de plus en plus ce
même orifice, qui sera dirigé sur le même plan que la cavité
du ventricule. Supposant au contraire , toujours d'après Bourgelat , une contraction dans les fibres les plus voisines du pylore , les matières reflueront dans le cul-de-sac ; ces fibres ,
naturellement plus débiles que celles de ce même cul-de-sac,
ne pourront jamais comprimer et chasser les matières à évacuer avec un empire supérieur à l'obstacle à vaincre et que
présentent les plis entassés de la tunique interne de l'œsophage
à l'orifice antérieur , leurs efforts fussent-ils augmentés de
ceux des agens auxiliaires qui , dans l'homme et dans les animaux vomissans, se mettent alors en jeu, puisque la compression artificielle la plus forte ne peut l'emporter sur ce même
obstacle , et qu'elle sollicite plutôt , dans le voisinage du pylore , où les fibres sont plus faibles et moins épaisses que partout ailleurs , la dilacération ou la rupture de ce viscère. Dès
que la conformation du ventricule , dit encore Bourgelat, la
direction , la distribution, l'entrelacement de ses fibres charnues et de celles de l'œsophage répugnaient aux contractions
qui peuvent effectuer le vomissement, et dès que , surtout , la
tunique interne propagée du canal dans ce même ventricule
devait refuser toute issue au retour des matières qu'on tente-
rait d'évacuer forcément par cette voie, peut-être eût-il été
dangereux de donner à l'estomac une autre position que celle
qui lui a été assignée par la nature , et peut-être a-t-il été
très-utile d'exposer plutôt le colon que ce viscère à l'effet des
mouvemens des muscles abdominaux. Faisant un retour au
sentiment de Lamorier, Bourgelat ajoute, en terminant, qu'il ne
faut pas avancer et soutenir que le défaut de vomissement
dans le cheval naît de la faiblesse du diaphragme et de son éloignement des muscles du bas-ventre , mais qu'on doit penser ,
au contraire, que cet éloignement de leur jeu n'a été tel que
parce que *le cheval ne devait pas vomir.*

Lafosse, dont les ouvrages sont connus, pensait que le vomissement des alimens par le nez du cheval était un indice de la
rupture de l'estomac, et que ce vomissement n'arrivait que dans
ce cas ; nous aurons occasion de revenir sur ce point. M. Girard admet que l'inaptitude au vomissement, dans les monodactyles , dépend du mode d'insertion de l'œsophage dans l'estomac , et de la disposition particulière que présente la membrane charnue de ces deux organes ; toutes les autres causes ,

d'après lui, ne sont qu'accessoires, et n'agissent que d'une manière plus ou moins indirecte. Trois circonstances essentielles, dit-il, se réunissent pour empêcher les substances introduites dans leur estomac de s'échapper par l'ouverture œsophagienne, et ces circonstances dépendent, 1° de l'extrémité gastrique de l'œsophage, dont la membrane charnue, en s'approchant du ventricule, acquiert de l'épaisseur, devient successivement blanche, ferme, compacte, et se termine dans la cavité de l'estomac en formant une avance ou une saillie (tandis que la membrane interne ou folliculeuse, toujours la même, n'offre de différence que parce qu'elle forme de grands plis, que quelques anatomistes ont pris pour des valvules et ont considérés comme propres à s'opposer au vomissement, en bouchant le cardia comprimé par la membrane charnue de l'œsophage); 2° du point d'insertion de ce canal, qui perce le ventricule dans sa petite courbure (après avoir franchi le diaphragme et fait dans l'abdomen une courbure de plusieurs centimètres); 3° et enfin du trajet oblique qu'il fait (de droite à gauche et de devant en arrière) à travers les parois du viscère; trajet qui, quoique moins marqué que celui des urétères dans l'épaisseur de la vessie, n'en a pas moins la propriété de s'opposer au reflux des substances. La première de ces trois causes est, selon M. Girard, la plus puissante, la plus efficace : tant que la membrane charnue de l'extrémité gastrique de l'œsophage conserve sa force, elle tient l'ouverture œsophagienne dans une constriction parfaite, et présente une résistance invincible aux substances pressées et comprimées vers cette ouverture. A ces obstacles au vomissement nous pourrions ajouter, dit l'auteur que nous citons, que l'épaisseur plus grande de la membrane charnue de l'estomac, au pourtour de l'orifice œsophagien, peut contribuer à resserrer l'ouverture dont il s'agit. Le même auteur fait aussi remarquer que les monodactyles ont l'estomac très-petit, placé profondément dans l'abdomen, au dessus de la masse intestinale, et par conséquent très-éloigné des muscles abdominaux, qui ne peuvent agir sur lui d'une manière immédiate. Il fait une dernière observation relative au mode de contraction de l'estomac, qui, au lieu de s'étendre, de s'allonger, diminue dans tous les sens; sa petite courbure se resserre, ses deux ouvertures se rapprochent, et par là sa membrane charnue tend continuellement à presser, à comprimer l'orifice œsophagien. Ce resserrement du canal qui vient de la bouche, toujours d'après M. Girard, persiste même après la mort, et dure tant que les fibres charnues n'ont pas perdu tout leur ressort, et qu'elles conservent encore un certain degré de force; mais une fois qu'elles sont devenues molles et flasques, l'ouverture œsophagienne cesse d'opposer de la résistance aux substances contenues dans l'estomac. On pour-

rait , ajoute le même , attribuer à un pareil état d'atonie , produit par suite de certaines affections maladives, le vomissement
qui a lieu quelquefois chez les monodactyles , et qui , presque
toujours , est l'avant-coureur de la mort. Une observation recueillie en en 1825, dans les hôpitaux d'Alfort, vient corroborer
l'opinion de M. Girard , d'après laquelle on serait porté à
croire que l'impossibilité du vomissement , dans le cheval , doit
être principalement attribuée au mode d'insertion de l'œsophage
dans l'estomac. A l'ouverture d'un cheval chez lequel ce phénomène s'était fait remarquer, on a reconnu que l'œsophage,
à l'endroit de cette insertion , était flasque , et que l'ouverture
cardiaque , que cet état de relâchement avait rendu béante ,
avait permis la sortie des alimens contenus dans le ventricule ;
on n'a découvert aucune auttre lésion , si ce n'est une légère
inflammation de la membrane muqueuse gastrique.

Selon M. Dupuy, le passage de l'œsophage au milieu du pilier
droit du diaphragme doit être mis au nombre des causes qui
s'opposent au vomissement dans le cheval , peut-être même
plutôt que le renflement de la membrane charnue de l'œsophage à sa partie inférieure, parce que ce renflement ne se rencontre pas dans tous les chevaux , comme il dit s'en être assuré,
et qu'il n'avait pas lieu dans un cheval dont il rapporte l'observation, lequel mourut asphyxié par privation d'air , à la suite
de vomissemens qui durèrent pendant onze heures. Cette observation est trop belle et trop intéressante pour que nous ne la
rapportions pas tout entière ; la voici texuellement : L'animal
qui en fait le sujet était âgé de douze ans , de race boulonaise,
et propre au trait. Il ne paraissait pas malade, lorsque, le 7 avril
1843 , après avoir bu et mangé, il fut attaqué, sans cause bien
connue, de violentes coliques. Il s'agita , se roula , et se tour-
menta près de deux heures, pendant lesquelles on le promena
et on lui donna des lavemens adoucissans. Mais tout à coup ,
après s'être roulé, il se leva brusquement, et eu de fortes
convulsions, à la suite desquelles on vit sortir par les narines
et par jet une grande quantité d'alimens liquides. C'est dans ce
moment que M. Dupuy eut occasion de l'observer. L'animal
restait debout , son attitude changeait si on l'examinait avant,
pendant ou après le vomissement. Il devient nécessaire pour
l'intelligence des phénomènes que nous devons rapporter, de
rappeler que le voile du palais , dans le cheval , a une conformation telle , que les matières qui proviennent de l'estomac
passent par les narines : rien ne peut sortir par la bouche. Cette
structure anatomique du cheval rendra raison des phénomènes
d'asphyxie par privation d'air qui se sont manifestés chez celui
dont nous nous occupons. Avant de vomir, l'animal relevait
brusquement la tête et l'encolure. Ce mouvement était déterminé par la contraction violente des muscles releveurs de ces

parties. Mais bientôt les muscles antagonistes fléchissaient et abaissaient la tête, elle s'allongeait : alors on voyait sortir par les naseaux une grande quantité d'alimens délayés, qui étaient rejetés à une certaine distance. Ce rejet était accompagné de violentes contractions des muscles de l'abdomen. Pendant trois heures que M. Dupuy resta près de l'animal, il offrit les mêmes phénomènes. Si on appliquait l'oreille sur le trajet de l'œsophage à l'encolure, on reconnaissait qu'il était agité de mouvemens rapides et convulsifs, qui se dirigeaient tantôt vers la tête, tantôt vers l'estomac. On entendait circuler distinctement et avec rapidité, dans ce canal, un liquide qui obéissait à ses contractions. Aussi une partie était rejetée avec force par les narines, et l'autre retombait avec bruit dans l'estomac. Ce bruit ne peut être mieux comparé qu'à ce qui arrive lorsque de l'eau tombe d'une certaine hauteur dans un tonneau qui n'est pas entièrement rempli. On déterminait la sortie des alimens par les narines chaque fois qu'on soulevait les parois de l'abdomen. Appliquait-on l'oreille sur la trachée-artère, on s'apercevait des obstacles que l'air éprouvait à entrer dans la poitrine. La respiration était embarrassée et fréquente. L'animal avait un cri semblable à celui des chevaux affectés du cornage, ou de ceux à qui on fait la section des deux nerfs pneumogastriques au milieu du cou. A chaque instant la suffocation paraissait imminente ; l'animal éprouvait la plus grande anxiété qu'on puisse imaginer. La scène qui se passait était aussi pénible à observer que difficile à décrire. Cherchait-il à se coucher, il était aussitôt forcé de se relever, parce que les parois de l'abdomen se trouvant soutenues, l'action des muscles augmentait, et rendait les vomissemens plus fréquens et plus abondans. Les narines n'offraient plus alors de passage à l'air, la suffocation était aussi plus forte ; dans ce cas, il dilatait largement les narines, et ouvrait fortement la bouche, afin de faire arriver l'air dans ses poumons. Ces mouvemens désordonnés, cet état d'anxiété, la suspension de la respiration, ayant occasioné un affaiblissement remarquable des forces musculaires, l'animal pouvait à peine se soutenir sur ses membres, et appuyait son corps contre le mur de l'écurie. Dans cet état, il persistait encore à rester debout plutôt que de se coucher, comme si son instinct l'eût averti que cette situation lui serait bien plus pénible. Neuf heures après l'invasion, l'animal était chancelant et d'une faiblesse extrême ; le vomissement se manifestait sans efforts ; il suffisait, pour qu'il eût lieu, de porter la tête près de la terre, de soulever les parois de l'abdomen, ou d'une légère contraction des muscles. Le cri, semblable à celui des chevaux corneurs, était continuel et très-fort. La faiblesse musculaire augmentant, et l'animal menaçant à chaque instant de périr, le propriétaire imagina qu'une bouteille de vin pourrait relever ses forces abattues. Mais à peine ce breuvage, qu'on eut beaucoup de peine à lui administrer, fut-il avalé, qu'il se frappa la tête contre l'auge avec une extrême violence, qu'il se cabra, et qu'il chercha à gravir le mur de face. Le cri du cornage augmenta en intensité et en fréquence, l'animal se jeta par terre, se releva promptement, eut des convulsions terribles; enfin des matières moins liquides s'arrêtèrent et bouchèrent totalement les cavités des narines. Toute respiration devint impossible, et l'animal mourut au milieu de violentes convulsions, asphyxié par privation d'air. On rencontra, à l'ouverture, faite une heure après la mort, un déplacement des viscères renfermés dans l'abdomen. Les intestins cœcum et colon étaient portés en arrière et à droite. L'estomac, augmenté de volume et très-dilaté, reposait sur les parois de l'abdomen. L'œsophage était gonflé, rempli d'alimens dans la portion qui passe dans le médiastin postérieur; l'ouverture du pilier droit, plus grande qu'à l'ordinaire; le repli qu'il forme avant de s'insérer à l'estomac, effacé. On ne remarqua pas non plus le renflement considérable de la membrane charnue de l'œsophage. Les autres lésions étaient peu considérables, si l'on en excepte des matières solides accumulées et bouchant les gouttières des cavités nasales. Ces matières avaient été entraînées, par l'inspiration, jusqu'aux extrémités des bronches. Les poumons se trouvaient gorgés de sang noir. Il y avait engouement. Le cerveau, le cervelet et le prolongement rachidien, examinés avec soin, n'ont offert qu'un engorgement veineux.

M. Vatel a donné l'observation d'une gastrite aiguë accompagnée de vomissement, sur le cheval, ce qui fut attribué à l'ingestion d'une grande quantité de luzerne, dont l'animal rendait une certaine portion par les narines, mêlée à une grande quantité de matières muqueuses. L'inflammation se développa à l'estomac et à quelques portions du tube digestif, et donna lieu à des mouvemens désordonnés, à des efforts de vomissement, et à l'expulsion précitée des matières alimentaires, laquelle expulsion se renouvela plusieurs fois avant la mort, arrivée dans le jour. On trouva, à l'ouverture du corps faite immédiatement, les viscères abdominaux dans leur position naturelle, des traces évidentes d'une vive inflammation à la portion spléno-gastrique de l'épiploon, de larges ecchymoses sur l'étendue du canal intestinal, les reins très-volumineux, la substance cendrée et le bassinet offrant des traces d'inflammation qui ne se faisaient pas remarquer dans l'urétère; la muqueuse du sac droit de l'estomac parut avoir été fortement enflammée pendant la vie; elle était ramollie, et se détachait facilement. L'orifice cardiaque de cet organe était béant, et la portion gastrique de l'œsophage moins consistante qu'à l'état normal. La portion duodénale de l'intestin grêle paraissait aussi avoir été enflammée sur les deux premiers tiers de son étendue. Le cœcum et le colon, surtout à sa courbure pelvienne, présentaient le même mode d'altération. A cette occasion, M. Vatel rappelle les démonstrations anatomiques et les faits pathologiques par lesquels M. Girard explique l'inaptitude au vomissement dans les herbivores domestiques ; portant ensuite son attention à la recherche des signes qui, sur le cheval, annoncent l'envie de vomir, dans tous les cas où l'on soupçonne l'existence d'une irritation gastrique, avec ou sans surcharge d'alimens, il reconnaît, avec M. Girard, que l'état particulier de laxité de l'estomac vers l'ouverture cardiaque, et celui de la portion gastrique de l'œsophage, peuvent être la cause principale de l'impossibilité du vomissement dans le cheval.

M. Berthe a observé le vomissement chez plusieurs chevaux tiqueurs. Un cheval, dans ce cas, affecté d'une indigestion grave, rendait en abondance des matières alimentaires par les narines, avec des efforts de vomissement bien caractérisés et très-rapprochés ; ce phénomène n'eut pas de suite, et cessa en moins d'une demi-heure, ce que M. Berthe attribue à ce que l'animal avait l'habitude de tiquer. Un autre cheval affecté de coliques rendait par les narines, avec des efforts de vomissement assez rapprochés, une quantité considérable d'un liquide roussâtre, mêlé d'un peu de matière alimentaire, de débris de foin. Le vomissement continue le lendemain, et la respiration est courte et fréquente ; le troisième jour au matin, celui de la mort, un liquide huileux, d'un jaune rougeâtre, d'une odeur très-fétide, est continuellement vomi. A l'ouverture du corps, faite trois heures après la mort, on trouva un déchirement de l'estomac et du colon en plusieurs endroits, et une inflammation générale du péritoine, qui renfermait environ dix litres d'un liquide analogue à celui qui sortait par les narines. Un troisième cheval, atteint de coliques depuis une heure, laisse apercevoir, à l'orifice de la narine gauche, une humeur muqueuse mêlée de parcelles alimentaires. Dès-lors est reconnue l'existence du vomissement, qui devient successivement plus fréquent et plus abondant. Les efforts se répétant de plus en plus, une humeur muqueuse jaunâtre, chargée de débris d'alimens, est rendue par les narines. Le lendemain, le vomissement est continuel, et donne des matières muqueuses et alimentaires, toujours à l'état liquide, d'une odeur insupportable ; la mort arrive dans la nuit suivante. L'autopsie cadavérique est faite le lendemain, à huit heures du matin, et fait voir les viscères abdominaux dans leur situation naturelle ; il n'existe ni déchirement, ni amas de matières stercorales qui ait pu obstruer l'intestin ; mais les traces d'une inflammation générale intense se remarquent sur toute l'étendue du tube digestif, et

il y a sur l'œsophage quelques taches gangréneuses. Ces deux
dernières observations, dit M. Berthe, ont entre elles une
analogie frappante, tant par leur durée que par la marche et
l'enchaînement de leurs symptômes. Dans ces deux chevaux,
la vie s'est éteinte par degrés au fur et à mesure que l'inflammation des viscères abdominaux a fait des progrès ; cependant
il n'y a eu rupture que dans l'un d'eux, et c'était celui le plus
âgé. De toutes ces observations et de celles que l'on possède
déjà sur le vomissement chez les solipèdes, ne pourrait-on pas
conclure, dit encore Berthe : 1° que le vomissement n'est ni
aussi rare, ni un phénomène constamment aussi grave qu'on
l'avait pensé, même dans ces derniers temps ; 2° qu'il pourrait
y avoir identité entre les efforts du tic et ceux du vomissement;
3° qu'ainsi que l'ont remarqué MM. Girard et Delaguette, ce
phénomène anormal n'est pas une suite de la rupture de l'estomac, que cette rupture a lieu seulement dans quelques cas
de vomissement, et qu'elle ne peut être, dans cette circonstance, que secondaire à ce phénomène pathologique ; 4° que
la rupture de l'estomac s'observe souvent sans avoir été précédée ni suivie de vomissement (ce qui est exact et conforme à
l'observation) ; 5° que le vomissement peut occasioner la mort
par suffocation, ainsi que l'a observé M. Dupuy ; 6° que la mort
peut terminer le vomissement sans qu'il y ait suffocation ou
déchirement de l'estomac ; 7° qu'ainsi que paraissent le démontrer diverses observations, ce phénomène pathologique
dépend toujours d'un mode particulier d'irritation, quelquefois inflammatoire, de l'estomac, lequel mode n'est pas encore déterminé.

On doit inférer de tout ce qui précède que la conformation
du cheval est telle qu'elle s'oppose au retour des matières de
l'estomac dans l'œsophage, et à leur sortie par l'extrémité supérieure de ce canal. En effet la nature de la membrane charnue de l'œsophage à son extrémité gastrique, son passage à
travers les deux grosses lèvres du pilier droit du diaphragme,
particularité qui ne se rencontre que chez les solipèdes, son
mode d'insertion dans l'estomac, l'éloignement où se trouve ce
dernier des parois abdominales, rendent difficile le retour des
alimens dans l'œsophage. M. Dupuy fait en outre remarquer
que, dans le cheval, le pilier droit du diaphragme est très-
fort et très-près des vertèbres lombaires, où s'attache le tendon de ce muscle, qui est plus fort que le gauche, et que,
dans les autres animaux, l'œsophage passe au milieu des deux
piliers. Il doit donc, dit-il, résulter de ce passage de l'œsophage dans le pilier droit, et de la disposition des fibres qui
aboutissent au même tendon, que, lors de la contraction de ce
muscle, l'ouverture est diminuée et l'œsophage fortement
comprimé. Ajoutons que, d'un autre côté, dans le cheval,

l'extrémité inférieure du voile du palais est très-longue, fixe, et forme une cloison complète, prolongée sur le larynx, maintenue en bas et en arrière, sur les côtés de l'épiglotte, qu'elle embrasse, par deux piliers très-forts, fait fonction de soupape, et ferme exactement par cette disposition tout passage de la cavité gutturale dans la bouche; de sorte que, en supposant que les matières alimentaires, même les plus fluides, fussent revenues dans l'œsophage, leur retour dans la bouche serait encore fort difficile. Aussi les chevaux qui vomissent rendent-ils de préférence les matières vomies par le nez; ce n'est que dans des cas rares, et en petite quantité, que ces matières sortent par la bouche.

On a mis en doute si ces mêmes matières ne seraient pas des parcelles d'alimens restées dans le pharynx, et dont la présence aurait déterminé la sécrétion d'un liquide de la part de la membrane muqueuse qui tapisse cette partie étendue; mais, dans le cas où cette sécrétion est réelle, on voit le mucus sortir par petites parties successives, et jamais par torrens, ni avec l'impétuosité particulière à l'action de vomir. Profitons de l'occasion pour noter qu'on ne doit pas confondre le véritable vomissement avec la sortie des alimens qu'un obstacle a empêchés de parvenir dans l'estomac; ces alimens, arrêtés dans le conduit œsophagien, y déterminent par leur présence une poche anormale à laquelle on a donné le nom vulgaire de *jabot* (*voyez* ce mot), et c'est de cette poche que le retour des alimens a lieu; tandis que le véritable vomissement est le retour des matières contenues dans l'estomac même, ce qui peut être toujours constaté par le mode d'altération qu'ont éprouvé les alimens rendus. Lorsque les alimens reviennent de l'estomac, il sont plus serrés et par pelotes; lorsqu'ils ont seulement séjourné dans l'œsophage, ils sont étendus dans une grande quantité de fluide muqueux, sécrété par la membrane interne du conduit œsophagien, irritée par la présence des alimens qui s'y trouvent arrêtés. Ce renflement de l'œsophage, auquel on a donné le nom de *jabot*, constitue un accident qui peut devenir très-grave par la dilacération de la membrane externe du conduit dont il s'agit, à travers laquelle la membrane interne peut faire hernie; c'est ce que nous avons déjà exposé à l'article JABOT.

Occupons-nous maintenant des phénomènes qui annoncent, précèdent et accompagnent le vomissement; nous parlerons ensuite des causes.

Il faut savoir que, à mesure que l'estomac des monodactyles se remplit d'alimens, cet organe se porte en arrière vers le flanc gauche, et qu'en même temps l'œsophage s'allonge dans l'abdomen. Lorsque, l'estomac étant surchargé d'une trop grande quantité de matières alimentaires, l'animal éprouve le besoin de vomir , il allonge la tête et le cou , et l'œsophage se trouve alors distendu entre deux points. Son insertion dans l'estomac étant changée par cette distension , son ouverture se trouve plus en rapport avec la cavité de l'estomac , lequel , comprimé par les muscles abdominaux, peut alors se décharger par l'œsophage des alimens ou des gaz qu'il contient. C'est ainsi qu'il faut concevoir le mécanisme du vomissement. « J'ai pris, dit M. Delaguette , l'estomac d'un cheval qui venait d'être sacrifié. Une assez longue portion de l'œsophage avait été conservée ; l'ouverture pylorique ayant été liée , je la remplis d'une assez grande quantité d'eau ; comprimant cet estomac en tout sens , le fluide ne s'en échappait pas; mais l'ayant fait maintenir par un aide , et ayant saisi l'œsophage, que je tirai fortement en différens sens , l'eau sortit par ce canal. Cette expérience réunit-elle toutes les conditions requises pour être concluante? Nous n'osons pas l'affirmer ; nous croyons même , avec M. Dupuy, que l'estomac , séparé du corps d'un cheval mort , doit nécessairement se trouver dans des conditions très-différentes de celles qu'il a dans l'animal vivant , et qu'on ne peut savoir au juste si ce qui arrive dans un cas arriverait de même dans l'autre. Nous pensons que , pour arriver à une con-clusion positive et sans réplique , il faudrait ne pas se conten-ter d'une expérience isolée , et au contraire en répéter plu-sieurs sur les animaux vivans.

Quoiqu'il en soit , le vomissement , dans le cheval , est gé-néralement précédé de quelques nausées , mais il ne les suit pas toujours. Au moment de rendre des matières , l'animal se raidit sur les quatre membres , allonge la tête et le cou, comme il a été dit , ramène le menton vers le poitrail , fait une grande inspiration , contracte les muscles abdominaux , et on le voit expulser par les naseaux , rarement par la bouche en même temps , un liquide jaunâtre , verdâtre, acéteux, mêlé d'ali-mens mal élaborés , tantôt déliés , tantôt réunis en petites pe-lottes , tantôt en petite quantité et tantôt à pleins naseaux. Le cheval qui vomit secoue la tête et fait une forte expiration. Le plus souvent il ne vomit qu'une fois ; cependant on a vu les efforts se renouveler , et le vomissement se répéter plusieurs fois , après des intervalles plus ou moins rapprochés ou éloi-gnés.

Nous avons annoncé l'intention de revenir sur la circonstance de la rupture de l'estomac du cheval ; c'est peut-être au mo-ment où nous allons nous occuper des causes du vomisse-ment , qu'il convient de remplir notre engagement à cet égard. Quelques personnes attribuent ce phénomène extraordinaire à la rupture dont il s'agit , et Lafosse pense même qu'il est arrivé que , dans ce cas , et au moment où la rupture s'opère , il en est le signe certain , et a lieu au moment même où la contraction détermine le déchirement , ce qui n'explique pas comment il se fait que le vomissement se répète. Mais tous les faits observés ne militent pas également en faveur de cette opinion , et Lafosse lui-même est cité, par M. Dupuy , comme ayant vu vomir un cheval qui , à sa grande surprise, n'avait pas l'estomac déchiré ; nous rapporterons plus loin l'observation. Le vomissement n'annonce donc pas toujours , du propre aveu de Lafosse , la rupture de l'estomac. En effet on a reconnu que ce déchirement , dans le cheval , peut avoir lieu avec ou sans vomissement , et que le vomissement lui-même peut s'observer sans rupture de l'estomac , soit que les chevaux en meurent ou n'en meurent pas. Dans le cas de cette rupture , M. Delaguette pense que le vomissement en est souvent la cause, mais qu'il la précède toujours , et que , dans tous les cas, il cesse lorsque la rupture est opérée. Il se fonde , à cet égard, sur les deux faits suivans , dont nous n'offrons que l'analyse. Un petit cheval , tourmenté par des coliques, chez lequel on reconnut une indigestion que les médicamens indiqués ne guérirent point, rendit deux heures après , par les naseaux , des matières alimentaires dont l'élaboration annonçait un séjour dans l'estomac; ce vomissement continua par intervalles ; il cessa cependant après quelques heures , les symptômes étant venus à changer tout à coup. Alors respiration très-courte, pouls petit et très-vite , oreilles froides , sueur générale , froide et abondante, mort. On trouva , à l'ouverture du cadavre , un épanchement abondant d'un fluide verdâtre dans l'abdomen , et l'estomac déchiré dans sa grande courbure et suivant son grand axe. Les alimens sortis étaient contenus dans l'épiploon. Un autre cheval eut une indigestion après avoir mangé l'avoine , et les symptômes la dénotèrent comme violente ; les médicamens indiqués n'amenèrent aucun soulagement ; les symptômes s'aggravèrent et devinrent très-alarmans. Sur les cinq heures du soir , environ six heures après le commencement des souffrances , l'animal était couché sur le dos, se contractait forfement , allongeait l'encolure et la tête , et chaque contraction était accompagnée d'éructations qui avaient l'odeur des breuvages administrés. À dix heures du soir , les symptômes changèrent tout-à-coup. La sortie des gaz , qui était devenue très-fréquente, cessa ; le cheval se releva ; la respiration devint très-accélérée , il y eut sueur froide et abondante, et la mort arriva entre onze heures et minuit. A l'autopsie cadavérique, on trouva ce qui suit dans la cavité abdominale : intestins hors de leur position naturelle ; écoulement d'une certaine quantité de fluide verdâtre , mêlé de grains d'avoine ; alimens en petite quantité et peu élaborés dans l'épiploon ; estomac déchiré à sa grande courbure et suivant son grand axe ; ce viscère rempli d'une quantité considérable d'œstres ; cœcum rempli de tænias ; digestion imparfaite dans les intestins. M. Delaguette regarde le retour des gaz contenus dans l'estomac de ce cheval comme équivalent au retour des alimens du cheval qui fait le sujet de la première de ses deux observations, et il n'attribue qu'à la rupture de l'estomac le changement subit qui s'est fait remarquer dans les symptômes, attendu que le vomissement, qui a précédé de plusieurs heures, cessa aussitôt que ce changement survint. Comment, d'ailleurs, pourrait-on expliquer, dit-il, qu'au moment de la rupture, les alimens prennent plutôt la route de l'œsophage que celle de l'ouverture qui vient de se former? Ces deux observations ont permis à celui qui en est l'auteur, en examinant les accidens qui ont précédé la mort des deux animaux, et en les comparant les uns avec les autres, de reconnaître deux temps bien distincts dans les symptômes. *Premier temps :* coliques violentes, retour des alimens ou des gaz par les naseaux, précédé de fortes contractions par lesquelles l'animal cherche à allonger le cou; état qui peut durer plusieurs heures. *Second temps :* changement subit de symptômes, vomissement arrêté, cessation des débats du cheval, sueur froide, respiration très-accélérée, pouls très-fréquent et petit; mort.

Quand la rupture de l'estomac du cheval existe réellement, des symptômes l'annoncent et l'accompagnent bien quelquefois, mais il est toujours de la plus grande difficulté d'établir un diagnostic certain sur l'animal vivant; on ne peut même que présumer cette rupture par l'apparition des phénomènes qui décèlent un épanchement de substances alimentaires dans la cavité de l'abdomen; tels sont les anxiétés, le gonflement et les vives douleurs du ventre, les nausées, le vomissement, etc.; encore de tels phénomènes ne sont-ils pas toujours appréciables, bien que la rupture existe, et tel cheval qui en est mort n'a présenté, encore vivant, aucun mouvement qui annonçât qu'il voulût vomir.

Mais, d'un autre côté, il y a des faits bien connus qui constatent que le vomissement a lieu, chez les solipèdes, sans rupture de l'estomac; nous allons en rapporter quelques uns, en y rattachant le nom de leurs auteurs.

Les huit suivans sont puisés dans la *Correspondance* de Fromage de Feugré, et les autres dans nos deux journaux vétérinaires.

Un cheval, affecté d'un embarras gastrique depuis quatre heures, se roule, se relève, et s'étant laissé tomber rudement sur le sternum, il se contracte le ventre, jette un cri, très-aigu, et expulse des alimens par les naseaux. Après des intervalles de cinq à dix minutes, il rapproche le menton de l'encolure, répète des efforts, renouvelle le cri et rejette encore des matières. Il se couche et se relève souvent, reste debout, tombe, se raidit, jette quelques cris prolongés, et meurt au bout de six heures. Varin, qui en fait faire aussitôt l'ouverture, trouve les intestins bouleversés, l'épiploon déchiré, l'estomac extrêmement pleins d'alimen peu attaqués par *le suc gastrique*, suivant les expressions de l'auteur, et sa membrane muqueuse collée sur les alimens. Il y avait des œstres, des strongles et des ascarides dans les intestins. Ou trouve dans le pharynx un peu d'alimens, pareils à ceux qui étaient contenus dans l'estomac : l'œsophage était vide. Ce cheval, affecté d'indigestions depuis cinq mois, mangeait habituellement des pois et de la vesce. Cependant la rupture de l'épiploon n'est pas mortelle par elle-même, comme le remarque Varin, qui l'a trouvée séparée en plusieurs portions adhérentes à divers points du rectum et des autres intestins, dans une jument où ces déchirures étaient bien guéries.

Damoiseau trouva l'estomac entier dans un cheval de cinq ans qui vomit; l'intestin grêle avait, à cinq ou six travers de doigt de l'estomac, une dilacération longue comme le doigt.

On promenait un cheval qui avait un hydrothorax. Le huitième jour de la maladie, le vétérinaire Paul lui vit vomir trois ou quatre fois de l'*eau glaireuse blanchâtre*, mêlée de quelques alimens; puis cet animal tomba tout-à-coup, et mourut au bout de cinq minutes. L'ayant fait ouvrir, on observa que le diaphragme avait, à l'endroit même du passage de l'œsophage, une rupture longue de quatre décimètres (près de quinze pouces) de haut en bas.

Un cheval rendit, en une seule fois, environ six litres de sérosité par les naseaux, et mourut six heures après. Lombard, témoin du fait, trouva l'estomac distendu, et une intus-susception de l'intestin grêle, avec gangrène.

Dans un cheval qui périt peu de temps après avoir vomi, et qui fut ouvert par Périer, l'estomac contenait un litre de sérosité bilieuse, citronnée, semblable à celle qui avait été rendue par les naseaux. Il y avait trois pelotes stercorales, avec étranglement gangréneux, dans le colon.

Cholet père a vu deux chevaux rendre deux seaux de ce qu'il appelle *glaires*, après avoir eu des nausées et fait des efforts. L'un fut asphyxié, l'autre périt au bout de trois jours, ayant la poitrine et les intestins gangrénés.

Lafosse vit un cheval attaqué d'une hernie inguinale, rendre, à plusieurs reprises, des alimens par les narines. L'estomac n'était pas rupturé, le jéjunum était seulement descendu de six pouces (seize centimètres) dans le scrotum, et l'estomac était distendu et dilaté au point de contenir un seau d'eau, parmi laquelle il se trouva beaucoup de liquide grisâtre et fétide.

A la suite d'une inflammation des intestins, qui excita des agitations violentes pendant huit à dix heures et le vomissement, dans un cheval, M. Bouley trouva lec ardia un peu enflammé, mais relâché au point que, lorsqu'on pressait légèrement l'estomac, on y faisait passer gros comme un œuf d'alimens. L'épiploon était gangréné et déchiré.

M. Miquel a publié quatre faits. *Premier fait :* Un âne, après avoir porté, en marchant pendant une heure, une charge de vendange, se mit à tousser, à s'ébrouer, à faire des efforts considérables, rapprochant les quatre membres du centre de gravité, contractant les muscles des parois inférieures de l'abdomen, raccourcissant l'encolure, couchant les oreilles en arrière, ayant les yeux très-saillans et hagards, et rendant par les naseaux fortement rétractés, en abaissant lentement la tête, des mucosités épaisses, mêlées à des grains et des feuilles de raisin, sous forme de cordons alongés. Après deux vomissemens l'animal parut gai, et sans autre accident ni symptômes maladifs, fut remis le lendemain à son travail. Il ne mourut de coliques que deux ans après. *Deuxième fait :* Un autre âne ayant mangé un kilogramme et demi à deux kilogrammes (trois à quatre livres) de son, après une course rapide, devint triste, chercha à faire des efforts comme pour vomir, et réussit à évacuer, par les naseaux, une grande partie du son qu'il avait avalé. Il manifesta les mêmes phénomènes que le précédent, et néanmoins travailla dès le lendemain, sans se ressentir de rien; il jouit ensuite d'une santé parfaite. *Troisième fait :* Une jument de selle, en revenant de l'abreuvoir au galop, fut atteinte de vomissemens qui durèrent pendant quatre heures. Un breuvage éthéré fut rejeté à l'instant avec l'avoine et le son que la bête avait mangés avant d'aller à l'abreuvoir. Après la cessation des vomissemens, il y eut un peu de fièvre et de malaise, qui ne persistèrent que le reste de la journée. *Quatrième fait :* M. Miquel vit par hasard une mule qui avait déjà vomi à peu près un seau de matières chymeuses verdâtres; le vomissement continua en sa présence. Il apprit que cette mule avait vomi plus de vingt fois en un an, toujours et seulement après avoir avalé de l'eau fraîche. Cet accident se manifesta pour la première fois à la suite de coliques violentes occasionées par une boisson très-froide, l'animal étant en sueur. On avait pris l'habitude de n'abreuver cette mule qu'à l'eau tiède, et parce qu'on avait manqué cette fois à cette précaution, il y eut rechute de vomissement, lequel ne cessa qu'après l'évacuation complète des alimens contenus dans l'estomac. Cette mule et la jument dont on vient de parler rendaient les matières chymeuses par les naseaux et par la bouche, en toussant fortement.

M. Charlot a publié le fait que voici : Un cheval entier, propre au trait, est en proie depuis trente heures à des coliques très-violentes, auxquelles on avait voulu remédier par des lavemens d'eau de son, des breuvages d'huile et d'eau-de-vie, deux breuvages secrets, et l'exercice au trot. L'animal venant de se coucher, râlait beaucoup, et avait même la respiration sifflante; relevé, il chancelait. Pouls presque imperceptible, mouvemens des flancs très-accélérés, oreilles et tégumens couverts d'une sueur froide, naseaux enduits d'une matière sanguinolente, que peu d'instans avant l'animal avait rendue par les narines. Bientôt l'animal, rassemblant ses membres, fait un effort, en contractant les muscles de l'abdomen, ouvre la bouche, et rend par les naseaux un liquide épais, sanguinolent, d'une odeur infecte, d'une saveur acide, parsemé de débris de fourrage. Le vomissement se répète en moins d'une demi-heure; il donne lieu à l'évacuation de deux litres environ du même liquide, où se trouvent deux strongles; l'animal tombe et meurt. *Ouverture.* La cavité thorachique ne présente aucune rupture ni aucune trace d'inflammation récente; la cavité abdominale contient une sérosité rougeâtre. La courbure pelvienne, l'intestin grêle, l'épiploon, la face externe de l'estomac et la courbure pelvienne du colon offrent des traces d'inflammation. Cette dernière est remplie d'alimens très-divisés, nageant dans un liquide sanguinolent très-fétide et dans lequel on aperçoit quarante-deux gros strongles. La membrane interne de cette portion d'intestin est rouge et épaisse; la muqueuse de l'estomac offre les mêmes caractères, et le ventricule, *non rupturé*, contient encore des matières semblables à celles qui ont été vomies, ce qui ne laisse aucun doute sur l'origine du liquide *rendu* par les naseaux.

Un cheval qui avait mangé de bon appétit en rentrant du travail, est pris de violentes coliques au bout de deux heures, et son corps se couvre de sueur. M. Leblanc ne le vit que trois heures après l'apparition des premiers accidens; l'animal venait de rendre environ deux litres d'un liquide verdâtre, trouble et acide: il était calme, la tête appuyée sur le bord de la mangeoire, les yeux abattus, le corps inondé de sueur, les membres froids, le ventre souple, les flancs sans tension, à mouvemens réguliers, les naseaux non dilatés, le pouls souple et régulier. A six reprises différentes, il rendit par les naseaux à peu près six litres d'un liquide pareil au précédent. Lorsqu'il était près de vomir, il étendait un peu la tête, contractait les muscles de l'abdomen, puis ceux de l'encolure, et ramenait la tête dans la première position; le liquide coulait au moment où les contractions musculaires cessaient. Quelques symptômes de coliques, consistant en quatre ou cinq mouvemens de devant en arrière d'un membre antérieur et en une espèce de mouvement serpentin du corps, précédaient le vomissement. Le lendemain, les vomissemens continuèrent, mais devinrent de plus en plus rares, et dans la soirée l'animal mourit. L'estomac avait un volume énorme ; sa partie inférieure et droite était appliquée sur les parois abdominales dans une étendue de six pouces carrés à peu près ; l'œsophage, très-dilaté au cardia, s'insérait presque perpendiculairement dans l'estomac ; celui-ci était distendu par des gaz, et contenait cinq litres de chyme verdâtre, logé au fond du sac droit, près du pylore, qui était très-dilaté ; immédiatement après celui-ci, l'intestin grêle formait une espèce de jabot allongé, de la capacité d'un litre et demi environ. La muqueuse stomacale était saine, celle de l'intestin grêle phlogosée. M. Leblanc pense qu'une trop grande quantité de boisson a causé d'abord une irritation gastro-intestinale qui s'est accompagnée de douleurs vives et de mouvemens désordonnés du tube digestif, que de ces mouvemens il est résulté une position des organes favorable au vomissement, et qu'en outre celui-ci a été favorisé par une conformation anormale du cardia.

Une jument était sujette aux coliques, se nourrissait mal, et maigrissait depuis quelque temps. Tout à coup elle est prise de sa maladie habituelle : tête basse, artère très-tendue, pulsations accélérées, rougeur des muqueuses apparentes, respiration laborieuse, agitation continuelle de la queue ; elle se couche et se relève à chaque instant. Le lendemain, elle tend l'encolure, comme si elle voulait vomir, mais sans faire de grands efforts. Plus tard, hoquet et nausées, efforts inouis, bientôt suivis de vomissement d'un litre de liquide. Mort quelque temps après. A l'ouverture du corps, M. Liégeard trouva l'estomac tellement retiré sur lui-même, surtout dans le sac droit, par suite de l'inflammation, qu'il ressemblait à un morceau de parchemin présenté au feu. Ce viscère offrait au pylore deux tumeurs cancéreuses, s'opposant complètement au passage des alimens et même des boissons.

Un cheval, observé par M. Taiche, éprouvait de la tristesse, accompagnée d'efforts pour vomir ; chacun de ces efforts était suivi du rejet de matières glaireuses, blanchâtres et filantes, sortant principalement par les narines, et ne passant qu'en très-petite quantité par la bouche. Au bout d'une demi-heure, les vomissemens étaient plus fréquens, les membres rapprochés et semblant avoir peine à soutenir le corps, les oreilles froides, le pouls contracté ; l'animal baissait la tête, contractait brusquement les muscles de l'abdomen et du cou, parfois avec gémissement, et rendait à l'instant deux onces de glaires par les naseaux. Une simple infusion de thé suffit pour faire disparaître cette indisposition, dont l'animal ne se ressentait plus le lendemain. La quantité des matières vomies fut évaluée à trois litres.

On doit à M. Renault un fait des plus intéressans. Un cheval était en proie, depuis quelques heures, à de violentes coliques.

Son attitude exprimait la douleur : face grippée, œil hagard, membres demi-fléchis et tremblotans, surtout ceux de devant ; artère pleine et tendue, pouls dur et vite, respiration courte et fréquente, conjonctive d'un rouge écarlate, bouche chaude, reins inflexibles, marche difficile, mouvemens des membres irréguliers et comme convulsifs. Abandonné à lui-même, l'animal se roulait. Deux heures après, M. Renault apprit qu'il s'était allongé deux ou trois fois en faisant des efforts, pendant lesquels il avait rendu quelques vents en se plaignant beaucoup. Le reste de la journée s'écoula sans rémission dans les douleurs. Le soir, l'agitation étant moins grande, on fit promener l'animal, qui, en chemin, s'arrêta, et, après quelques efforts, rendit par les deux narines une bouteille au moins de matière liquide ; peu après encore, il allongea le cou et se campa, une légère contraction des muscles abdominaux inférieurs s'opéra, et il sortit par le nez environ un demi-litre de liquide verdâtre. Les vomissemens continuèrent, mais ayant lieu à la fois par le nez et par la bouche, de temps en temps, et à des intervalles inégaux ; la quantité de liquide qui s'écoulait à chaque fois, variait d'un à deux verres, rarement plus. En soulevant avec le genou la région hypogastrique, on déterminait à volonté la sortie d'une plus ou moins grande quantité de matières. Les doigts introduits dans l'anus provoquaient de violentes contractions des muscles abdominaux inférieurs, pendant lesquelles le vomissement avait lieu plus fort que jamais. L'animal succomba. L'estomac avait un volume triple au moins de celui qu'il a dans l'état de moyenne distension, et renfermait vingt-et-un litres de liquide ; son intérieur ne présentait de particulier que l'effacement des plis du sac gauche et la flaccidité de la membrane charnue du cardia. A deux pieds de ce viscère, on trouva une invagination de l'intestin grêle, dont le mésentère, encore très-court en cet endroit, était déchiré dans toute l'étendue de la portion invaginée ; celle-ci avait quatorze pouces d'étendue ; la muqueuse offrait des traces de gangrène ; elle était noire et ramollie.

En rapprochant ces diverses observations de celles de Lionnel, insérées dans la *Bibliothèque médicale*, de quelques unes de celles de M. Berthe analysées plus haut, de celles de MM. Dupuy et Vatel également rapportées ci-dessus, et de deux autres analogues, publiées par M. Girard, on peut établir que, dans les monodactyles, le vomissement n'est pas exclusivement, à beaucoup près, le symptôme pathognomonique de la rupture de l'estomac, ainsi que Lafosse et quelques autres après lui l'ont prétendu. On pourrait encore inférer de ces mêmes observations et de celles qui s'y rattachent, que le vomissement dans le cheval présente peu de gravité dans quelques cas ; ce qui n'empêche pas que, dans d'autres cas, il ne doive être considéré comme un phénomène très-inquiétant, ou même comme une cause matérielle de mort par suffocation, ainsi que nous l'apprennent les observations déjà citées de MM. Dupuy et Cholet.

Le vomissement, dans les solipèdes, ayant lieu sans que l'estomac soit rupturé, ne pourrait-on pas l'attribuer à une irritation violente de la membrane muqueuse de cet organe, laquelle irritation, occasionant des douleurs très-vives et des mouvemens convulsifs impétueux, pourrait déterminer la contraction brusque et violente des plans charnus qui revêtent cette même membrane muqueuse, et, à l'aide du diaphragme et des muscles entourant la cavité abdominale, forcer les matières contenues dans le ventricule à s'échapper de ce réservoir par l'ouverture œsophagienne? Le résultat de quelques faits semble du moins autoriser cette conjecture, si c'en est une. M. Prulhot-Darson a ouvert un cheval hongre qui, quelques momens avant de mourir, avait rendu, avec de violens efforts, des alimens par les narines. Ce vétérinaire trouva les intestins enflammés et les vaisseaux qui s'y distribuent engorgés; l'estomac était sans rupture, mais on apercevait à sa face interne, entre la petite et la grande courbures, deux taches gangréneuses plus larges que le pouce; les alimens qu'il contenait étaient liquides, ses membranes étaient enflammées, la muqueuse se détachait au moindre effort. L'œsophage, suivi jusqu'au pharynx, ne présentait ni déchirure ni corps étrangers. M. Prulhot-Darson eut encore occasion de faire deux autres autopsies dans un cas semblable, et elles lui présentèrent les mêmes altérations pathologiques, à la réserve des taches qu'il appelle gangréneuses, et qui n'existaient pas dans ces deux dernières observations. Dans la quatrième observation de M. Miquel, les coliques suivies de vomissemens étaient déterminées par l'ingestion de boissons très-fraîches, l'animal ayant chaud; dans cette circonstance, l'eau à une température trop basse étant bue avidement, rapidement, et en trop grande quantité, arrive subitement à l'estomac sans avoir été mêlée à la salive, ce qui fait que souvent elle résiste avec force à l'action digestive. L'animal alors doit éprouver de la pesanteur à l'épigastre, des tiraillemens vers cette région, un sentiment de froid en avant du point de l'ombilic, et ensuite des coliques, des borborygmes et des flatuosités; voilà bien des signes d'irritation de la membrane muqueuse du canal alimentaire. L'inflammation aiguë de la membrane muqueuse de l'estomac a été reconnue et constatée par M. Vatel, dans l'observation que nous lui avons empruntée d'une gastrite aiguë accompagnée de vomissement, sur le cheval. Les coliques très-violentes depuis trente heures, observées par M. Charlot dans un cas de vomissement du cheval, et d'ailleurs les traces d'inflammation rencontrées à l'autopsie cadavérique de cet animal, tant à une portion d'intestin qu'à l'épiploon et à la face externe de l'estomac, la membrane muqueuse de cet organe rouge et épaissie, ainsi que celle de la courbure pelvienne du colon, ne sont-ce pas là des phénomènes et des altérations propres à déceler l'inflammation ?

Ce qui porte encore à penser qu'une inflammation très-intense de la membrane muqueuse gastrique peut déterminer le phénomène du vomissement, c'est que, comme cette inflammation n'est pas décidément incurable, on a vu des chevaux survivre après avoir rendu des matières par les naseaux, ce qui ne pourrait arriver si la rupture de l'estomac avait lieu, le cas étant toujours irrémédiablement mortel. Cézar a été témoin d'un fait de ce genre. Duchemin a vu un cheval et un poulain qui vomissaient tous les jours dès qu'on les exerçait après avoir bu. Gélin a rencontré, à Saint-Domingue, une mule qui vomissait, tantôt peu de temps après qu'elle avait mangé, tantôt, et plus souvent, au bout de trois à quatre heures. Un cheval vomit quinze fois en cinq heures, au rapport de Drouard. Un autre cheval rendait des matières alimentaires une demi-heure après qu'il avait mangé de l'avoine ou du son, suivant ce qu'a observé Damoiseau. Deux chevaux flamands avaient coutume de vomir après avoir mangé une ration ordinaire de son, si on les faisait travailler dès que le repas était fini ; l'un vomissait jusqu'à douze fois, et restait ensuite vingt-quatre heures sans manger. C'est à Belliard que l'on doit la connaissance de ce fait; il défendit le son, et le vomissement ne se renouvela point. Nous pourrions citer d'autres faits semblables ou analogues, si nous ne craignions de trop allonger cet article; aucun des animaux sujets de ces observations n'ont péri : des observations nouvelles pourront sûrement y ajouter, et corroborer la conclusion que nous en avons ci-devant tirée.

Il est à remarquer que quelquefois, dans nos grands quadrupèdes, le vomissement coïncide avec la rupture ou l'invagination d'un intestin, avec la rupture de l'épiploon, du diaphragme, du rumen des ruminans, ou même de plusieurs de ces parties en même temps, ainsi que quelques faits précités le démontrent ; mais ces lésions incurables ne se reconnaissent positivement qu'après la mort.

Dans quelques uns des exemples de vomissement sans rupture de l'estomac, chez des chevaux qui ont survécu, on a vu l'animal, après des nausées et des efforts, appuyer les dents de la mâchoire inférieure sur l'auge, tendre l'encolure, ouvrir extraordinairement la bouche, faire entendre un bruit résultant du froissement des liquides remontant de l'estomac, et rendre par les naseaux, même par la bouche en même temps, une matière aqueuse, bilieuse, trouble et jaunâtre, dans la quantité d'un ou plusieurs litres, ou même d'un seau.

Le vomissement des animaux dont il s'agit n'étant pas une affection spéciale, mais seulement le symptôme d'une lésion morbide, nous n'avons pas de traitement particulier à proposer pour le combattre. Dans le premier cas, le mal est sans remède; dans le second, c'est au traitement de l'état pathologique duquel le vomissement dépend qu'il convient de recourir. Ainsi, lorsqu'on a lieu d'attribuer l'action de vomir, chez les monodactyles et les didactyles, à une inflammation aiguë de la membrane muqueuse gastrique ou gastro-intestinale, soit qu'elle soit déterminée par une indigestion, l'ingestion de substances irritantes ou toute autre cause, les moyens à employer sont l'abstinence la plus complète, les décoctions émollientes et mucilagineuses concentrées, pour pouvoir ne les administrer qu'en petite quantité, les potions huileuses, encore peu usitées dans la pratique vétérinaire, et dont nous retirons constamment les effets les plus avantageux dans les phlegmasies de la tunique interne des premières voies, enfin tous les élémens qui entrent dans la combinaison et l'ordonnance du traitement antiphlogistique applicable aux *gastrites* et aux *entérites*. Berthe pense que, quand le vomissement n'a pas pour cause première la surcharge d'alimens, et quand il n'est pas compliqué de la rupture de l'estomac, la saignée serait peut-être le seul moyen de traitement; toute administration de médicamens étant, selon lui, d'ailleurs très-difficile et souvent impossible dans ce cas. La saignée en effet pourrait être convenable, s'il en est de nos animaux comme de l'homme, si chez eux, dans les circonstances du vomissement, le cerveau se trouve affecté en même temps que l'estomac, ce qui est peut-être présumable ; mais en supposant qu'il en soit ainsi, il resterait toujours à reconnaître et à déterminer, à cause du traitement, lequel du cerveau ou de l'estomac se trouve affecté primitivement, et cette question, à peine soluble par la théorie, ne nous paraît pas susceptible d'être décidée par la pratique. La circonstance est différente dans le cas où l'animal est menacé de suffocation avant ou pendant le vomissement ; la trachéotomie offre un moyen d'autant plus facile d'éviter l'asphyxie, qu'on peut opérer l'animal sans l'abattre; il pourrait périr promptement si on le couchait sur la litière. C'est d'ailleurs le sentiment de M. Dupuy, qui regarde ce moyen comme le seul propre à éviter l'asphyxie. Si la trachéotomie ne guérit pas l'animal, elle est au moins susceptible de le faire vivre quelques jours de plus, pendant lesquels on pourrait peut-être trouver une méthode curative rationnelle, applicable à la circonstance.

Du vomissement chez les ruminans. On a long-temps regardé les ruminans comme privés de la faculté de vomir; car la rumination n'est point un véritable vomissement, bien qu'on ait voulu l'en rapprocher. Il faut convenir que les faits cités pour renverser cette ancienne opinion manquent de portée. Tels sont par exemple les suivans :

M. Santin est appelé pour traiter un bœuf atteint de vomissemens continuels depuis une quinzaine de jours. Cet animal était dans un grand état de maigreur, il avait les yeux enfoncés, le pouls faible et la marche incertaine ; il mangeait avec voracité, mais bientôt s'arrêtait brusquement, témoignant beaucoup de malaise ; les muscles du bas-ventre se contractaient, le bœuf allongeait le cou, l'ascension des alimens avait lieu, et les matières remontant remplissaient la bouche. Dès qu'il avait rendu à peu près ce qu'il avait pris, il se remettait à manger, et les mêmes phénomènes recommençaient. Les liquides, offrant moins de résistance, étaient lancés à une certaine distance. Un breuvage camphré fit cesser les vomissemens, qui, ayant reparu plus tard, cédèrent encore au même moyen. Le même vétérinaire cite deux faits analogues chez deux vaches. L'une d'elles, qui venait de charier du bois, fut à peine dégagée du joug, qu'elle se mit à vomir, pendant deux heures, une quantité prodigieuse d'alimens ; l'oreille gauche était pendante, comme paralysée, et la vue éteinte du même côté. Le breuvage camphré produisit ici le même effet que chez le bœuf précédent. L'autre vache, qui était météorisée, se mit à vomir ; les vomissemens reparurent le lendemain ; chaque fois que l'animal mangeait, elle poussait l'épine du dos, allongeait le cou, contractait les muscles abdominaux et rentrait le ventre : on remarquait un mouvement vermiculaire de la panse, et l'ascension des alimens avait lieu. Les breuvages camphrés la rétablirent.

Il est de toute évidence qu'ici, et M. Santin lui-même en fait la remarque, les alimens rejetés venaient de la panse ; or, la panse n'est qu'un renflement de l'estomac, une sorte de jabot, et le seul véritable estomac est la caillette : il n'y avait donc point vomissement ici, mais seulement régurgitation.

Cependant on ne peut plus aujourd'hui douter de l'existence du vrai vomissement chez les bêtes bovines et ovines. Ce phénomène a été observé par M. Bernard dans le cancer de la caillette, par M. Yvart dans le cas de météorisation, et par M. Cruzel, chez plusieurs bêtes bovines. Dans plusieurs des cas cités par M. Bernard, il n'est pas douteux que les rots et les matières rendues par la bouche et les narines vinssent de la caillette. La chose n'est pas aussi bien établie pour les autres. Il se pourrait qu'ici les matières tirassent leur origine du rumen, car des alimens demi-liquides et bien triturés existent dans cette dernière poche, outre que la caillette, située au dessus du sac droit du rumen, n'est soumise que médiocrement à l'action des muscles du bas-ventre, et offre le plus souvent, parmi les replis de sa membrane muqueuse, une sorte de valvule qui doit s'opposer au retour des matières dans le feuillet. Quoi qu'il en soit, voici le précis des faits cités par MM. Yvart et Cruzel.

Le premier de ces faits est rapporté d'une manière très-sommaire. Il concerne une brebis, qui ayant mangé une assez grande quantité de luzerne, et s'étant trouvée par suite météorisée, rendit à deux reprises différentes, après une contraction très-apparente des muscles du bas-ventre, non seulement des gaz, mais encore des matières alimentaires mêlées à une assez grande quantité de liquide.

M. Cruzel est appelé pour voir un bœuf qui présente les symptômes suivans : poil piqué, peau sèche, rugueuse et adhérente, mufle sec, légère tension du flanc gauche, diminution de l'appétit, rumination rare, mais ayant lieu comme à l'ordinaire. On l'avait prévenu que l'animal vomissait de temps en temps. Une heure après son arrivée, la rumination s'exécute, après avoir été précédée d'érucations profondes, sonores et d'odeur pénétrante. Cet acte dure dix minutes, après quoi l'animal se lève, recule, tire sur sa chaîne, éprouve des tremblemens dans ses membres thoraciques, rapproche les extrémités postérieures du centre, tend la tête, et après une inspiration très-lente, vomit environ dix litres de matières à demi-liquides et parfaitement triturées : il reste alors un moment debout sans faire aucun mouvement, puis se couche et rumine. Au bout d'une demi-heure, nouvel accès de vomissement. Le temps étant très-chaud et fort sec, les animaux travaillaient beaucoup, et on ne les menait boire que deux fois par jour. Les compagnons de celui qui vomissait étaient maigres, constipés, avec la peau sèche et le poil hérissé ; l'un d'eux avait depuis quelques jours un œdème au fanon. Présumant d'après cela l'existence d'une irritation dans le tube digestif, occasionée par l'insuffisance de la boisson, M. Cruzel fit abreuver les animaux plus souvent : celui qui vomissait fut saigné ; on lui administra des décoctions adoucissantes à grandes doses ; bientôt le vomissement céda, avec l'affection dont il était un symptôme.

Un bœuf refuse tout à coup de manger : il tient la tête basse, est légèrement météorisé, ne rumine point, pousse quelques mugissemens plaintifs, se couche, se relève, gratte quelquefois la litière avec les pieds de devant, a les oreilles froides et abattues, le mufle sec, etc. Pendant que M. Cruzel le contemplait pour se faire une idée de sa maladie, il tire sur sa chaîne, rassemble les quatre extrémités vers le centre, élève l'épine du dos, rapproche le mufle du fanon, fait une profonde inspiration, suivie bientôt d'un mugissement sourd, tend la tête, tire la langue, et vomit, à grandes gorgées, plus de douze livres de luzerne à demi triturée, qu'il avait mangée quatre heures auparavant. Le vomissement terminé, les mouvemens de la respiration sont précipités, le bœuf est peu sensible, il se meut avec peine, on reconnaît que la secousse imprimée par le vomissement l'a beaucoup fatigué : on le laisse tranquille, il se couche, et une heure après il ruminait. Cette crise fut immédiatement suivie du retour à la santé.

M. Cruzel a également observé dans plusieurs circonstances que les bœufs vomissaient quand, à cause d'une météorisation subite, provoquée par l'ingestion de la luzerne, on les forçait de courir : alors ils expulsent souvent des gaz en grande quantité, et quelques débris d'alimens.

Une brebis paissait depuis deux heures lorsque le berger s'aperçoit tout à coup qu'elle vomit plusieurs pelotes d'herbe fraîche et que l'on voyait bien ne pas avoir été ruminée. Ce vomissement n'eut pas d'autre suite pour ce jour-là. Le lendemain, le même phénomène se manifesta, pour ne plus reparaître.

Un troupeau de moutons avait été conduit dans un champ de bladette, où se trouvaient beaucoup de grains, que la forte chaleur avait fait tomber de l'épi à l'époque de sa maturité. Les animaux en mangèrent une grande quantité. A peine furent-ils ramenés vers le berger, que plusieurs portent la tête et les oreilles basses et sont météorisés. Huit rendent par le vomissement beaucoup de ce blé à demi trituré. Tous ceux qui vomirent se rétablirent. Un tiers des autres périt pendant les douze heures qui suivirent l'accident.

Ne pourrait-on pas, ajoute M. Cruzel, considérer également comme le produit du vomissement, ces gorgées d'alimens que laissent échapper certains bœufs pendant la rumination ? Chez quelques uns on doit l'attribuer au relâchement des muscles masseters ; mais il y en a d'autres chez lesquels le bol remonte d'une manière tumultueuse, accompagné d'une violente éructation : alors la gorgée est, pour ainsi dire, lancée hors de la bouche, tandis que, dans le premier cas, elle s'écoule par les commissures.

Ainsi, dit en terminant ce vétérinaire, les bœufs vomissent par l'irritation de la caillette ; ils vomissent par une disposition particulière du rumen qu'on n'a pas appréciée jusqu'ici ; ils vomissent encore, mais rarement, quand on les force à courir pendant qu'ils sont météorisés, et que d'ailleurs la panse est surchargée d'alimens récemment pris. Enfin, M. Cruzel pense lui-même que les matières vomies venaient, dans la première de ses observations, de la caillette, et dans les autres du rumen. Celles-ci se rapprochent donc de celles de M. Saintin.

Nous avons dit que, d'après le sentiment de quelques personnes, le vomissement différait de la rumination eu égard au degré seulement. Elles se fondent sur ce fait d'observation, qu'on a trouvé sur la litière, ou dans la mangeoire, des pelotes alimentaires que le bœuf ou la vache avaient rejetées après les avoir fait remonter du rumen dans la bouche. Mais ce n'est là qu'un léger acte ajouté à celui qui précède la rumination, et il serait difficile d'en assigner la cause ; la pelote alimentaire n'en est pas moins expulsée tranquillement, et notamment sans les efforts que l'on remarque dans les tétradactyles et monodactyles. Il n'en est pas moins vrai que le vomissement diffère essentiellement de la rumination, et s'opère par des moyens opposés. En effet, il suppose toujours, dit M. Girard, un mouvement convulsif, un trouble plus ou moins grand, et s'accompagne de phénomènes qui indiquent une action augmentée et contraire au rhythme habituel. La sortie des alimens de la cavité du rumen, pour parvenir dans la bouche, s'opère au contraire par la contraction naturelle, mais très-énergique, du rumen, secondée par l'action successive et simultanée du diaphragme et des muscles abdominaux. Le bœuf qui vomit éprouve constamment des douleurs gastriques, des convulsions plus ou moins fortes, tandis que celui qui rumine ressent une sorte de plaisir, fait remonter les alimens posément, et avec la même facilité qu'il les avale.

VOR (la). Nom donnée à la paralysie du bœuf dans la Vendée.

X.

XÉROPHTHALMIE. Ophthalmie sèche, variété de l'ophthalmie, dans laquelle la conjonctive ne fournit aucun écoulement, quoiqu'elle soit le siége d'une très-vive inflammation. *Voyez* OPHTHALMIE.

Y.

YEUX (maladies des). Les considérations étendues dans lesquelles nous sommes entré à l'article CÉCITÉ ont pu donner une idée suffisante des nombreuses causes qui peuvent occasioner les maladies des yeux des animaux, du cheval particulièrement, qui y est peut-être le plus exposé ; nous n'avons donc plus à nous occuper que de ces maladies en elles-mêmes, ou plutôt à en offrir le tableau, puisque la plupart d'entre elles, et même presque toutes, se trouvent déjà traitées aux articles qui les concernent spécialement. Ces maladies, très-communes et plus ou moins dangereuses, se distinguent et sont divisées en trois genres : le premier genre renferme les *affections des parties externes de l'œil* ; le second comprend les *affections des voies lacrymales*, ou qui servent à la sécrétion des larmes ; le troisième renferme les *maladies du globe oculaire*, ou qui ont leur siége dans les parties internes de l'œil ou essentielles à la vue.

Maladies des parties externes de l'œil. Ces maladies sont les *contusions*, les *plaies*, les *piqûres*, la *tuméfaction des paupières*, les *tumeurs ciliaires*, la *blépharoptose*, le *trichiasis*, la *lippitude*, l'*onglet* et le *ptérygion.*

Les *contusions* de l'œil occasionées par des coups que l'animal reçoit ou qu'il se donne contre les corps durs qui l'environnent, sont des lésions souvent très-graves, accompagnées d'une douleur vive, celle-ci immédiatement suivie d'une cécité plus ou moins prolongée. C'est ce qui arrive quelquefois aux chevaux aveugles, ou à ceux qui sont affectés de maladies céphaliques. Quelquefois les vaisseaux intérieurs de l'œil sont déchirés, du sang s'épanche dans cet organe et se mêle à ses humeurs, qui alors peuvent se confondre de manière à ce que la vision ne se rétablisse plus ; il n'est pas même impossible que la contusion soit susceptiple d'aller jusqu'à déchirer la sclérotique ou la cornée, et à vider complétement l'œil. Une inflammation aiguë se développe dans tous ces cas, et elle s'accompagne de phénomènes d'autant plus fâcheux que l'action du corps contondant a déterminé des désordres plus profonds. Prévenir ou combattre avec énergie l'irritation des parties blessées, pratiquer des saignées générales et des saignées locales, placer l'animal dans un lieu peu éclairé ou obscur, le mettre à une diète sévère, à l'eau blanche, à la paille ou à l'herbe fraîchement coupée, lui couvrir l'œil d'une compresse trempée dans l'eau végéto-minérale froide, et plus tard avec des liquides émolliens, tels sont les premiers moyens à mettre en usage. L'inflammation étant dissipée, il convient de favoriser l'absorption des dernières portions du sang épanché, au moyen des résolutifs, et de combattre méthodiquement les lésions variées qu'elle peut laisser après elle. Quand, malgré ce traitement, les contusions dont il s'agit sont suivies d'un gonflement inflammatoire considérable, il est bien à craindre que l'œil ne se désorganise.

Les *plaies*, assez fréquentes, sont généralement contuses et ordinairement produites par des coups de fouet, de fourche, etc. Ces accidens occasionent une tuméfaction, qui peut être très-grande, et que l'on doit combattre suivant l'état e la gravité de la lésion. Lorsque l'inflammation n'est pas encore bien développée, on doit mettre en usage les moyens capables de la prévenir ou de la faire avorter; si au contraire elle est déjà établie, il faut avoir recours aux fomentations émollientes, aux cataplasmes de même nature, et quelquefois aux saignées locales. S'il y a fièvre de réaction, on prescrit le régime adoucissant et délayant, et l'on pratique même la saignée générale, si la fièvre ne cède pas et si l'inflammation fait des progrès. Voilà à peu près à quoi se réduisent les indications qui se présentent, même lorsque ces plaies n'intéressent que les paupières. Cependant, dans ces derniers cas, si l'on tenait à ce que la cicatrice fût le moins apparente possible, on pourrait, après avoir fait d'une plaie contuse une plaie simple par l'ablation des tissus écrasés, tenter la réunion immédiate au moyen de la suture simple dans les grands animaux, ou de l'emplâtre agglutinatif dans ceux de petite espèce. Mais il faut quelquefois se méfier d'une plaie à la paupière du cheval, non pas que la lésion soit dangereuse en elle-même, mais bien parce qu'elle peut avoir été pratiquée à dessein, dans l'intention de masquer ou de déguiser une maladie beaucoup plus grave. Les maquignons, par exemple, s'avisent quelquefois de faire des meurtrissures sur les paupières des chevaux affectés de l'*ophthalmie périodique*, dans l'espoir que l'acquéreur croira à ce qu'on lui dira du larmoiement et des autres symptômes maladifs de l'œil.

Les *piqûres* superficielles sont rarement suivies d'accidens graves ; elles ne sont dangereuses qu'autant qu'elles sont profondes ; elles sont d'ailleurs fort rares. La blessure est presque toujours suivie d'une inflammation intense, quand la pointe de l'instrument a pénétré profondément. Dans tous les cas, le seul parti à prendre est de recourir au traitement antiphlogistique et révulsif indiqué plus haut.

La *tuméfaction* des paupières a presque toujours son siége à la paupière supérieure, et l'inflammation qui l'accompagne peut être aiguë ou chronique. Dans le premier cas, lorsque la tuméfaction inflammatoire aiguë n'intéresse que les paupières, elle est ordinairement le résultat d'une violence extérieure, et nécessite l'emploi des fomentations émollientes et des topiques calmans. Quelquefois l'inflammation est assez forte pour se terminer par suppuration ; on ouvre alors le petit abcès formé dans l'épaisseur de la paupière, et l'on a une petite plaie suppurante, qui ne tarde pas à se cicatriser. Dans le cas de tuméfaction inflammatoire chronique, l'engorgement est de nature œdémateuse, et cela se remarque de préférence dans les vieux chevaux, dans ceux affaiblis, épuisés par de longues souffrances ou des travaux forcés long-temps continués. Il n'y a pas de suppuration à craindre dans cette circonstance, mais la résorption peut ne pas se faire, et alors l'engorgement subsiste. L'engorgement, lorsqu'il est considérable, détermine l'abaissement de la paupière, et cet abaissement peut avoir lieu au point d'empêcher l'animal de voir.

Pour remédier à cette lésion, il faut, après avoir abattu l'inflammation, qui existe toujours à un degré assez obscur à la vérité, employer les résolutifs gradués, en commençant par ceux dont l'action est la plus faible. Plus tard, s'il en est besoin, on peut recourir aux vésicatoires, mais avec précaution, à cause du voisinage de l'œil. Il est quelques cas où l'on doit avoir recours à d'autres stimulans, et même au feu. Comme la tuméfaction inflammatoire chronique des paupières se remarque presque toujours chez des animaux vieux, affaiblis ou épuisés, il est avantageux de les mettre à un bon régime alimentaire, qui ne soit cependant pas trop excitant.

Les *tumeurs ciliaires* sont produites par l'accumulation de l'humeur sébacée dans les canaux excréteurs des follicules ciliaires. Ces tumeurs font des progrès lents, acquièrent quelquefois la grosseur d'un pois, et finissent par gêner le mouvement des paupières, surtout leur rapprochement. Elles se manifestent presque toujours à la paupière inférieure, proche de l'angle nasal. Le moyen de les guérir est de donner issue à la matière qu'elles renferment, à l'aide d'une petite incision; on bassine ensuite avec un collyre astringent.

Maladies des voies lacrymales. Les voies lacrymales, ou les parties de l'œil qui servent à la sécrétion ou à l'excrétion des larmes, sont : la *glande lacrymale*, le *ruisseau lacrymal*, la *caroncule lacrymale*, les *points lacrymaux*, et le *canal*, *réservoir*, ou *sac lacrymal*.

La *glande lacrymale* est rarement sujette à quelque altération remarquable ; elle peut cependant devenir le siége d'une inflammation aiguë, qu'on reconnaît aisément à la présence d'une tumeur à la face interne de la paupière supérieure, du côté de l'angle temporal ; l'endroit est douloureux, et la sécrétion des larmes altérée ou supprimée. Les antiphlogistiques généraux, les applications émollientes et les saignées locales, sont les moyens de traitement qui doivent être le plus efficaces.

Le *ruisseau lacrymal*, surtout dans les jeunes chiens, et principalement chez ceux attaqués de la maladie qui leur est commune, et qu'on nomme par conséquent *maladie des chiens*, est fréquemment le siége d'une irritation dans laquelle les larmes coulent sur le chanfrein. Il se trouve alors une grande quantité de chassie sécrétée, qui devient concrète, et donne souvent lieu à l'obstruction des points lacrymaux. Comme dans ce cas l'accident n'est que secondaire, il ne se guérit qu'autant que la maladie primitive se guérit elle-même. *Voyez* MALADIE DES CHIENS.

La *caroncule lacrymale* se trouve quelquefois lésée pathologiquement ; elle devient alors plus ou moins gonflée, rougeâtre, prend un volume plus ou moins considérable, et laisse couler les larmes le long du chanfrein. La caroncule lacrymale est toujours tuméfiée par l'inflammation ; il serait assez difficile qu'il en fût autrement, mais il peut s'y joindre le développement d'une végétation anormale charnue, peut-être particulière. Dans ce cas, les moyens curatifs à mettre en usage sont ceux propres à combattre l'inflammation ; tels sont les émolliens, la saignée générale, les saignées locales particulièrement, et le régime. Toutefois, on ne doit pas persister trop long-temps dans l'emploi des émolliens, parce que les vaisseaux capillaires pourraient tomber dans un état d'atonie, et il surviendrait des fongosités. Ainsi, lorsque l'inflammation est un peu calmée, on emploie les toniques et les astringens. S'il reste une petite tumeur de nature fongueuse sur cette partie, on peut la couper avec des ciseaux. Lafosse rapporte avoir pratiqué cette opération sans accident.

Les *points lacrymaux*, de même que les conduits du même nom, peuvent s'enflammer et s'obstruer, peuvent surtout partager l'inflammation de la conjonctive, de manière à ce que leur calibre diminue et même disparaisse, par l'adhérence de la membrane qui les tapisse ; c'est ce qui arrive quelquefois, du moins en partie, chez les jeunes animaux, dans les cas d'inflammation générale de la tête et d'ophthalmie, où il y a sécrétion considérable de chassie et de mucus, qui s'amassent et bouchent les conduits lacrymaux. En général, les animaux sont peu sujets à ce genre de maladie ; cependant le chien y est exposé, peut-être à cause de la petitesse de sa paupière nasale. Dans ce cas, et même pour prévenir cet accident dans les circonstances où il est à craindre, il faut faire sur l'œil des lotions fréquentes avec l'eau de guimauve, l'eau de sureau, ou toute autre liqueur émolliente ou légèrement résolutive, ou même simplement avec de l'eau tiède ; par ce moyen, les points lacrymaux se débouchent, et les larmes reprennent leur cours ordinaire.

Le *canal* ou *réservoir lacrymal* est quelquefois le siége d'une inflammation, qui peut être la suite d'une ophthalmie, ou succéder à un coup porté sur l'œil ; en ce cas les larmes coulent au dehors, et bientôt l'on voit paraître un engorgement contre l'angle nasal de l'œil. On doit alors employer tous les moyens propres à combattre l'inflammation.

On nomme *fistule lacrymale* l'ulcération du sac lacrymal. *Voyez* Fistule lacrymale.

Ce qu'on appelle *tumeur lacrymale* est une tumeur molle, circonscrite, plus ou moins volumineuse, située au dessous du grand angle de l'œil, et dont l'histoire est liée à celle de la Fistule lacrymale.

L'épiphora est le symptôme commun de tous les obstacles apportés au cours des larmes. *Voyez* LARMOIEMENT.

Maladies du globe oculaire. Ces maladies sont : l'*ophthalmie*, l'*ophthalmie périodique*, les *plaies*, les *abcès* et les *ulcères de la cornée*, l'*albugo*, le *leucoma*, le *fongus* et le *staphylome* de la cornée, l'*hypopyon*, l'*irite*, le *staphylome*, la *procidence* et l'*éraillement* de l'*iris*, la *cataracte*, le *glaucome*, l'*héméralopie*, la *mydriase*, l'*amaurose*, l'*hydrophthalmie*, l'*exophthalmie*, le *carcinome*, l'*atrophie*, la *myopie* et la *presbyopie*. Un grand nombre de ces affections de l'œil ont été traitées sous leurs noms particuliers, dans des articles spéciaux ; nous n'avons donc plus à nous occuper ici que du petit nombre des autres.

Les *plaies de la cornée* sont rares, en raison de ce que les paupières, et notamment la paupière nasale, exécutent des mouvemens très-prompts, et couvrent généralement l'œil au moment où il est menacé. Cependant ces blessures se rencontrent quelquefois, et résultent de différentes causes accidentelles. Dans les carnivores, ce sont des coups d'ongles ou de griffes ; dans les autres animaux, ce sont des coups de corne, de cravache, de fouet ou d'autres corps. Ces plaies ne présentent pas toujours le même degré de gravité, car la profondeur et la position qu'elles affectent ne sont pas les mêmes dans tous les cas. Tant qu'elles ne sont que simples et superficielles, elles ne sont pas très-graves, et il est généralement facile d'en triompher ; mais la solution de continuité peut être pénétrante, la cornée lucide peut être divisée dans toute son épaisseur. Si c'est par un instrument bien tranchant, la plaie est encore simple, l'humeur aqueuse s'écoule, il se forme bientôt une cicatrice, de laquelle résulte malheureusement une sorte de taie, à laquelle on a donné le nom de *leucoma*. Le cas est beaucoup plus grave quand la plaie est grande, parce que les humeurs et les autres parties renfermées dans l'œil peuvent sortir par l'ouverture, ou bien l'organisation locale peut se trouver détruite, alors même qu'il n'y a pas expulsion des parties contenues. Lorsque la plaie est grande et irrégulière, la cicatrice qui s'ensuivra sera très-étendue, et comme ces espèces de cicatrices restent opaques, l'exercice de la vision se trouve nécessairement diminué ou empêché. Nous avons dit que la gravité de ces plaies dépend aussi de leur position : en effet, placées vis-à-vis la pupille, elles interceptent la lumière, aussi bien pendant qu'elles existent qu'après leur cicatrisation. Quelquefois des coups excessivement violens contondent tellement la cornée qu'ils l'enfoncent et la crèvent ; dans ce cas, la douleur est des plus intenses, le bulbe de l'œil devient gros et sort même de l'orbite. Quelquefois dans ce cas l'inflammation amène la gangrène. Un cas qui n'est pas le moins grave est celui où la blessure faite à l'œil détermine des phénomènes sympathiques très-alarmans, par suite, d'une part, de l'extrême sensibilité dont jouissent plusieurs des parties qui se trouvent être blessées, et, d'autre part, de la proximité du centre de l'appareil sensitif. Dans les chevaux d'un tempérament irritable surtout, ces symptômes ne sont pas rares, et l'on a vu, chez ces animaux, le déchirement de la cornée déterminer une inflammation cérébrale des plus fortes, par conséquent un afflux de sang vers le crâne, ce qui peut déterminer la stupeur, le coma, une espèce d'état apoplectique susceptible de menacer l'animal d'une mort prochaine. Une ophthalmie plus ou moins intense est la suite inévitable de chacun de ces accidens, et la première indication, dans tous les cas, est de calmer l'irritation par des émolliens, que l'on remplace ensuite par des résolutifs appropriés. Il importe aussi, dans tous les cas, de commencer par préserver l'œil du contact de l'air et de la lumière, et par appliquer le traitement antiphlogistique de l'ophthalmie aiguë. Dans la dernière des circonstances pathologiques prévues, l'état de lésion de l'œil ne doit pas seulement fixer l'attention, cette lésion n'étant qu'une maladie locale ; mais il s'agit de s'occuper sans délai de l'inflammation cérébrale, car toute secondaire qu'elle est, elle ne laisse pas d'être plus dangereuse que celle primitive de l'œil. De quelque terminaison que soit susceptible cette dernière, la vie de l'animal ne peut éprouver aucune atteinte, tandis qu'il n'en est pas de même de l'inflammation aiguë développée dans l'intérieur du crâne. C'est alors que, outre les débilitans généraux, outre le traitement antiphlogistique dans toute son étendue, et aussitôt après leurs premiers effets, qui sont d'empêcher l'afflux du sang au cerveau, il convient de recourir aux dérivatifs. Les dérivatifs alors, appliqués en temps opportun, constituent les moyens curatifs les plus puissans; ils déterminent souvent un soulagement très-prompt, une amélioration des plus sensibles. Mais l'issue de ces sortes de blessures n'est pas toujours aussi heureuse ; il arrive que l'œil se désorganise, se perd, ou que la plaie ne se cicatrise qu'en occasionant la cécité de l'organe lésé.

Les *abcès de la cornée* sont le résultat de l'inflammation de la partie antérieure de l'œil, et surviennent à la suite de coups, après les ophthalmies intenses ; quelquefois ils sont déterminés par la présence d'un corps étranger, comme une balle, un gravier, etc. Ils se rencontrent sur les jeunes chiens affectés de la maladie, sur les moutons claveleux, etc. Le chien en offre quelquefois plusieurs sur la même cornée ; le bœuf y est sujet après l'inflammation oculaire qui suit les contusions, les coups de fouet, les piqûres, l'introduction des balles, etc. Cette lésion est en général d'autant plus fâcheuse, que la matière, plus profondément située, forme un foyer qui se rapproche davantage du centre de la cornée. Lorsque cette mem-

brane devient le siége d'un abcès de ce genre, une tache né-
buleuse paraît dans un point de son étendue; d'abord à peine
apercevable, cette tache s'élargit, s'épaissit, et paraît blanche
ou jaunâtre, suivant la couleur du liquide qui la forme; elle a
son siége tantôt à la surface de la cornée, où elle fait saillie,
tantôt à la partie moyenne de cette membrane, et tantôt près
de sa face postérieure. Une vive douleur accompagne ordinairement ces collections purulentes; elle est telle que les animaux ne peuvent supporter la lumière, et qu'ils se refusent à
l'exploration de l'œil malade. Le traitement consiste d'abord
à modérer l'inflammation locale, et lorsqu'elle est dissipée, du
moins en grande partie, si l'absorption ne s'empare pas de la
matière purulente accumulée, le foyer peut s'ouvrir à l'extérieur, et laisser une petite plaie suppurante, dont la cicatrisation
n'est pas impossible. Dans le cas où l'abcès, étant superficiel,
ne fait aucun progrès sensible vers la guérison, on peut l'ouvrir avec une petite lancette très-aiguë et bornée, pourvu que
la phlogose de l'œil soit dissipée. On agit de même lorsque
l'abcès est dû à la présence d'un corps étranger quelconque,
qu'on doit extraire; le pus s'écoule en même temps. Quand
les abcès sont nombreux sur la cornée, il est impossible de les
ouvrir tous; on cherche alors, toujours après avoir calmé
l'ophthalmie, à déterminer l'absorption de la matière puriforme par des collyres toniques, l'insufflation de matières excitantes; mais il faut bien prendre garde d'employer ces
moyens ou autres du même genre trop tôt, ils entraveraient la
marche de la nature, et rendraient plus considérables les
taches qui doivent succéder. Il est donc essentiel d'insister sur
l'emploi des substances émollientes, et sur le repos de l'organe de la vision. Ces taches se dissipent assez facilement,
quand les abcès n'ont été que supperficiels, à l'aide de la pommade ophthalmique de Janin, modifiée par Léveillé, d'une
pommade mercurielle, ou autre, préparée avec l'hydrochlorate
d'ammoniaque (sel ammoniac).

Les *ulcères de la cornée* succèdent quelquefois aux abcès,
ou sont produits par l'action de corps étrangers ou de substances irritantes sur l'œil. Ils sont superficiels ou profonds. Les
premiers paraissent être de petites excoriations à bords irréguliers; le pourtour est d'un rouge vif et comme tuméfié; il
ne s'en écoule qu'une sérosité sans consistance, ou bien on
observe, dans le fond de la cavité ulcérée, une matière d'un
blanc sale et sanieuse. C'est surtout sur les jeunes chiens affectés du flux puriforme qu'on rencontre les ulcères superficiels. Ces mêmes ulcères ont été considérés comme quelquefois épizootique chez les bœufs, de même que les aphthes,
avec lesquels ils présentent de l'analogie. Les ulcères profonds, beaucoup plus graves, reconnaissent pour causes les plus

ordinaires les plaies pénétrantes, les abcès profonds, la présence des corps étrangers, et le flux puriforme ancien. Un ulcère de ce genre se présente sous l'aspect d'une cavité infundibuliforme, à bords épais et rouges, dont le fond est rempli d'une matière sanieuse. Il y a douleur locale manifeste, larmoiement, et réunion des paupières, sans doute à cause de l'impression de l'air et de la lumière. Si l'on n'y fait rien, ou si l'on traite mal, la cavité ulcérée s'agrandit, la cornée se perfore, l'humeur aqueuse s'écoule à mesure qu'elle se reproduit ; l'iris peut même être entraîné, s'offrir à l'ouverture, et la franchir quelquefois. Les préceptes donnés ci-dessus pour le traitement des abcès sont également applicables au traitement des ulcères dont il s'agit. La première indication qui se présente est nécessairement celle de combattre l'inflammation, après quoi on peut recourir, mais pas trop tôt, aux collyres toniques et aux fomentations détersives. Ces moyens suffisent ordinairement pour cicatriser les ulcères simples, superficels, dont la surface est rougeâtre. Dans le cas contraire, dans celui d'ulcère profond, faisant des progrès, dont le fond n'est pas rougeâtre, accompagné d'accidens ophthalmiques, comme l'ulcère est alors la cause qui entretient la phlogose de l'œil, c'est lui qu'il faut directement attaquer, afin de le détruire ; la cautérisation de sa surface offre un moyen d'atteindre ce but, et celle opérée avec une substance caustique, avec un morceau de nitrate d'argent fondu (pierre infernale), taillé de manière à s'adapter à la forme de l'ulcère, est préférable à tout autre. Trois ou quatre applications suffisent ordinairement, chacune pratiquée après la chute de l'eschare.

Le *fongus de la cornée*, quelquefois suivi et plus souvent précédé d'ulcères profonds, peut être causé par un corps étranger introduit dans le tissu de la conjonctive, lequel, par sa présence, détermine la suppuration. Dans ce cas, les bords de l'ouverture par laquelle le corps étranger est entré se boursouflent, des végétations charnues et molles se développent et croissent si l'on n'y remédie. Pour y remédier, on opère d'abord l'extraction des corps étrangers, et on excise ensuite les fongosités, le plus près possible de leur origine. On fait suivre des lotions d'eau tiède, auxquelles on fait succèder des lotions d'eau fraîche, même aiguisée d'un peu d'eau-de-vie ou d'acétate de plomb liquide, pour dissiper la tache qui existe toujours après ; il est même quelquefois nécessaire d'avoir aussi recours à la pommade ophthalmique de Janin modifiée par Léveillé. S'il existe un ulcère qui persiste, on le traite comme dans le cas précédent.

A l'article Iris, il a été traité de l'*éraillement*, ainsi que du *décollement*, de la *dilacération* et de la *blessure de l'iris*, qui sont le résultat de violences extérieures qui ont agi sur cette membrane, soit en détachant une portion plus ou moins considérable de sa grande circonférence, soit en divisant son tissu ; ou bien l'accident succède aux inflammations intenses et répétées des parties internes de l'œil, notamment à l'ophthalmie intermittente qui date de long-temps. Ce genre de lésion est incurable.

Le *carcinome* ou la *dégénérescence carcinomateuse* ou *cancéreuse de l'œil*, est une lésion assez rare, dont les causes les plus ordinaires sont l'inflammation très-intense qui suit les contusions sur le bulbe, la perforation de la cornée lucide par un agent extérieur ou par une ulcération, la suppuration dans l'intérieur de l'organe, une ophthalmie plus ou moins aiguë exaspérée par l'application continuelle et intempestive de substances irritantes ou même caustiques, etc. Les fonctions vitales de l'œil sont alors troublées ; les différentes parties dont il se compose, s'altèrent ; le bulbe se déforme, se déprime dans divers sens, devient plus petit et plus dur ; la cornée rougit, s'ulcère, offre des fongosités qui exhalent une sanie âcre et ichoreuse ; il y a prurit, de grandes douleurs, et quelquefois réaction plus ou moins générale ; des adhérences s'établissent entre plusieurs parties de l'œil, lesquelles finissent par ne plus présenter qu'une masse charnue, dans laquelle on ne peut distinguer les tissus primitifs. Quelquefois, au dernier période de la lésion, il y a ulcération de cette masse, et dans ce dernier cas le liquide qui s'écoule par l'ouverture est purulent et d'une odeur forte et désagréable. C'est lorsque l'animal éprouve des douleurs très-aiguës que des phénomènes sympathiques se déclarent ; il perd alors de son appétit, a de la fièvre, maigrit, et finit même par tomber dans le marasme ; si les douleurs locales acquièrent le plus haut degré d'intensité, l'inflammation réagit ou s'étend jusque dans le crâne. Il n'y a aucun ménagement à garder, puisque l'œil est nécessairement perdu, et la cécité inévitable ; il s'agit donc de diminuer la vivacité des douleurs, et le meilleur moyen est peut-être de débarrasser l'œil des tissus lésés dont la présence entretient ces mêmes douleurs ; peut-être même serait-il à propos, dans quelques cas, d'extirper l'œil affecté, afin d'éviter que sa dégénération cancéreuse, en s'étendant, ne lésât la membrane fibreuse qui tapisse l'orbite, et n'occasionât la carie de cette cavité.

On a vu quelquefois la dégénérescence s'étendre jusqu'aux os, et occasioner la carie de quelques points de la cavité orbitaire ; il faut, dans ce cas, le plus souvent du moins, avoir recours à la cautérisation. Toutefois, avant d'y procéder, il est utile d'examiner quels sont les points cariés ; car si c'est au fond de l'orbite, près du crâne, il y a du danger à cautériser, à raison du peu d'épaisseur des os et du voisinage des organes importans dont les os sont rapprochés ; c'est pourquoi, en une telle circonstance, il est préférable d'attendre que la nature opère l'exfoliation, et de seconder ses efforts. Il est un cas beaucoup plus grave encore, celui où l'on ne peut parvenir à diminuer les douleurs éprouvées par l'animal qu'en extirpant l'œil affecté. Quel est le procédé opératoire à suivre dans ce cas si fâcheux? Nous n'en connaissons aucun de décrit, mais nous proposons celui dont M. Louis a établi les véritables principes pour l'homme, parce qu'il nous paraît applicable aux animaux. Voici ce procédé : après avoir assujéti convenablement le sujet à opérer, et avoir d'abord divisé l'angle externe des paupières, afin d'augmenter l'écartement de ces organes, la paupière inférieure étant ensuite abaissée, l'opérateur enfonce le bistouri droit au côté externe de l'œil, et le porte en dedans, en suivant le rebord inférieur de l'orbite, de manière à couper d'un même coup la conjonctive et l'attache du muscle petit oblique près de son insertion aux os. L'instrument est ensuite promené de dedans en dehors, le long du bord supérieur de la cavité orbitaire, afin d'achever d'isoler le globe et de couper le tendon du muscle grand oblique à son passage sur la poulie fibro-cartilagineuse qui le réfléchit et qui est près du trou sourcilier. L'opérateur saisit alors l'œil avec une double érigne, l'attire à lui, l'incline vers l'un des côtés de l'orbite, puis, avec des ciseaux mousses, recourbés sur l'une de leurs faces, et portés entre le globle et la paroi orbitaire, il va couper les attaches postérieures des muscles droits, le nerf optique et les vaisseaux qui l'accompagnent. L'organe est alors entièrement détaché, et peut être extrait. Le doigt indicateur de la main gauche, porté dans l'orbite, reconnaît s'il existe des portions de tissu cellulaire que l'engorgement ait envahi et qu'il faille extirper. La glande lacrymale doit aussi être extraite, afin de prévenir le larmoiement continuel auquel elle donnerait lieu. Un tamponnement léger, fixé comme il a été dit, suffit pour arrêter l'hémorrhagie. On met le sujet au régime des maladies aiguës, et l'on veille à ce qu'il ne se développe dans l'orbite aucune inflammation susceptible de se communiquer à la masse encéphalique. Si une suppuration louable s'écoule de l'orbite, et si les parois de cette cavité se couvrent de bourgeons cellulo-vasculaires de bonne nature, les pansemens les plus simples suffisent pour compléter la guérison. Mais lorsque des chairs fongueuses ou d'un mauvais aspect s'élèvent du tissu cellulaire demeuré intact, il faut les attaquer promptement au moyen du cautère actuel, dont on gradue l'action avec prudence, à raison du peu d'épaisseur de la voûte orbitaire et du voisinage du cerveau.

L'*atrophie* ou l'*amaigrissement de l'œil* est une affection secondaire des plus rebelles aux efforts de l'art, qui succède quelquefois aux diverses maladies des yeux, notamment à la fluxion périodique qui ne se termine point par cataracte. L'œil diminue graduellement de volume, il s'affaisse, devient plus petit, et entre dans le fond de l'orbite, les liquides que renferment les enveloppes disparaissent; les parties qui avoisinent l'organe s'affaissent également, les paupières se raidissent; la vision s'affaiblit rapidement jusqu'à cécité complète, et l'œil est enfin réduit à un moignon mobile et insensible au fond de l'orbite. Cet état est malheureusement incurable.

Voyez BLEPHAROPTOSE, TRICHIASE, LIPPITUDE, ONGLET, PTÉRYGION, FISTULE LACRYMALE, LARMOIEMENT, OPHTHALMIE, OPHTHALMIE PÉRIODIQUE, ALBUGO, LEUCOMA, STAPHYLOME, HYPOPYON, IRITE, CATARACTE, GLAUCOME, HÉMÉRALOPIE, MYDRIASE, AMAUROSE, HYDROPHTHALMIE, EXOPHTHALMIE, MYOPIE et PRESBYOPIE.

YEUX VERRONS. *Voyez* IRIS (maladies de l').

Z.

ZOOIATRE. Ce mot, qui signifie *médecin des animaux*, ayant une acception plus étendue que celui de *vétérinaire*, pourrait peut-être remplacer avantageusement ce dernier. *Voyez* VÉTÉRINAIRE.

ZOOIATRIE. Ce mot s'applique à la médecine des animaux, et nous paraît susceptible de l'observation faite à l'article précédent. *Voyez* ZOOIATRE et VÉTÉRINAIRE.

ZOOLOGIE. Science qui traite des animaux, et qui se subdivise en autant de branches qu'on a formé de classes d'animaux.

ZOOLOGISTE. Celui qui s'occupe de la science des animaux.

ZOOTOMIE. D'après son étymologie grecque, ce mot ne signifie que *dissection* des animaux. La zootomie, considérée comme faisant partie indispensable de la *zoologie*, comprend la science de l'organisme animal et des lois propres à l'organisation des animaux; elle se compose par conséquent de deux parties, l'anatomie et la physiologie.

FIN DU SIXIÈME ET DERNIER VOLUME.

ERRATUM DU QUATRIÈME VOLUME.

Page	176	ligne	25	une maladie et même	*lisez*	une maladie et même une maladie;
—	ibid.	—		ibid.	*il faut lire*	une maladie une et même.

ERRATA DU CINQUIÈME VOLUME.

Page	18	ligne	7	*effacez gastrique.*	. . . *lisez*	
—	34	—	43	es.	—	les.
—	48	—	47	aces	—	faces.
—	53	—	23	PIED DES SABOTÉ	—	PIED DÉSABOTÉ.
—	90	—	26	souvent souvent	—	souvent.
—	92	—	40	bête.	—	tête.
—	121	—	46	l'inflammation s'y établi	—	l'inflammation qui s'y établit.
—	203	—	3	pouls	—	poils.
—	228	—	3	augmentait.	—	augmentant.
—	230	—	46	*péripneumonie*	—	*pneumonie.*
—	238	—	2	*voyez* PNEUMONITE.	—	*voyez* PNEUMONIE.
—	276	—	9	l'une	—	l'un.
—	288	—	11	même.	—	mieux.
—	361	—	33	corps	—	cœur.
—	319	—	39	scalpe	—	scalpel.
—	359	—	28	ne s'observent	—	et ne s'observant.
—	373	—	1	COURTAUDER.	—	AMPUTATION DE LA QUEUE.
—	388	—	13 et 14	désespérant	—	désespérans.
—	414	—	9	la la	—	la.
—	468	—	44	désigne	—	désignent.
—	576	—	28	ses	—	ces.
—	579	—	47	emparée	—	emparé.
—	583	—	9	raison	—	saison.
—	595	—	34	cornée.	—	corne.
—	611	—	27	s'était	—	s'étaient.
—	629	—	36	continnlle	—	continuelle.
—	634	—	2	et	—	est.
—	639	—	5	onces	—	livres.
—	640	—	2	ramenai	—	ramenait.

ERRATA DU SIXIÈME VOLUME.

Page	42	ligne	23	*supprimez* en *au commencement de la ligne.*		
—	59	—	27	trisme	*lisez*	trismus.
—	60	—	23	exposé	—	exposés.
—	116	—	39	ACCIDENTEL	—	ACCIDENTELS.
—	122	—	32	seulement	—	nullement.
—	132	—	23	de	—	ne.
—	133	—	18	l'hydatite	—	l'hydatide.
—	135	—	28	empressé	—	trop press.
—	142	—	3	conjecture	—	conjoncturé.
—	151	—	32	sujet.	—	succès.
—	159	—	16	point point	—	point.
—	277	—	18	Daigneau.	—	Daigna n.
—	346	—	38	dont a.	—	dont on a.
—	349	—	20	à la précaution.	—	à des précautions,
—	353	—	20	*supprimez* dans le compte précité,		
—	354	—	12	jambe	—	jambes.
—	418	—	2	l'attribue.	—	attribue.
—	435	—	47	es	—	les.
—	448	—	18	quand on	—	quand on a.
—	448	—	20	peu à	—	peu à peu.